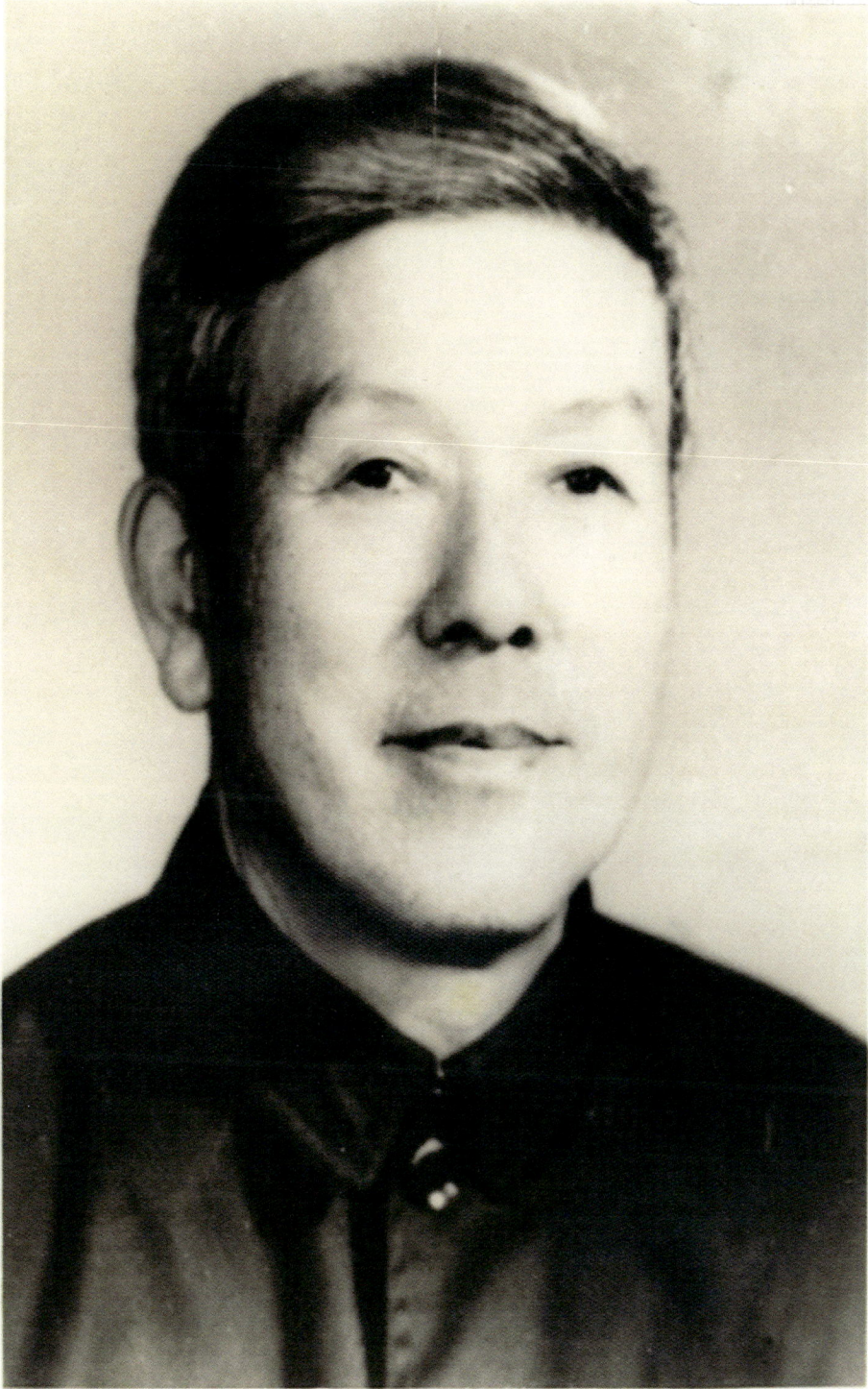

老年时期之吴惟康

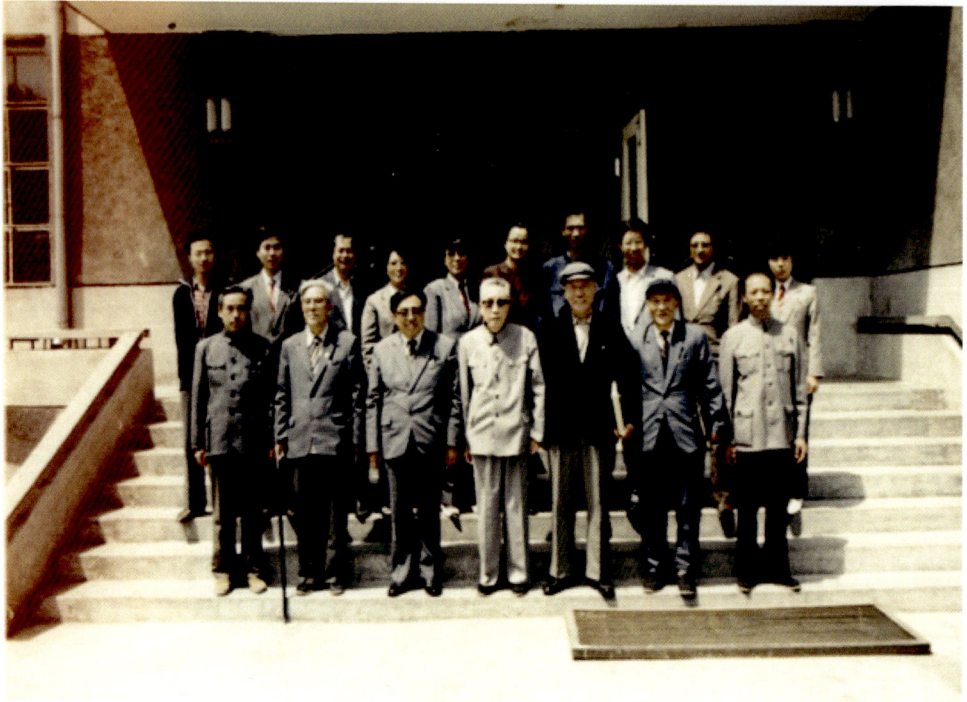

吴惟康（右二）与马骥（左四）、张琪（左三）、钟育衡（右三）、邹德琛（左一）、段富津（右一）、
秦书礼（右二）合影

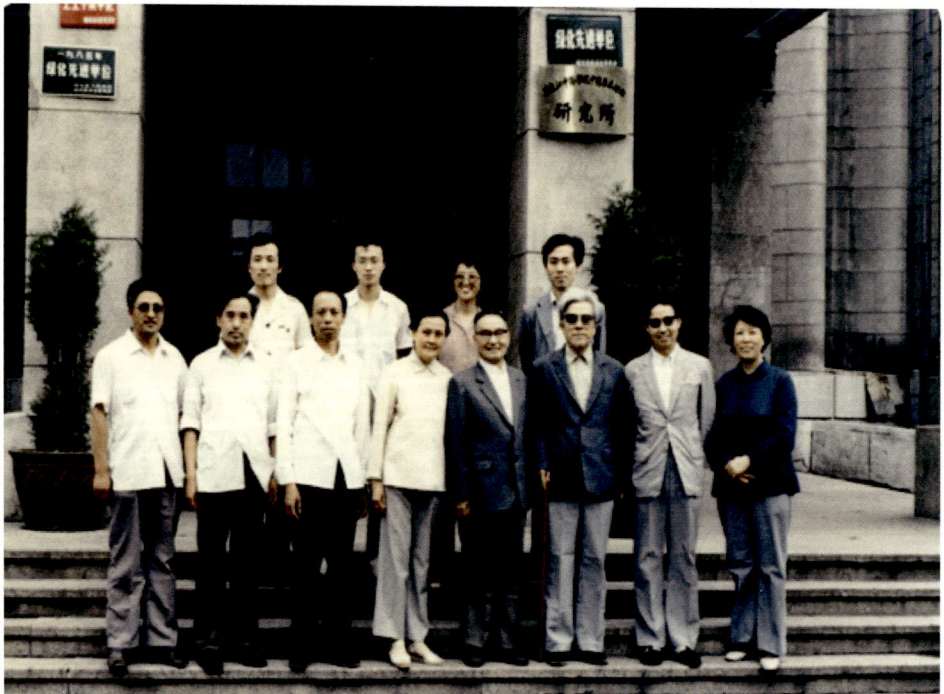

吴惟康（右三）与何任（右四）等知名专家进行金匮要略学术交流合影

龙江医派丛书

姜德友　常存库　总主编

吴惟康学术经验集

李显筑　蒋希成　主编

科学出版社

北　京

内 容 简 介

本书汇集了我国现代著名中医学家、龙江医派杰出医家吴惟康教授的著作、医论、医案等，分为医家传略、学术思想、著作撷粹、医论集锦和医案撷菁五个部分，系统总结了吴惟康教授的学术思想和临床经验。

本书可供中医药研究以及临床工作者、中医院校学生、广大中医爱好者参考阅读。

图书在版编目（CIP）数据

吴惟康学术经验集 / 李显筑，蒋希成主编. —北京：科学出版社，2017.6
（龙江医派丛书 / 姜德友，常存库主编）
ISBN 978-7-03-053581-8

Ⅰ. ①吴… Ⅱ. ①李…②蒋… Ⅲ. ①中医临床-经验-中国-现代 Ⅳ. ①R249.7

中国版本图书馆 CIP 数据核字（2017）第 131949 号

责任编辑：鲍 燕 曹丽英 / 责任校对：贾伟娟
责任印制：张欣秀 / 封面设计：陈 敬

科 学 出 版 社 出版
北京东黄城根北街 16 号
邮政编码：100717
http://www.sciencep.com

北京建宏印刷有限公司 印刷
科学出版社发行 各地新华书店经销
*

2017 年 6 月第 一 版 开本：787×1092 1/16
2018 年 9 月第二次印刷 印张：17 3/4 插页：1
字数：453 000
定价：98.00 元
（如有印刷质量问题，我社负责调换）

《龙江医派丛书》总编委会

总　序

中医药学源远流长，薪火相传，流派纷呈，是中医药学的一大特色，也是中医药学术思想和临床经验传承创新的主要形式。在数千年漫长的发展过程中，涌现出了一大批著名医家，形成了不同的医学流派，他们在学术争鸣中互相渗透、发展、融合，最终形成了中医药学"一源多流"的学术特点及文化特色。

开展中医药学术流派的研究，进一步挖掘和揭示各医学流派形成和发展的历史规律，不仅仅是为了评价流派在中医药传承和发展中的作用及历史地位，更为重要的是以史为鉴，古为今用，不断丰富中医药学术理论体系，从而推动当代中医药学研究的创新和发展，促进中医药事业的繁荣与发展。

黑龙江地处祖国北疆边陲，白山黑水之畔，与俄罗斯、日本、韩国都有密切交往，具有独特的地域地理气候特点及历史文化底蕴。通过一代代中医药人的不懈努力，在龙江大地上已逐渐形成了以高仲山、马骥、韩百灵、张琪四大名医为首的黑龙江名中医群体，他们在黑龙江省特有的地域环境和文化背景下，在动荡不安、不断更迭的历史条件下，相互碰撞争鸣撷取交融，以临床实践为重点的内科、外科、妇科、儿科、五官科、骨伤科、针灸科等，协同发展，各成体系，学术经验多有特点，并有论著传世，形成了风格独特的"龙江医派"，蕴育了北寒地区中医药防治疾病的优势与特色，成为我国北方地区新崛起的医学流派。

当今，龙江医派已融汇成为区域中医学术传承创新的精华，筑建起黑龙江中医学术探讨的平台，成为黑龙江中医事业发展和人才培养的内生动力。中医龙江学派的系统研究将为学派的学术内涵建设提供良好环境，为黑龙江中医文化品牌和地域社会文化的优势形成做出卓越贡献。

《龙江医派丛书》不仅全面、系统地搜集整理了有关"龙江医派"的珍贵文献资料，而且利用现代研究方法对其进行了深入的分析、研究和提炼。"龙江医派"反映了近百年来中医药不畏艰苦、自强不息、不断发展壮大的奋斗历程，为中医药学的理论研究和创新实践提供了坚实的学术基础。相信本丛书的出版，对于继承和发扬"龙江医派"名老中医学术思想和临床经验，激励中医药新生力量成长有着重要的教育意义，亦将对推动黑龙江中医药学术进步与事业发展产生积极、深远的影响。同时，对全国中医药学术流派的挖掘、整理、研究也有重要的启迪，更期盼同道能将丛书所辑各位名家临床经验和学术思想综合剖析，凝练特点，彰显"龙江医派"所独具的优势和特色。谨致数语为之序。

中 国 工 程 院　院士
中国中医科学院　院长
天津中医药大学　校长

2012 年春日

总　前　言

　　中国地大物博，传统文化源远流长，中医学就是在中国的自然和人文环境中发育成长起来的。由于自然和人文条件的差异，中医学在其发生发展过程中就必然地形成了地方特色，由此便出现了林林总总的地方流派。龙江医派是近现代我国北疆崛起的中医学术流派，是黑龙江省独特的历史、文化、经济、地理、气候等诸多因素作用逐渐形成的，是在黑龙江这块白山黑水中、在黑土文化历史背景下孕育成长起来的，有着鲜明的地域文化特色。以高仲山、马骥、韩百灵、张琪四大名医为代表的新时代黑龙江名中医群体，突显了对北方地区疾病防治的优势。特别在其百余年的发展过程中，龙江医派医家群体不断创新，薪火相传，形成了鲜明的学术特色和临证风格。龙江医派体现了中医学术流派必须具备的地域性、学术性、继承性、辐射性、群体性等特点，有自身的贡献和价值。梳理龙江医学发展历史脉络，总结龙江医派的学术经验和成就，对促进龙江中医的进步，发展全国的中医事业都有重要意义。

1　龙江医派的文化背景

　　龙江医派的形成与发展与黑龙江流域的古代文明、文明拓展和古民族分布、少数民族文明的勃兴、黑土文化特点及黑龙江省特有精神具有密切联系。

　　黑龙江古代文明和古人类距今已18万年，黑龙江省兴凯湖曾出土形态各异的6000年前陶器。黑龙江省有三大族系：一是东胡、鲜卑系——西部游牧经济；二是秽貊、夫余系——中部农业渔猎经济；三是肃慎、女真系——东部狩猎捕鱼经济。全省现共有53个少数民族。自公元5~17世纪，北方少数民族所建立的北魏、辽、金、元、清五个重要朝代都兴起于黑龙江流域，他们创建了独具特色的鲜卑文化、渤海文化、金元文化、满族文化及流人文化。所以，黑龙江地区具有开放性、多元性、豪放性、融合性、开创性、断续性等多种黑土文化特点。同时由于近代的发展与拓展，各种精神不断传播，闯关东精神、北大荒精神、大庆精神、龙医精神，激励着一代又一代的龙江人不断进取。

2　龙江医派的形成与发展

　　龙江地区医疗实践经跌宕起伏，脉冲式发展历程，形成了独树一帜的诊疗风格及用药特色，其学术思想鲜明，具北疆寒地特点。

2.1　龙江中医的孕育

　　有了人类就有了医疗保健活动。据史料记载，旧石器时代晚期，黑龙江流域就有了中华民族先人的生息活动，西汉时黑龙江各民族就已经处于中央管辖之下。经历代王朝兴衰、地方民族政权的演替，黑龙江地区逐步发展为多民族聚居的省份，有丰富的地产药材。在漫长的历史过程中，各族人民利用地产药物和不同的民族文化，积累了特色鲜明的医药经验和知识，形成了满医、蒙医、朝鲜医、中医等不同的民族医学，还有赫哲、鄂伦春等特殊的民族医药经验和知识。黑龙江的中医学在历史上不可避免地吸收了各方面的医药知识和经验，如此就使龙江医派的学术中融汇了地方和民族医药因素，逐步形成了地方医学流派的内涵和风格。

在漫长的古代，黑龙江区域的医疗主要是少数民族医药内容。汉民族的中医学基本是从唐宋以来逐步兴盛起来的。唐代时渤海国接受唐王朝册封后，多次派遣人员赴唐学习中原文化，中原文化大规模输入北方渤海国，并向日本等周边国家和地区出口中药材，这样的反复交流活动，促使黑龙江的中医学术逐步积累起来。金代女真人攻陷北宋汴梁，掳中原人十余万，其中就有大批医药人员，包括太医局医官，此外还有大量的医药典籍和医药器具，这极大地促进了中医药在黑龙江的传播和发展。

到了清代，随着移民、经商、开矿、设立边防驿站、流放犯人等活动的进行，中医药大量进入黑龙江，专业从事人员日益增多，中医药事业随之发展起来并逐渐形成了阵容和规模。

2.2 龙江医派的初形

由于民族因素、地方疾病谱及地方药物等物质文化原因，黑龙江中医药经过漫长的孕育，到清末和民国初期，初步形成了龙江医派格局。当时的黑龙江中医有六个支系，分别为龙沙系、松滨系、呼兰系、汇通系、三大山系和宁古塔系。

龙沙系的主流是由唐宋以来至明清的中原医药辗转传承而来的，渊源深远，文化和经验基础雄厚。他们自标儒医，重医德，讲气节，放任不羁，注重文化修养，习医者必先修四书五经以立道德文章之本，然后才研读《内经》《伤寒论》等医药典籍。临证多用经方，用药轻，辨证细腻。1742年（清乾隆七年），杭州旗人华熙，被流放齐齐哈尔，在此地行医，其对天花、麻疹患儿救治尤多，1775年（清乾隆四十年），吕留良的子孙发遣到齐齐哈尔，有多人行医，最有名望者为吕留良的四世孙吕景瑞。1807年（清嘉庆十二年），晋商武诩从中原为黑龙江带来药物贸易，该人擅针灸并施药济人。文献记载他曾把药物投井中治疗了很多时疫患者。此系医风延及黑龙江的嫩江、讷河、克山、望奎一带。

松滨系起于黑龙江的巴彦县，因沿松花江滨流传而得名。该派系医家多以明代医书《寿世保元》《万病回春》为传承教本，用药多以平补为主，少有急攻峻补之品。理论上讲求体质禀赋，临证上重视保元固本。应用药物多以地产的人参、黄芪、五味子等为主，治疗以调养为主要方法。

呼兰系世人多称为"金鉴派"，源于光绪年间秀才王明五叔侄于1921年（民国十年）所创之"中医学社"。该社讲学授徒专重《医宗金鉴》，并辅之以明清医书《内经知要》《本草备要》《温病条辨》，依此四种医书为基础授业。此派医家用药简洁精炼，擅长时方，治热性病经验丰富。此医系门人数百，分布于黑龙江的哈尔滨、绥化、阿城、呼兰一带。

汇通系以阎德润为代表，阎德润先生1927年留学日本仙台东北帝国大学，1929年夏获医学博士学位，1934年任哈尔滨医学专门学校校长，1938~1940年任哈尔滨医科大学校长兼教授。先生虽习西医，但是热爱中医，从1924年开始，陆续发表《汉医剪辟》等文章，并著有中医专著《伤寒论评释》等。他是近代西医界少有的以肯定态度研究中医而成就卓著者。其授课时除讲解生理、解剖等西医知识外，还研究中医名著，主张中西医汇通，见解独到，是黑龙江近现代中西医汇通派的优秀代表人物。

三大山系属走方铃医性质，串雅于东北各地区。据说此派系王氏等三人以医艺会友而结派，为此派的开山祖师，三人姓名中都有"山"字，故又名为"三大山派"。哈尔滨道外北五道街有"王麻子药店"，以王麻子膏药著称，此即为三大山派人物之一。同派人物流落到此，可管吃住，但是临别时须献一治病绝技，以此作为交流，增长提高治病技艺。该派偏重奇方妙法，忽视医理探究，除惯用外用膏药外，多习针灸之术，而针灸又以刺络泄血手法称绝。

宁古塔系在今宁安县一带，古为渤海国，此系军医官较多。1664 年（清顺治十二年），流徙宁古塔的周长卿擅长医术，为居民治病，是宁古塔中医的创始人。1822 年（清道光二年），宁古塔副都统衙门有从九品医官杜奇源。1824 年（清道光四年），副都统衙门有从九品医官刘永祥行医治病，衙门不给俸禄，只给药资银每月 12 两。1862 年（清同治元年），宁古塔民间中医有李瑞昌，擅长内科。1875 年（清光绪元年），宁古塔有医官刘克明行医治病。1880 年（清光绪六年），有练军退役军医黄维瑶，持将军衙门的带龙旗的执照在宁古塔城设四居堂诊所。此时城里还有专治黑红伤的中医刘少男、串乡游医李芝兰。1880 年（清光绪六年）吴大澂来宁安，次年设立种痘局预防天花。据 1911 年（清宣统三年）统计，宁古塔有中医内科医生 19 人，外科医生 4 人，妇科医生 2 人，儿科医生 3 人，喉科医生 2 人，眼科医生 1 人，齿科医生 1 人。宁古塔一地，中医已初步形成人才比较全面的群体。

2.3 龙江医派的发展壮大

从民国初年以降，龙江医派逐步发展壮大。一代名医高仲山可谓龙江医派发展壮大的关键人物。他积极组织学术团体，筹办中医教育，培养了一大批龙江中医俊才，是他整合和凝聚了龙江中医的各个支系，组织领导并推动了龙江医派在现代的进步。其时虽无龙江医派之名，但却具备了龙江医派之实。

高仲山，1910 年生于吉林省吉林市，祖辈均为当地名医。高仲山幼读私塾，1924 年于新式教育的毓文中学毕业，后随父学医。1926 年为深造医学，他远赴沪上，求学于上海中国医学院，师从沪上名医秦伯未、陆渊雷等。

1931 年毕业并获得医学学士学位，后来到哈尔滨开业行医。1932 年他在哈尔滨开办了"成德堂"门诊，1932 年夏末，松花江决堤，霍乱病流行，染病者不计其数，高仲山用急救回阳汤救治，疗效显著，名声远扬。同时自编讲义开展早期中医函授教育。1941 年创办了"哈尔滨汉医学讲习会"，培养了 500 余名高水平的中医人才，后来成为龙江医派的中坚力量。1955 年高仲山先生被国务院任命为黑龙江省卫生厅副厅长，负责中医工作。这一时期他四处访贤，组织中医力量，先后创办了哈尔滨中医进修学校、黑龙江省中医进修学校、牡丹江卫生学校、黑龙江省中医学校、黑龙江省卫生干部进修学院。1959 年在原黑龙江省卫生干部进修学院的基础上创建了黑龙江中医学院，标志着黑龙江省高等中医教育的开始。

1934 年高仲山先生在哈尔滨组建中医学术团体，集中了黑龙江的中医有识之士。1937 年创立了"哈尔滨汉医学研究会"任会长，开创龙江医派的先河，1941 年又成立了"滨江省汉医会"任会长，并在各市、县设立分会。1941 年创办了哈尔滨市汉医讲习会，培养中医师 500 余名，1941 年任滨江省汉医会会长，伪满洲国汉医会副会长，1945 年任东北卫生工作者协会松江分会会长，1946 年任哈尔滨市中医师公会理事长，1949 年任东北卫生工作者协会哈尔滨市医药联合会主任。新中国成立后，于 1956 年创办了"黑龙江省祖国医药研究所"，20 世纪 70 年代成立了"黑龙江省中医学会"。

20 世纪 40 年代初，高仲山先生创办了《哈尔滨汉医学研究会月刊》，1940 年更名为《滨江省汉医学月刊》并发行了 53 期。1958 年创刊《哈尔滨中医》，1965 年创办了《黑龙江中医药》。

在高仲山先生的率领下，黑龙江汇聚了数百名中医名家，形成了龙江医派的阵容和规模。

3 龙江医派之人才与成就

龙江医派经长期吸收全国各地中医人才，终于在近现代形成了蔚为壮观的队伍阵容。在汇聚积累人才的同时，龙江中医不仅在临床上为黑龙江的民众解决了疾苦，且在学术上做出了突出的贡献。

3.1 龙江医派之人才队伍

龙江医派的人才队伍是经过漫长的时间才逐步积累起来的，自唐宋移民直至明清才使黑龙江的中医人才队伍初具规模。随着近现代东北的开发，中医人才迅速集中，而新中国的建立，为黑龙江中医人才辈出创造了优越条件。

在 20 世纪 40 年代末，哈尔滨就产生了"四大名医"，此外，当时在黑龙江省名望卓著的中医有左云亭、刘巧合、安子明、安世泽、高香岩、王子良、纪铭、李德荣、王俊卿、高文会、阎海门、宋瑞生、李修政、章子胂、韩凤阁、马金墀、孙希泰等，他们都是当时哈尔滨汉医学研究会和滨江省汉医会的骨干成员。各地还有分会，会长均由当地名医担任。计有延寿县罗甸一，宾县真书樵，苇河县林舆伍、杨景山，五常县杨耀东，望奎县阎勇三，东兴县宋宝山，珠河县王维翰，双城县刘化南，青冈县李凤歧，木兰县李英臣，呼兰县王明五，巴彦县金昌，安达县吴仲英、迟子栋，阿城县沈九经，哈尔滨市陈志和，肇东县李全德，兰西县杨辅震，肇州县孙舆，郭后旗佟振中等。其他如齐齐哈尔市韩星楼，依兰县孙汝续、付华东，佳木斯何子敬、宫显卿，绥滨县高中午，这是旧中国时龙江医派的精英和骨干，是后来龙江医派发展壮大的奠基人士。

新中国成立后，高仲山先生各地访贤，汇聚各地著名中医还有张琪、赵正元、赵麟阁、钟育衡、陈景河、金文华、白郡符、华廷芳、孙纪常、王若铨、吴惟康、陈占奎、孟广奇、胡青山、柯利民、郑侨、黄国昌、于瀛涛、于盈科、衣震寰、刘青、孙文廷、汪秀峰、杨乃儒、张志刚、高式国、夏静华、常广丰、阎惠民、翟奎、吕效临、崔云峰、姜淑明、李西园、刘晓汉、范春洲、邹德琛、段富津等近百人。这些名医是龙江医派后来发展的中坚力量，并产生了黑龙江省"四大名医"，即高仲山、马骥、韩百灵、张琪。

高仲山（1910～1986 年），我国著名中医学家，中医教育家，现代黑龙江中医药教育的开拓者和奠基人，黑龙江中医药大学创始人，开创龙江医派，黑龙江中医药大学伤寒学科奠基人，黑龙江省四大名医之首。1931 年毕业于上海中国医学院获学士学位，1937 年创办哈尔滨汉医研究会任会长，1941 年创办滨江省汉医讲习会为全国培养中医人才 500 余人，创办哈尔滨汉医学研究会月刊，创办滨江省汉医学月刊。1955 年任黑龙江省卫生厅副厅长，著有《汉药丸散膏酒标准配本》《妇科学》等，倡导中华大医学观，善治外感急重热病等内科疾病。

马骥（1913～1991 年），自幼年随祖父清代宫廷御医马承先侍诊，哈尔滨市汉医讲习会首批学员。1941 年于哈尔滨市开设中医诊所。1950 年首创哈尔滨市联合医疗机构。1954 年后，曾任哈尔滨市中医进修学校校长，哈尔滨市卫生局副局长，黑龙江中医学院附属医院副院长、博士生导师，黑龙江中医药大学中医内科学科奠基人，黑龙江省四大名医之一，善治内科杂病及时病。

韩百灵（1907～2010 年），1939 年在哈尔滨自设"百灵诊所"行医。黑龙江中医药大学博士生导师，黑龙江省四大名医之一，国家级重点学科中医妇科学科奠基人，全国著名中医妇科专家，在中医妇科界素有"南罗北韩"之称，被授予"国医楷模"称号，荣获中华中医药学会首届中医药传承特别贡献奖，著有《百灵妇科学》、《百灵妇科传真》等，创立"肝肾学说"，发展"同因异病、异病同治"理论，善治妇科疑难杂病。

张琪，1922 年生，哈尔滨汉医讲习会首批学员，1951 年创办哈尔滨第四联合诊所，黑龙江中医药大学博士生导师，黑龙江省中医学会名誉会长，黑龙江省中医肾病学科奠基人，黑龙江省四大名医之一，国家级非物质文化遗产传统医药项目代表性传承人。2009 年被评为首批国医大师，为当代龙江医派之旗帜，我国著名中医学家，著《脉学刍议》、《张琪临床经验荟要》、《张琪肾病医案精选》等，创制"宁神灵"等有效方剂，提出辨治疑难内科疾病以气血为纲，主张大方复法，治疗肾病倡导顾护脾肾，善治内科疑难重病，尤善治肾病。

1987 年黑龙江人民出版社出版了《北疆名医》一书，书中记载了 70 多位黑龙江著名中医的简要生平、学术经历及他们的学术特点和经验，从中反映出龙江医派的学术成就及其特点。从 20 世纪 80 年代末开始，国家和省市陆续评定了国医大师和几批国家老中医经验继承人导师及省级名中医。黑龙江省具有两位国医大师，共有 44 人被评为国家老中医药专家学术经验继承人导师，225 人被评为省级名中医和德艺双馨名医。从这些名中医的数量、学历和职称等因素看，龙江医派的队伍构成已经发生了很深刻的变化，表现了龙江医派与时俱进的趋势。

3.2 龙江医派之学术成就

龙江医派作为龙江地方的学术群体，在近现代以来，不仅在医疗上为黑龙江的防病治病做出了历史性的贡献，在学术上也为后人留下了弥足珍贵的财富。这些学术财富不仅引导了后学，在医学历史上也留下了痕迹，具备了恒久的意义和价值。

在新中国成立之前，高仲山先生为发扬中医学术，培养后学，曾编著了多种中医著述，既为传播学术上的成果，又可作为习学中医的教材读本。这些著述有《黄帝内经素问合解》、《汉药丸散膏酒标准配本》、《高仲山处方新例》、《湿温时疫之研究》、《时疫新论》、《血证辑要》、《中医肿瘤学原始》、《妇科学》等十余种，其中《汉药丸散膏酒标准配本》为当时中成药市场标准化、规范化做出了重要贡献。

新中国成立后，老一代中医专家也都各自著书立说，为龙江医派的学术建设做出了可贵的贡献。如马骥著《中医内科学》、《万荣轩得效录》，王度著《针灸概要》，白郡符著有《白郡符临床经验选》，孙文廷著《中医儿科经验选》，华廷芳著《华廷芳医案》，吕效临著《吕氏医案》、《医方集锦》等，张秀峰著《张秀峰医案选》等，韩百灵著《百灵妇科》、《中医妇产科学》、《百灵临床辨证》、《百灵论文集》等，张金衡著《中药药物学》，肖贯一著《验方汇编》、《临床经验选》等，吴惟康编《针灸各家学说讲义》、《中医各家学说及医案分析》、《医学史料笔记》等，张琪编《脉学刍议》、《张琪临床经验荟要》、《国医大师临床丛书·张琪肾病医案精选》、《跟名师学临床系列丛书·张琪》、《中国百年百名中医临床家丛书·张琪》、《国医大师临床经验实录·张琪》等，李西园著《西园医案》等，孟广奇编《中医学基础》、《中医诊断学》、《金匮要略》、《温病学》、《本草》、《中医妇科学》、《中医内科学》、《中医临床学》等，杨乃儒著《祖国医学的儿科四诊集要》，杨明贤著《常用中药手册》、《中药炮制学》，陈景河著《医疗心得集》，邹德琛著《伤寒总病论点校》等，郑侨著《郑侨医案》、《郑侨医疗经验集》，高式国著《内经摘误补正》、《针灸穴名解》等，栾汝爵著《栾氏按摩法》一书，窦广誉著《临床医案医话》，陈占奎著《陈氏整骨学》，樊春洲著《中医伤科学》，邓福树著《整骨学》等。

这些论作表现出老一代中医学人的拳拳道业之心，既朴实厚重，又内涵丰富，既有术的实用，又有道的深邃幽远。正是这些前辈的引领，才使今天的龙江医派人才如林，成果丰厚，跻身于全国中医前列。

4 龙江医派之学术特点

龙江医派汇聚全国各地的医药精粹，在天人合一、整体观念、病证结合、审机辨治、三因制宜等思想指导下，融合了黑龙江各民族医药经验，结合黑龙江地方多发病，利用黑龙江地产药物，经过漫长的历史酝酿认识到黑龙江地区常见疾病的病因病机特点是外因寒燥、内伤痰热，气血不畅，并积累了以温润、清化、调畅气血为常法的丰富诊疗经验及具有地区特色的中医预防与调养方法。

4.1 多元汇聚，融汇各地医学之长

龙江医派的学术，除了融合早期地方民族医药经验之外，还通过从唐代开始的移民等方式从中原和南方各地传播而来。这种从内地传入的方式从宋代以后逐步增多，至明清达到一个高潮，已经形成初步人才队伍，这种趋势到近代随东北开发而达到顶点。因此可以说龙江医派的学术根源是地方民族医药经验与全国各地医学的融合，因此也就必然会显示出全国各地医学的特色元素。

唐代渤海国派遣人员到中原学习，带回了中原医学的典籍，这就使中原医学的学术思想和临床经验传播到了黑龙江地区，从而龙江医学也就吸收了中原医学的营养。

北宋末年，金人攻陷汴梁，掳掠了大批医药人员及医学典籍和器物，其中就有北宋所铸造的针灸铜人。这在客观上是比较大规模的医药传播，使中原医药在黑龙江传播得更加广泛和深入。

到明清时期，随着移民、经商、开矿、设立边防驿站、流人、马市贸易等，中医药开始更大规模地传播到黑龙江，并逐渐成为龙江医学的主流。如顺治年间流入的史可法药酒，流放至宁古塔的方拱乾、陈世纪、周长卿、史世仪等，乾隆年间杭州旗人流放齐齐哈尔并在当地开展医疗活动，吕留良的子孙在齐齐哈尔行医等，这都是南方医学在黑龙江传播的证明。而清代在龙江各地行医者大多为中原人，清宣统时仅宁古塔一地就有了比较齐全的各科医生，说明全国各地的医药学术已在龙江安家落户，这对龙江医派的学术特点影响至

深至广。

近现代的黑龙江各地中医人员的籍贯出身，更能反映出龙江医派学术的来源。多数名医祖籍均为山东、河北、河南，另有祖籍为江南各省者。如果上追三代，他们绝大多数都是中原和南方移民的后裔，故龙江医派也就包容了各地的学术内涵。

因为黑龙江省地处北部边陲，古代地广人稀，从唐代以后是最主要的北方移民所在地之一，到清代形成移民高潮。移民是最主要也是最有效的文化传播方式，龙江医派融合全国各地的医药内容就是历史的必然。移民地区虽然原始文化根基薄弱，但是没有固有文化的限制，因此有利于形成开放的精神，可以为不同的医药学内容的发展传承搭建舞台。这可能是今天黑龙江的中医事业水平跻身全国前列的文化基因。

4.2 以明清医药典籍为主要学术内容

中医学发展到明清时期达到鼎盛，医书的编写内容比较丰富，体例也日益标准化。这些医书因为理法方药内容较全面，只要熟读一本就可满足一般的临床需要，故为龙江中医所偏爱习诵，如"四百味"、"药性赋"、"汤头歌"、《濒湖脉学》等歌诀。此外，人们多以明清时期明了易懂的医书作为修习的课本，如《寿世保元》、《万病回春》、《医宗必读》、《万科正宗》、《温病条辨》、《本草备要》等。《医宗金鉴》是清代朝廷组织国家力量编著的，其中对中医基础理论、诊断、药物、方剂及临证各科都有全面系统的论述，既有普及歌诀，也有详细解说，确实是中医药学书籍中既有相当深度广度，又切合临床实用的优秀医书。因此龙江医派的大多数医家都能熟记《医宗金鉴》的内容，熟练应用该书的诊疗方法。

直到高仲山先生自沪上毕业而来黑龙江兴办汉医讲习会，使"四大经典"及近现代的中医课程在黑龙江成为习医教材。新中国成立之前，得益于高仲山先生对中医教育的积极努力，黑龙江地区涌现了一大批高素质的中医人才。

4.3 龙江医派学术的地方特色

龙江医派的学术来源有多元化特点，既有全国南北各地的医药传入，又有地方民族医药观念和经验，这些都是酝酿龙江医派学术特色和风格的基础。同时，黑龙江地处北方，地方性气候、地理特点、民众体质禀赋、风俗文化习惯长期以来深刻地影响了龙江医派医家的学术认知，这也必然会给龙江医派医家群体学术思想、理论认识和临床诊治特点和风格打上深刻的地方性烙印。

首先，善治外感热病、疫病。黑龙江地区纬度较高，偏寒多风，而且冬季漫长，气温极低，寒温季节转变迅速，罹患伤寒、温病者多见，尤其春冬两季更为普遍。地方性高发疾病谱使龙江医派群体重视对伤寒和温病的研究，对北方热性病、疫病的诊治积累了丰厚的经验，临床应用经方和时方并重而不偏。在黑龙江省各地方志都有大量记载。如清末民初，黑龙江地区发生大规模流行的肺鼠疫，经伍连德采取的有效防治措施，中医顾喜诘、西医柳振林、司事贾凤石在疫区医院连续工作数月，救治鼠疫患者 2000 余例，成功遏制了鼠疫的蔓延，其中中医在治疗鼠疫方面起到了独特有效作用。许多医家重视以仲景之法辨表里寒热虚实，善用六经辨证和方证相应理论指导临证，同时对温病诸家的理法方药也多能融会贯通，互相配合，灵活应用。而且龙江医派大多数医家无论家居城乡、年龄少长，都能对《医宗金鉴·伤寒心法要诀》和《温病条辨》背诵如流并熟练应用，寒温之说并行不悖，可见一斑。

其次，善治复合病、复合证、疑难病。本地区民众豪放好酒，饮食肉类摄入较多，蔬菜水果相对偏少，而且习惯食用腌制品，如酸菜、咸菜等，造成盐摄入量过高，导致代谢性疾病如糖尿病、痛风等多发，高血压、心脑血管疾病在本地区也十分常见。黑龙江地区每年寒冷时段漫长，户外运动不便，加之民众防病治病、养生保健意识相对薄弱，客观上也造成了疾病的复杂性，单个患者多种疾病并存，兼症多，疑难病多，治疗棘手。龙江医派医家长年诊治复合病、复合证、疑难病，习惯于纷繁复杂之中精细辨证，灵活运用各种治法，熔扶正祛邪于一炉。面对疑难复杂病，龙江医家临证谨守病机，重视脾肾，强调内伤杂病痰瘀相关、水血同治，或经方小剂，药简效宏，或大方复法，兼顾周全，总以愈疾为期。

再次，本地区冬季寒冷，气候以寒燥为主，民众风湿痹痛普遍，加之龙江地区冰雪天气多见，外伤骨折、脱位高发。龙江医派医家对此类疾患诊治时日已久，骨伤科治疗经验独到丰富，或以手法称奇，或以药功见著，既有整体观，又讲辨证法；既有家传师授的临床经验，又有坚实的中医理论基础，外科不离于内科，心法更胜于手法。值得一提的是，许多龙江医家注意吸收源于北方蒙古等善于骑射的少数民族的骨伤整复、治疗方法，从而也形成了龙江医派骨伤科学术特色的一部分。

另外，众多医家在成长之中，对黑龙江地产药材如人参、鹿茸、五味子、北五加、北细辛等的特殊性能体会深刻，进而可以更好地临证遣方用药。更因龙江民众一般体质强壮，腠理致密，正邪交争之时反应较剧，所以一般地说，龙江医派医家多善用峻猛力强之品，实则急攻，虚则峻补，或单刀直入，或大方围攻，常用乌头、附子、大黄、芒硝、人参、鹿茸等，所以多能于病情危重之时力挽狂澜，或治疗沉疴痼疾之时，收到出人意料之效。

龙江医派医家也多善用外治、针灸、奇方、秘术。黑龙江是北方少数民族聚集之地，本地区少数民族医药虽然理论不系统，经验零散，但是在漫长的历史中积累了很多奇诡的治病捷法。如龙江大地赫哲族、鄂伦春族、达斡尔族及部分地区的蒙古族民众等普遍信奉的萨满文化，即包含许多医学内容，这些内容在民间广为流传，虽说不清医理药性，但是临证施用，往往立竿见影。此外，常用外用膏药、针挑放血、拔罐火攻、头针丛刺、项针等治疗方法在龙江医派中也是临床特色之一。

5 龙江医派近年所做工作

为弘扬龙医精神，发展龙江中医药事业，以龙江医学流派传承工作室及省龙江医派研究会为平台，龙江医派建设团队做了大量工作，为龙江医派进一步发展奠定了历史性基础。

5.1 抢救挖掘整理前辈经验，出版《龙江医派丛书》

为传承发扬龙江医派前辈学术精华，黑龙江中医药大学龙江医派研究团队一直致力于前辈经验的抢救搜集挖掘整理工作，现已由科学出版社出版《龙江医派创始人高仲山学术经验集》、《华廷芳学术经验集》、《御医传人马骥学术经验集》、《国医大师张琪学术思想探赜》、《王德光学术经验集》、《邓福树骨伤科学术经验集》、《邹德琛学术经验集》等著作，引起省内中医爱好者的强烈反响，《龙江医派丛书》已被英国大英图书馆收录为馆藏图书，尚有《吴惟康学术经验集》、《王维昌妇科学术经验集》、《白郡符皮肤外科学术经验集》、

《伪满时期黑龙江地区龙江医派医家学术经验荟萃》、《黑龙江省名中医学术经验集锦》等多本著作正在编撰待版。

《龙江医派丛书》反映了龙江中医药事业近百年来不畏艰苦、自强不息的发展历程及取得的辉煌成果，其中宝贵的学术思想和经验对于现代中医临床和科研工作具有重要的实用价值和指导意义，同时也是黑土文化的重要组成部分。

5.2 建设龙江医学流派传承工作室，创立龙江医派研究会，搭建学术交流平台

国家中医药管理局龙江医学流派传承工作室作为全国首批 64 家学术流派工作室之一，以探索建立龙江医派学术传承、临床运用、推广转化的新模式为己任，着力凝聚和培育特色优势明显、学术影响较大、临床疗效显著、传承梯队完备、资源横向整合的龙江中医学术流派传承群体，既促进了中医药学术繁荣，又更好地满足了广大人民群众对中医药服务的需求。

为更全面地整合龙江中医资源，由黑龙江省民政厅批准、黑龙江省中医药管理局为业务主管部门，成立了黑龙江省龙江医派研究会。研究会为学术性、非营利性、公益性社会团体法人的省一级学会，其宗旨是团结组织黑龙江省内中医药工作者，发扬中医药特色和优势，发掘、整理、验证、创新、推广龙江中医药学术思想，提供中医药学术交流切磋的平台，提高龙江中医药的科研、医疗服务能力。龙江医学流派传承工作室与黑龙江省龙江医派研究会相得益彰，为提炼整理龙江医派学术特点及诊疗技术并推广应用，为龙江医派学术文化创建工程，做了大量卓有成效的工作。

5.3 举办龙江医派研究会学术年会，推进学术平台建设

为繁荣龙江中医学术，营造学术交流氛围，2014 年，黑龙江省龙江医派研究会举办首届学术年会，与会专家以"龙江名医之路"为主题进行交流探讨。第二届学术年会于2015 年举办，龙江医派传承人围绕黑龙江省四大名医及龙江医派发展史为主题进行交流，同时通过《龙江医派会刊》的编撰，荟萃龙江中医药学术精华。

5.4 建立龙江医派传承基地，提升中医临床思维能力，探索中医临床家培养的教育途径

龙江医派传承工作室先后在台湾、深圳、三亚、长春、东港、丹东、天津、满洲里及黑龙江省多地建立传承基地，主要开展讲座、出诊及带教工作，其中三亚市中医医院已成为黑龙江中医药大学教学医院及本科生实习基地，现已进行多次专家交流出诊带教工作。

受黑龙江省中医药管理局委托，2013 年进行"发扬龙江医派优势特色，提升县级中医院医疗水平"帮扶活动，研究会于黑龙江省设立10个试点单位，2014 年通过讲座、义诊等一系列活动，使各试点县后备传承人诊疗水平和门诊量均有不同程度的提升。2015年，黑龙江省中医药管理局委托龙江医派研究会及工作室，在全省各地市县中医医院全面开展龙江医学流派传承工作室二级工作站的建设，全面提升黑龙江省中医院的学术水平与医疗服务能力，并编撰《龙江医派养生备要》向全省民众发放。

旨在研究培养中医药人才、发挥中医药优势的"龙江医派教育科学研究团队"，于2014年被批准为黑龙江省首批 A 类教育教学研究团队，团队致力于建设一批学术底蕴深厚、中医特色鲜明的教育研究群体，以期探索中医人才的成长规律，培养能够充分发挥中医特

色优势的中医精英。

通过在中医药大学举办"龙江医派杯"中医经典知识竞赛、英语开口秀、"龙江医派杰出医家马骥基金评选及颁奖活动",开设《中医学术流派》课程,以激发学生学习中医的热情,强化其对龙江医派的归属感及凝聚力。

5.5 创办龙江医派学术文化节,创新中医药文化传播模式,打造龙江医派文化名片

通过创办龙江医派学术文化节,建立龙江医派网站,打造龙江医派学术文化品牌,宣传中医药文化思想,扩大龙江医派影响力。2012 年以来,举办高仲山、马骥、华廷芳、孟广奇等龙江医派著名医家百年诞辰纪念活动,使全省各界感受到龙江中医药的独特魅力及前辈先贤披荆斩棘、励精图治的创业精神。龙江医派各项工作的推进,得到了中国中医药报、东北网、台湾《中国时报》、黑龙江日报等数十家媒体平台的大量报道,在学术界及龙江民众中获得良好声誉,并载入《黑龙江中医药大学校史》、《中国中医药年鉴》。

工作室团队以黑龙江省中医药博物馆的建设为契机,大力挖掘黑龙江省中医药学术文化历史资源,梳理明晰龙江医学流派发展脉络,建成龙江医学发展史馆,所编写的《龙江医派颂歌》在同学中广为传唱,激发杏林学子热爱龙江中医的热情。

通过对龙江医派底蕴的发掘和打造,使其成为黑龙江中医药学术界理论产生和创新的土壤,成为黑龙江省中医从业者的凝聚中心,成为黑龙江中医学术探讨的平台和学术园地,成为黑龙江省中医药人才培养与成长的核心动力,成为引领、传承、传播黑龙江中医学术的主体力量,成为黑龙江中医文化品牌和精神家园,成为龙江医药学的特色标志,成为黑龙江省非物质文化遗产,成为黑龙江的重要地理文化标识。相信,在新的历史时期,龙江医派将会做出新的学术建树,为丰富祖国医学的内涵做出更大的贡献。

《龙江医派丛书》总编委员会
2017 年 5 月

序

　　尊师生于金源故里黑龙江阿城，自幼耳濡目染于墨香之居，醉心于四书五经之论，感民生之疾苦，奋而问道于岐黄，求术于仲景，沉潜力研，乃能医儒兼通。先生谦恭好学，白首之年，未尝释卷，以其广闻博识，故有"活字典"之美誉。

　　先生治学师古不泥，既阐先贤之已发，又阐其所未发。虽谙经典，又推各家，吴老有言："河间主火，非专事寒凉；从正治病，非仅用汗吐下；东垣主脾，非执于温补；丹溪疗疾，亦非泥于滋阴，四家并无偏执，而偏执在于不善于学诸家之人。"

　　先生不尚衿奇炫异，不为原文所囿，既用经方，又用时方、经验方，不拘一格，择善而从。治杂病倡化瘀利水之法，治急重症倡扶阳气之法，组方重五味化合。善起奇难沉疴，求治者络绎。

　　先生为人平实谦逊，胸怀锦绣，常言戴震之"学有三难：淹博难，识断难，精审难"，并以身作则，严格要求弟子做学问要实。先生门下弟子虽然不众，但多已成为业内翘楚。

　　先生一生默默无闻，孜孜不倦，勤于笔耕，补苴前失，嘉惠后学。编者有幸蒙受师恩，承其学术思想与临床经验，受益于临证治学，不敢私藏，适逢丁酉年先生百年诞辰之际，搜罗别类，辑佚成册，列入《龙江医派丛书》，以广其法而下益兰惠。忆及吴师，恍如昨日，感怀先生师德、医德，乃大师风范，后学楷模，因以记之。

黑龙江中医药大学附属第一医院院长　姜德友

丁酉年五月于冰城

目　录

总序
总前言
序

医 家 传 略

一、弃文从医，苦学成才 3
二、研修有道，临证不辍 4
三、博采众长，推陈出新 6
四、教学相长，著书传薪 8

学 术 思 想

一、博采创新，师古不泥古 11
二、破解疑难杂病，需详审病机 22
三、方剂配伍，注重五味化合 31
四、内伤虚损，重扶阳气 36
五、内伤久病，痰瘀同治 41
六、妇科疾病，常调气血 46

《针灸各家学说》撷粹

一、《黄帝内经》 53
二、秦越人和《难经》 60
三、张仲景和《伤寒论》 63
四、皇甫谧和《针灸甲乙经》 66
五、何若愚 72
六、窦汉卿 74
七、滑寿 76
八、陈会 79
九、徐凤 81
十、高武 83
十一、汪机 86
十二、李梴 88
十三、杨继洲 89
十四、张介宾 93
十五、吴棹仙 97

医 论 集 锦

一、《金匮要略方论》化瘀利水法的临床应用 102
二、仲景柴胡剂浅识 108

三、野乘稗言对医德的赞颂和推崇 111
四、简论祖国医学从《内经》以来的若干重大发现 114
五、试论祖国医学的继承和发展 117

医 案 撷 菁

一、内科 121
　（一）肺系病证 121
　（二）心系病证 133
　（三）脾胃病证 148
　（四）肝系病证 165
　（五）肾系病证 186
　（六）气血津液病证 197
　（七）肢体筋脉病证 205
　（八）其他内科病证 216
二、外科 222
　（一）疮疡 222
　（二）乳房疾病 223
　（三）瘿 224
　（四）皮肤病 224
　（五）肛直肠疾病 232
　（六）男科疾病 233
　（七）周围血管病 235
三、妇科 237
　（一）月经病 237
　（二）带下病 245
　（三）妊娠病 246
　（四）产后病 249
　（五）妇科杂病 251
四、儿科 252
　（一）肺脏病证 252
　（二）脾胃病证 255
　（三）心肝病证 256
　（四）肾脏病证 256
　（五）传染病 256
五、五官科 258
　（一）口腔疾病 258
　（二）耳科疾病 259
　（三）鼻科疾病 260
　（四）咽喉科疾病 261
　（五）眼科疾病 262

医家传略

吴惟康，字逸民，我国现代著名中医专家，龙江医派杰出医家。吴老早年从教，后弃文从医，苦读经典，自学岐黄之术。于1940年正式悬壶于阿城县，后迁至哈尔滨市坐堂行医，任黑龙江省卫生协会中医诊所所长。1959年聘任为黑龙江中医学院教师，历任黑龙江中医学院医史各家学说教研室主任、金匮专业硕士研究生导师。先生平生恬淡无求，潜心研修中医各家学说，深谙经典，治学严谨，临床实践经验丰富，尤擅长治疗内科疑难杂病，终成一代大医。先生毕生全身心致力于中医药事业，并且在中医临床、教学、科研及文献学研究方面做出了重要贡献，其主要代表作有《中国医学史简介》《中医各家学说及医案分析》《针灸各家学说》《医学史料笔记》等。

一、弃文从医，苦学成才

吴惟康，1917 年出生于黑龙江省阿城县一书香门第。他为人敦敏，恭谨谦和，自幼受父亲影响，攻读四书五经及古文诗赋，精于儒学，旁通百家，具备深厚的文学底蕴，这为日后从医奠定了坚实的基础。

吴惟康早年曾先后任黑龙江省阿城县小学教师、校长，教书育人。1931 年，日本帝国主义入侵中国东北，自此硝烟四起，生灵涂炭，国无宁日。1932 年 3 月，日本侵略者扶植前清废帝溥仪在东北三省及热河省境内建立了统治时间长达 14 年的伪满洲政权。伪满时期的东北人民，饱受战乱之苦，饿殍遍地，疾病流行。在经济上，日军为了最大限度地保证殖民主义物资掠夺，日本最大限度地压缩东北人民的消费水平，疯狂掠夺中国的资源与财富，四次战时增税，极尽巧取豪夺。在文化上，为与其军事侵略和经济掠夺相配合，加强对东北教育事业的统治，对中国人民实行奴化教育和欺骗宣传，歪曲篡改历史，建立以愚民思想、奴化教育为核心的殖民地教育体系。当时东北的教育氛围十分压抑，令人窒息。更甚的是日军制造了惨绝人寰的大屠杀，使东北人民的生活陷入了极端贫困与痛苦之中。此时的吴惟康深感难以继续把中华民族的优秀传统道德文化传授给青少年，亦不愿违背良心苟活于日军残暴之下，加之百姓民不聊生的悲惨状况，最终毅然决然弃文从医。

从此，立志成医的吴惟康开始夜以继日地刻苦钻研《黄帝内经》《难经》《神农本草经》《伤寒论》《金匮要略》等医学经典，并且研习各家学说及内科、妇科、儿科等临床学科。同时，他还结合实践，细心观察并记录其他医生如何诊治，摸索治病救人之道。通过常年艰苦的努力，吴惟康于 1940 年正式悬壶于阿城县，开启了他业医救人的生涯。初出茅庐的他，在临床上已能独当一面。一次偶然的机会，吴惟康接诊了一名高热患儿，喉中痰鸣，气促息涌，鼻翼煽动，面热目赤，躁扰不宁，成欲惊之势。为阻止病情进一步发展，吴惟康经仔细辨证之后，大胆以清热镇惊汤加减治之。两日之后，患儿便热退身凉，脉静如初。此次牛刀小试坚定了吴惟康悬壶济世、以医建业的信心和决心，此后，吴惟康数起疑难沉疴，一时名噪乡里。

二、研修有道，临证不辍

20世纪40年代末，因工作需要，吴惟康迁至哈尔滨市坐堂行医，并担任哈尔滨市卫生协会中医诊所所长。他白天管理诊所的日常工作，夜晚便留在诊所内学习其他坐堂老中医的处方，从中体悟中医的用药规律，博众家之所长，补己之不足。这个时期的吴惟康，医学水平已经趋于成熟，但仍常常感叹"医学经典著作往往言简意赅而医理深奥，虽经背诵仍觉心中昧昧，不能彻通其理。自然科学家采取什么样的态度，他们还是得受哲学的支配"。当时的吴惟康豁然领悟到作为中医奠基之作的《黄帝内经》所建立的是一个以天地阴阳变化和五行生克制化为基础的"四时五脏阴阳"的结构系统，而其中的阴阳五行学说即是中医的哲学基础，体现了中国古代朴素唯物主义的内涵，又与辩证唯物主义有着密切的联系。因此，吴惟康逐渐转变传统研习中医理论的思路，开始研读中外哲学，尤其是关于朴素唯物主义和唯物辩证法的相关内容，并决心从哲学的角度出发，重新研读《黄帝内经》《伤寒》等经典著作，他发现中医理论体系中无不贯穿着整体观、恒动观、矛盾观等唯物辩证法思想，并将其应用于中医的研习和临证之中，从而对中医经典的理解在百尺竿头中更进了一步。这也是后来吴老一直强调"作为一个医生，不但要精通医理，而且要通达哲理，才能在医学上做出较大的贡献"的原因。

中医是一门实践智慧学，中医的理论来源于实践，对中医理论的认知亦离不开实践，不论是科研，还是教学，都离不开临床实践的指导。因此，吴老非常注重临床实践，他常言："学习经典，仅从书而始，至书而终，无异于把经典束之高阁，应放眼于临床"。吴老业医数十年，一直以行医救人为己任，兢兢业业，不曾怠惰，在长期的医疗实践中积累了丰富的临床经验，尤其是其对暴盲、灯笼病、小儿肺热等疑难杂病有深入的研究，并善于从《黄帝内经》《难经》等经典理论的角度，寻求治疗疾病的方法，取得了良好的临床疗效。

吴惟康常引清代学者戴震的名言"学有三难：淹博难，识断难，精审难"，勉励自己，并且提醒自己做学问及践行临床要博采、兼收并蓄；要精审、深入研究；要有胆识，万不可臆断甚至误断。1956年，吴老在宾县青阳公社巡回医疗时曾遇见一位忽患暴盲的中年妇女，其家人不知所措，皆掩面而泣。先生望其双目无光，思及此病多属实证，然观其大体又无腹满便闭，此非大承气汤证所云"目中不了了，睛不和"之证，亦没有肝火暴攻之象，于是，先生悉问其病情，才了解到此女久病肺痨，服用抗肺痨药物效果不明显，且形体日渐羸瘦，时有干咳；闻其声低微，言语模糊；望其颜面虚浮而㿠白，舌淡无苔，脉微细数。正如《灵枢·决气》曰："气脱者，目不明。"又《难经·二十一难》曰："阴脱者目盲。"此患者正是一派气阴大亏之象，即投本事黄芪汤，其中人参、黄芪、熟地重用35克峻补气阴；乌梅、芍药、五味子敛气生津；天冬、麦冬滋阴；茯苓、甘草、生姜、大枣健脾益气。三剂过后患者复明。吴惟康指出，暴盲虽然来势急骤，病情复杂，有"外不伤乎轮廓，内不损乎瞳神，倏然盲而不见也"的病理特点，且实证居多。但是虚证如此女般亦有，所以诊治方向应从虚而始，此"目者，气血之宗也"，亏则目不明之要义也。可见，吴老治学治医多读多问，博览大书，精读小书，从前人之书中获取经验，运用于实践，信手拈来。尤其临证中遇到疑难杂症不知从何处入手之时，如若平时厚积，便能在难处薄发，方寸不乱，游刃有余。朱熹有诗云："问渠那得清如许，为有源头活水来"，《礼记》云："是故学然后知不足，教然后知困"，正是此意。

韩愈言："人生处万类，知识最为贤。"人生需要不断地学习，才能居近识远，处今知古。章学诚云："非识无以断其义，非才无以善其文，非学无以练其事。"治学治医亦是如此。吴惟康曾治一72岁男患，患者自诉病10余年，心中烦热，而且全身阵阵烘然而热，上冲牙齿，夜间尤甚，可是接触身体并不热，反略有凉感，每到夜晚难以入眠，大便稀薄，两胁胀痛感。屡次服用滋阴清热药没有明显好转，但每次服疏肝丸自觉舒适，其他症状未见起效。望其舌苔薄黄，舌质暗红，切其脉沉弦而数。师从吴老诸生云云，见此患症状，皆诊为肝阴虚内热，可一贯煎愈之，吴老处方为：柴胡、赤芍、桃仁、红花、川芎、生地、枳壳、桔梗、牛膝、当归、青皮、竹叶，两剂，水煎服。诸生见此方药，知非一贯煎，皆惊愕，百思不得其解，遂问之所以然，先生笑曰："如阴虚为何滋阴药不解？盖非也，此证似肝肾阴虚内热，肝气不疏所致，但用药不效，必另有缘故。'身外凉，心里热，故名灯笼病，又称心里热。此病虚热者愈补愈瘀，实火者愈凉愈凝，可服三两剂活血方热便退去。'"该男患服药两剂症状大为好转，四剂后证愈。先生博学多识，勇于创新，能在平淡无奇、习以为常的事物中，发现不寻常的真理，实令人敬佩。

三、博采众长，推陈出新

1951 年东北人民政府卫生部王斌提出要改造中医，所有中医从业者均须进入哈尔滨进修学校脱产学习西医课程。同年，吴惟康进入哈尔滨市中医进修学校深造，与当时的张琪、黄国昌、李西园、赵正元等成为第一批学员，同期学习。1953 年吴惟康于哈尔滨市中医进修学校毕业。通过此次的学习，吴惟康认识到中医与西医之间各有长短，不可一言以蔽之言中医墨守成规落后于西医，当今医者应当摒弃门户之见，正确对待中西医之别，临证之时不论中医西医，灵活运用，只要能治好病、造福众生就是好的。同时，在对西医系统理论知识理解的基础之上，吴惟康对中医学理论的理解更加深入，并且逐步系统化、完善化，为日后大胆的创新理论奠定了坚实基础。

20 世纪 50 年代后期，新中国成立之初，为了促进祖国医学的传承和发展，国家和政府颁布了诸多关于中医的政策和法令，各大中医院校开始在全国范围内建立。此时的吴惟康凭借卓越的实力脱颖而出，进入了北京中医学院（现北京中医药大学）教学研究班深造 3 年。已近不惑之年的他，深深地感到身上肩负着新中国发展中医药事业的使命，更加如饥似渴地投入到中医理论与实践的研究当中，同时更加虚心请教老师、学友。就这样，吴惟康得到了当时北京多位名老中医的指点，医技大进，医理更明，治学思想渐成体系。

此时期的吴惟康多次获得了进修研习的机会，获得了当时多位名医专家的指点。经过多年的积淀，有着扎实深厚中医学功底的吴惟康开始与各派医家的学术思想发生碰撞，他一边博采众长，扬长避短，择善而从，一边敢于突破自己，思想迸发，勇于创新，对历代医家的思想理论提出了很多独到见解，并且大力倡导"扩前人所已发，阐前人所未发"。尤其是他对"扶阳气法"的发挥，在开拓创新上提出了新的见解，并且还创造性地提出了"化瘀利水法"，在扩展中医治疗思想上有深远影响。

吴老在《简论祖国医学从<内经>以来的若干重大发展》一文中指出：祖国医学的理论体系，虽然早在《黄帝内经》时已经确立，但不能说完整无缺。例如，命门之说，《黄帝内经》中仅指目，而扁鹊在《难经》中指出左者为肾，右者为命门。至明代赵献可倡导命门为无形之火，寓两肾有形之中，为十二经之主。张介宾又提出命门为先天立命之门户，一身生化之源。自此之后，命门司先天元阳之说，在中医学界逐渐普及。再如"痰涎"一证，《黄帝内经》篇幅较少，论述不详，《金匮要略·痰饮篇》论述水气为多，而非痰饮专论。后经陈无择、杨士瀛、黎民寿、史堪等发挥，各据经验，互为补充，对痰涎病的病机病候的认识，才不断得到提高。由此可知，吴惟康颇为重视对前人理论经验的扩充发挥，并指出扩前人之所发的学术内容越多，越能体现祖国医学的充实和发展。所谓"前事不忘，后事之师"，研究祖国医学，只有认清了过往的来程，方能决定未来的去向。

孙一奎有云："医以通变称良，而执方则泥。"吴惟康根据《素问·生气通天论》中关于阳气对人体生命活动的重要性的论述："阳气者，若天与日，失其所则折寿而不彰"，提出阳气是人体生命活动的基本物质，具有抗御外邪、温养脏腑组织官窍、温通血脉、化津行汗等功能，是推动人体正常生理功能活动的原动力。同时，在其研究仲景之学时，发现"扶阳气法"在医书中体现颇多，且后世医家发挥者亦屡见不鲜，成为历代医家立法处方之重要法则。在前人的基础上，吴惟康明确指出"扶阳气法"主要包含两个方面的含义：一者，扶阳即保护、补养阳气，适用于感受寒邪及失治或误治导致阳气损伤的阳虚之证；二者，扶阳即通调、治理阳气，适用于寒邪、痰饮、水湿、瘀血等邪气阻遏阳气导致的阳气郁滞之证。因此，"扶阳气法"是针对机体阳气虚弱或阳气郁滞不通而设。又由于五脏各有阳气，所以又有扶助五脏阳气之别，而在五脏之中其与心、脾、肾关系最为密切。吴老根据《黄帝内经》阴阳理论，紧密结合临床实践，提出了温阳通痹法、温阳补肾利水法、升助阳气法、温经祛瘀安胎种子法和温扶心阳法等扶阳法则，临床应用广泛。

吴惟康在研习古籍时，善于总结、发现规律。其在读《千金翼方》时，发现65卷中，有44卷用利水药；在《温病条辨》中，辛凉解表药的银翘散中也有竹叶、芦根等利水药，于是将其归纳整理并思考，总结出利水药的多种临床作用，将之广泛运用于瘀血证、外感热病、淋证、痹证、痰饮、水气、结石、下利、呕吐、咳喘等病证，利水排邪，给邪以出路，疗效显著，从而拓展了《金匮要略》中"血不利则为水"理论的治疗思路，并且明确提出了"化瘀利水法"这一治疗法则。扩充了化瘀利水法的应用范围，将其广泛应用于肝硬化腹水、风湿性心脏病、慢性心力衰竭、冠心病等疾病的治疗。

吴惟康早年考察阴亏血崩之治疗，查阅历代医家之书，所用皆滋阴固涩止血之药，此亦有理，可临床效果只限于有效治标而非佳妙治本，先生考虑到成方成法可以从师用，但能否从中找到一条捷径通往光明大道还需日积月累的思悟。中药治病，贵在配伍，如果选药得当，配伍得法，虽不用纯阴固涩之品，也当有滋阴止血的功效，中医学认为辛甘化阳，酸甘化阴，如若酸甘之药相伍，既能益阴，又能止血。因为酸性能敛，甘性能收，即能治疗阴亏血崩。于是先生自度一方，即酸甘化阴止崩汤（救阴止崩汤）：当归20克，山药25克，龙眼肉50克，五味子30克，炒枣仁15克。方中当归、山药甘收；五味子、枣仁、龙眼肉酸涩；合之既能化阴生津，又能摄气止血，此乃标本兼顾之法。20世纪50年代先生将此方初试临床，竟然获得优良效果，根据已有经验，此方此法之意，可谓运用之妙哉。先生认为治医者如将，常谓用药如用兵，如用兵者，同为三千甲士，可成不同阵容，精妙之处在于指挥。旷野厮杀，十万不足以御敌；悬崖栈道，一夫皆可当关，用药亦然。病者千变万化，无外乎遵循一理，如能掌握此规律，不将学过的方剂恪守，不杂投三千药物，必能出奇制胜。

先生中医功底深厚，临床从师而不固守，灵活变通，积极探索新思维，对于治疗血崩、小儿肺热、哮喘等急危重病及紫癜、风湿性心脏病、充血性心力衰竭、三叉神经痛、输卵管积水、术后粘连等疑难杂病，常能准确识别病证，遵循一定理法，另辟新径，有的放矢，从而疗效显著。

四、教学相长，著书传薪

新中国成立之初，当时哈尔滨的中医执业者大多数是通过"师带徒"的方式学习中医的，没有接受过系统、正规的中医学校教育，他们的中医学知识浅薄、零碎，甚至很多人都不知道中医的四大经典著作。吴惟康认为祖国医学是有光荣传统的，2000多年前中国就有了很好的医学理论，实在值得我们引以为豪。常言道："改天下之治者在人才，成天下之才者在教化，教化之所在者在学校"。在当代历史环境下，中医药事业的发展需要大量的人才，而人才的培养需要靠教育，而传统的"师带徒"的教学模式远远不能够满足新时代医学发展的需要。因此，需要开辟新的途径以适应祖国医学发展的趋势。新中国成立后，党和政府非常重视中医学的发展，颁布了许多中医相关政策，并提倡大力发展中医教育，培养高级中医人才。

1959年中共黑龙江省委委派卫生厅厅长罗恕、副厅长高仲山等在黑龙江卫生干部进修学院的基础上创建了黑龙江中医学院（现黑龙江中医药大学），正式开始了黑龙江省中医药高等教育的历程。当时，在以高仲山为代表的带头人的领导下，秉承兼容并包、百花齐放的办学宗旨，在全省各地广纳贤士、招揽人才，黑龙江中医学院逐渐汇聚了来自全省各地的中医界之精英。在黑龙江中医学院千帆竞发、日新月异之际，吴惟康被正式聘任为黑龙江中医学院教师，正式开始了其教书育人的生涯。此后，吴老身体力行，躬身教学，先后讲授了《医史各家学说》《金匮要略》和《中医内科学》等中医主干课程，并且非常重视对学生临床实践的指导，使学生理论与实践结合，学以致用。在多年的执教生涯中，吴惟康凭借深厚广博的知识底蕴和精湛的医术医德，授课深入浅出，旁征博引，举一反三，深受好评，为培养新时期黑龙江省中医骨干人才做出了重要贡献。1982年吴惟康被聘为黑龙江中医学院金匮专业硕士研究生导师。此时的吴惟康已年逾花甲，但仍俭朴为本，廉洁奉公，博学多闻，恭谨谦和，虽白首之年，仍未尝释卷，数十年如一日，常年奋战于临床教学第一线。他在系统地讲授中医主干课程的同时，因材施教，针对不同的学生采用不同的教育方式，弥补统一教学的不足。并且对自己的学生无私地传授自己的临床经验，常常边临证边讲授，使学生受益匪浅。他常教导学生要"研经典，多读书，做临床"，要求学生做到"基础理论要扎实，四大经典要熟记，临证辨治要准确"，告诫学生不仅要学习中医基本理论知识，不断提高阅读古籍的能力，而且还要重视临床实践，紧密结合临床，只有多临证、多看病、敢处方，方能知己之不足，后乃可有的而放矢，事半功倍矣。

教学是直接经验的传授，而著书立论是间接经验的传承，并且能留于后辈，使后学者获益于此。因此，吴惟康在教学之余，还撰写了多篇关于自己临证心得的文章，编纂了《中国医学史简介》《中医各家学说及医案分析》《针灸各家学说》《医学史料笔记》等著作，意义重大。

吴惟康研习中医十分注重从源到流，所谓"以史为鉴"，学习中医亦是如此，只有了解了过去，才能更好地指导未来，因此吴老编纂了《中国医学史简介》，将中医学发展简史整理成册，以供后学者研习，颇具历史文献价值。吴惟康凭借对各家学说多年的研究及临床实践，编著了《中医各家学说及医案分析》，认为河间主火并非专事寒凉；从正治病，并非仅用汗吐下；东垣主脾，并非执于温补；丹溪疗疾，亦非泥于滋阴，私家并无偏执，而偏执在于不善于学诸家之人。正是这些像金元四大家的医者勇于创己之长，中医理论才得以完善化和系统化，中医学才得以发展。他常说："各家学说是中国医药学伟大宝库的重要组成部分，也是中医理论体系不断发展、不断丰富的反映。它是阐前人所已发、扩前人所未发的医学理论和实践经验的总结，是中国人民长期同疾病作斗争积累下来的具有悠久历史和内容丰富的文化遗产。"同时，吴老常提及临证中针药分家的时弊，在体现其治医治学的思想著作《针灸各家学说》一书中认为医家应既要用好针又要用好药，针药结合，相辅相成。吴惟康博览医学典籍，常感慨古医书多"论而不详，语而不畅，或存论而遗治，或有治而无方，或有方而无解，致令初学者难以深入，如同嚼蜡"，遂悉心研究各家书籍，博采前人精华，结合临床，参以己见，历经数番春秋，终于 1984 年完成了《医药史料笔记选》的初稿。遗憾的是，一场火灾将其毁于一旦。

吴惟康老先生品行高洁，谦逊好学，博采古今，熔经方、时方于一炉，不避劳苦，自奉甚俭，常念学与年俱进，终生治学不辍；每遇疑难重证，辗辗转筹思，查考书籍，直至想出为止，常以其精湛的医术，取得令人信服的疗效。先生一生清廉高洁，恪守礼仪，专注医道，即便在物欲横流的旧社会，他仍然保持出淤泥而不染的高尚情操，不攀附富贵，贪图荣华，同流合污，始终以业医救人为己任，卓然自立于杏林。与此同时，他也为培养中医人才呕心沥血，毫无保留地把他的心得、经验传授给学生，为祖国培养了一批又一批的中医人才，如黑龙江中医药大学附属第一医院院长、博士生导师姜德友，黑龙江省中医药科学院副院长、博士生导师李显筑，成都中医药大学附属医院副院长、博士生导师谢春光、广州中医药大学深圳医院副院长冯军，原黑龙江中医药大学各家学说教研室主任，硕士生导师王芝兰长春中医药大学金匮教研室主任赵力维等，均已成为国内中医界精英，并且为后学者树立了良好榜样，启发了后学者深入研究的方向。吴惟康一生为振兴中医、为发展祖国医学不屈不挠的奋斗精神永远值得我们学习，时人称之为"活字典"一代中医大家，实属当之无愧。

学术思想

一、博采创新，师古不泥古

自弃文从医始，吴惟康便潜心于《黄帝内经》《难经》《中藏经》《伤寒论》《金匮要略》等中医经典著作当中，悉心研究历代杰出医家的著作和理论，尤其对金元四大家、温补学派、温病学派和以张锡纯为代表的中西汇通学派的学术思想研究颇具心得。吴老深谙经典，涉猎广泛，并善于博采众长，融汇创新，在多年的临床实践中，吴老将所学之精旨与临床紧密结合，在前人的基础上提出了许多自己的见解，故其临证之时遣方用药，权衡规矩，制方严谨，游刃有余。

（一）传承经典，术业有道

吴惟康常言祖国医学博大精深，《黄帝内经》是中医理论体系之核心，是临床各科的理论基础。纵观古今中医大家，无不精通经典，尤其是《黄帝内经》为中医基础理论之渊源，仲景之法为辨证论治之规范。因此，吴惟康十分重视经典的学习，而经典之中尤以《黄帝内经》为重，《伤寒论》《金匮要略》相参。《伤寒论》《金匮要略》为《黄帝内经》理论的发展延伸，临床证治规范，多示人以法，使之有章可循。此三部经典可谓医书之圣，乃学医必读，务须精研细读，悟其精髓，方能触类旁通，辨证有法，临证有据。

吴惟康根据《素问·五藏别论》中"魄门亦为五脏使，水谷不得久藏"之论，认为肛门为排泄糟粕之门户，是胃肠的末端，受胃肠支配；但魄门的启闭、大便的排泄亦受五脏制约，若心神的主宰，肝气的条达，脾气的升提，肺气的宣降及肾气的固摄正常，则魄门方能不失常度，启闭正常。反之，魄门的功能正常与否，亦能影响脏腑的气机升降。所以，魄门的启闭状况能够反映内在脏腑的功能盛衰，因此，吴惟康常善用此理论从五脏的角度出发，辨治便秘、泄泻等魄门的病变。如患者张某，男，70岁。初诊：1978年12月13日。患者素有慢性喘息性支气管炎病史10余年。3天前，因受凉后出现咳嗽气促，不能平卧，咳痰量多色黄，胸闷胁胀，腹部胀满，大便闭结，舌质红，苔黄腻，脉滑数。经西药抗炎、解痉平喘等对症治疗后稍效，遂请中医治疗。吴惟康查看患者后指出，肺主气，司呼吸，人身之气均由肺所主，肺气之宣降调节着人体气机的升降出入运动。又肺与大肠相表里，大肠之传导，魄门之开合，均依赖肺气之肃降。反之，魄门的正常启闭有助于肺气之宣发肃降，使肺气宣降正常，出入有度，则呼吸调匀。此证属痰热壅肺，腑气不通，肺失宣降所致之咳喘。故治宜宣肺平喘，通腑泄热。处方：拟泻白散加减。桑白皮15克，地骨皮15克，黄芩10克，桔梗10克，枳壳10克，前胡10克，苏子10克，大黄10克，鱼腥草15克，瓜蒌20克。服药3剂后腑气畅通，大便得下，喘咳渐平。方中桑白皮、地骨皮、黄芩清泻肺热；前胡、苏子降气平喘；桔梗、枳壳宽胸理气；鱼腥草、瓜蒌清热化痰；大黄通下导滞，导热从大便而出，有釜底抽薪之妙，使腑气通则肺气肃降，此即"理大便必治脏，脏腑同治"（《医经精义·脏腑之官》）之要义也。

又如患者胡某，男，36岁。初诊：1978年6月23日。患者2年前夏秋之季，因饮食不洁致腹痛泄泻。西医诊断为急性肠炎，经抗炎等对症治疗后症状好转。此后患者时有泄泻，稍进油腻之物即腹泻，每日2～3次，无腹痛、黏液血便和里急后重等症。近1个月来，每于黎明时分感腹痛欲便，泄后则舒，遇温痛减，伴腰膝酸软，神疲乏力，纳差，舌淡，苔薄白，脉沉细。吴惟康指出肾为胃之关，开窍于二阴，司二便之开阖。若肾气充固，开合有常，则魄门启闭有序，排泄功能正常；若肾阳亏虚，命门火衰，温煦无权，则上不能暖土助脾胃以腐热水谷，下不能固摄，开合失司，关门不利，则魄门启闭无常，排泄功能失常，发为五更泄泻之证。《景岳全书·泄泻》篇云："肾为胃关，开窍于二阴，所以二便之开闭，皆肾脏之所主，今肾中阳气不足，则命门火衰，而阴寒独盛，故于子丑五更之后，阳气未复，阴气盛不及之时，即令人洞泄不止也。"此证乃因久泄迁延不愈，日久肾阳受损，不能温煦脾土，失于固摄所致。故治宜温补脾肾，涩肠止泻。处方：拟四神丸合理中汤加减。补骨脂 10 克，肉豆蔻 10 克，五味子 10 克，吴茱萸 10 克，干姜 5 克，附子 5 克，党参 20 克，炒白术 15 克，茯苓 20 克，泽泻 10 克，当归 10 克，大腹皮 10 克。服药 6 剂后腹部胀痛消失，大便次数减少，质偏稀。遂以原方加炒扁豆 15 克，炒薏苡仁 30 克。续服 6 剂后，继以健脾温肾，固涩止泻法调理月余而愈。方中四神丸涩肠止泻；理中汤温中健脾；附子、干姜温补元阳，又仿芍药汤之法益以当归、大腹皮，一活血一行气，使"血行则便脓自愈，调气则后重自除"。全方标本兼顾，脾肾同治，使泄利得止，命火得补，诸证乃平。

由此可知，魄门与五脏在生理上密切相关，病理上相互影响。正如张介宾在《类经·藏象类》中所云："虽诸脏精粕由其泻，而脏气升降赖以调，故亦为五脏使。"在疾病的治疗中，吴惟康主张魄门病变可以调理五脏；五脏病变，亦可调治魄门。魄门既为五脏之使役，又为五脏之主使。故"魄门亦为五脏使"的理论，对我们指导临床治疗具有重要意义，因此，《黄帝内经》有"凡治病，必察其下"之说。

水肿是因脏腑功能失调、气化失常、水液停聚、泛溢肌肤所致的以头面、眼睑、四肢、腹背，甚至全身浮肿为主要临床表现的疾病。在临床上，水肿为病，其病因病机较为复杂，但根据病之新久又可分为阴水、阳水两大类。《素问·汤液醪醴论》曰："平治于权衡，去菀陈莝……开鬼门，洁净府……"提出了治疗阳虚水肿的治则与治法。高士宗在《黄帝内经素问集注》注云："开鬼门，乃开发毛腠而汗出也；洁净府，乃小便利而中渎之府清洁也。"可知，"开鬼门，洁净府"即通过发汗、利小便的途径治疗水肿病的方法。汉代张仲景根据《黄帝内经》此理论提出了"诸有水者，腰以下肿当利小便，腰以上肿当发汗乃愈"的治疗原则，将治疗水肿的原则更加细化、具体化。吴惟康在《黄帝内经》《金匮要略》中论治水肿理论的基础上，结合多年的临床经验，指出阳水者治以发汗、利小便，攻邪为主；阴水者治宜温阳健脾、温肾化气，扶正以助祛邪；久病入络者，兼以活血化瘀，血水同治。吴老常善用宣肺发汗、健脾利水、温肾化气、化瘀利水等方法治疗急慢性肾炎、肺源性心脏病（简称肺心病）、肝硬化腹水、营养不良及内分泌失调等疾病症见水肿者，疗效显著。

如患者张某，女，17 岁，学生，初诊：1976 年 11 月 15 日。自诉因劳动后汗出当风，数日后出现发热，微恶风寒，咳嗽，咽痛，继而出现颜面、眼睑及下肢浮肿，伴小便不利，舌红苔白，脉浮数。尿常规示：尿蛋白（++），白细胞 2～3 个/HP，红细胞满视野，上皮细胞 1～2 个/HP，颗粒管型 0～10 个/HP。西医诊断为急性肾小球肾炎。吴惟康查看患者后辨证为风水相搏之水肿证，治宜发汗宣肺、解表散水以消肿。然思及汗法主治外邪在表之证，如失治或误治则病邪不从外解反而深入，有传变入里之患，故汗法宜早。又此患者因劳汗当风、风邪袭表、肺失通调所致，疾病初起，病邪在表。《金匮要略》有云："风水恶风，一身悉肿，脉浮不渴，续自汗出，越婢汤主之"，所述与该证相似。故拟越婢加术汤为法祛风解表，发越水气，利水消肿。处方：麻黄 10 克，生石膏 30 克，杏仁 10 克，生姜 5 片，白茅根 20 克，芦根 20 克，茯苓 20 克，泽泻 15 克，甘草 9 克，炒白术 10 克，益母草 10 克，水煎服。服药 10 剂后，患者热退，浮肿减轻，小便通畅。复查尿蛋白（+），红细胞 5～10 个/HP，白细胞 1～2 个/HP，上皮细胞 3～6 个/HP，管型（-），上方继服 10 剂后浮肿消失，复查尿蛋白（±），红细胞 5～7 个/HP，白细胞 0～1 个/HP，上皮细胞 3～5 个/HP，管型（-）。继续服药 10 余日，尿常规检查阴性，病愈出院。方中麻黄、生姜宣肺气，散水湿；石膏清泻肺中之热，配伍茯苓、泽泻、芦根、白茅根、益母草清热利尿，导热下行以助石膏清肺之功；水惟畏土，故配以白术、生姜、大枣和中健脾以制水，又兼培土生金之用。诸药合用，集汗、清、利、和四法于一炉，使鬼门开则肺窍通利，水津四布，所谓"外窍开则里窍通，上窍通则下窍泻矣"。总之，"开鬼门"是中医重要的治疗法则之一，为八法之首，临床上广泛应用于各种外感类疾病，而吴惟康常将此法用于治疗各种水肿类疾病，其中尤以风水病初期者多用之。同时，吴老强调"开鬼门"的关键在于开提肺气，解表发汗，且临床遣方用药，亦须根据病情，辨别其属表寒、表热还是寒热错杂而辨证用药。其中属表寒者，常选用麻黄、羌活、独活、防风、生姜等；属表热者，多用金银花、连翘、蒲公英、地丁、白茅根、芦根等；寒热错杂者，则需诸药合参。

至于洁净府，此法亦是中医重要的治疗法则之一，多适用于慢性水肿类等疾病。吴惟康指出，此类疾病除水肿之外，尚可见气短乏力，畏寒肢冷，面色㿠白，脘腹胀闷等脾肾阳虚之证，故治宜健脾化湿，温阳利水，温肾化气等法，常选用泽泻、木通、通草、防己、茯苓、猪苓之属，其代表方有真武汤、加味肾气汤等。如患者周某，女，45 岁。患者慢性肾炎 10 余年，近日因工作劳累复发，出现颜面浮肿、身肿，下肢尤甚。西医诊断：慢性肾炎急性发作。经西医治疗后症状稍有缓解，但浮肿仍甚，遂请中医治疗。吴惟康查看患者后见其颜面、全身浮肿，下肢尤甚，伴神疲乏力，气短懒言，腰膝酸软，畏寒肢冷，面色㿠白，舌淡胖，苔白滑，脉沉迟。吴惟康认为此患者素有慢性肾炎，因劳累而加重，证属脾肾阳虚之阴水。故治当温补脾肾，化气利水。处方：真武汤加减。炮附子 10 克（先煎），肉桂 5 克，茯苓 15 克，猪苓 15 克，泽泻 15 克，生姜 5 片，白芍 15 克，党参 15 克，炒白术 15 克，炙甘草 10 克，水煎服。服药 20 余剂后，患者水肿消退，诸证悉除，病情逐渐好转。根据《伤寒论》第 316 条云："少阴病，二三日不已，至四五日，腹痛，小便不利，四肢沉重疼痛，自下利者，此为有水气，其人或咳，或小便不利，或下利，或呕者，真武汤主之。"此证以脾肾阳虚之阴水证，而真武汤又以小便不利、四肢沉重或浮肿，苔白滑为辨证要点，故吴老以肾气丸为法加减化裁。方中益以泽泻、猪苓淡渗利湿以加强化气利水之功；附子、肉桂补命门之火，以温肾化气行水；党参、炒白术、炙甘草补气健脾，化气行水，此"水惟畏土，故其制在脾"（《景岳全书》）之义也。

吴惟康熟谙经典，对仲景之《伤寒论》《金匮要略》颇有研求心得，认为圆机活法、辨证施治是仲景之精华，主张"师仲景法，而不泥仲景之方"，并对仲景血水同治法、柴胡剂等的临床运用有独到的见解。

吴惟康根据《金匮要略》中桂枝茯苓丸与当归芍药散的组方大法，力主"血水同源互生""水瘀互结""血水同治"的思想，首次创造性地提出了"化瘀利水"法，用于治疗多种瘀血相关的病证。又在《金匮要略》中"血不利则为水"的理论基础上，扩充了化瘀利水法的应用范围，将其广泛应用于肝硬化腹水、风湿性心脏病、慢性心力衰竭、冠心病等疾病的治疗。

此外，吴惟康还根据临床经验，对化瘀利水法进行了扩充、提炼和升华，他在经方、时方、验方的基础上大胆加减化裁，创制出了加味生化汤、加减温经汤、加味血府逐瘀汤等诸多方剂，灵活运用于各种水瘀互结之证，广涉内、外、妇、儿各科，不囿于一隅。

柴胡剂是临床颇为常用的方剂，吴惟康考《伤寒论》《金匮要略》两书，将其主要归纳为小柴胡汤、大柴胡汤、柴胡桂枝汤、柴胡桂枝干姜汤、柴胡加芒硝汤、柴胡加龙骨牡蛎汤、柴胡去半夏加瓜蒌汤、四逆散八首方剂。古人谓："伤寒诸方，惟小柴胡为用最广。"功能和解少阳，疏肝解郁，治疗邪在少阳，枢机不利；妇人杂病，热入血室；妇人"产后郁冒""大便坚，不能食"；黄疸"腹痛而呕"等病证。而大柴胡汤、柴胡加桂枝汤等7首类方则是针对少阳病证的不同变化而设。柴胡桂枝汤治疗少阳太阳合病；柴胡桂枝干姜汤治少阳兼水饮；柴胡加龙骨牡蛎汤为太阳病不解，少阳、阳明俱受邪；柴胡加芒硝汤、大柴胡汤同为少阳阳明病合病；柴胡去半夏加瓜蒌根汤治疗疟病发渴；四逆散用于肝郁不宣，气机不畅。总之，此柴胡八方，均以小柴胡汤为基础加减变化而成，虽仅八首，但若遣方用药，配伍灵活，变通自如，能广泛应用于内、外、妇、儿等各科疾病。

吴惟康临证时十分善于运用柴胡剂加减治疗，其中尤以柴胡加龙骨牡蛎汤最具代表性。柴胡加龙骨牡蛎汤为仲景和解镇静之剂，原为表证误下，邪气内传，弥漫一身，枢机不利而设，临床以伤寒往来寒热、胸胁苦满、烦躁惊狂不安、时有谵语、身重难以转侧等为辨证要点。吴惟康将其用于癫痫、神经症、梅尼埃病、高血压、甲状腺功能亢进等疾病症见胸满烦惊者，每获良效。吴老曾治一姚姓患者，男，33岁。初诊时症见头晕目眩，口苦咽干，心烦喜呕，默默不欲饮食，善太息，胸胁苦满，喜悲伤欲哭，舌质淡红，苔薄白，脉弦细。证属肝胆郁热，治宜清肝利胆，潜阳和解之法。处方：柴胡加龙骨牡蛎汤合甘麦大枣汤加减。柴胡10克，清半夏10克，黄芩15克，生姜3片，党参15克，茯苓15克，大枣3枚，炙甘草10克，龙骨20克，牡蛎20克，小麦20克，水煎服。服药3剂后，患者症状减轻，仍守前法调理。5日后患者自诉病情明显好转，睡眠好，食欲增加，体力增强，病愈。此患者乃因情志失调，气机郁滞，气郁化火，熏蒸肝胆，热扰心神所致。此方去原方中铅丹之毒，大黄之苦寒泻下；以柴胡、桂枝、黄芩和里解外；龙骨、牡蛎重镇安神；茯苓健脾宁心以助龙骨、牡蛎安神之功，又利小便以导热从小便而解；半夏、生姜和胃降逆；党参、大枣、炙甘草益气养营，扶正祛邪；宜小麦与大枣、甘草合为甘麦大枣汤以养心安神，补脾和中。又一女性患者，患癫痫7年时有发作，近日突然加重，每日6～7次，发作时手足拘挛，口吐涎沫，几分钟即苏醒，心烦，胸满，口苦咽干，舌红无苔，脉弦滑。吴惟康亦用柴胡加龙骨牡蛎汤治疗，8剂后症状大减。配合矾郁丸服用30余剂后痊愈。中医理论认为，癫痫多为痰火壅盛，内扰心神所致。柴胡加龙骨牡蛎汤为和解少阳，彻通表里，清热化痰，镇静安神之剂，又《伤寒类方》云："此能下肝胆之惊痰，以之治癫痫必效"，故吴惟康常以柴胡加龙骨牡蛎汤加减治疗癫痫伴有"胸满烦惊"等少阳证者，疗效颇著。

（二）兼收并蓄，博采创新

吴惟康治学严谨，涉猎广泛，精心研读各家典籍，取其精而去其粗，深刻领悟其学术思想的内涵，并将其融会贯通，结合临床实际有所创新，形成了自己独具特点的学术思想体系。

1.加减化裁，古为今用

吴惟康平素临证，既法宗《黄帝内经》《难经》、仲景，又博采众长；不拘一格，择善而从。其自拟的救阴止崩汤、银翘地黄汤、香连芍药汤、健胃汤、加味当归拈痛汤、加味清热镇惊汤等诸多方剂，皆组方有法，配伍有制，遣方灵活，应用广泛，疗效显著。他注重遣方用药要灵活变通，不尚矜奇炫异，不为经典、条文所围，古方新用，屡起沉疴。

（1）当归拈痛汤　当归拈痛汤原名拈痛汤，出自《兰室秘藏》，为治疗湿热为病之常用方。原方主治湿热相搏之肢节烦疼、肩背沉重、遍身痛及湿热下注之脚气肿痛等症。以遍身肢节烦痛，或肩背沉重，或脚气肿痛，脚膝生疮，舌苔白腻微黄，脉弦数为辨证要点。其病因病机乃因湿热内蕴，复感风邪而致风湿热三邪合而为病，其中又以湿邪为重。吴惟康根据其方义将此方常用于风湿性关节炎、类风湿关节炎属湿热内蕴而兼风湿表证者；或慢性肾小球肾炎、慢性肾炎急性发作属于风湿热邪内蕴，灼伤脉络，或外感风湿热邪循经入于肾而致病者；或过敏性紫癜属于湿热瘀毒内蕴者；或下肢静脉炎、静脉周围炎等属于湿热下注者，多有良效。曾有一男性患者，50岁，主诉双下肢肿胀疼痛，静脉怒张，呈条索状沿静脉走行，皮色黧黑，扪之灼热，皮肤干燥，大便秘结，时有带血。舌质淡红，舌根部苔白腻，脉弦数。西医诊断为双下肢静脉炎合并静脉周围炎。吴老辨证为湿热下注，瘀血痹阻之脉痹证。遂拟当归拈痛汤加减化裁（当归20克，知母15克，羌活10克，黄芪20克，黄柏15克，防风10克，猪苓15克，泽泻15克，牛膝10克，苦参15克，秦艽10克，连翘15克，苍术10克，粉葛10克，蒲公英15克，水煎服）。此方出入10余剂后患者症状减轻，继续服药1个月余症状明显好转。

此外，对于热毒壅盛、瘀热互结者，由于原方清热解毒之力不够，又兼有补益之功，吴老遂在此方基础上去人参、白术、甘草等甘温补益之品，加入金银花、连翘等清热解毒，又仿升麻鳖甲汤法益以犀角凉血解毒，易名为加味当归拈痛汤，用于治疗紫癜属热毒血瘀，以面目青紫、身疼、肌衄、斑斑如锦纹为主症者，能收四两拨千斤之效。方剂组成有：金银花25克，连翘15克，生地15克，茵陈15克，葛粉10克，羌活10克，防风10克，泽泻15克，茯苓15克，苦参15克，知母15克，升麻10克，犀角5克，苍术15克。

（2）加味清热镇惊汤　清热镇惊汤原载于《医宗金鉴·幼科心法要诀》中，为治触异所致的小儿急惊风之常用方。吴惟康早年在哈尔滨市行医时，以本方治疗小儿热毒炽盛，出现壮热、喘咳气促、鼻翼煽动、烦躁不宁、大便秘结、小便短赤、舌红苔黄、脉滑数等症，疗效较好。之后随着临证经验渐多，吴老感到本方清热解毒祛风之力不足，故又加入双花、连翘、僵蚕、蝉蜕四药，名为加味清热镇惊汤。通过多年临床实践，证明用本方治疗小儿高热效果较好，大多在24~48小时即可退热。药物组成：柴胡5克，薄荷3克，麦冬4克，栀子4克，黄连2克，龙胆草3克，茯苓5克，蝉蜕4克，生甘草3克，木通3克，双花5克，连翘4克，钩藤3克，僵蚕4克，水煎服，日服4次。全方具有清热解毒、化痰平喘之效。方中柴胡为祛邪热要药，黄芩清肺热，黄连、栀子清心火，龙胆草清泻肝火；麦冬滋肺养阴；生甘草调药和中，兼清热解毒之功；木通、茯苓甘淡渗利，引热毒之邪从小便排出。因本方能清泻肺肝之热，散内外之风，故取效甚捷。吴老曾治一患儿，发病3天，气急喘咳，鼻翼煽动，喉中痰鸣，手足躁扰不宁，面红目赤，壮热，体温高达40℃，呼吸52次/分，心率147次/分，双肺布满湿啰音，舌红苔黄燥，脉洪数。此为风温犯肺，热毒炽盛，有欲惊之势。急以加味清热镇惊汤，一剂，水煎服。次日患者热退，体温36.5℃，再服一剂，诸症消失，即告痊愈。

（3）肾病三方　"银翘地黄汤""八正解毒汤""加味肾气丸"，是吴老临证时常用的治疗肾系疾病的经验方。

①银翘地黄汤：此方为吴老的常用经典验方，本方由钱乙《小儿药证直诀》中的六味地黄丸和五味消毒饮化裁而成。其组成有：金银花20克，连翘15克，蒲公英15克，紫花地丁15克，熟地20克，山药10克，牡丹皮10克，茯苓20克，泽泻15克，山萸肉10克，车前子10克，牛膝10克，黄柏10克，知母10克，芦根20克，白茅根20克。功能清热解毒，补肾利水。临床用于治疗泌尿系感染（膀胱炎、肾盂肾炎、慢性肾盂肾炎急性发作）、肾结核、急慢性肾小球肾炎、急慢性前列腺炎、尿潴留等疾病证属肾虚，膀胱湿热，而以肾虚为主者，效如桴鼓。如吴老曾治一女性患者，小便频数，淋漓不尽，尿道刺痛，腰疼，伴神疲乏力，恶心，纳呆。查尿常规示白细胞满视野，红细胞7~9个/HP，尿蛋白（++），体温37℃。舌质淡红，苔薄白，脉弦缓。西医诊断为急性肾盂肾炎。辨证为湿热蕴结膀胱，气化不利之淋证（血淋）。吴惟康指出急性肾盂肾炎患者常伴有乏力、倦怠、纳差等虚弱性证候，此皆因肾气亏乏，又受邪气所干，真元受损，殃及脾胃，无力主持正常的生理功能活动所致。因此治疗此病，在祛邪

的同时，尚需注重固肾气之本，方能祛邪而无伤正之虞。故治以清热解毒，补肾利水，凉血止血。处方：银翘地黄汤加减。金银花 20 克，连翘 15 克，蒲公英 15 克，紫花地丁 15 克，生地 15 克，山药 10 克，牡丹皮 10 克，茯苓 20 克，泽泻 20 克，山萸肉 10 克，车前子 10 克，牛膝 10 克，黄柏 10 克，知母 10 克，芦根 15 克，白茅根 15 克，3 剂，水煎服。复诊查浮肿基本消退，腰痛减轻，纳谷尚少，尿道唯有痛感，复查尿蛋白（-），红细胞（-），白细胞 10～15 个/HP。处方：旱莲草 20 克，连翘 15 克，车前子 10 克，女贞子 15 克，泽泻 20 克，牛膝 10 克，菟丝子 15 克，茯苓 20 克，白茅根 15 克，熟地 20 克，牡丹皮 10 克，芦根 10 克，桑寄生 15 克，山茱萸 10 克，琥珀粉 3 克，金银花 15 克，山药 10 克，14 剂，水煎服。此方出入 10 余剂尿痛止，诸症平，复查尿常规各项均恢复正常。嘱其继服此方 14 剂巩固，随访病瘥未作。此外，吴老指出，银翘地黄汤是其比较有特色的经验方。吴老常以此方为基础，加减变化应用于临床多种疾病，屡试屡效。若为疾病早期，有发热恶寒等全身症状而肾虚不甚明显者，以金银花、连翘、蒲公英、紫花地丁为主，重用牛膝、芦根、白茅根、车前子，加琥珀、藕节、茜草等。若全身已退而以尿频、尿急、尿痛，或水肿，或尿血为主者，则以芦根、车前子、白茅根为主，重用金银花、连翘、牛膝，加琥珀、猪苓、小蓟、蒲黄等。

②八正解毒散：此方为《太平惠民和剂局方》八正散合五味消毒饮化裁而成，其组成如下：金银花 15 克，滑石 15 克，连翘 10 克，瞿麦 15 克，蒲公英 15 克，萹蓄 15 克，地丁 15 克，车前子 10 克，木通 10 克，竹叶 5 克，栀子 10 克，纹军 5 克，甘草 15 克，具有清热解毒、利尿通淋之功，常应于治疗急性泌尿系感染（膀胱炎、肾盂肾炎）、急性肾炎、急性前列腺增生、尿路结石、小儿尿频等疾病证属膀胱湿热，气化不利者。吴惟康指出，八正解毒汤用于治疗泌尿系感染等疾病时，尚可根据症状轻重主次之不同而随证变化。若为疾病初起，发热恶寒，全身症状明显者，可以金银花、连翘、栀子为主，重用木通、车前子，加蒲公英、紫花地丁。若全身症状不明显而以尿频、尿急、尿痛为主症者，则可以木通、栀子为主，重用萹蓄、瞿麦、滑石，加琥珀、生地。症状控制后则以健脾利湿以巩固疗效。此外，吴老还强调在运用八味解毒汤时，对于不同的病证，首先要抓住下焦湿热之根本，再根据不同证候加减与配伍，则可收满意效果。

③加味肾气丸：此方即为清朝顾锡《银海指南》中记载的"金匮肾气丸"，其组成如下：附子 5 克，桂枝 5 克，熟地黄 15 克，山药 15 克，山茱萸 10 克，泽泻 15 克，茯苓 20 克，牡丹皮 15 克，车前子 15 克，牛膝 15 克。功能补肾助阳，利水消肿。原文记载此方"脾肾大虚，肚腹胀大，四肢浮肿，喘急痰盛，小便不利，大便溏黄，已成蛊症；亦治消渴，饮一溲二"。吴惟康用此方治疗肾病综合征、急慢性肾炎、糖尿病肾病、老年性尿道综合征等疾病证属脾肾阳虚，水湿内停者。加味肾气丸是吴老采用严氏的原方，为吴老温肾化气、利水消肿的基础方，也是吴老"化瘀利水"法在肾病中的应用，是现代中医治法上的一大创新，此法不仅可以用于治疗肾系疾病，亦可广泛用于妇科、外科、五官等各种疾病证属血水同病者。

（4）喘息三方 吴惟康在临证中，善于总结经验，其对于喘证亦提出了独到的见解，尤其是对肺虚喘证、肺气郁闭喘证和实热喘证提出了自己的经验用方，临床获效显著。

①本事黄芪汤：肺主气、司呼吸，肺气不足则肃降无权，不得下纳于肾反而上逆则可发为肺虚喘证。此喘证以呼吸气短、难以接续为主要临床要点。正如《医宗金鉴》所云："虚喘气乏声短涩。"同时除以上主症之外，或伴有自汗，咳嗽，烦躁，口渴咽干，不思饮食，神疲乏力，脉浮大而迟，按之无力，或细数无力等证。吴老主张以"本事黄芪汤"治之。其方剂组成为：炙黄芪 15 克，熟地 20 克，人参 10 克，茯苓 15 克，天冬 15 克，麦冬 10 克，五味子 5 克，酒炒白芍 15 克，炙甘草 5 克，乌梅 5 克，生姜 5 片，大枣 3 枚，水煎温服。此方出自许

叔微《普济本事方》，其载曰：黄芪汤"治口干烦躁，生津液，不思食。"《医宗金鉴·儿科心法要诀》运用本方治疗小儿虚喘，并加入人参、天冬等以补气生津，但未明确指出用量。而吴惟康运用本方治疗虚喘并不局限于儿科，他指出"凡属气阴两亏而致的虚喘证，用之多效"。

②开郁正元散：此方又名"消积正元散"，出自《济阴纲目》，原为治疗痰饮食积，血气郁结而成的积聚证而设。吴惟康受李东垣升阳益胃汤通过益脾胃而达到治疗肺病兼见脾胃虚弱证的启示，认为脾胃损伤，土不生金，母病及子可导致肺气不足，那么若痰食阻滞中焦，脾胃升降失常，自然也会阻碍肺气的下降而导致疾病。因此，开郁正元散的理脾、疏气、豁痰之功用，定能为肺气下降开通道路。故吴老将此方运用于因中焦痰食阻滞中焦，脾胃升降失司而致肺气郁闭的喘息证，以调中泻肺，化痰开结。本方以喘息气促，中脘痞闷，气逆上冲，舌苔白腻，脉沉弦，甚至心胸闷急，呼吸困难，口唇青紫为辨证要点。其组成有：茯苓15克，炒白术10克，青皮10克，陈皮10克，焦三仙各10克，延胡索10克，香附15克，砂仁10克，海浮石10克，桔梗10克，甘草10克。如治一男性患者，诉12年前在部队时曾患喘息证。突于7天前喘息发作，不能平卧，呼吸特别困难，心中闷极，昼夜俱喘，影响睡眠，二便正常。经西医诊断为过敏性支气管喘息。经抗炎、解痉化痰平喘等药物治疗，初期尚能缓解症状，后来随着病情的发展，增加药量亦效果不显，遂邀中医治疗。吴老查患者喘息气促，张口抬肩，口唇青紫，呈苦闷病容，心窝部膨满，腹肌微急，略膨满，脉弦而两寸独大，舌苔白腻。吴惟康辨证为中焦痰食阻滞，肺气郁闭而为喘。脾胃位于中焦，为气机升降之枢，今痰食阻滞于中焦，肺气不能肃降，郁闭而为喘。故治之以理脾调气、消痰定喘之法。拟开郁正元散加减治之。患者服第一剂后，喘息大减。第二剂后喘息完全平定，余证亦退。又投一剂以巩固疗效，追踪观察两年，没有复发。

③利气汤：是吴惟康在《伤寒论》小陷胸汤的基础上加入金银花、桔梗、知母、青皮等药而成。其组成有：黄连10克，半夏10克，瓜蒌30克，金银花25克，知母10克，青皮10克，桔梗15克，水煎，饭后服。方中黄连、瓜蒌、半夏辛开苦降，清热化痰；金银花清热解毒，知母清肺热，青皮泻肝，导热下行；桔梗宽胸理气祛痰。诸药合用聚苦寒直折，开胸散结于一方，功能清热解毒，涤痰开结，适用于实喘之属于火热为病者。此证多因痰火内积，邪热乘肺，气粗息涌而发为喘息，临床常以火热冲肺，气壅痰阻，喘促痰鸣，胸高气促，呛咳阵作，难以布息，甚则张口抬肩，鼻翼煽动，不能平卧，痰黄胶黏，咳吐不利，身热汗出，烦闷口渴，舌质红，苔黄腻，脉滑数为主要临床表现。治宜以"利气汤"以清热降气，化痰开结，使胸满滞气得开，痰壅喘鸣自平。吴惟康曾治男性患者吴某，52岁，初诊：1986年10月27日。自诉哮喘1年余，持续用激素疗法，效果平平，哮喘持续，张口抬肩，喉中痰鸣，患者呈满月脸，形体肥胖，舌红，苔白腻，边有齿痕，脉弦滑。吴老治以清热润肺，顺气消痰。处方：金银花20克，桔梗10克，知母15克，青皮15克，瓜蒌25克，黄连7克，清半夏10克，前胡15克，连翘15克，桑皮15克，杏仁15克，黄芩15克，元参15克，甘草10克，麦冬15克，水煎服。服药6剂后，哮喘减轻，仍有胸紧闷急，但每晚口干渴。遂以上方加芦根10克，花粉10克。3剂后哮喘减轻，口不渴，咳痰顺畅，胸部稍紧闷不舒，服用激素逐日减量，以上方加川贝10克，续进10剂后症状基本控制，诸证得平。

2.见解独到，方以法立

吴惟康从医10年，临证经验丰富，对于各种疑难杂病有很多独到的见解，具有深远的临床参考与指导意义。

①胃脘痛：吴惟康认为引起胃脘痛的原因虽然很多，但肝郁气滞，脾胃虚弱，气机不利为

本病主要病机，故以疏肝解郁、健脾益气为总治法，临床疗效颇佳。

吴惟康自拟"香连芍药汤"功能清热化湿，理气解郁，适用于因瘀血停滞、湿热蕴结而致的胃脘痛。方剂组成：木香 3.5 克，当归 15 克，桃仁 10 克，青皮 15 克，枳壳 15 克，榔片 10 克，黄连 10 克，白芍 15 克，莱菔子 15 克，甘草 10 克。吴老指出，该方是根据"芍药汤"加减化裁而来，原方本是为湿热痢疾腹痛，便利脓血，赤白相兼，里急后重而设，去大黄、黄芩、肉桂，易以青皮、木香、枳壳、莱菔子疏肝行气破气之力更强，加桃仁以行气活血化瘀。在临床上，吴惟康常将之用于湿热蕴结型之胃脘痛，取效显著。

对于脾胃虚弱型胃脘痛，吴惟康立理气疏肝、健胃止痛治法。自拟"健胃汤"治疗。方剂组成：当归 15 克，川楝子 15 克，香附 15 克，厚朴 10 克，莱菔子 10 克，桃仁 10 克，延胡索 10 克，草果 10 克，枳实 10 克，甘草 10 克。吴惟康认为，方中当归、桃仁、延胡索是治疗胃脘痛之佳品，尤以延胡索为是。川楝子、香附疏肝理气，与延胡索配伍行气止痛之力增；莱菔子消食导积除胀；草果温中燥湿以治脘闷；厚朴、枳实行气散结降逆，以应胃以降为顺之性；甘草调和诸药，缓急止痛。诸药相配，共奏疏肝理气、健胃止痛之功。

至于痰瘀阻滞型胃脘痛，吴惟康常直引陈无咎的以化瘀祛痰、平胃下气为法的"驱寇方"治之。该方由当归 15 克，乳香 10 克，清半夏 15 克，茯苓 15 克，香附 15 克，柴胡 10 克，白芍 15 克，没药 10 克，陈皮 15 克，木香 3.5 克，黑荆芥穗 10 克，鸡内金 15 克，焦三仙（山楂、神曲、麦芽）各 10 克组成。在临床上，对于食滞胃脘、脾虚不运、酿湿生痰、气痰瘀互阻胃络之胃脘痛证，吴老常根据病情以驱寇方去鸡内金、当归，加党参、焦栀子、桃仁、肉豆蔻等治疗。此外，吴惟康指出胃脘痛日久不愈者，不论是病邪阻滞，气滞郁热，阴虚胃热，脾胃虚寒，都可形成瘀血凝滞。因此，吴老善用活血化瘀止痛之品收效，尤其是当归、桃仁、延胡索三味药，是治胃必备之佳品，三药相配，补中有活，活中有补，配伍得当，活血化瘀止痛效果能胜于西医的止痛药。

②眩晕：是临床常见的内科疾病。吴惟康认为痰浊中阻、肝肾阴虚、肝阳上亢、肝火郁热等皆可令肝风内动，上扰于头而致眩晕。故治疗上应尊仲景之法而不拘于仲景之方。他说："化痰利水以治头眩，用四苓之类药物以消痰水而眩晕自止。"对于眩晕病的治疗，吴老提出了"风痰内作者，和之化之""肝阳上亢者，平之降之""肝火郁热者，疏之清之"三大基本法则，临床应用颇为广泛，具有一定的代表性。

风痰内作者，和之化之：吴老善用《卫生宝鉴》具有和中化湿功效的"天麻半夏汤"治疗由脾虚痰阻、风痰内作、胸膈不利、清阳不升、浊阴不降所致的眩晕证，或伴有头眩目黑，欲吐，不得安卧，舌苔白腻，脉濡滑者。本方由天麻 5 克，柴胡 3.5 克，黄芩 2.5 克，橘皮 3.5 克，半夏 5 克，茯苓 25 克，炙甘草 2.5 克组成。吴老认为：眼黑头眩，虚风内作，非天麻不能治，故以之为君；偏头痛乃少阳也，非柴胡不能治；黄芩苦寒，佐柴胡治上热，又为引用，故以为臣；橘皮辛温，炙甘草甘温，补中益气为佐；白茯苓甘淡渗湿，导湿热从下而解，故以为使。诸药合用，共奏和中化湿之效。临床凡痰阻中焦者用本方，每每见效。

肝阳上亢者，平之降之：吴惟康拟用加味天麻钩藤饮治疗由于情志不调、气郁化火、肝阴暗耗、风阳升动、上扰清窍所致之眩晕。肝阴亏虚，肝阳上亢，上犯巅顶，故眩晕伴有头痛或颈项强，面红目赤，烦躁易怒，失眠多梦，舌红，脉弦有力。方由天麻 10 克，钩藤 20 克，生石决明 20 克，山栀子 10 克，黄芩 15 克，川牛膝 10 克，杜仲 15 克，桑寄生 20 克，坤草 20 克，夜交藤 20 克，茯苓 20 克，野菊花 20 克，泽泻 20 克组成。若睡眠欠佳者，加夜交藤；纳差或便秘者，酌加麦芽；伴有心绞痛者，加蒲黄、五灵脂；项强者加葛根；血脂高者加山楂；预防脑出血加槐花。吴老指出，由于方中益母草有活血利尿之功，根据现代药理研究显示，活血药与利尿药均有降压作用，因此，本方具有较强的降压作用，对于因高血压所引起的眩晕疗效尤为突出。在临床上，吴老常选用活血药与利水药同时应用治疗各种疑难杂病，如用血府逐瘀汤加琥珀、通草等治疗高血压疾病等，侧面体现了吴老"化瘀利水""血水同治"的治疗思想。

肝火郁热者，疏之清之：由于素体阳盛，加之长期忧郁恼怒，肝气郁滞，气郁化火，风阳上扰而致眩晕，正如《临证指南医案·眩晕门》华岫云按："经云：'诸风掉眩，皆属于肝'，头为诸阳之首，可是口鼻皆系清空之窍，所患眩晕者，非外来之邪，乃肝阳之风阳上冒耳，甚则有昏厥跌仆之虞"，所以出现眩晕，伴有性急易怒，胸满烦惊，口苦咽干，或目赤肿痛者，治以泻肝疏风，养血清热。吴老善用钱乙的《小儿药证直诀》中"泻青丸"治之。方由当归15克，川芎10克，柏子仁10克，川羌10克，防风10克，大黄5～10克，龙胆草15克，竹叶5克组成。吴老认为肝之风淫火炽，不易平复。龙胆、大黄苦寒味厚，直入厥阴而散泻之，以折其火热；羌活、防风散风搜肝风而散肝火，以发散木火之郁；少阳火郁多烦躁，竹叶清热去烦；栀子散三焦郁火，而使小便下行；少阳火实，多头疼目赤，川芎上行头目而祛风邪，且川芎、当归皆血分之药，能养肝火而润肝燥，两药皆血中气药，辛能散而温能和。一泻一散一补，同为平肝之剂，故曰泻青。对肝火郁热，风阳上扰之眩晕（高血压），自能肝火得清，肝郁得开，肝血得养，肝风得平，因而血压自降，头目清爽。

③慢性苯中毒：是长期吸入一定浓度的苯引起的慢性中毒，主要临床表现有头晕、头痛、乏力、失眠、多梦等神经衰弱症状，或齿龈、皮肤出血，女性月经失调或过多。血液变化是主要表现，开始先有白细胞减少，以后出现血小板减少和贫血，重者发生再生障碍性贫血或白血病。吴惟康对此病颇有心得，曾治一女性患者，因工作中接触甲苯一年有余，患头痛、失眠、月经不调而就医检查。经职业病医院诊断为慢性苯中毒。于1972年住院6个月，因白细胞一直低于$3×10^9/L$，而转中医治疗。自诉头晕头痛，困倦乏力，睡眠欠佳，多梦纷纭，健忘，心悸，烦躁，食欲减退，月经量多，经行6～7日始止。舌质淡红、胖嫩，无苔，脉虚大无力。查白细胞$2.5×10^9/L$，血小板$70×10^9/L$。红细胞及血红蛋白均接近正常。证属心脾不足，气血两虚。治以大补气血，佐以通络之法。根据前人用单方鸡血藤治疗因放射线引起的白细胞减少和现代中医药研究证实黄芪能促进白细胞生长的经验，辨证与辨病相结合，遂以十全大补汤加鸡血藤为方，气血双补，补气以生血。处方：党参15克，白术10克，云苓15克，炙甘草10克，熟地15克，当归15克，川芎10克，白芍15克，炙黄芪25克，肉桂3克，鸡血藤20克，6剂，水煎服。二诊：11月21日。自觉头晕头痛减轻，睡眠改善。尚觉腰痛绵绵，困倦乏力，过劳则汗出，卧则缓解，舌淡红，脉沉细。前方加杜仲炭15克，破故纸10克，胡桃肉15克。三诊：11月28日。患者诸症较前减轻，白细胞升为$3.5×10^9/L$，血小板$100×10^9/L$，续服11月21日方6剂。四诊：头晕头痛除，腰痛止，睡眠好，食欲增进，体力增强，无乏力感。继服前方6剂后复查白细胞$6.7×10^9/L$，血小板$200×10^9/L$。嘱其服丸药一个月后恢复工作。随访未作。吴惟康指出，本例白细胞与血小板均低，但红细胞与血红蛋白均接近正常，治疗时收效较快，这说明对慢性苯中毒需要早期诊断、早起治疗为佳，且促进白细胞的生长，可能与此有关。

吴惟康指出，总的来讲，中医对苯中毒的治疗，基本大法不外驱邪与扶正两大基本原则，驱邪主要以活血解毒，扶正则以补气养血。对于急性苯中毒，首宜活血解毒，而以补气养血以善后；而慢性苯中毒，则宜补气养血，合以通络为主。由此可知，掌握正邪胜负的辩证关系，对苯中毒的治疗是取得疗效的关键所在。

④三叉神经痛：又称为疼痛性抽搐，中医称为"面痛""面风痛"，是一种常见的脑神经疾病，以一侧面部三叉神经分布区内的反复发作的阵发性剧烈疼痛为主要临床表现。其病因及发

病机制尚无明确定论，现代医学缺乏有效且无不良反应的治疗方法。吴惟康认为，三叉神经痛临床上多呈现肝胆火盛型，虽然不同的患者在病症表现上会有所侧重，但多可通过药物加减来解决。肝胆火盛者，症见在三叉神经分部区域内急骤发生阵发性、电击样短促而剧烈的火烙样疼痛，短者数十秒，长则几分钟，一天内可发作数次乃至数十次。间歇期或无痛感，或自觉面部麻木，疼痛严重时可伴有面部肌肉反射性抽搐、流泪、流口水、眼结膜充血等。说话、吃东西、喝水、刷牙等都可引起疼痛发作。舌苔白或黄，脉弦而有力或弦数。治当以泻肝凉血、熄风止痉之法。方用泻肝解痉汤。大生地 20 克，生白芍 20 克，黄芩 10 克，地龙 20 克，细辛 2.5～5 克，全蝎 5 克，白芷 10 克，龙胆草 10 克，水煎服。如疼痛重、兼眩晕者，加天麻、钩藤、菊花；若兼表热，发热、恶寒者，加双花、连翘；若阳明胃腑热重者，加石膏，与白芷配合止痛之效倍增；肝肾阴亏者，加枸杞、熟地黄。如患者张某，男，48 岁。初诊：1978 年 10 月 23 日。诉患三叉神经痛 3 年，最初较轻，近来发作频繁，右侧三叉神经第二支部位出现刺痛，有时如电击样，近而自觉有跳动感，大便干燥，头昏。舌质红，苔薄黄，脉沉弦。诊断：三叉神经痛（肝胆火盛证）。处方：白芷 10 克，生地 20 克，黄芩 15 克，全蝎 5 克，生白芍 15 克，大黄 3.5 克，龙胆草 15 克，川芎 10 克，栀子 15 克，细辛 3 克，3 剂，水煎服。二诊：10 月 25 日。发作无休止，抽动，揉按后略缓解，移时复发作，舌质暗红，舌尖赤，脉弦滑。处方：地龙 25 克，细辛 3 克，钩藤 10 克，白芷 10 克，川芎 10 克，天麻 15 克，栀子 15 克，黄芩 15 克，生地 25 克，龙胆草 15 克，生白芍 15 克，全蝎 5 克，3 剂，水煎服。三诊：10 月 28 日。发作略间断，疼痛减轻，舌尖不赤，舌质淡红，无苔，脉沉弦。上方去栀子，加僵蚕 5 克。此方出入 4 剂后患者发作次数逐日减少，进餐饮水不引起发作。嘱再服 3 剂以巩固疗效。后随访两年，未见发作。

中医古籍中诸如"颊车痛""头风""面痛"等病证的记载，颇与三叉神经痛相似。吴惟康认为，从经络辨证的角度讲，可认为三叉神经痛是肝、胆、胃三经之为病，且三叉神经痛多由肝胆火盛，扰胃化风所致，肝胆火盛，壅遏于肝胆之经，又可旁及胃腑、胃经。若气血壅遏，不能外散、下泄，势必导致所属经络循行部位的剧痛频繁发作。从致病因素的角度，因病邪为火、为风，正所谓"火性炎上""高巅之上，惟风可到"，故症状只能表现于上部经络循行部位（即面颊部）。说明了中医所谓"热多疼""热轻则痒，热重则疼"。此外，三叉神经痛病证顽固，容易反复，现代医学尚无有效疗法，即使做三叉神经节后神经根切断术，虽能暂时止痛，但术后可导致面部感觉缺乏等并发症，且仍可复发。而泻肝解痉汤具有减轻、控制疼痛发作，促进早期治愈的效果，且无任何不良反应。因此，登门求治者络绎不绝。

⑤血崩：属于妇科常见急危重症。吴老认为急症的特点多危候突出，变化迅速，故须根据各种急症的变化规律，设置专方专药，临证治急方能信手拈来，迅即奏效。吴惟康治疗血崩证颇有研究，尤其是对阴虚血崩和瘀血血崩颇有独到见解，并根据临床经验，灵活配伍，自拟方剂治疗，疗效颇速。

阴虚血崩，乃因阴血亏虚，不能载气所致，证见崩中下血，色鲜红或淡红，质清，或伴面色苍白无华，头晕目眩，或五心烦热，盗汗，两颧潮红，舌淡红，脉沉细无力或细数。吴老主张以酸甘化阴法治之，拟酸甘化阴止崩汤（又名救阴止崩汤）治疗。药物组成有：当归 20 克，山药 25 克，龙眼肉 50 克，五味子 30 克，炒枣仁 15 克，水煎，饭后服，日两次。本方为吴老自拟方，专门用于治疗阴虚血亏之血崩证，体现了吴老急症专方专用的思想。常言"有形之血难以速生，无形之气所当急固"，治疗血崩之证，通常以补气摄血为法，而今吴老以"酸甘化阴"法为之，盖因方中当归、山药甘收，五味子、龙眼肉、炒枣仁酸敛，诸药相伍，既能滋阴生津，又能益气摄血，有酸甘化阴，标本兼治之妙。因此，吴老总结曰：此方"比先标后本之法，取效更捷"。

　　至于瘀滞血崩，乃因瘀血阻滞，经血大下，色紫黯有块，腹痛拒按，舌质暗红有瘀斑或正常，脉沉涩或沉而有力。治宜化瘀利水法，加味生化汤主之。药物组成有：当归15克，川芎15克，桃仁7.5克，红花7.5克，丹参15克，黑姜5克，通草15克，琥珀粉2克（冲服），水煎，饭前服。生化汤载于《傅青主女科》与《医宗金鉴·妇科心法要诀》中，两书药物略有出入，傅方有甘草而无人参，《医宗金鉴》有丹参而无甘草。加味生化汤是吴惟康根据《医宗金鉴》方加通草、琥珀而成。吴老以该方打破历来仅用于产后病的习惯，他认为只要属于瘀血阻滞的崩漏证，无论是已婚或未婚，均可使用。方中当归、川芎和血消瘀，丹参养血祛瘀，桃仁祛瘀活血，黑姜温经止血，琥珀利水化瘀，通草开阴窍而利水，为瘀开通门路。诸药一开一阖，一攻一补，共奏和血化瘀之功，瘀化而不伤正，血和而崩漏自止。

二、破解疑难杂病，需详审病机

张景岳有言："机者，要也，变也，病变所由出也。"病机，即疾病变化的机理，能够揭示疾病发生、发展、传变的主要矛盾及疾病预后和变化趋势，是辨证论治的基石，也是确立治则治法的重要依据。《神农本草经》曰："欲疗病，先察其原，先候病机。五脏未虚，六腑未竭，血脉未乱，精神未散，服药必活。若病已成，可得半愈；病势已过，命将难全。"又《类经》云："病机为入道之门，为跬步之法。"《医经小学》云："学医之初，且须识病机，知变化，论人形而处治。"故为医者，不可不识病机。

吴惟康认为病机是中医学的重点，也是治疗疾病的难点与关键点，故而强调大凡治病，必先审因候机，后乃可投以针药，则切切犹拔刺雪污，桴鼓相应；不然则荡荡如系风捕景，终不可得。正如王冰所云："得其机要，则动小而功大，用浅而功深也。"

（一）四诊合参，诊法并重，全面把握病情

"治病必先识病"（喻昌《寓意草》），要识病必须辨证，要辨证必先获得有关病情详细而准确的资料，而要获得这些资料就必须通过"四诊"。所以，通过四诊获得可靠的详细的临床资料是辨证论治的基础和依据。所谓"四诊"，即望、闻、问、切四种诊察疾病的方法，四者各有侧重，各有其独特的作用。由于疾病是一个复杂的过程，其临床表现可体现于多个方面，必须四诊并重，诊法合参，才能全面、详尽地获取诊断所需的临床资料。且望、闻、问、切四诊是从不同的角度检查病情和收集临床资料，各有其独特的方法和意义，不能互相取代，因而临床上对于不同的症状，需采用不同的方法来收集病情资料。如有的病情容易反映于在神色形态上，就需要望而知之；有的病情反映在声音、气味的变化上，则可以闻而知之；有的病情容易反映在脉象变化上，则需要切而知之；有些病情隐晦，不能通过望、闻、切了解到，则需问而知之。同时，四诊之间又是相互联系、不可分割的，都是疾病的外在表现，反映了疾病的状态，为辨证论治提供了依据。因此，在诊断疾病时，吴惟康反复强调要四诊合参，诊法并重，必须将它们有机地结合起来，才能全面而系统地了解病情，从而做出正确的诊断。正如《医门法律》中所云："望闻问切，医之不可缺一。"《四诊抉微》亦云："然诊有四，在昔神圣相传，莫不并重。"特别是在复杂的证候中，往往出现真假疑似的情况，只有将它们相互参伍，才能去伪存真，予以鉴别，否则将会导致对疾病诊断的片面性，或被某些假象所迷惑，做出错误的判断。四诊是辨证的前提和依据，是治疗疑难病症的基本保证。

吴惟康指出，很多医生对望诊或脉诊等有精深的研究和专长，虽可赞许，但如果忽视其他诊法，甚至以一诊代替四诊，则不可取。张仲景在《伤寒杂病论·序》中有云："观今之医，不念思求经旨，以演其所知；各承家技，终始顺旧。省疾问病，务在口给。相对斯须，便处汤药。按寸不及尺，握手不及足，人迎趺阳，三部不参。动数发息，不满五十，短期未知决诊，九候曾无仿佛。明堂阙庭，尽不见察，所谓窥管而已。夫欲视死别生，实为难矣。"有力地批评了当时不勤学钻研医书，各自继承家传，墨守成规；诊病只凭花言巧语应付患者；不凭医理，不详细研究病情便匆匆处方下药；诊脉时按寸不及尺，不能互参；切脉不够时间便草率诊断；

望诊更是不做全面观察的不良现象。简而言之，即如果医生不能全面诊察病情，便难以做出正确的诊断。因此，《黄帝内经》有云："上工欲会其全，非备四诊不可""能合色脉，可以完全"，要求医生诊察疾病必须结合四诊，相互参照，全面诊察。故《黄帝内经》有"凡治病必察其下，适其脉，观其志意，与其病也"之说。

（二）谨守病机，审证求因，辨证与辨病结合

"证"是机体在疾病发展过程中的某一阶段的病理概括，包括疾病的外在征象和内在本质两个方面。"证"是中医认识疾病的主要依据，是辨证论治的基础。所谓辨证论治，简而言之，即透过疾病的现象（证候）寻求其本质（病机），是中医学的基本特点之一，也是中医诊治疾病的主要方法。辨证论治强调施治要以辨证为基础，即将通过望、闻、问、切四诊所收集的有关疾病的症状、体征，通过分析、综合，辨清疾病的原因、性质、部位及邪正之间的关系，概括、判断为某种性质的证，然后根据辨证的结果，确定相应的治疗原则和方法。其中辨证是论治的前提，而论治又是辨证目的。"病"则是指在病因作用下，机体出现的具有一定规律的病理过程，可表现为若干特定的症状、体征，以及疾病某个阶段的相应证候。辨病论治，有中医辨病与西医辨病论治之分。其中医辨病是从四诊所获得的临床资料，来判断这些症状属于中医学的某一个病。西医辨病则是从患者的症状入手，结合查体，并参照各种实验室及辅助检查，综合分析并诊断为某一个病。无论是中医辨病还是西医辨病，从根本上来讲都是诊断疾病，并针对具体疾病而施以针对性的治疗。由此可见，辨证与辨病均是中医认识疾病的过程，是中医学诊疗的两大法则，也是中医学治疗思想的重要组成部分，两者相辅相成，不可分割。然而在临床上，人们常偏重于辨证论治，而往往忽略了辨病论治，这是不全面的。

吴惟康指出，辨证论治与辨病论治各有长短。辨证论治是对疾病进行动态的观察，反映着各种致病因素所引起的具有一定程度共性的反应，即可根据疾病的不同证型，施以不同的治法，是灵活、变通的治疗方法，具有宏观把握病情的优势。而这种宏观性，决定了它具有一定的先进性和全面性，即无论何种疾病，如何复杂的病情，都可以从证候入手，提出治疗原则和方法，体现了中医"异病同治"和"同病异治"的治疗思想。但由于受历史因素的限制，先贤们在辨证论治下对具体疾病产生的病理改变、发病机制和诊断的认识不够深入、精确，缺乏足够的客观医学根据，只能通过"司外揣内"、"以我知彼，以表知里"的方法对疾病进行分析探讨，因而不能具体、深入地了解在疾病状态下机体内部的变化，因此，辨证论治具有其局限性和片面性。而辨病论治是对疾病进行静态的鉴别，反映着其特定致病因素所引起的个性反应，即根据疾病生理、病理变化的规律，施以相应的治疗方法，是标准化、有针对性的治疗方法，补充了辨证论治的不足。但它只是从局部、单一的病的角度去分析、研究和治疗疾病，却忽视了人这个整体，人体某一方面的变化，都可以影响到全身。而人体精神情志的影响及人体内部微环境的变化，并不是解决了疾病的局部变化就能得到全面的改善，而是需要一个整体调节的过程。因此，临证时若能将两者有机地结合起来，在中医辨证的基础上，参考借鉴西医的诊断手段，使共性与个性相结合，双管齐下，取长补短，则诊断明确，用药有方，较之单一使用辨证论治要取得更好的疗效，且不易于造成漏诊、误诊、失治、误治之虞，从而提高中医的临床疗效。同时，既能保持中医的基本特色，开阔辨证论治、遣方用药的思路，为攻克疑难杂病创造捷径，也能对不见症状或症状不明显或不典型疾病的早期诊断和治疗有重要意义。

早在东汉时期，张仲景首先认识到了辨病的重要性。在其编著的《伤寒论》和《金匮要略》的编写体例中均以"某某病脉证并治"为题，充分体现了辨病的重要性，基本确立了辨病为先的原则，奠定了在辨病的前提下进行辨证论治的思想。因此，吴惟康强调，在新时期背景下，

将辨证与辨病相结合亦有其必要性和实用性。其一，在诊断上，由于历史因素的限制，中医的疾病大多数以症状或病机命名，如《素问·疼痛论》以专篇论"疼痛"一证，此时疼痛就是一个病名。诸如此类，以水肿为主症者即诊断为水肿，以咳嗽为主症者即诊断为咳嗽，以腹痛为主症者即诊断为腹痛，这样诊断难免宽泛，具有一定的局限性。因此，吴惟康提出大凡疾病，都有各自的证候特点，在辨证施治时既要根据四诊所获得的症状和体征，辨别出该疾病在某一阶段上的"证"（即辨证），又要考虑该病发生、发展过程中的生理病理特点和发生机制（即辨病）。除了运用中医的辨证论治之外，尚应根据西医的诊断手法，结合辅助检查，做出西医诊断，从而对疾病有全面、客观的理解，做到心中有数，避免误诊、漏诊，利于疾病的治疗与预后。其二，在治疗用药上，辨证与辨病相结合，既据证立法用药，又据病立法用药，可以协同作用，提高疗效。如"慢性苯中毒"一证，主要表现为头晕、头痛、乏力、心悸、失眠多梦等神经衰弱症状，或皮肤、牙龈出血，女子月经不调等出血征象。其主要病机特点为心脾不足，气血两虚。治疗当气血双补，补气以生血，投以补气养血之品。根据现代研究资料显示，单用鸡血藤能够治疗因放射线引起的白细胞减少，黄芪能够促进白细胞生长，故在补气养血的同时，可加入鸡血藤、黄芪以增强疗效。可见，如此遣方用药，既体现了中医辨证的优势，也融入了现代医学的研究成果，可以明显提高临床疗效。由此可知，辨证与辨病相结合，对于准确地把握疾病的本质，拟定更好的治法与方药，至关重要。

吴惟康在临证中对疑难杂病比较重视辨证与辨病相结合，明确病史，从疾病的主证入手抓住主要病机，进而针对主证及病机，结合现代医学辅助检查结果，综合分析，全面把握病情，具有针对性地进行用药治疗。但是，吴惟康强调必须注意的是辨证与辨病相结合，并不是单纯地否定辨证论治的重要性。辨病论治必须以中医辨证为基础，离开了中医辨证的辨病，就脱离了中医学的基本特点。反之，若完全依靠中医辨证，在诊断和治疗上不与辨病相结合，否认辨证与辨病相结合的必要性，同样也会阻碍中医学的发展。因此，只有将辨证与辨病有机的结合，才能扬长避短，相得益彰，既能在临床上取得理想的疗效，又能促进新时代环境下中医学的长足发展。

（三）证候为标，病机为本，明辨疾病主次

《素问·标本病传论》曰："知标本者，万举万当；不知标本，是谓妄行。"其说明为医者临证需当辨别标本，才能做到"正行无问"、"万举万当"。证候是疾病表现于外的症状和体征，而病机是疾病发生、发展及转归与预后的内在根本原因。故吴惟康认为，病机为中医辨证论治的关键环节，其中证候为标，病机为本，医者需要透过现象抓住疾病的本质（即病机），正如张介宾注《素问·至真要大论》中言："病之先受者为本，病之后变者为标。生于本者，言受病之病根。生于标者，言目前之多变也。"又清代章楠在《灵素节注类编·外感内伤总论》中云："机者，发动所由，为病之因也。其机皆同，谓之皆属。然有阴阳、虚实、外感、内伤之异，必当细辨。"

百病皆有机、有证，"机"为本，证为"标"，若医者能明辨疾病之本与证候之标，求疾病之所以殊、虚实之所以异，方能把握疾病之主次，从而抓住治疗的关键，在复杂多变的疾病中分清轻重缓急；若标本不辨，则不能准确地把握疾病发生、发展与变化的内在根据，治疗亦不得法，邪气不服。张介宾在《类经》中云："病有标本，不知求本，则失其要矣。"又在《医灯续焰》中云："盖病有标本，多有本病不见而标病见者，有标本相反不相符者，若见一证，即医一证，必然有失。唯见一证，而能求其证之所以然，则本可识矣。"说明了辨病标本的重要性。故吴惟康强调治疗疾病，首当察本与标，则"气可令调，明知胜复，为万民式，天之道毕

矣"（《黄帝素问直解》）。例如，"水肿"一证，根据发病途径和起病形势之不同而有阳水、阴水之别。若肿先起于头面，由上至下，延及全身，皮肤绷急光亮，凹陷即起者，兼见烦热口渴，小便赤涩，大便秘结等表实、热证者为阳水。病机为感受风邪、水湿、疮毒、湿热诸邪，导致肺失宣降，脾失健运而成。其起病较急，病程较短，治当以祛邪为主，根据风水、水湿、湿毒、湿热之不同而分别给予发汗、利小便、宣肺健脾等治疗。若肿先起于下肢，由下而上，渐及全身，或腰以下肿甚，肿处皮肤松弛，按之凹陷不起，甚则按之如泥，不烦渴，兼见小便少但不赤涩，大便溏薄，神疲气怯等里、虚证者为阴水。病机为饮食劳倦、久病体虚等引起脾肾亏虚，气化不利所致。与阳水相比，阴水起病较缓，多逐渐发生，或由阳水转化而来，病程较长，治疗时则应根据脾阳虚衰、肾阳衰微等病机之别，抓住主要矛盾，以治病求本。此中种种变化，实似虚，虚似实，外似内，内似外，难以枚举，因此，临证皆宜细心求其本也。

　　吴惟康指出，辨别证机标本是分辨疾病主次的基础，若不辨标本，则戕生误人。清代喻昌有云："不明辨阴阳逆从，指标为本，指本为标，指似标者为标，似本者为本，迷乱经常，倒施针药，医之罪也。"就"阴脉阳证"而言，喻氏指出"得阴脉而见阳证者，本阴标阳也"，此为"真寒假热"之证，因阴寒之邪盛于内而隔阳于外所致。若不辨证机标本，不抓住"阳衰"这一主要矛盾并施以回阳之法，而是见"阳证"以火治，则南辕北辙、标本倒置，以致"假热"未除而真寒复起，"未有不迷乱者矣"。

　　"治病宜究因，不宜务末"，疾病症状纷繁复杂，如何执简驭繁，从复杂的症状和体征中得出简单而根本的规律，就必须分辨证机之标本。治病在求病之本，辨证在寻本究因，而非舍本逐末，正所谓"指标与本，用之不殆；明知逆顺，正行无间；不知是者，不足以验诊，足以乱经"。因此，吴惟康强调病机为本，证候为标，临床诊察疑难杂病更须辨证机之标本，分疾病之主次，乃可举要删芜而不为其所迷乱，批亢捣虚而为其治矣。

（四）圆机活法，知常达变，动态与客观并重

　　疑难杂病和普通疾病一样，病程上有一定的发展和变化规律，受诸多因素的影响，也有其特殊性，对那些有发展和变化规律可循的疑难杂病，可采用常用的辨治思路，但对那些没有发展和变化规律可循（即特殊的）、杂中之杂、疑中之疑的病例，在辨治时，应圆机活法，知常达变。

1.察色按脉，先别阴阳

　　阴阳是我国古代的一对哲学概念，属于古代朴素辩证法的范畴。《类经·阴阳类》曰："阴阳者，一分为二也。"这是对阴阳含义的高度概括，揭示了阴阳是天地万物发生、发展与变化内在原因，也是对自然界相互关联的某些事物、现象及其属性对立统一双方的高度概括。阴阳学说则以阴阳解释自然界事物和现象产生、发展变化和消亡的机制与规律。《黄帝内经》将阴阳学说作为主要的哲学思想来认识人体生命活动规律，阐释人体的组织结构、生理功能和病理变化，并且指导疾病的诊断、治疗、预防，成为构建中医学理论体系的主要指导思想之一，也是中医基础理论的核心内容。《黄帝内经》在"生之本，本于阴阳"（《素问·生气通天论》）生命观的指导下，全面地应用阴阳理论来解释生命现象，认为"阴平阳秘，精神乃治"是生命活动最佳有序的和谐状态，一旦阴阳的和谐有序状态失常，就成为疾病发生的最基本病机。因此，"谨察阴阳所在而调之，以平为期"（《素问·至真要大论》）是医生诊察疾病，分析病理，指导临床辨证用药的最高行为准则。因此，张景岳在《景岳全书·传忠录》中说："医道虽繁，可以一言以蔽之曰：阴阳而已。"

在现代中医临床上，阴阳学说仍然有效地指导着我们的养生保健和疾病防治工作，尤其是在诊疗病机复杂的疑难杂病中，从阴阳的角度着手辨治疾病往往有提纲挈领、执简驭繁的作用，使医者不为复杂的证候所迷惑。中医学将阴阳辨证作为八纲辨证的总纲，并认为不管病情如何复杂，都可以从整体上将其分为阴阳两大类。一般来说，在疾病过程中，如果人体阳气旺盛，必然奋起抗邪而呈现为表证、热证、实证，预后较好，统称为阳证。若素体阳衰不能抗邪，则容易表现为里、虚、寒证，预后较差，属于阴证。由此可知，邪正斗争和阴阳失调是疾病发生、发展的基本矛盾，任何疾病都走不出邪正斗争和阴阳失调的基本范畴。如此，则简明扼要，纲举目张，体现了中医学整体观思维的特点。所以，在辨识疾病过程中人体阴阳的盛衰及其所表现出来的虚实寒热，理应成为我们观察和认识疑难杂病的要点。

此外，吴惟康以《黄帝内经》"阴阳学说"为根据，指出临证时分辨阴阳有重要的指导意义。第一，分辨阴阳，判断邪正盛衰。正如《素问·阴阳应象大论》中所云："审其阴阳，以别柔刚"，即通过分辨阴阳以判断邪正之虚实。第二，可帮助医者认识疾病的复杂病机和临床表现。如《黄帝内经》云："阴胜则阳病，阳胜则阴病""重阴必阳，重阳必阴"及"重寒则热，重热则寒""壮火之气衰，少火之气壮"等。第三，有益于医者深入认识疾病本质。中医学认为疾病的发生，从根本上来讲是阴阳的相对平衡协调遭到了破坏，出现偏盛偏衰的结果。所以，通过分辨阴阳，能够从根本上认识疾病的本质，因而从根本上治疗疾病。固《黄帝内经》有"治病必求于本""阴阳者，数之可十，推之可百……万之大不可胜数，然其要一也"之说。第四，《黄帝内经》根据药食的作用趋向不同，将药食气味划分阴阳属性及再分属性，如《黄帝内经》云："阴味出下窍，阳气出上窍；味厚者为阴，薄为阴之阳。"阴阳理论将诊断与治疗、药物性味有机地统一起来，并根据此理论用于指导临床治疗用药，如"阴病治阳，阳病治阴"，有助于提高临床疗效。第五，可以防止误诊、漏诊。如《素问·徵四失论》云："诊不知阴阳逆从之理，此治之一失也"，《素问·方盛衰论》亦云："是以圣人持诊之道，先后阴阳而持之……用之有纪，诊道乃具，万世不殆"。第六，提纲挈领，执简驭繁，纲举目张，判断预后，如《素问·阴阳别论》云："知阳者知阴，知阴者知阳"。

由此可知，《黄帝内经》提出的"察色按脉，先别阴阳"这一古训，是阴阳学说在中医诊断中的具体体现，是中医诊断必须遵循的原则。因为阴阳既可以用于指导辨识症状、体征，也可以用于区别疾病的类别，是中医诊断不可缺少的纲要。中医辨证的全过程始终贯穿着阴阳理论，如果没有阴阳纲领的指导，辨证则难以全面深入、直中要旨。正如姚止庵在注解《黄帝内经》经文时所云："天地之道，阴阳而已。人之病也，或偏于阴，或偏于阳，或阳实，或阴实，或阳虚，或阴虚，或阴盛而阳虚，或阳盛而阴虚，病之变化不可胜数，故其大要在先别阴阳。"在中医学中阴阳这种对立统一的原理，以及从对应中测知病情的中医诊断学理论，与爱因斯坦创建的"对称性"原理颇有相似之处。

此外，吴惟康还指出，疾病的病机千变万化、错综复杂，不论正气还是邪气，均有阴阳之分，故邪正斗争每可引起阴阳失调而出现寒热变化。阴盛或阳衰则寒，阳亢或阴亏则热。虚寒、虚热、实寒、实热是临床常见的四种基本病证类型。但临床实践告诉我们，虚实夹杂、寒热错杂的情况也时有发生。虽然我们可以从总的方面将其概括为阴阳两类，但具体到每一位患者的具体病情，则又存在这样或那样的不同。因此，吴惟康强调，医者临证时还需要结合其他多种辨证方法全面把握疾病的病机变化，不可拘泥于阴阳。

2.升降出入，气机和调

《素问·举痛论》曰："余知百病生于气也……"，从外感邪气、情志过激和过劳所伤之"九气为病"，论述了"百病生于气"的发病学观点，认为气机失调是疾病的基本机理。吴惟康指出，气的升降出入是人体之气的基本运动形式，其有序的运行是维持正常生命活动及人体内外阴阳平衡的基础，是脏腑生成气血津液等精微物质及其能量转化的基础。《素问·经脉别论》中对气的升降运动和津液代谢过程进行了经典的阐述"饮入于胃，游溢精气，上输于脾，脾气散精，上归于肺，通调水道，下输膀胱，水精四布，五经并行"。吴惟康认为，人体各脏腑经络都进行着升降出入活动，气的升降出入保持协调有序是人体生命活动的正常状态和基本特征；如果气之升降出入失常，就会表现出病理变化；升降出入停止，生命体内外的一切气化活动就无法进行，生命就会终结。故周学海在《读医随笔》中云："无升降则无以为出入，无出入则无以为升降。升降出入，互为其枢者也"，并进一步指出"升降出入者，天地之体用，万物之橐，百病之纲领，生死之枢机也"。

《黄帝内经》有云："百病生于气"，指出了气病的广泛性，言明人身之所以生病，不论外感、内伤，最先累及的便是气，引起气机失调，进而影响到经络、脏腑、血和津液，导致气滞、气陷、气逆、气虚等病机改变，疑难病症尤当知此。①气滞证：是指人体某一部分或某一脏腑气机阻滞，运行不畅所表现的脏腑、经络功能障碍的病机变化。多因情志不遂，或痰饮、瘀血、食积等邪气内阻，或外邪侵袭，郁遏气机等所致。多以胀满、疼痛为辨证要点。人体气机以畅顺为贵，如有郁滞，轻则闷胀，重则疼痛，且常呈攻窜发作。肝升肺降，脾升胃降，在调节全身气机中均起着重要的作用。临床上引起气滞的原因很多，胀、痛出现的部位也有所不同，因此必须辨因辨位相结合。如食积胃脘，胃气壅滞，则脘腹胀闷疼痛；七情郁结，肝失疏泄，则胁肋胀痛；胸痛以心肺病变居多；四肢关节疼痛者，多见于经络病，等等。②气陷证：是由于气虚上升不及，或无力升举反而下陷的病机变化。常由气虚进一步发展而来，或劳动用力过猛、过久，损伤脏气所致。临床常以头晕眼花、倦怠乏力，久泄久利，腹部坠胀，脏气下垂为辨证要点。③气逆证：是由于气机升降失常，脏腑之气上升太过，或下降不及，或横行逆乱所致的病机变化，多因情志内伤、外邪侵犯及实邪壅滞而成。临床以肺胃、肝胆之气上逆的证候多见。如肺气上逆则见咳嗽、喘促；胃气上逆则见恶心、呕逆、嗳气等；肝气上逆则见面红目赤、头痛、头晕，甚则晕厥等。④气虚证：是指由于元气耗损，导致脏腑组织功能减退，抗病能力低下的病机变化，多由于先天禀赋不足、后天营养失调或久病体虚、劳累过度、年老体弱等因素引起。临床以少气懒言、神疲乏力等为辨证要点。元气不足，脏腑组织功能减退，故少气懒言，神疲乏力；气虚清阳不升，清窍失养，则头晕目眩；劳则气耗，故活动后诸症加重；气虚无力鼓动血脉，则脉虚无力；不能上荣于舌，则舌淡苔白。

3. 怪病多痰，久病多瘀

痰、瘀是由于脏腑功能失调所产生的病理产物，同时又是某些疑难怪证的致病因素，临床上十分常见。故历代医家有"痰为百病之母""怪病多痰""怪病多瘀"之说。吴惟康认为痰瘀虽为不同的病理产物，但两者皆因脏腑功能失调所致，在产生机制上具有其同一性和相关性，在致病特点上常常表现为两者相间为病，因此治疗中在分别治疗的同时亦需两者兼顾。

一般来讲，疑难杂病病机复杂多变，症状怪异奇特，只要表现有"痰"的特异性证候的病证，即可从痰论治，常获良效。清代沈金鳌在《杂病源流犀烛·痰饮源流》中提出"痰为诸病之源，怪病皆由痰成也""怪病多痰"。痰之生成，涉及外感、内伤各个方面，是多种致病因素共同作用下形成的病理产物。当因痰导致某一病证之后，"痰"则成为该病的直接发病因素，并且每与原始病因或其他同期病理产物合邪而致病。故吴惟康强调，在疑难杂病的辨治当中必须根据疾病的证候特点分辨痰的先后双重因素予以辨证论治，对痰的治疗应首分脏腑虚实而后审标本缓急。如"脾为生痰之源，肺为贮痰之器"，故治痰当以健脾为要。百病皆生于气，故治痰者必先顺其气，气顺则津液自无停积成痰之患，故治痰而不理气者非其治也。同时，治痰应兼治火，气火偏盛，灼津成痰者治宜清降；气火偏虚，津凝为痰者又当温补，如"病痰饮者，当以温药和之"。总之，使顽痰化则三焦调畅，气血通达，诸证自除。

此外，吴惟康指出血与气关系密切。在生理上，气为血之帅，血的生成和运行均赖气的推动，气在脉外，血在脉内，其分布和循行有层次浅深之别。在病理上，气与血往往相互影响，或由气及血，或由血及气，导致血瘀病证。再者，叶天士在《临证指南医案》中云："大凡经主气，络主血，久病血瘀"，即经中主要运行营气，络中主要流注血液，经中血循靠气以推动，络中血流赖血之盈满，故而经脏气病日久，气的功能失调进而累及于血，血病则络脉亦随之而病。且络脉与经脉气血相通，组织结构相连，若邪从外入，则可以从络脉而传与经脏；若邪自内生，同样也可以由经脏而传入络脉。因此，经脏病证，迁延日久，邪气扩散，必然入于络中，亦可导致血瘀病证。临床上，疑难杂病往往病程较长，病情反复，迁延不愈，常引起人体脏腑经络气血瘀滞而多见血瘀之证。正如《素问·痹论》所云："病久入深，荣卫之行涩，经络时疏，故不通"，《证治准绳》亦云："人知百病生于气，而不知血瘀为病之胎也。"瘀血与痰浊一样，既是疾病过程中所产生的病理产物，同时又是导致多种病证的致病因素。因此，吴惟康认为，凡疑难杂病临床上如反映出"瘀血"的病理特点者，如发绀、肌肤甲错，癥积肿块，舌青紫黯，或有瘀点瘀斑，脉沉迟涩结，出血及精神神志和感觉、运动异常等，皆可以"活血祛瘀"为法进行治疗，并且，在应用活血祛瘀法时需根据不同疾病的主证特点进行辨证立法处方，采用相应的祛瘀之法，以加强其针对性，从而提高对疑难杂症的治疗效果。

同时，吴惟康根据"津血同源"理论，认为两者皆源于脾胃化生之水谷精微，赖于脾的吸收、运化和输布，皆属于阴精，是人体生命活动的基本物质，有滋润和濡养脏腑组织官窍的生理功能，通过脏腑气化，出入于脉管内外，互为资生、转化。在病理状态下，津凝为痰，血滞为瘀，又互为因果，胶着难解，而为痰瘀互结之病。唐容川在《血证论》中有言："痰亦可化为瘀""血积既久，亦能化为痰水"，故痰阻脉中则血难行，血凝气滞则痰易生；痰停体内，久必化瘀；瘀血内阻，久必生痰。因此，临床上辨治疑难杂病时常需分辨两者的先后、主次，确定化痰与祛瘀之主从，抑或是痰瘀并治，从而达到痰化瘀消、瘀去痰散的目的。

4.久病多虚，重视先后天

吴惟康认为疑难杂病，往往病程较长，缠绵难愈，迁延日久，往往易耗伤气血阴津，从而在临床表现上多伴有虚象，如神疲乏力、少气懒言、面色无华、形体羸瘦等。某些疾病之所以反复不愈，其中很大一部分的因素是正不胜邪，导致正气耗损，尤其是慢性久病及结核、肿瘤、糖尿病等消耗性疾病表现更为典型。中医学倡导肾为先天之本，命门之所居，内寓先天之水火，为阴阳之根，"五脏之阴气非此不能滋，五脏之阳气非此不能发"（《景岳全书·传忠录》）；脾胃为后天之本，长养先天。水谷之精微全赖脾气以转运、输布，脏腑之功能活动有赖于肾气的鼓舞。若疾病久延，势必引起脾肾受损，导致脾肾的病变。故历代医家有"久病多虚""久病入肾"之说，因此，"脾肾两虚"常为疑难杂病之病机特点。

临床上，对于各种慢性疾病日久不愈者，吴惟康常从脾肾入手，采用益气健脾，补肾填精，脾肾双补之法，颇有良效。如吴惟康善用金水六君煎治脾肾两虚兼痰涎壅甚者；用四神丸治脾肾虚寒之久泻；对几经周转仍没疗效者，则遵李东垣"脾统四脏"的观点加用四君子汤、补中益气汤、升阳散火汤、升阳益胃汤等治疗。明代名医薛立斋、赵养葵等都以擅补脾肾见称于世，他们常早服补中益气汤、归脾汤配合晚服六味地黄丸或八味肾气丸等方治愈众多的疑难病症。

此即"澄其源则水自清，灌其根则枝乃茂"之意。

此外，吴惟康还指出，虽然大凡病程日久，正气耗损，病多由实转虚，然实指一般而言。既曰"多虚"，当然亦有少数不在此列者。例如，一血小板减少性紫癜患者，前医均恒用归脾、八珍之类均未获效，求诊于吴老。吴老思忖良久，言：气血不足，固然可致紫癜，但久病可致瘀，而久瘀可伤络，络伤则血不归经，亦可发生紫癜。加之察其舌质紫暗，按其脉沉而细涩。遂立祛瘀生新之法，取失笑散加三七、当归、川芎、丹参、郁金等，继服10余剂后告病愈。吴老慨然叹曰："病有虚实，治分补泻，虚者当补，实者当泻，万不可受'久病多虚'所囿。"

5.三因制宜，动态把握病情

吴惟康指出，辨治疑难杂病在以上基础之上，还需重视三因制宜，动态客观地把握病情。

由于疾病的发生、发展是因多种因素作用于人体，又随人体的个体差异性而呈现一系列反应的结果。因此，为了提高治疗效果，需要根据患者自身的不同情况采用不同的治疗方法，即遵循"因人制宜"的原则。因人制宜，即根据患者的年龄、性别、体质、生活习惯等不同特点，来考虑治疗用药的原则。吴有性在《温疫论》中指出"老年荣卫枯涩，几微之元气易耗而难复也。不比少年气血生机甚捷，其气勃然，但得邪气一除，正气随复。所以老年慎泻，少年慎补……亦有年高禀厚，年少赋薄者，又当从权，勿以常论"，阐明了人的年龄不同，体质有异，具体立法、处方、用药亦应有所区别。如小儿生机旺盛，但气血未充，脏腑娇嫩，易寒易热，亦虚亦实，病情变化较快，治疗忌投峻剂，少用补益，药量宜轻；老年人生机衰退，气血阴阳亏虚，病多虚证，或虚实夹杂，治疗时，用药需防祛邪太过，伤及正气。吴惟康根据《素问·上古天真论》所述肾气与人体生长发育与生殖的关系，指出男女在生长发育、生殖衰老方面存在一定差异。如女子以血为本，具有"月事以时下"的特殊生理，其衰始于阳明；而男子以气为主，具有"精气溢泻"的生理特征，故其衰始于肾脏。又妇女因于经带胎产的生理特点而往往出现气有余而血不足的体质状况，故在治疗妇科疾病时常以养血为主；而男子之病容易耗伤精气，故治疗上则以惜精为要。此外，不同职业、生活习惯及不同情绪、性格差异、人生经历和所处社会环境的差别等对人体也有不同程度的影响。因此，治疗疾病时，还要仔细询问，加以分析，注意患者的思想情况、性格特点及其所处的社会生活环境等，耐心开导，消除消极的心理因素，充分发挥患者的主观能动性，有助于建立良好的医患关系，从而提高临床疗效。

同时，临床治疗用药，还需根据不同季节气候特点和地理环境确立用药原则。中医学认为，四时气候和昼夜晨昏的变化对人体的生理功能、病理变化均产生一定影响，正如《素问·八正神明论》所云："以日之寒温，月之盛衰，四时气之沉浮，参伍相合而调之。"春夏季节，气候由温渐热，阳气生发，人体腠理疏松开泄，即使外感风寒，也不宜过用辛温发散药物，以免开泄太过，耗气伤阴，常选用葱白、淡豆豉、荆芥、防风之属；而秋冬季节，气候由凉变寒，阴盛阳衰，人体腠理致密，阳气内敛，此时若非大热之证，当慎用寒凉药物，以防伤阳，临床常选用附子、肉桂、干姜、细辛之类。此即"用寒远寒，用凉远凉，用温远温，用热远热"之谓（《素问·六元政纪大论》）。我国幅员辽阔，南北地势高低、气候环境和风俗习惯等的差异，对人体的生理活动和病理变化影响亦不相同。《素问·异法方宜论》中指出由于五方地势之不同，而有地理、气候、物产之差异，决定了五方之人的居住条件、生存环境、饮食结构及形质强弱的不同，因此，其病变特点和治疗方法亦各不相同。地势高者气寒，阴盛阳虚，治疗时应慎用寒凉之剂，以免克伐阳气；地势低者气热，阳盛阴虚，治疗时当慎用辛燥之品，以免损及阴精。王冰注云："西方北方人，皮肤腠理密，人皆食热，故宜散宜寒；东方南方人，皮肤疏，腠理开，人皆食冷，故宜收宜温。"阐明了西北地区天气寒凉，其病多外寒而里热，故治疗多以发散之剂以祛外邪；而东南地区天气温热，因阳气外泄，而易生内寒，故宜以收敛之剂以固其表阳，温补之剂散其内寒。

综上所述，吴惟康认为杂病之所以成为疑难，盖因于其症状繁多，往往涉及多个脏腑系统，病情轻重缓急、病位深浅不一，又寒热虚实错杂，甚至病因不明，许多疾病尚没有明显的器质性改变，现代医学多名之以"某某神经症"或"某某综合征"，因此在治疗上也只能是简单的对症治疗，而中医在这方面具有独特的优势。所以，在临床诊疗疑难杂病时，医者应遵循中医自身传承已久的卓有成效的思想精髓——整体观和辨证论治，通过运用中医临床思维，全面收集整理临床资料，并将错综复杂的症状体征抽丝剥茧以分辨标本主次，动态与客观结合以辨识病机，处方遣药因机而发，以方药之偏调人身之气，达到扶正祛邪之功。

三、方剂配伍，注重五味化合

方剂是中医临床用药的主要形式，是辨证施治的重要环节。而遣方用药得当，中病之法，皆与药物的配伍密切相关。每一个方剂都是一群药物有机地按照某种配伍关系组合而成的，而不是随意的拼凑。药与药之间，药与方之间有着一定的配伍关系。五味化合配伍是方剂配伍的方式之一，在中药配伍中具有重要的指导作用。

"五味"一词首见于《黄帝内经》，如《素问·生气通天论》云："阴之所生，本在五味；阴之五宫，伤在五味"，又《素问·六节藏象论》云："天食人以五气，地食人以五味。"五味即指酸、苦、甘、辛、咸五种基本味道，此外还有淡味和涩味。但由于长期以来将涩归于酸，淡归于甘，故习称五味。

（一）五味的功能

五味最初是指人们品尝到的药物的真实滋味，如乌梅味酸，黄连味苦，食盐味咸等。后来古人将药物的滋味与作用联系起来，并用滋味解释和归纳药物的作用。如《周礼·天官》中说："凡药以酸养骨，以辛养筋，以咸养脉，以苦养气，以甘养肉，以滑养窍。"

随着人们对不同药物作用的认识逐渐深入，开始对药物功效进行归纳总结。《素问·藏气法时论》云："辛散、酸收、甘缓、苦坚、咸软"，明确提出了五味各自的主要功能，实际上是将药物按五种属性进行功能分类。张元素《医学启源》中云："苦以泻之，甘以缓之及发之，详其所宜用之，酸以收之，辛以散之，咸以软之，淡以渗之"，将五味的功效概括为苦泄、甘缓、甘发、酸收、辛散、咸软、淡渗，补充并发展了《黄帝内经》中五味功效之不足。李东垣在张元素的基础上提出了"苦泄、甘缓、酸收、咸软、淡渗泄、辛散"的五味功效。其后诸多医家均有阐发之，五味功效逐渐趋于完善，如清代吴义洛《本草从新》中说："凡酸者能涩能收，苦者能泻能燥能坚，甘者能补和能缓，辛者能散能润能横行，咸者能下能软坚……此五味之用也"，其对五味功效的论述已经接近于现代五味功效的认识。吴惟康在前人的基础上，结合临床经验，对五味功能进行了系统概括，即辛能散、能行，甘能补、能和、能缓，酸能收、能涩，咸能下、能软，苦能泄、能燥、能坚。

（二）五味化合配伍规律应用

五味化合，即根据药味的不同功能特点，将两种或两种以上药味不同的药物配合使用，根据药味的化合，再化生出新作用的配伍。《素问·至真要大论》云："辛甘发散为阳，酸苦涌泄为阴，咸味涌泄为阴，淡味渗泄为阳"，即言辛、甘、淡属阳，酸、苦、咸属阴，将药物的五味属性分为阴阳两大类。吴老依此理论精要，常选用阴阳属性相同或相反的药物，化合配伍使用，或相辅相成，或相反相成，用于临床，增强疗效。其常用的化合配伍有：辛甘化阳，酸甘化阴，甘淡渗利，酸苦、咸苦涌泄，辛开苦降，辛散酸收，甘补苦泻等。

（1）辛甘化阳　这一理论源于《素问·至真要大论》中："辛甘发散为阳"，即言辛、甘性质均属阳，同气相求，具有温阳发散的功效。吴老取源《黄帝内经》这一理论精要，纵观仲景诸方，并结合多年的临床经验，扩展了《黄帝内经》中辛甘化合之说，并对其配伍的临床应用亦颇有发挥。

其一，吴老认为味辛之药，或性温凉发散，或性热燥烈，与甘味之药配合，则味敦厚而能温补阳气；且两者性质皆为阳，两味合用，同气相求，相辅相成，使温阳之效倍增。

其二，吴老将辛甘化阳配伍的具体功效与临床应用主要归纳为以下四个方面。

①温通发散以治疗寒邪在表或经脉所致之阳气郁滞诸症。如恶寒发热、头痛身痛之外感表证及四肢、关节疼痛，屈伸不利，肌肉麻木，四肢不温之痹证等。涵盖了西医的风湿性关节炎、类风湿关节炎、肌纤维炎、强直性脊柱炎、痛风、增生性骨关节炎、雷诺病等疾病。治疗前者，吴老根据疾病有风寒、风热之别，因而有辛甘温法和辛甘凉法之别。辛甘温法吴老以桂枝汤为方之魁者，方以桂枝之辛配甘草之甘，辛甘通阳，鼓舞卫气，使被遏之卫气得以宣通，营卫得以调和，表邪得以解除。辛甘凉法则以吴鞠通《温病条辨》辛凉平剂银翘散为基础方，桔梗、荆芥、淡豆豉、竹叶、薄荷、牛蒡子等大队味辛之品配伍芦根、甘草、金银花等甘寒之药，辛甘化合，辛凉发散解表。治疗后者，以温经通痹为主，吴老常选用三痹汤（人参、黄芪、茯苓、牛膝、桂心、甘草、当归、川芎、白芍、生地、杜仲、牛膝、细辛、秦艽、独活、防风、生姜、大枣）。若痹证日久入络，血行瘀滞者，可加入鸡血藤、当归、川芎、红花、赤芍、地龙等行气活血通络之品；若关节肿胀、变形而扪之不热者，常用自拟经验方：青风藤、海风藤、千年健、穿山甲各 10 克，用 50 度白酒 500ml 浸泡 1 周。日饮七钱，分 2～3 次。连续服用 2～3 个月即可。

②温阳化气以治疗阳气不通所致之水气停聚诸症。如《金匮要略》中的四水（皮水、风水、正水、石水）病证，包括了西医的急慢性肾炎、肾炎综合征、慢性肾功能不全、肝硬化腹水、肺心病伴心功能不全、冠心病心律失常、营养不良、黄疸病等疾病。此类疾病，其形成多与肺、脾、肾三脏功能失常相关，而肾气亏虚，气化失司，又是其病因病机的关键，且水气病久治不愈，必致肾气更虚，水邪泛滥益甚，若单利水则水邪暂去而须臾复生。故吴老提出治水不治肾非其治也，而治肾的关键在于温补肾阳。常选用肾气丸、真武汤治之。前者以大辛大热之附子、辛甘温之桂枝（有医家以肉桂代之）与味甘之熟地、山药、茯苓、泽泻等相伍，水中生火，少火生气，阴中求阳。后者以味辛之附子、生姜配以味甘之茯苓、白术、白芍，肾阳温、脾土暖，则水湿利、水气散，使阳生火壮，离照当空，阴霾自散，水道即通。

③温补阳气以治疗阳气不足所致之阴寒内盛诸症。如胸痹心痛、腹痛、胃痛、呃逆等证。相当于西医的冠心病、心包炎、二尖瓣脱垂综合征、心力衰竭、心律失常、阻塞性肺气肿、哮喘、慢性胃炎等疾病属于阳气不足、阴寒内盛者。

在治疗脏腑阳虚的疾病时，吴老提出五脏正气各有阴阳，故辛甘化阳可用于温补五脏之阳气，用于治疗五脏阳气不足之证，正所谓"入脏之辛，与甘相合，可补五脏之阳"。心主血脉而藏神，心阳虚则病心悸怔忡、胸痹心痛、惊狂等。治宜附子、桂枝之辛配以人参、甘草之甘，辛甘相合，振奋心阳，补益心气，使心脉通而神明得养，诸症悉除，可用保元汤、四逆汤等。肺居上焦，为五脏之华盖而主气司呼吸，为娇脏而不耐寒热，兼能通调水道。寒邪入侵或他脏及肺，肺中虚冷则病咳嗽痰喘、肺痿、痰饮或小便频数、遗尿等。治宜辛之干姜、附子、桂枝、细辛、薤白、半夏配以味甘之人参、白术、茯苓、炙甘草、黄芪等。可用补肺汤、人参茯苓丸（人参、黄芪、白术、炙甘草、当归、川芎、干姜、桂枝、陈皮）、普济九味汤（黄芪、白术、甘草、厚朴、陈皮、诃黎勒皮、桂枝、细辛、防风）等。脾胃居中州，主运化受纳水谷，升清降浊，为人身之枢纽。脾胃阳虚则病脘腹冷痛、呕吐、呃逆、泄泻等。治宜味辛之干姜、附子、高良姜、炮姜、草豆蔻配以味甘之人参、甘草、蜂蜜等，辛甘化合，温运中阳，补益中州，助阳散寒，正合"内生之寒，温必兼补"之意，可用理中汤、小建中汤等。肾居下焦，主水司气化。肾阳虚气化失司，水液不布，则病水疝、带下、阳痿、滑精、浮肿、心悸、咳喘、头眩等。治宜味辛的附子、肉桂配以味甘之人参、白术、黄芪等。可用右归丸或肾气丸等。肝主疏泄，体阴而用阳，性喜条达。肝之寒证，多由寒邪侵袭肝经所致，寒邪侵袭则病胸胁疼痛、疝气、月经失调、腹痛转筋等。治宜味辛的制吴茱萸、橘核、荔枝核、川楝子、青皮、乌药配以味甘之人参、炙甘草等，如暖肝煎、橘核丸等。

④温阳升提以治疗阳虚清阳不升或下陷诸症。阳气以升发为健，如阳气亏虚，清阳不升或下陷，则可出现气短不足以息、胃下垂、便溏便血、脱肛、腹坠、阴挺等疾证。故吴老在治疗此类疾病时常在补阳药中加入升麻、柴胡、葛根、黄芪等升提益气之品。又脾胃居中土，为气机升降之枢纽，故温阳升提之关键在于补脾胃，使脾胃健则气机升降自调。故而临床常以升麻、柴胡最为常用，以升提中焦阳气。《本草纲目》谓："升麻引阳明清气上升，柴胡引少阳清气上升，此乃禀赋虚弱，元气虚馁，乃劳役饥饱，生冷内伤，脾胃引经最要药也。"若清阳不升、脾虚久泻者，葛根为佳，以鼓舞脾胃升发之气，阳生泻止。黄芪为补中益气之要药，既能补气，又能升阳，凡脾虚中气下陷之久脱肛、内脏脱垂，随证配伍，均可用之。

由此可见，辛甘化阳法的临床应用颇为广泛，其所治疾病除内科病以外，也同样广泛应用于外、妇、儿、五官等各科疾病。吴老从辛甘之功效与阴阳属性出发，结合多年临床经验，深度挖掘辛甘化合的内涵，其对辛甘化阳法做出的归纳总结，较为系统、全面地诠释了辛甘化阳法在临床上的配伍应用，丰富了龙江医派文化宝库的内涵。吴老一生治学严谨，善于分析总结，临证之时更是圆机活法，遣方用药，权衡规矩，皆是信手拈来，临床疗效卓著，名满龙江大地。

（2）酸甘化阴　《素问·至真要大论》云："厥阴司天为化风，在泉为酸化""太阴司天为湿化，在泉为甘化"，又《素问·天元记大论》云："甲己之岁，土运统之"，即甲己化土之意。根据五运六气学说，天干甲和己又分别对应酸味和甘味，酸甘合而能化土，土生万物，从而阴精生化有源。此为酸甘化阴法之原始理论基础。又酸，能收、能涩；甘，能补、能缓、能和。纯酸味药味厚气薄，易致津生，不利于养阴，需与甘味药相配伍使用，甘补酸敛，酸甘合化，方能味敦厚而补阴。如仲景《伤寒论》中主治气血不和而致腹痛之名方芍药甘草汤（又名甲己化土汤），方中以味甘之甘草配伍味酸之芍药，酸甘化合，养血敛阴，柔筋缓急，津液足则筋脉得养、挛痛自止，实为酸甘化阴配伍运用的代表方剂，李东垣释之曰："稼穑作甘，甘者己也；酸者甲也。甲己化土，此仲景妙法也。"

吴老根据前人的经验，把酸甘化阴法灵活地运用于临床，并提出此法功能滋五脏之阴，如山茱萸配地黄、枸杞子等能补益肝肾之阴；乌梅、白芍配山药等能养脾胃之阴；乌梅配生地、阿胶能补肝脾之阴血；百合、麦冬合枣仁能滋养心阴；五味子合麦冬能敛补肺阴。随脏腑病位不同，选药有异，但基本都以酸甘化阴法作为制方遣药的指导原则，并且，吴老在其有关酸甘化阴的方剂中，还注意甘味药的使用，强调需根据病情，分别配伍甘寒、甘平及甘温类药物，而有酸甘凉润法（如麦冬麻仁汤）、酸甘温润法（如生脉散）和酸甘柔润法之别。如患者汪某，男，35岁。初诊：1976年4月11日。一周前出现腹痛泄泻，便稀如水，纳差，精神倦怠。西医诊断为急性肠炎，经治疗后泄泻次数虽有所减少，但仍每日4～5次，量少，伴有肛门灼痛，低热，体温38℃左右，口渴引饮，舌咽干燥，皮肤松弛，纳呆，神倦乏力，小便短少，脉细数。吴惟康查看患者后指出，此为久泄伤阴，脾胃虚损之证，不能单纯止泻，需补脾益阴，利小便而实大便。处方：党参15克，炒白术15克，炙甘草10克，乌梅15克，白芍15克，山药20克，黄连10克，茯苓20克，泽泻15克，车前子15克，芦根15克，麦冬15克，石斛20克，水煎服。此方加减出入10余剂后泄止而愈。吴惟康认为泄泻为病，多由夏季误食不洁食物或贪凉饮冷，或由脏腑素有积热或因夏令受热，热夹水湿而致大便泻泄。因泄泻频作，水谷不归正化，直走肠腑而出，故每多易损耗阴液，如果治不及时或治不得法，势必导致阴液损伤严重，从而阴损及阳以致阴阳两虚之证。因此，临床上治疗泄泻者，需兼顾阴液，不可一味止泻而使正虚邪恋。本例患者泄泻一周，低热口渴，口干咽燥，皮肤松弛，小便短少，脉细数等，皆为阴液亏损，濡润失司所致，故投以味酸之乌梅、白芍，配伍山药、甘草之甘，使酸甘化阴，滋阴养正。

（3）甘淡渗利 甘，能补、能缓、能和，《素问·宣明五气论》谓："甘入脾，以运水湿"；淡，能渗利，《灵枢·九针》谓："淡入胃，能渗湿利尿。"甘淡均属阳，性同相伍，能渗利水湿，给邪以去路。如五苓散，方中茯苓、猪苓、泽泻均为甘淡之品，三者配伍，甘淡渗湿，畅利水道；白术甘温，健脾制水；桂枝辛温，通阳化水。诸药合用，共奏化气利水之功。如吴老曾治一女性患者 60 岁，初诊：1978 年 4 月 23 日。患者诉近半年来，纳食时出现胃脘部不适，胀闷疼痛，伴呕吐清水，大便秘结，当脐动悸，面色少华，舌淡胖，边有齿痕，脉细而弦。辨证为中虚气滞、水饮停留之证。治当以温中健脾，化气利水。处方：拟四君子汤合五苓散加减化裁。桂枝 10 克，猪苓 20 克，茯苓 20 克，泽泻 20 克，干姜 5 克，炒白术 15 克，党参 15 克，陈皮 15 克，厚朴 10 克，炙甘草 10 克，炒白芍 15 克。服药 6 剂后，患者胃痛及呕吐均止，继用此方 6 剂善后。吴惟康指出，本法适用于水湿壅盛所致的水肿、胃痛、呕吐、泄泻、癃闭、淋证、尿浊等疾病。因湿为阴邪，与水同类，通利小便可导湿邪下泄，故有"治湿不利小便，非其治也"之说，古人常比之为犹如开沟渠以泄之。

（4）辛开苦降 辛属阳，能散、能行，有发散、行气之功，功能开结散痞；苦属阴，能燥、能泻、能坚，功能降浊。辛开苦降一法乃仲景首创，其所制泻心、陷胸诸方，皆以辛开苦降为法，以和中降逆，散结消痞，调和阴阳，升降气机，是临床常用的治疗法则。以半夏泻心汤为例，方中以辛温之半夏散结消痞，降逆止呕，合辛热之干姜以温中散寒；黄芩、黄连苦寒以泄热开痞，四药相伍，具有平调寒热、辛开苦降之效，治疗寒热互结之痞证。故叶天士云："苦寒能清热除湿，辛通能开气降浊"，为后世医家治疗痞证所推崇。

味苦清降，味辛宣散，苦辛合用，苦降辛开，相反相成，使泄中有开，通中有降，能散痞结、祛痰湿、消痞滞等。吴惟康宗仲景辛开苦降制方之法，常选用半夏、干姜、黄连配伍使用，以复中焦气机之升降，治疗胃脘痞闷不适，气机不畅，饮食难消之症，屡试不爽。如患者赵某，男，31 岁。初诊：1978 年 9 月 16 日。患者于半月前罹患痢疾，里急后重，便赤白脓血，腹痛，发热，纳差。先后投医数人，其病有增无减，遂来求诊。吴惟康观其前医用药，不出白头翁汤、木香槟榔丸、芍药汤之属，均为治痢之良方，为何不效？思及此时患者心下痞闷，时有恶心，不能进食 10 余天，腹痛阵作，下腹坠胀，泻下不爽，畏寒肢冷，舌质略红，苔白腻、微黄，脉数，体温 37.8℃。吴惟康诊断此乃寒热错杂，虚实并见，湿浊中阻之证，治宜辛开苦降，平调寒热，消痞散结，遂拟半夏泻心汤加味治之。处方：半夏 10 克，黄连 5 克，干姜 5 克，黄芩 10 克，党参 15 克，肉桂 5 克，厚朴 10 克，枳壳 10 克，木香 5 克，砂仁 10 克，白豆蔻 10 克，炙甘草 5 克，大枣 5 枚。服药两剂后，病去其半，继服 4 剂而愈。此证肠中有积滞，则见腹痛腹胀，泻下不爽；中焦受阻，胃失和降，则不思饮食；湿热内停，则舌红苔黄；形寒畏冷，为阳虚温煦失司所致。寒热虚实俱全，故用半夏泻心汤辛开苦降，寒热并投，补泻同施，兼以宽中利气之品，用之中的。

（5）辛散酸收 辛能散，酸能收；味辛属阳，味酸属阴，辛酸配伍，一散一收，散收相合，既能透邪外出，又无耗津伤液、损伤正气之虞。如桂枝汤中以辛温解肌发汗、温阳通脉之桂枝与酸寒敛阴益营之芍药相伍，相制相成，散中有收，使发汗之中有敛汗之功，和营之中又有调卫之效，辛散风寒而无伤阴之弊。又如小青龙汤，方中同样以桂枝配芍药，辛酸配伍，使散中有收，调和营卫；干姜、细辛、半夏味辛之品主发散；五味子、芍药味酸之品主收敛，两者合用，表里同治，刚柔相济，既能温肺化饮，又可敛肺气、养阴血，散寒解表而不伤正，敛肺止咳又不碍邪。

辛散酸收之药并用于一方之疗效可见一斑，故陈修园慨然赞其曰："姜细味，一齐烹，长沙法，细而精。"吴老每思及此法无不称赞其精妙慎思也，并常于此法多有发挥。其治疗过敏性咳嗽、过敏性鼻炎，或伴哮喘者，常取干姜、细辛、五味子随证加减配伍，使酸收结合，刚柔相济，以顺肺气散收之性，往往有事半功倍之效，正如前人所言："凡水寒射肺之咳，无论有无表证，三味合制，用无不验。"如患者吴某，男，5岁。初诊：1976年5月23日。患者咳喘，喉中痰鸣，声音重浊，流清涕，鼻塞，咽部充血，舌红苔黄。此为内有痰饮，外有寒邪之证。治以解表蠲饮，止咳平喘。处方：拟小青龙汤加味。麻黄10克，桂枝10克，炒白芍10克，干姜5克，细辛5克，五味子10克，炙甘草5克，石膏30克，蝉蜕10克，白芷10克，辛夷10克，苏子10克，前胡10克，紫菀10克，款冬花10克，3剂，水煎服。复诊：1976年5月26日。患者咳喘明显减轻，鼻塞、流涕、痰鸣消失，舌偏红，苔黄，脉数。处方：更方用麻杏石甘汤加减。麻黄10克，杏仁10克，石膏20克，炙甘草5克，苏子10克，前胡10克，2剂，水煎服。三诊：1976年5月29日。咳喘基本消失，他证皆平。遂以玉屏风散合二陈汤调理善后，嘱2剂后停药。吴惟康指出，小青龙汤是针对外寒与内饮相搏，肺寒气逆所致咳喘，喉中痰鸣之证而设。方中麻黄味微苦性辛温，能发越人体阳气，具有发汗平喘、宣肺行水之功；桂枝味甘性辛温，有温经散寒、通营达卫之力，既助麻黄解表，又助麻黄行水蠲饮；佐以干姜之辛温走散，能温脾肺之寒，使脾能散精上归于肺，肺能通调水道下输膀胱，则水液能在机体内代谢正常，不致停聚为饮为患，并能使已成之水饮化之于无形；细辛、五味子两者一散一收，止咳平喘；复用半夏祛痰降逆，助干姜治已成之水饮；芍药、甘草酸甘相合，缓急以止咳平喘，并能敛阴和营使祛邪而不伤正。八味相配，散收并用，标本兼顾，表里同治，则诸症自平。因小儿为稚阴稚阳之体，易从阳化火，而本方温药较多，故用药不可贪功，当须中病即止。

（6）**甘补苦泻**　味甘能补、能缓、能和，味苦主泻。甘苦相配，一则苦寒泻下之药每多味厚气雄，与甘味之药相配，可缓和其药势之峻烈；二则苦寒泻下药中有部分为峻烈有毒之品，与甘味之药配伍，可调和其峻烈毒性；三则苦寒之品属阴，每多损伤人体阳气，与甘味之药配伍，可使祛邪而不伤正，扶正以助祛邪。

有胃气则生，少胃气则病，无胃气则亡，故遣方治病，需当顾护胃气，以胃气为本。吴老遵仲景组方用药必重人体胃气之训，治病常从脾胃论治，仿仲景调胃承气、白虎、十枣诸方，临床用药常将少量味甘补益之品与大队苦寒之药相配伍，寓补于泻，使实邪去、正气复，祛邪不伤正，扶正不碍邪。

黑龙江地处北方严寒地带，民常喜食辛热味厚炙肉醇酒，脾胃运化多有不及，常病腹胀、痞满、反酸、心中懊恼，日久食积不消，久郁化热，燥屎内结，腑气不通，大便难下，每多病便难之疾。吴老每临此证，常于调补脾胃之剂中配以苦寒泻下之味，去性取用，扶正祛邪，使邪去而正不伤，甚效。

《黄帝内经》五味化合配伍理论是临床遣方用药的基础理论，仲景将其具体发挥、应用于临床实践，经过历代医家的不断丰富、研究和发展，形成了一个比较完备的方剂配伍理论体系，不仅具有很高的文献的价值，亦具有相当高的临床实践参考价值。吴老精研《黄帝内经》、仲景五味化合配伍之道，善于总结前人之经验，对五味理论提出了深刻的见解，并将其理论广泛应用于临床治疗，获效颇甚。

四、内伤虚损，重扶阳气

《素问·生气通天论》曰："阳气者，若天与日，失其所则折寿而不彰，故天运当以日光明。"以自然万物之所以能存在和不停地运动，并且生长繁茂，万物化生，皆有赖于太阳有规律的运动不息和温煦照耀来比喻阳气对人体的重要作用。吴惟康认为人身之阳气如同天之太阳，具有抗御外邪、护卫生命、温煦脏腑组织官窍、促进机体生命活动的作用，人的生命存在、生命活动与健康的维系，都必须依靠阳气的温煦和推动而运行畅通，从而使人生长壮老已；不然则会导致"折寿而不彰"，正如明代张景岳在《类经附翼·大宝论》中所说："天之大宝，只此一丸红日；人之大宝，只此一息真阳。"又黑龙江地处我国北疆地带，气候偏寒，人体易受寒邪侵袭，而常常导致阳气被伏或阳气受损的病症。所以，在治疗疾病时，吴惟康常常十分重视人体阳气，认为"凡欲保重生命者，尤当爱惜阳气，此即以生以化之元神，不可忽也"（《类经附翼》），故"用药以扶阳为先"（《慎斋医书》）。

吴惟康指出，"扶阳气法"主要包含两个方面的含义：其一，扶阳即保护、补养阳气，适用于感受寒邪，或失治误治导致阳气损伤的阳虚之证；其二，扶阳即通调、治理阳气，适用于寒邪、痰饮、水湿、瘀血等邪气阻遏阳气导致的阳气郁滞之证。因此，"扶阳气法"是针对机体阳气虚弱或阳气郁滞不通而设。吴老根据《黄帝内经》阴阳理论及"虚则补之"、"劳者温之"的原则，紧密结合临床实践，提出了温阳、通阳两大扶阳法则，临床应用广泛。

（一）温补阳气

温阳，即通过温补或补益人体的阳气，而协调阴阳，扶正祛邪，使人体恢复阴阳平衡，促进疾病康复的治疗方法，是扶阳法中历代医家论述最多的方法。温阳的治疗思想来源于《素问·至真要大论》中"损者益之……劳者温之……寒者热之""热之而寒者取之阳""虚则补之"等论说。温阳之法，主要是针对阳虚病证而设。又《黄帝内经》十分强调人体阳气的重要作用，认为阳虚病证的发生，乃因在疾病发生发展过程中，损伤阳气所致，所谓"阳虚则外寒"（《素问·调经论》）。阳气既虚，虚当补之；阳虚则寒，寒当温之。补者，补其不足，养其正，培其本也；温者，温养、温通、温化之义也。所谓"形不足者，温之以气""寒者热之""劳者温之""损者温之"皆此之意也，是故阳虚以温补为其治疗原则。吴惟康认为五脏各有阳气，故又有温养五脏阳气之别，而五脏之中其又与心、脾、肾关系最为密切。

1.温补心阳

此法为心阳虚证而设，以心悸、胸闷、气短、自汗、面色苍白，舌淡脉迟为主要症状。心主血脉而藏神，为阳藏而主通明。心阳虚则血运无力，导致心脉痹阻而出现胸痛，面唇青紫，舌质紫暗等。常以瓜蒌薤白白酒汤合血府逐瘀汤治之。如一男性患者古某，62岁，初诊：1982年6月2日。该患者患冠心病、心绞痛10年，多次住院治疗。近月来自觉心悸、胸闷、胸痛、气短加重，夜间常常憋醒，伴有汗出，腹痛，面色苍白，舌质紫暗，脉沉弦。吴惟康认为该患者乃因年近古稀，又长期从事脑力劳动，久坐桌前，胸阳大衰，运血无力，而致心脉痹阻之胸痹证。故在治疗时既要注意通血脉，还要注意扶阳气。故拟瓜蒌薤白白酒汤加减以温扶心阳，活血化瘀，宽胸理气。处方：附子10克，桂枝15克，瓜蒌25克，薤白20克，丹参30克，当归15克，川芎15克，枳壳15克，琥珀15克，赤芍15克，桃仁15克，红花10克。前后服药20余剂，病情逐渐好转，以后一直稳定。吴惟康认为方合附子扶阳，桂枝、薤白通阳，丹参、当归、川芎、赤芍、桃仁、红花、琥珀活血化瘀，瓜蒌、枳壳理气宽胸于一炉，阳扶则运血有力，有助瘀除；祛瘀又有助阳扶，标本兼治，方得全功。

2.温补脾阳

此法针对脾阳虚者。脾胃居中州，主运化水谷水液，升清降浊，若中阳虚衰则病脘腹冷痛、呕吐、呃逆、泄泻等。常以理中汤、小建中汤等温运中阳，补益中州，助阳散寒，所谓"内生之寒，温必兼补"之意。吴老曾遇一女性患者，36岁，脘腹胀痛两年，时作时休，纳呆食少，倦怠乏力，畏寒肢冷，心悸气短，健忘，失眠多梦，大便稀溏。经西医检查，未见明显器质性病变，诊断为自主神经功能紊乱。经西药治疗后无明显疗效，遂请中医治疗。吴惟康查看患者面色萎黄无华，舌淡苔白，脉沉细。此乃中土虚寒，脾虚失运，日久生化无权，以致气血两虚，心神失养所致，然其本仍在中州。故治以温中健脾，以资化源，拟小建中汤加减治之。经服七剂后，腹胀痛消失，余症皆减，又继服5剂后，大便成形，自觉精神、睡眠好转，体力增强，纳食增加，连服10余剂后，诸症皆除。《伤寒论·辨太阳病脉证并治》曰："伤寒，阳脉涩，阴脉弦，法当腹中急痛，先与小建中汤；不差者，小柴胡汤主之"，又《金匮要略·血痹虚劳病脉证并治》曰："虚劳里急，悸，衄，腹中痛，梦失精，四肢酸疼，手足烦热，咽干口燥，小建中汤主之。"以上均为仲景对小建中汤的应用，主治因中焦虚寒，肝脾不和所致之腹中拘急疼痛，喜温喜按，神疲乏力，虚怯少气；或心中悸动，虚烦不宁，面色无华；或伴四肢酸楚，手足烦热，咽干口燥者。此患者有脘腹胀痛2年病史，且以脘腹疼痛伴畏寒肢冷、倦怠纳呆等中阳虚衰的症状为主要证候，与小建中汤证相符，故以此方温中补虚，和里缓急治之，用之即效。

阳气宜于升发，若中阳虚弱，则清阳不升或下陷，可出现少气懒言，气短，子宫脱垂，月经过多，胃下垂，便溏或便秘，便血，脱肛，腹坠等症。治疗时需在补阳气药中，加入升麻、柴胡、葛根、防风、黄芪等升提之品，以升阳举陷，调畅气机。又脾胃居中，为气机升降的枢纽，故升助阳气的关键在于补脾。常用补中益气汤加减治之。若气不摄血，导致月经量多、或崩漏下血者，则可用举元煎（黄芪、人参、白术、炙草、升麻）治疗。若气机下陷、小便不通者，可用升麻黄芪汤（生黄芪、当归、升麻、柴胡）治疗。其中黄芪既能补气，又能升阳，故为该法之要药。如患者杨某，女，49岁。初诊：1980年6月21日。患胃脘坠胀10余年，逐年加重，食后尤甚，腹胀，腹痛，腹中漉漉水声，时时恶心欲吐，纳呆乏力，眩晕懒言，面色不华，舌淡苔腻，脉沉缓。一周前钡餐透视，胃下界降入盆腔，约在两髂嵴连线下11cm，其他部位未见异常。吴惟康认为此为中气下陷，脾虚不运，水湿内停之证，治宜健脾升阳，行水导滞。处方：黄芪50克，党参15克，白术15克，茯苓15克，炙甘草10克，香附10克，草蔻10克，升麻15克，枳壳15克，陈皮15克，清半夏10克，鸡内金10克，高良姜10克。服此方6剂后，呕恶、腹胀症状消失，去半夏、香附、草蔻，加入柴胡15克，葛根15克。先后服药30余剂，自觉症状基本消失，嘱其停服上方，以补中益气丸巩固疗效。1981年8月做X线检查，胃位置恢复正常。此胃下垂系脾胃虚弱，清阳不升，中气下陷所致，故以补中益气汤加减治疗。但因脾胃虚弱，不能运化，使水停心下，故又参入仲景治"心下坚、大如盘，边如旋盘，水饮所作"的枳术汤，水气同治，收到"大气一转，其气乃散"之效。

3.温补肾阳

肾居下焦，主水司气化。肾阳为一身阳气之本，能推动和激发脏腑经络的各种功能，温煦脏腑，促进气血津液的化生、转运与输布。"五脏之阳气非此不能发"（《景岳全书》），肾与其他脏腑关系密切，也常成为诸脏腑疾病的最终转归，故有"久病及肾"之说。若肾阳不足，推动温煦失司，阴寒内盛，可见脉沉而微细，但欲寐，无热恶寒，手足逆冷，下利清谷，小便清长，腹内、四肢拘急疼痛等证，常选用四逆汤温肾阳而回阳救逆。若肾阳虚气化失司，水液内停，则可病带下、阳痿、滑精、浮肿、心悸、咳喘、头眩等。常选用肾气丸、真武汤等使离照当空，则阴霾自散，水道即通。

如患者曹某，女，34 岁。初诊：1973 年 11 月 8 日。患者曾患急性肾炎，经西医院治疗好转后出院。尔后反复发作，经多方治疗未见明显好转，近来病情加重。观其颜面及全身浮肿，两下肢浮肿尤甚，按之凹陷，伴有腰痛，小便不利，面色㿠白，体倦乏力，食欲不振，舌红无苔，舌体胖嫩有齿痕，脉沉细无力。查尿常规示：尿蛋白（+++）、管型（++）、红细胞（++）。辨证：此为脾肾两亏，阴阳俱虚之证。治疗先宜补肾温阳利水为法。处方：附子 10 克，肉桂 15 克，猪苓 25 克，茯苓 25 克，泽泻 15 克，熟地 40 克，山药 15 克，车前子 15 克，牛膝 10 克，山萸肉 15 克，仙茅根 15 克，故纸 15 克，杜仲 10 克。11 月 16 日二诊：上方服 6 剂后诸症较前减轻。故用上方去故纸，加黄芪 25 克，党参 15 克，炒白术 10 克，枳壳 15 克以健脾行气，嘱其常服。12 月 25 日三诊：上方服 30 剂余后食欲大增，小便通畅，浮肿消退。复查尿蛋白（+）、红细胞（-）、管型（-）。遂嘱其停服上方，予肾气丸善后。随访 2 年未作。吴惟康指出，水气病病久，阳虚水泛，津液溢于脉外而为病水，脉内阴液反亏，故在诸药中加熟地、山萸肉等以补阴配阳，使阴生阳长。上方用附子、肉桂、杜仲等温阳药，使"少火生气"，阳生阴长，其用量不大，盖恐有"壮火食气"之虞，不利于气化，并用健脾益气之品，使土旺可制水，气行则水行，有助于水肿的根除。

（二）温通阳气

阳气之盛衰，决定疾病之发展转归与预后，而阳气之宣畅通达与否，亦至关重要。不同于温阳，通阳法则是针对阳气郁滞者而设，旨在通过疏通郁遏的阳气，恢复其正常的升降出入运动。《素问·六微旨大论》曰："非出入则无以生长壮老已，非升降则无以生长化收藏。是以升降出入，无器不有。"升降出入是天地万物，乃至人体内阳气运动的基本形式，是阳用的表现形式，人体内的阳气通过正常的升降出入运动，来发挥其温煦、气化、防御、固摄等生理功能，一旦运行受阻，即"阳气郁遏"，就会产生疾病，故岐伯曰："四者之有，而贵常守，反常则灾害至矣。"仲景《伤寒论》一书中虽没有明确提出"通阳"两字，但处方用药皆不离"通阳"之法，仲景立法处方处处都围绕着恢复人体阳气的升降出入，不升者升之，不降者降之，不出入者出入之。《伤寒论》中的温散法、调枢法、承气法、通阳化气法、通阳利水法等，都可以使阳气通畅，邪气去而阳气通达。清代著名医家叶天士在《临证指南医案》中善用"通阳"来治疗杂病，使闭阻之阳气宣通、畅达，叶氏精通药物的四气五味与升降浮沉，将药物气味配伍理论灵活应用到"通阳法"中，使"通阳法"更趋于完整与规范，他指出阳气运行障碍的病机主要为虚实两端，并主张"通阳必以辛热""通阳不在温，而在利小便""（通阳）苟非纯刚之药，曷胜其任"及"桂枝劫液，通阳柔剂为宜"。基于前人对通阳法的观点，吴惟康认为通阳的目的亦是扶阳，意在振奋阳气，使之流行畅通，发挥正常的生理功能，并且在临床上擅长运用"宣痹通阳法""温经祛瘀通阳法"等治疗各种杂病，疗效颇著。

1.宣痹通阳

本法适用于以肌肉筋脉疼痛、重着、麻木等为主要表现的痹证。吴惟康认为罹患该病，虽多因风寒湿诸邪，但阳气失煦，卫气不固，实为本病发生的关键。故对于痹证的治疗，首先应着眼于温通阳气，可选用自拟三痹汤加减（人参、黄芪、茯苓、甘草、当归、川芎、白芍、生地、杜仲、牛膝、桂心、细辛、秦艽、独活、防风、姜枣）。若痹证日久、血脉凝滞，可选用鸡血藤、地龙、赤芍、红花等活血通络之品；若又关节肿胀、变形而不发热者，可服用吴老自拟经验方：青风藤、海风藤、千年健、穿山甲各 10 克，用 50 度白酒 500ml 浸泡一周。日饮七钱，分 2～3 次。连续服用 2～3 个月即可。如张某，女，48 岁，营业员。初诊：1980 年 1月 3 日。患者于 1977 年冬季开始十指关节疼痛，双手苍白，有麻木感，入冬尤甚，取暖则得缓解。西医诊为雷诺病，屡用普鲁卡因封闭不效。近 1 个月来疼痛加重，十指苍白后又变紫色，双手发凉，时出冷汗，舌苔薄白，脉沉细无力。此乃阳气不足，寒湿痹阻、血凝络阻之证。治则：温阳活血通痹。处方：桂枝 20 克，干姜 10 克，附子 10 克，赤芍 15 克，地龙 15 克，黄芪 30 克，党参 15 克，鸡血藤 20 克，川芎 10 克，牛膝 15 克，独活 20 克，炒白芍 20 克，炙甘草 10 克。1 月 12 日二诊：上方服 6 剂后，两手略温，麻木稍减。原方去川芎，加木通 7.5克，细辛 2.5 克。2 月 3 日三诊：上方继服 15 剂，两手温暖，麻木、疼痛大减。原方附子用量减半。2 月 27 日四诊：上方继服 20 剂，自述双手不麻不痛，运动自如，见其手有血色，嘱其再服药 1 个月调理善后。雷诺病是肢端动脉痉挛症，多因素体阳虚、寒从内生或外侵而发病，属中医"痹证"范围。《素问·痹论》言：痹证"逢寒则急，逢热则纵。"与本病特点相同。由于久痛入络，故以赤芍、红花、川芎、地龙、鸡血藤等活血通络；附子、干姜温扶阳气；桂枝、黄芪益气通阳，细辛散寒止痛。阳壮则可通达四末，血通寒散，诸症自除。然本病病程较长，故应嘱患者坚定信心，不要急于求成。

2.温经祛瘀通阳

本法适用于冲任虚寒，瘀血内阻的习惯性流产、胎动不安或不孕。一般治疗该病多用补法，如补益气血、滋补肝肾等，但临证中，也常见屡用补剂无效，而用温经祛瘀法取效甚捷。少腹逐瘀汤即是该法的代表方，王清任谓其是种子第一方。本方实取《金匮要略》治疗"漏下及妇人少腹寒，又不受孕"的温经汤合失笑散化裁。但许多医者每以其为攻剂，不敢用之。实则不然，全方具有温经散寒、活血祛瘀、消肿止痛的作用，对确具寒凝血瘀的滑胎或不孕等均可使用，即"有故无殒，亦无殒也"之意。如一女患者，32 岁。1975 年 3 月 22 日初诊时自述婚后 5 年无子，曾自然流产 4 次。每次妊娠后即感腰痛，少腹坠胀，阴道少量下血，色黑有块，均在 3 个月左右流产。此次停经 2 个月，又觉腰痛，少腹疼痛，阴道出血色黑，口干，舌暗，脉沉涩。曾服补肾安胎药无效。吴惟康认为此为冲任虚寒，血凝闭阻胞宫之证，治宜温经散寒、活血祛瘀。处方：炒茴香 10 克，炮姜 4 克，延胡索 10 克，五灵脂 10 克，没药 10 克，川芎 15 克，当归 15 克，生、炒蒲黄各 10 克，官桂 15 克，赤芍 10 克。3 月 28 日二诊：上方服 3剂后，先从阴道流出许多黑血，然后流出少量鲜血，渐止，腰腹已不痛。嘱其停服上方，改用胎元饮加减，即当归 10 克，川芎 4 克，熟地 15 克，酒芍 10 克，党参 15 克，菟丝子 10 克，枳壳 10 克，杜仲 15 克，茯苓 15 克，寄生 15 克，白术 10 克，荆芥 5 克，川续断 15 克，黄芩 15 克。上方服 10 剂，全身状态良好，至妊娠足月，顺产一女孩。该患者虽能受孕，但因宫寒血瘀，损害胎生，每多流产。吴老针对病因，投用少腹逐瘀汤，振奋阳气，攻除瘀血，则胎儿得安。但本方毕竟为攻破之属，不可久用，中病即止，后以补肾益冲任之品善后而收功。

3.通阳利水

此法可用于水肿病、肥胖病、肺心病、慢性心力衰竭等疾病的治疗。其中有水气者，常用苓桂术甘汤利水以通心阳；阳虚饮停中焦者，用五苓散、猪苓汤利水以通中阳；外受寒邪，内有停饮者，以小青龙汤散寒蠲饮以通肺阳。

如张某，男，70岁。1975年5月11日就诊。因水肿5天，近几日加重，曾在某医院给予利尿药等治疗后，症状无明显缓解，遂求中医诊治。吴老查看患者时见该患者遍身水肿，腰以下为甚，按之没指，须臾复起，伴精神不振，形体较胖，面色青白，心悸，卧位时加重，气短乏力，腰膝酸痛，畏寒肢冷，喜近火取暖，小便不利，脘腹胀满，纳呆欲呕，舌淡苔白，舌体胖大，边有齿痕，脉沉迟无力，尺部尤甚。吴惟康认为此属脾肾阳气不足，气化失司，导致水湿内停之水肿。故治宜补肾健脾，通阳利水，遂以苓桂术甘汤、真武汤合五苓散加减化裁。处方：炒白术20克，泽泻20克，茯苓20克，附子10克，肉桂10克，苍术15克，车前子20克，桔梗15克，桂枝15克，怀牛膝15克，干姜10克，甘草10克，薏苡仁20克。服药3剂后水肿渐退，他症明显好转，继投原方5剂。服后诸证皆愈，后改投金匮肾气丸、参苓白术散善后以巩固疗效，随访未作。此方中白术、苍术、茯苓健脾祛湿，此"扶土制水"之义；桂枝通心阳，附子、肉桂温肾阳、助脾阳，干姜温肺脾之阳，正所谓"益火之源，以消阴翳"；桔梗宣利肺气以通调水道；牛膝引药下行；泽泻、车前淡渗利湿，导湿浊之邪从小便而出，给邪气以出路；甘草和诸药。全方共奏补肾健脾，通阳利水之功，使阳气畅达，脾气健运，且给湿邪以出路，使之无立足之地，则病自愈矣。

在临床上，通阳者不乏其辈，除以上所举之外，尚有解郁通阳、泄浊通阳等法，此处不再一一列举，医者须根据病情，相审病机，辨证施治，灵活运用。

综上所述，温阳之法是针对机体阳气虚弱而设。又根据五脏各有阳气，故在临证时，施治应结合脏腑病位而辨证遣药。如扶心阳用附子、桂枝；助心气用人参、炙甘草等；助脾阳用干姜、良姜、附子；健脾气用党参、白术、黄芪等；益肾阳用附子、肉桂、杜仲、菟丝子、巴戟天等。吴惟康指出，由于阳气虚弱、变证丛生，故治疗不能单纯地温扶阳气，还应随其所得而治之。如阳虚血瘀应温阳祛瘀，阴阳两虚应益阴扶阳，阳气下陷当升提，痰阻清阳当豁痰助阳。同时，由于扶阳药如附子、肉桂、干姜等，多属辛温，每易辛散耗阴，用量不宜过大，并应根据病情，注意扶阳气个体化，若是暴病亡阳，峻剂刻不容缓；但阳虚之证，病势多缓、病程较长，宜温补平剂治之。吴惟康扶阳气法的重点虽然仍在温补、温通阳气之上，但扩充了扶阳气法的运用范围，丰富了中医治疗学思想。

五、内伤久病，痰瘀同治

痰是由于脏腑功能失调，水液代谢障碍，津液停滞所形成的病理产物。瘀血是血液凝聚停滞所形成的病理产物，包括脉管中凝聚不行之血和体内存积的离经之血，又称"恶血""衃血""蓄血""败血"等。"痰瘀同治法"是吴惟康在"化瘀利水法"的基础上进一步发挥所倡导的临床常用治疗方法。他认为，血水津液均来源于水谷精微，两者在病理状态下又表现为瘀与水，水聚则为痰，同为病理产物而常相因为病。《灵枢·百病始生》曰："血溢于肠外，肠外有寒，汁沫与血相搏，则并合凝集不得散而积成矣……凝血蕴里而不散，津液涩渗，著而不去，而积皆成矣"，即言明了痰水瘀血相结而为病的机理。因此，痰与瘀同源而异物，生理上相互联系，病理上相互影响，故治疗上当痰瘀同治。

（一）津血同源，互生互化

吴老以《黄帝内经》为基础，详参历代医家论著，认为"痰瘀同源"是痰瘀同治法的理论基础，而痰瘀同源的形成又是以"津血同源"为生理基础的，两者在生理上表现为津与血的关系，在病理上则表现为痰与瘀的关系。

（1）津血同源　关于津血同源的理论，《黄帝内经》首先提出了津与血同源于水谷精微，如《素问·经脉别论》篇曰："饮入于胃，游溢精气，上输于脾，脾气散精，上归于肺，通调水道，下输膀胱……水精四布，五经并行"，即言明津液的来源与输布。《灵枢·决气》曰："中焦受气取汁，变化而赤，是谓血。"《灵枢·营卫生会》亦指出中焦"泌糟粕，蒸津液，化其精微，上注于肺脉，乃化而为血"，即言明血的来源与生成。由此可知，津与血同出一源，均源于水谷精微，化生于后天脾胃。又两者均为人体之阴液，其性质均属阴，是构成和维持人体生命活动的基本营养物质，具有滋润和濡养脏腑经络、形体官窍的生理功能，津液同时又是血液的重要组成部分。正如《章太炎医论》中所说："萦绕于人之一身，使营养不匮者，血与津液而已……人所自有者，唯血与津液也。"津与血，同源异物，故谓"津血同源"。

（2）津血互生互化　津血同生于水谷，又分流于脉之内外，在一定条件下，津血之间存在着相互滋生、相互转化的关系。脉外之津液在运行过程中不断地渗注于脉中，与营气相合，化为血液；而运行于脉内之血液，其液态成分亦不断地释出于脉外，化为津液。两者协同作用，相互渗透、相互转化、相互消长，在人体内保持着动态平衡。《灵枢·痈疽》云："中焦出气如雾，上注溪谷而渗孙脉，津液和调，变化而赤是为血，血和则孙脉先满溢，乃注于络脉，皆盈，乃注于经脉"，明确地阐释了津血之间这种互生互化的关系。

总之，津与血在生理上不仅生成同源，而且在一定条件下可以相互滋生、相互转化。津可入血，血可成津，两者互根互存，关系密切，一损俱损，一荣俱荣。因此，历代医家在此理论基础上，提出了"夺血者无汗，夺汗者无血"、"衄家不可发汗"、"亡血家不可发汗"等告诫。

（二）痰浊瘀血，互根互结

津血之间在生理上的这种密切联系，决定了两者在病理上也常相互影响。痰来自津，瘀本乎血，津血同源，阴精阳气失其常度，则津凝为痰，血滞为瘀。

（1）因痰致瘀 一说痰挟瘀血，罗赤诚《医宗粹言》中云："若素有郁痰，后因血滞，与痰相聚，名曰痰挟瘀血。"气属阳，为血之帅、津液之动力，能行津血。痰乃有形之邪，其性属阴，随气流行，或流注于经脉，或留滞于脏腑。故痰浊为患，若流注经络，则经络阻滞，气血运行不畅，久则血瘀不通，而致痰瘀互结；若留滞于脏腑，则易阻滞气机，可致脏腑气机升降出入失常，气滞不行，则血不得运，血行缓慢，停滞而为瘀，终致痰瘀相杂。正如王孟英所云："痰饮者，本水谷之悍气……初则气滞以停饮，继则饮蟠而气阻，气既阻痹，血亦愆其行度，积以为瘀。"

（2）因瘀致痰 一说瘀血挟痰，罗赤诚在《医宗粹言》中云："如先因伤血，血逆气滞，与血相聚，名曰瘀血挟痰。"瘀与痰同源异物，均为有形之病理产物，亦同为致病因素。瘀血内存，阻滞脏腑气机，使得脏腑气机升降出入失调，津液敷布代谢失司，聚湿生痰，痰浊内生，终至痰瘀夹杂。此为因瘀致痰。清代唐容川在《血证论》中云："血瘀积久，亦能化为痰水""瘀血流注，亦发肿胀者，乃血变成水之证。"

由此可知，痰瘀同源、同病，血瘀痰停，痰聚碍血，痰瘀互衍互化，终至痰瘀互结，交阻于脏腑经脉，瘀滞不通而为病。

（三）痰瘀同病，痰瘀同治

吴老从医数十载，将痰瘀同治法广泛应用于临床，尤以治疗具有慢性迁延性、顽固性、老年性疾病，获效颇著。在具体应用痰瘀同治法时，吴惟康提出应注重辨别痰与瘀之先后、轻重、标本及病变部位、病性之虚实差异，其具体原则分述如下。

（1）治病求本，痰瘀分治 《素问·阴阳应象大论》云："治病必求于本"，此"本"《黄帝内经》中原指阴阳，而此处即强调病机，也就是痰瘀同病病机之本。而临床上，痰和瘀往往有先后、轻重之别，故吴老指出治疗痰瘀同病者，首当辨清两者谁先谁后。借用王珪《泰定养生主论》中所言概括之，即"因痰而致者，先治其痰，后调余病；因病而致痰者，先调其病，后逐其痰"。也就是说，因痰致瘀者当先化其痰而后祛其瘀，则痰消瘀去；因瘀致痰者则当先祛瘀而后化痰，使瘀去而痰无由而生。其次当辨两者以谁为主，或是两者并重。若以痰为主者，则治疗上以祛痰为主，兼以活血化瘀为辅。因痰瘀一旦形成之后，往往互衍互化，相互交结，互为影响，所以吴惟康在治痰的同时配伍红花、丹参、赤芍、三七等活血化瘀之品，使瘀去则痰消，即"治痰要活血，血活则痰化"之意。若以瘀为主者，治疗上予活血化瘀为主，兼以化痰为辅。因痰瘀互为因果的关系，常选用半夏、南星、竹茹、浙贝、海浮石、百部、菖蒲等化痰之品，有助于瘀血的祛除，即"治瘀要化痰，痰化则瘀消"之意。若痰瘀并重者，则在治疗上应化痰与活血化瘀并重，使痰瘀分消。此时痰瘀交阻，相互搏结，胶着难化，若专事祛痰，则痰仍为瘀所阻，病必不除；若专事化瘀，则瘀仍为痰所阻，病亦不能除。因此，在治疗痰瘀俱重所致疾病时，需祛痰与活血化瘀并举，化痰药与活血祛瘀药并重，双管齐下，瘀痰分消。

（2）辨别病位，审清虚实 痰邪为病，内而五脏六腑，外而筋肉皮骨，随气流行，无处不到，与瘀相结，致病广泛，随病位不同其临床表现各异、错综复杂。故吴老认为，在运用痰瘀同治法治疗疾病时应根据痰瘀所在之部位不同而选用相宜的方药方能巧善其功、药到病除。若痰瘀结在脏腑，其痹阻于心者，当开胸散结，化痰祛瘀，宜瓜蒌、薤白、半夏、丹参、三七之属；交阻于肝者，当疏肝行气，活血化瘀，宜柴胡、川芎、郁金、香附、延胡索之属；停于肺者，当理肺化痰，降气祛瘀，宜大贝、瓜蒌、杏仁、地龙之属；阻于肾、膀胱者，当化气行水，化痰祛瘀，宜茯苓、泽泻、坤草、牛膝、红花之属；若痰瘀阻结于脑络，当开窍醒神，祛瘀化痰，宜郁金、菖蒲、麝香、桃仁之属；若痰瘀流注筋脉关节，则当温经通络，祛瘀逐痰，则宜当归、桂枝、细辛、苍术、穿山龙之属以应之。

吴惟康还指出，痰瘀相杂而致病者，多为本虚标实之证，正气亏虚为本，痰瘀邪实为标，虚实错杂，尤其是老年病、慢性病及消耗性疾病，其病性更是交结杂糅、虚实难辨。然上述之病者，正气多有不足，如一味攻伐，则亦犯虚虚之贼；若专事补益，又痰瘀之邪留着不去，病亦不除，故治疗当扶正与祛邪兼顾，补虚与攻伐并施。

（3）详审病机，重调气机　人身之气血津液贵乎流畅，而津血的运行通畅又有赖于"气"的推动。一者气为血之帅，气行则血行，气滞则血瘀。气虚则血运无力而致血瘀。二者人之气道贵乎顺，顺则津液流通，则痰无由而生。气滞不行、气虚运行无力，均能致津液输布失调，聚湿生痰。三者痰瘀均为有形之实邪，相互搏结，则更易阻碍气机而为病，气滞不通则痰瘀阻滞愈甚，互衍互结，胶着难去。故吴老强调痰瘀同治亦当重视调理气机，气机调畅，则痰瘀分消。朱丹溪《丹溪心法》云："善治痰者，不治痰而治气，气顺则一身津液也随气而顺矣。"唐容川《血证论》中亦云："凡治血必调气，使气不为之病，而为血之用，斯得之矣。"

气机失常有虚实之别，故治气又有行气、补气之异。气滞痰瘀互结之证，以肝气郁滞者为多见，故治疗当行气疏肝，化痰祛瘀，常选用陈皮、厚朴、枳壳、青皮、郁金、槟榔等疏肝行气之品与化痰祛瘀药组方。气虚痰瘀互结之证，多以脾虚者常见，故治疗当益气健脾，化痰祛瘀，多选用黄芪、党参、白术、山药等补脾益气之品与化痰祛瘀药组方，以攻补兼施，标本同治。王清任《血证论》云："元气既虚，必不能达于血管，血管无气，必停留而瘀"，故对于痰瘀阻滞经络，气虚行血者，亦当益气活血，化痰祛瘀，使正气得复，气血流通，痰化瘀消，则诸症自除。

（4）久病入络，搜剔宣通　"久病必入络"，临床痰瘀互结入络之证较为常见。吴老秉承叶天士"久病入络"之说，认为对于诸多慢性久病、疑难杂症、久病痼疾，可考虑应用痰瘀同治之法，并将其广泛应用于诸痛证、郁证、痹证、癥瘕积聚、瘰疬瘿瘤、噎膈等多种内、外科病证，妇科病证亦有用之。其在用药上每多选用土鳖虫、全蝎、地龙、穿山甲、水蛭等虫类药，以其血肉之质，动跃攻冲之性，搜剔走窜，追拔沉混气血之邪，荡涤痼结之凝痰败血，方能痰浊去而血凝开，经络得通，邪去正复。

（5）守法用方，贵在持恒　痰与湿同类，胶着难化，与瘀互结，病势更趋缠绵，久治难愈。吴惟康认为，冰冻三尺，非一日之寒；病至陈顽，必有久疾。此疾既不能速生，亦当不能速去，故治疗须谨守病机，辨证用药，持之以恒，日久始能渐效。医者不能因首诊未效便心生疑虑，怀疑辨证有误，轻易更改方药，以致歧途。有些慢性久病、陈顽痼疾短时间内疗效并不会很明显，但只要辨证准确无误，根据上述原则确立治疗大法，遣方用药，患者服药后，若没有不适的感觉，则说明方法适宜，遣药得当；若有患者诉有稍许不适，只需随证加减，稍加调整即可，不必更剂。所谓"王道无近功"，即是如此，有时候即使疗效不显，也不要轻易更方易法，必待痰瘀渐消，始见后效。

（四）痰瘀同治，临证效验

1.痰瘀同治法治疗胸痹案

车某，男，36岁。初诊：2006年6月14日。胸闷，心悸，晨起心率120次/分，运动则甚，神疲乏力，常不寐，心电图示心肌缺血。舌暗、舌边瘀斑，苔黄厚腻，脉弦滑数。处方：瓜蒌15克，黄连10克，半夏10克，太子参30克，夜交藤20克，丹参20克，五味子15克，麦冬 15 克，枸杞子 20 克，三七 10 克，7 剂，水煎服，日 1 剂。二诊：2006 年 6 月 25 日。上症除，怕冷，乏力，舌暗。上方加赤芍 15 克，土鳖虫 15 克，龙眼肉 20 克，7 剂，水煎服，日 1 剂。三诊：2006 年 9 月 13 日。症愈，继服上方 10 余剂以为巩固。

按：此为痰热瘀阻之胸痹证，系因痰热郁结，阻滞气机，扰乱心神，久而入络，由气及血，终至痰瘀互结，痰瘀并重所致。小陷胸汤原为张仲景治疗邪入里或表证误下，邪热内陷，与痰互结心下胃脘之小结胸证。《伤寒论》载："小结胸病，正在心下，按之则痛，脉浮滑者，小陷胸汤主之。"吴老取小陷胸汤痰热互结之病机，以小陷胸汤为底方，加入活血化瘀通络之品，兼具养阴护液、补气安神，使扶正固本以助祛邪，痰瘀分消而正气内存。

2.痰瘀同治法治疗中风案

崔某，男，48 岁。初诊：2010 年 5 月 30 日。患者家属诉一周前清晨起床时突发头晕摔倒，神志清楚，右侧半身不遂，上肢仅能小范围活动，下肢软弱无力，不能行走，查 CT 示：左侧基底节区脑梗死。西医诊断：脑梗死（左侧基底节区）。现症见右侧半身不遂，头晕麻木，神疲乏力，胸闷，纳呆，睡眠尚可，舌质暗，舌苔白腻，脉沉弦。处方：天麻 15 克，半夏 15 克，炒白术 15 克，茯苓 20 克，石菖蒲 15 克，制南星 10 克，僵蚕 10 克，全蝎 10 克，三七 10 克，当归 15 克，红花 15 克，川芎 10 克，怀牛膝 15 克，鸡血藤 15 克，陈皮 15 克，焦三仙各 15 克，7 剂，水煎服，日 1 剂。二诊：2010 年 6 月 28 日。服上方 2 周，肢体麻木、头晕症减，舌暗淡，苔白，脉弦细。上方加地龙 15 克，7 剂，水煎服，日 1 剂。三诊：2010 年 9 月 4 日。头晕胸闷症状好，能自行活动，但仍觉身困重，神疲乏力，纳食欠佳，舌暗淡，苔薄白，脉细。桃仁 15 克，红花 15 克，川芎 10 克，赤芍 15 克，当归 15 克，地龙 15 克，全蝎 10 克，土鳖虫 10 克，黄芪 50 克，生晒参 15 克，茯苓 20 克，陈皮 15 克，焦三仙各 15 克，7 剂，水煎服，日 1 剂。

按：中风是临床常见的脑血管疾病，通常以猝然昏仆，半身不遂，口眼歪斜，言语不利为主要临床表现，根据其病程进展可分为三期，因此，在治疗中风时尤须强调分期辨证施治。此患者初诊时为急性期，证属风痰瘀血闭阻脉络，《素问·阴阳应象大论》云："年四时而阴气自半也"，此证乃因年事已高，气血亏虚，脉络空虚，脾虚痰盛，致风痰侵袭脉络而发病，予具有熄风通络化痰，健脾理气燥湿之品，尤益以虫类血肉之质，搜剔走窜，宣通络脉，兼能活血祛瘀，使风熄而痰祛大半。三诊时已进入恢复期，患者主要表现为乏力、脉细等气虚血瘀证，因此施以补气活血，化痰通络，而又以扶正固本为主，使扶正与祛邪同施，标本兼顾。

（五）痰瘀为法，后学为鉴

痰与瘀的关系，总体可概括为痰与瘀同源而异物，两者生理上相互联系，"津血同源"是其生理基础；病理上相互影响，"痰瘀同病"是其病理机制，因此，治疗上当痰瘀同治，两者兼顾。若专事其一，则或痰消瘀滞，或瘀去痰留，病必不除。吴老认为痰瘀同病的临床表现往往虚实夹杂、错综难辨，因此须详审病机，才能提高痰瘀病证的诊断。从临床上看，不是所有患者都具备典型痰瘀征象，往往只是在疾病某一阶段才明显表现出痰瘀互结的证候，如《素问·痹论》云："病久入深，营卫之行涩，经络失疏故不通"，即言疾病发展到一定阶段时，病位由气及血，从而影响到血液的运行，故疑难杂症、慢性久病及老年性疾病更存在痰瘀互结病机的可能。通过消痰祛瘀，使血液运行畅通无阻，水液代谢恢复常态，各种代谢产物得以及时排出，水谷精微不断化生、转输、布散，机体生理功能得以恢复正常，疾病便能逐步趋向好转。吴惟康还强调，本法既可作为单一的治法，也可结合其他治法应用，临证之时须圆机活法，不可拘泥。

痰瘀同治法是宽泛的治疗原则，"津血同源，痰瘀相关"的观点为临床治疗疑难杂症提供了新的理论依据和治疗手段。吴老认为痰瘀同治法的主要作用与现代医学中降脂、抗凝、降低血液黏稠度、保持体内血流通畅及改善微循环的思想是一致的。血液循环系统是机体提供营养物质，排泄代谢产物，维持生命活动的重要场所。病邪入侵和药物在体内发挥作用，都与之密切相关。痰瘀同治法的提出，在理论上，能进一步深入解释疑难杂病、慢性久病的复杂情况；在临床实践上，运用痰瘀同治法治疗疑难杂症及许多慢性病，均有较好的疗效，这也是痰瘀病因病机学说的进一步发展和完善。

痰瘀同源理论深入发展和完善了进一步分析疑难杂病、慢性久病及老年性疾病的辨证思维途径，并为提出新的治疗方法提供了理论依据。近年来，痰瘀同源论指导下的痰瘀同治法在治疗许多疑难病、顽疾、慢性久病中取得了较好疗效，与其相关的辨治方法在临床上亦逐步受到广泛重视，对临床颇具指导意义。

六、妇科疾病，常调气血

《素问·调经论》曰："人之所有者，血与气耳。"气血是构成人体和维持人体生命活动的基本物质，两者同源异流，皆化源于脾胃所运化的水谷精微，运行于经络，布散于周身，濡养脏腑组织官窍，维持人体正常的生理功能活动，同时也是女子经、孕、产、乳的物质基础。

（一）辨治妇科疾病，以气血为纲

吴惟康在临床辨治妇科疾病时十分重视气血理论，他主张"女子以血为本、以气为用"的思想，强调女子之经、孕、产、乳均以血为本，赖气以推动。如月经为血化气行，胎元赖血养气固，分娩靠血濡气推，产后亦需气血化生乳汁以养婴儿。此皆无不以血为本、以气为用也，故《圣济总录·妇人血气门·血气统论》云："妇人纯阴，以血为本，以气为用，在上为乳饮，在下为月事"，强调了气血对人体生命活动的重要性，并且明确提出了"妇人以血为本、以气为用"的观点。吴惟康认为气与血同源异流，气为血之帅，血为气之母，两者相互滋生、相互为用，在女子经、孕、产、乳的生理活动过程中缺一不可。若气血调和，则五脏安和，经脉通畅，冲任通盛，经孕正常。女子在经、带、胎、产的过程中，容易耗伤阴血，临床上妇科疾病常呈现出血分不足而气分相对有余的病机特点，正如《灵枢·五音五味》所云："今妇人之生，有余于气，不足于血，以其数脱血也"，揭示了女子以气血为本的生理特点和容易发生气有余而血不足的病理特点，明确了女子与气血之间的关系，为历代医家从气血角度辨治妇科疾病奠定了基础。

由于妇人的特殊生理和病理均以气血为基础，因此临床上常见妇人因气血失调而导致疾病，且气血两者，在生理上互根互用，气旺则血盛，气虚则血衰，一荣俱荣，一损俱损；在病理上又相互影响，气病则血行不畅，由气及血；血病则气不能独化，由血及气。正所谓"气病则血不能独行，血病则气不能独化"。故吴惟康强调临床治疗妇科疾病时应尤重气血，主张以"调理气血"为主，善用四物汤、四君子汤、当归补血汤等调治妇科各疾病。正如陈自明在《产宝方·序论》所说："大率治病，先论其所主。男子调其气，女子调其血"，又如《产宝方·序论》中云："气血者，人之神也。然妇人以血为基本，苟能谨于调护，则血室行，其神自清，月水如期，血凝成孕。"由此可知，"调理气血"在治疗妇科疾病方面具有很重要的临床指导意义。因此在长期的临床实践中，吴老辨治妇科疾病常从气血立论，圆机活法，力挽沉疴。

（二）治疗妇科疾病，调理气血为先

妇人以血为本，以气为用，常不足于血而有余于气，因而易致气血失调，故气血失调是妇产科疾病发生的重要机制之一。又"气血为病，当顺其气而调其血，培其本而资其源"。因此，在治疗上吴惟康主张调理气血为主，以"疏其血气，令其条达，而致和平"（《素问·至真要大论》）。即通过调理气血务使气血调和，冲任通畅，则经、带、胎、产诸病乃可愈。正如清代萧埙在《女科经纶》中所云："凡妇人病，多是气血郁结，故治以开郁行气为主，郁开气行，而月候自调。"此原则临床应用比较广泛，适用于各种妇科疾病。

吴惟康认为用"调理气血"之法辨治妇科疾病，首先要根据临床表现分辨病位在气还是在血，然后根据病位之不同而确立相应的治疗原则。吴老指出"大凡治疗妇科疾病需调理气血者，总不外乎：病在气分者，以治气为主，治血为辅；病在血分者，以治血为主，佐以治气；气血同病者，气血兼顾"。

（1）病在气分者，当以治气为主，治血为辅。临床常见的气分病机有气虚、气陷、气滞、气逆之不同。治宜虚者补之，陷者举之，郁者散之、行之，逆者降之、平之。

①健脾益气法：为气虚证而设。脾胃为后天之本，气血生化之源，脾胃虚弱，运化失司，临床出现以纳呆、便溏、神疲乏力、脉虚等为主要临床表现的证候。故临床上吴惟康将健脾益气法应用于妇科疾病中因脾胃虚弱而生化乏源所致的月经后期、月经过少、闭经等，常以四君子汤加减以健脾益气，以资化源。气虚者补之以甘，方中人参甘温益气，健脾养胃为君；白术苦温健脾燥湿，加强益气助运之力；佐以茯苓甘淡健脾渗湿，苓术相配，则健脾祛湿之功益著；炙甘草为使，益气和中，调和诸药。此四药甘温益胃，有健运之功，具冲和之意，故为君子。

②理气通滞法：多用于气滞证，适用于因情志不遂，肝气郁结，冲任血海阻滞而致月经先后不定期、痛经、闭经、不孕等病。治宜疏肝解郁，理气行滞。吴惟康常用柴胡疏肝散、逍遥丸等加减治疗。若气行不畅，津血停滞，痰湿内生，瘀血内停，气痰瘀互结而致多囊卵巢综合征、痛经、癥瘕、不孕等，需在理气通滞的基础上，兼以化痰散结、活血化瘀，常选用苍附导痰丸、桂枝茯苓丸等加减。

③升阳举陷法：多用于气陷证，适用于因脾气虚损，中气不足，冲任不固，带脉提摄无力所致的子宫脱垂及因脾气虚损，统摄无权，冲任不固，不能制约经血之崩漏等疾病。常以补中益气汤、升陷汤为代表方治之。补中益气汤方中人参、黄芪、白术、炙甘草甘温益气健脾，为治疗脾胃虚弱之常用药；配以升麻、柴胡气之轻而味之薄者，引胃气上腾，复其本位，使其升浮以行生长之令。

④调气降逆法：多应用于气逆证，表现为气机当降不降而反上升，或升发太过。引起气逆的原因，可有外邪侵袭，痰饮瘀血内停，情志失调等。因气逆而致的妇科疾病，多涉及肝、胃及冲脉，表现为肝阳上亢、胃失和降、冲气上逆。肝阳上亢者，治以平肝潜阳；胃失和降者，治以和胃降逆；冲脉隶属于阳明而附于肝，胃虚冲气上逆，或冲气常挟肝火上逆，灼伤血络而致妊娠恶阻、经行吐衄等，治以平冲降逆为主，或佐以和胃降逆，或佐以清热平肝。临床上吴惟康善用旋覆代赭汤加减治疗妇科疾病证属气机上逆者。盖因方中人参、甘草养正补虚，生姜、大枣和脾养胃，罗东逸谓之"所以安定中州者至矣"。更有代赭石得土气之甘而质沉，敛浮镇逆，领人参归气于下；旋覆花味辛而润，开肺涤饮，佐半夏以蠲痰饮于上。《古今名医方论》谓之此方为"归元固下之法"，故调气降逆多效此方之法。

（2）病在血分者，以治血为主，佐以治气。临床常见的血分病机有血虚、血瘀、血热、血寒等。治宜虚则补之，热者清之，寒者温之，血实宜决之。

①补血养血法：女子以血为本，以气为用，经、孕、产、乳又易耗伤阴血而致冲任亏虚，导致月经后期、月经量少、闭经、妊娠腹痛、胎漏、胎动不安、产后腹痛、产后身痛等病。常用四物汤、圣愈汤等加减治疗。吴惟康认为，四物汤为阴血受病之专剂，又专事女科，为妇科常用方，其组方以养血补血，佐以行气活血为配伍特点，寓通于补，使补而不滞，故为历代医家所推崇。正如陈修园在《女科要旨》中所云："四物汤为妇科总方，时人习用之。"

②活血化瘀法：是为瘀血内阻者而设，在妇科疾病中运用颇为广泛。瘀血是一种有形实邪，临床上导致瘀血的病因病机的多样，如气虚、气滞、血热、血寒、血虚、出血、肾虚等均可致

瘀血内停，冲任、胞宫阻滞而发生妇科诸疾。根据国内临床观察和实验研究资料，活血化瘀法具有改善微循环，改善血液流变学性质，调节血流分布和改善心脏功能，促进组织的修复与再生，促进增生性病变的转化和吸收等作用，可广泛应用于月经不调、痛经、闭经、崩漏、盆腔炎、癥瘕肿块、异位妊娠等疾病。《素问·阴阳应象大论》曰："血实者宜决之。"治宜活血化瘀，常选用桃红四物汤、失笑散、少腹逐瘀汤、膈下逐瘀汤等加减治疗。根据"久病入络""血不利则水"之说，对于血瘀较重或痰瘀互结者，在治疗时当佐以软坚散结，化瘀通络。常在活血化瘀方中加入海藻、昆布、鳖甲、牡蛎、穿山甲等中药及地龙、全蝎、水蛭等虫类药物以活血散瘀，搜剔通络。又《金匮要略》有"血不利则水"之说，血水同出一源，故临床上在活血化瘀的同时，还可以适当加入泽泻、茯苓、琥珀、通草、芦根等利水之品，亦能促进瘀血的消散，此即"化瘀利水"之谓。

③清热凉血法：多用于血热证。由于素体阳盛血热，或过食辛热，或外感热邪，导致热扰冲任，迫血妄行而出现月经先期、月经过多、崩漏、经行吐衄等。此为实热，治宜清热凉血，常用清经散、保阴煎等使清热而不伤水。至于虚热者，则宜滋阴清热，常用两地汤、知柏地黄丸等使壮水之主以制阳光。

④温经散寒法：多用于血寒证。因感受寒邪，客于胞中，或素体阳虚，虚寒内生，血为寒凝，冲任不畅，可见月经后期、月经过少、闭经、痛经、不孕等病。治宜温经散寒，常用温经汤、当归四逆汤等加减治疗。

（3）气血同病者，宜气血兼顾。气血两者在生理上互根互用，在病理上相互影响，因此，临床常见气病及血，或血病及气的气血同病病机，如气滞血瘀、气虚血瘀、气不摄血、气随血脱、气血两虚等。吴惟康指出，由于气与血关系密切，互根互用、互衍互化，故临床上一般多见两者同病、虚实夹杂的情况，因此，医者在临证时需根据临床证候特点辨证论治，随症加减，多法结合，灵活变通，切不可囿于一法而不知求变，否则失之大矣。

（三）圆机活法，协调脏腑

妇科疾病的发生是脏腑功能失常，气血失调，冲任督带，胞宫、胞脉、胞络受损，以及肾-天癸-冲任-胞宫轴失调综合作用的结果，而气血失调只是其中的一个重要环节，因此，吴惟康指出，辨治妇科疾病虽以气血为纲，但亦不可忽视脏腑、经络的协同作用。气血是构成人体生命活动的基本物质，也是脏腑、经络功能活动的物质基础，故脏腑、经络的功能活动在一定程度上能从气血盛衰上表现出来。但若以气血角度辨治所有妇科疾病尚有一定的局限性，尤其是对与脏腑功能失常关系密切的疾病如经断前后诸证、经行泄泻、子晕、子嗽等，如果只单纯地从气血论治则不能达到很好的治疗效果。因此，吴惟康对调理气血之法做了一定的发挥，以弥补单纯调理气血的不足。

（1）辨证求因，以气血为纲，肝脾肾为要 吴惟康认为，妇女"以血为本，以气为用"，妇女一生有经、带、胎、产、乳等诸多特殊时期，从而导致其存在相应的特殊疾病，并指出经、带、胎、产、乳均以血为本，以气为用。而气血化源于脏腑，运行于经络而布散于周身，其化生、转输、敷布的过程无不与脏腑功能密切相关，而其中尤以肝、脾、肾三脏在妇女生理、病理中占有重要地位。如肾主藏精，精可化血；肝主疏泄，并能藏血；脾主运化，能化血、统血，各脏器之间相互协调、相互作用，联系密切。因此，妇科疾病与肝、脾、肾之间存在着密切联系。故辨治妇科疾病除了以气血为纲之外，尚需结合脏腑辨证，尤其是肝、脾、肾三脏。

肝藏血，主疏泄，其性喜条达而恶抑郁。"肝主藏血，下行胞宫是为血海"，"肝属木，木气冲和条达，不致遏抑，则血脉得畅"。因此，若肝血不足，或藏血功能失司，则会出现闭经、月经不调、崩漏等病证。若因情志失调，肝气郁结，血为气滞，可导致月经不调、闭经、痛经及经前乳胀等病证。气有余便是火，若气郁化火，则可导致崩漏等病证。如果肝气平和，肝血充足，则能促进血脉流畅，血海安宁，使周身之血均能够随之而安。

脾为后天之本，气血生化之源，主统血、主运化。妇女以血为本，经、孕、产、哺乳等特殊生理状态均以血为用，每易致阴血耗伤。而气虚来源于脾胃所运化的水谷精微，若脾虚运化失司，则生化乏源，冲任血海亏虚，经血不能按时满溢而导致月经后期、月经过少，甚至无血以下而导致闭经。若脾虚不运，水谷不归正化，水湿内停，下注于带脉可导致带下过多等疾病。

肾为先天之本，主藏精。肾为冲任之本、气血之根，胞脉系于肾，因此，胞宫的生理功能活动与肾气的盛衰存在密切联系。若肾气不足，则系胞无力，常导致堕胎、胎动不安、不孕等疾病；若肾阴亏损，则临床可见经行后期、闭经、月经过少、不孕等证；若肾阳不足，命门火衰，失于温煦，胞脉虚寒，可致经行泄泻、经行浮肿、带下过多、子肿、不孕等证。

总之，肝、脾、肾三脏与妇科疾病之间存在着显著的相关性。吴惟康指出，妇科疾病的发病因素较多，且发病机理相对较为复杂，其五脏之间的关系显著，尤其是与肝、脾、肾的关系更为密切。在对常见妇科疾病展开治疗时，若是以调理肝、脾、肾功能入手，可达到良好的治疗效果。

（2）调理气血当重脾胃，以滋化源 《黄帝内经》曰："中焦受气取汁，变化而赤，是谓血。"说明脾胃为后天之本，气血生化之源，气机升降之枢纽，人体一切生理功能必须赖脾胃所化生的水谷精微以滋养。且脾主统血，与妇科关系密切，经、孕、产、乳，都是以血为用。若脾胃健旺，则血循常道，血旺而经调；否则，化源不足，脏腑功能减退，或血失统摄，溢于脉外而导致经、孕、产、乳诸疾。故《景岳全书·妇人规·经脉之本》云："故月经之本，所重在冲脉，所重在胃气，所重在心脾生化之源耳。"又阳明胃乃"水谷之海"，为多气多血之腑。而冲脉为"十二经之海"，与阳明经会于气街，并隶属于阳明。故胃中谷气充盛则冲脉满盛，血海充盈则月事以时下。反之，脾虚气血生化乏源，则可导致月经失调，乃致其他妇科诸疾。

临床上，导致脾胃病变的因素很多，如饮食不节、劳逸过度、情志不调、体质因素及其他疾病迁延不愈等，均可以损伤脾胃而导致疾病。李东垣在《脾胃论·脾胃盛衰论》中云："百病皆由脾胃衰而生也""夫脾胃不足，皆为血病。"盖脾胃为气血生化之源，又为统血之脏，而妇女以血用事，每易耗伤阴血，常导致气血失调的病变。若脾胃虚弱，或运化不及，气血生化乏源，或统摄无权，则可致月经不调、闭经、崩漏、带下病、妊娠恶阻、胎漏胎动不安、产后恶露不绝、发热、缺乳、子宫脱垂、不孕等各种妇科疾病的发生。其病证虽各异，但其病因病机均责之于脾，故吴老常以四君子汤、六君子汤、小建中汤等补益脾胃，以滋化源，使气血自生，脏腑得以濡润，病乃自安。

如一女性患者，徐某，26 岁。近年来月经后期，每 40～50 日一潮，且经量逐月减少，至今月经停闭，3～4 个月未行。伴纳差，头晕眼花，失眠多梦，倦怠乏力，舌淡苔薄白，脉细弱无力。辨证为脾虚化源不足，致血虚经闭。治宜益气健脾，养血调经。处方：党参10克，炒白术15克，茯苓20克，炙甘草6克，黄芪20克，熟地15克，白芍15克，当归20克，鸡血藤20克，陈皮10克，五味子10克，远志10克。此方继服6剂之后，诸证悉减，月经来潮，遂仍以上方加减又服10余剂，月经遂亦应期而至。吴惟康认为闭经病因复杂，有虚有实，亦有虚实夹杂者。其虚者主要责之于肾、脾。肾气不充，天癸不至，任脉不通，冲脉不盛，不能下注于胞宫；或脾气虚弱，不能化生气血，均可导致血海空虚，无血可下而致闭经。此患者乃因忧愁思虑，损伤心脾，以致营阴暗耗，且脾胃损伤，生化乏源，气血衰少，血海空虚，发为闭经。《兰室秘藏》云："妇人脾胃久虚，或形羸气血俱衰而致经水断绝不行"，与本例因脾虚化源不足，冲任血海空虚，无血可下所致经闭相类。故治疗应从补益脾胃，扩充化源入手，采用补脾益气养血之方治之，使脾气健运，生化有源，气血健旺，则月经如潮。

（3）调理气血需滋肾水，以固其本　妇科疾病的本质是脏腑及冲任二脉的功能失调，而肾则是五脏阴阳调节中心，肾为先天之本，其所藏之精是构成人体的基本物质，肾精所化之气是机体功能活动的原动力。胞宫司月经，与肾相系；血是月经的物质基础，气为血之帅，血为气之母，而"血之源头在于肾"（《病机沙篆》）。故《难经》曰："命门者……女子以系胞。"《冯氏锦囊秘录》曰："气之根，肾中指真阳也；血之根，肾中之真阴也。"说明了肾与胞宫相系，为气血之根。又冲、任二脉起于胞中，肾经与冲脉下行支并行，与任脉交汇于关元，且冲任的通盛以肾气充盛为前提，故冲任之本在肾。且肾藏精，精化血，血化气，精可化气，气亦可生血，血又可化精。故《傅青主女科》有"经水出诸肾"之说。肾-天癸-冲任-胞宫轴，以肾为主导，调节此轴各部分之间的平衡，若肾虚者则可影响到气血而为病。因此，妇科病与肾有着密不可分的关系，如先天肾气不足，或房劳多产，或大病久病，穷必及肾，均可导致肾气受损，影响冲任、胞宫而发生妇科疾病。所以吴惟康在治疗崩漏、月经量少、闭经、不孕、胎漏、胎动不安等疾病时，常在调气血的基础上，注重滋水益肾填精以固其本，使血气得平，病乃自安。

如患者姜某，20岁。诉月经延后，2～3月一至，色淡质稀量多，偶有血块，病历4年，经治效微。此次月经逾期半月来潮，初量较多，继之淋漓，40余日不净，伴头晕乏力，腰膝酸软，睡眠欠佳，纳差，面色㿠白，舌淡，脉细无力。辨证为肾气不足，冲任失于温养，固摄失司所致。治宜补肾益气，固冲调经。处方：熟地10克，山茱萸10克，菟丝子15克，淫羊藿10克，党参15克，山药10克，炙甘草5克，杜仲炭10克，血余炭10克，炒蒲黄10克，五灵脂10克。服药3剂后经净，但仍见面色㿠白，舌淡苔薄，脉沉细无力。此为肾气未复之故，治宜补肾固本。处方：熟地15克，山萸肉10克，菟丝子15克，杜仲10克，淫羊藿10克，巴戟天10克，枸杞10克，当归10克，山药15克，党参15克，黄芪20克，炙甘草5克。连续服药月余，月经按月来潮，其量减半，诸症皆平。半年后随访，经期恢复如常。吴惟康指出，肾主封藏，肾气盛则冲任血海蓄溢有度，月经应月而行，适时而止；反之则经乱失衡。本案首诊用补肾固冲之法以补气摄血，继之以补肾固本，"缓则治本"之意也。药取补肾温阳，配以滋养肝肾之品，肝肾同调，经血互生，共奏补肾气益精血，治之中鹄，经汛复常。

（4）调经肝为先，疏肝经自调　吴惟康认为，大凡人体之血贵在流通，流通则盛，瘀则为病，妇人更是如此。女子以血为本，而经带胎产中尤以月经与血关系最为密切。经水月月经过，按期如潮，言而有信，实乃血之充盈流畅的表现，可促进妇人新陈代谢。

肝为风木之脏，主疏泄，以气为用，性喜条达而恶抑郁；又肝主藏血，体阴而用阳。肝血下注冲任，血海按时蓄溢而为月经。又肝为冲任所系，与胞宫相通，与女子月经和胎孕关系尤为密切，故《临证指南医案》云："肝为女子先天。"然而，肝主疏泄，以气为用，况女子性情多偏执，多气多郁而易肝气郁滞，加之女子特殊的生理病理特点，故血易耗而气易结。因此，吴老强调调经必先调肝，调肝必先理气。只有肝气条达，气顺则血顺，气行则血行，则气血流通，疾病乃去。故临床上，吴老常以四逆散、逍遥散等加减治疗月经不调证属肝郁气滞者。如一患者平素月经先后不定期，以后期者多见，经量多，色深红，质稠，挟血块，伴经前乳房、少腹胀痛，颜面满布痤疮，色红，有脓点，患者平素精神压力较大，多梦纷纭，纳差，舌红苔微黄，脉弦数。该患者以月经不调伴乳房、少腹胀痛为主症，结合舌脉可诊断为肝郁化火，气滞血瘀之证。故治宜疏肝行气，活血调经，拟丹栀逍遥散加减。处方：柴胡10克，茯苓15克，当归10克，赤芍10克，栀子10克，牡丹皮10克，延胡索10克，香附10克，益母草

10 克，川牛膝 15 克，丹参 15 克，甘草 5 克。服药 4 剂后月经来潮。症状较前减轻，4 天后月经干净，经后改用养阴和血之品 6 剂，用上法调治 3 个月而愈。吴惟康指出肝藏血，司血海，主疏泄。肝气条达，疏泄正常，血海按时满溢，则月经周期正常；若情志抑郁，或恚怒伤肝，可致肝气逆乱，疏泄失司，冲任失调，血海蓄溢失常。疏泄太过则月经先期而至，疏泄不及则月经后期而来，遂致月经先后无定期。本例月经失调属肝气郁结，疏泄失常，气滞血瘀，肝郁化热，血海蓄溢无常。遂以逍遥散疏肝开郁；牡丹皮、栀子泻肝凉血；牛膝、益母草、丹参活血通经；香附、延胡索疏肝行气调经。诸药合用，共奏疏肝行气、活血调经之功。

　　综上所述，月经病与气血失调关系密切，气血失调可以产生多种月经病证，在临床上，根据调理气血原则，立法组方用药，可以对月经病证取得很好的疗效。

「针灸各家学说」撷粹

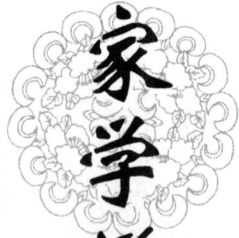

一、《黄帝内经》

《黄帝内经》是我国现存最早的、内容较完整的一部医学理论和临床经验相结合的古典医学著作，成书约在公元前 3 世纪。这部著作并非出自一时一人的手笔，而是在长时期内由许多人编写而成。原书十八卷，包括《素问》和《针经》（唐以后的传本把《针经》改为《灵枢经》）各九卷。《黄帝内经》在朴素唯物主义观点指导下，以论述中医基础理论为重点，兼述卫生保健、临床病症、方药针灸多方面内容，为祖国医学的学术理论体系奠定了广泛的基础。

（一）阴阳五行说

祖国医学在漫长的发展过程中，之所以一直起着指导临床的作用，就是由于它具有独特的理论体系。如脏腑、经络、病因、病机、诊法、辨证、治则、方药、针灸、摄生等学说，都属于中医理论体系的组成部分。其中最可贵的，是它在阐述这些学说的时候，均贯穿着古代朴素的唯物辩证思想。

1.阴阳学说——朴素的对立统一规律的学说

中医的自然观，认为宇宙是物质的，而气是构成宇宙的元初物质，宇宙间存在着复杂而多样性的物质，都是由于气这一元初物质，经过复杂多变的种种运动形式而构成的。其中最主要的就是由于阴阳两个方面的相互作用，所以叫做"阴阳变化"。因而认为任何事物的发展和运动无不处于阴阳的对立之中。就是说一切有生命的现象包括人体在内，都充满了阴阳矛盾。总之，可以说人体本身就是一个阴阳对立统一体。

（1）阴阳学说说明各种事物之间存在着普遍联系，以及事物变化复杂多样性。《灵枢·阴阳系日月》中说："阴阳者有名而无形。"指出阴阳是说明事物性态的抽象概念，而不是某种具体的有形物体，特别是指复杂多样事物之间的普遍联系。

（2）阴阳说明了平衡与不平衡的辨证关系。事物的运动总是存在着平衡与不平衡的辨证关系。事物的运动，总是平衡与不平衡的两种状态，平衡和不平衡都是事物存在和发展不可缺少的环节。没有平衡，事物就不可能有一定质的规律性；没有不平衡，矛盾统一就不会破坏，一事物就不能转化为他事物。所以医生治病的唯一手段，就是通过种种方法，以纠正其阴阳的不平衡性。

（3）阴阳之间是相互转化的。阴与阳的对立统一，不仅相互依存，而且相互转化。转化必须具备一定条件，如重阴重阳的"重"，寒甚热甚的"甚"，寒极生热，热极生寒的"极"，都应该是条件。不论阴阳寒热任何一方面，还没有达到重、甚、极的程度，便不可能向相反的方面转化，必以一方发展到一定的必要程度为前提。这标志着中医对转化的条件有了某种直观的觉察。

（4）阴阳是一对矛盾，但却有主要和次要之分。阴阳是相互依存的，但在矛盾过程中所处的地位却不一样，是以阳气为主要矛盾的，因此，首先要保护阳气，使其能够卫外为固，起到护卫和调节机体的作用，这是身体强健的关键。

以上是阴阳学说的大致概括。

尽管如此，阴阳学说在古代毕竟还是自发的、朴素的，不能与马克思主义科学的矛盾法则相提并论。它的朴素性突出地表现在阴阳范畴和辩证法所说的矛盾范畴有着本质的区别。事物内部所包含的一切对立都是矛盾，矛盾范畴对于各对立面的性质，除了指出它的对立统一外，不加其他任何限定。而阴阳在医学中却包含着一定的具体内容，对于对立双方的性质做了某种限定的概括。矛盾范畴是对世界上一切矛盾现象的最抽象、最一般的概括，因而它比阴阳概括的内容要广阔得多，阴阳仅是矛盾中的一类而已。

中医学通过阴阳学说表现出对矛盾的相互依存，相互转化和相互斗争，例如，《素问·疟论》说："阴阳上下相争，虚实更作，阴阳相移。"有了一定的认识，但只限于天才的想象，直观的范围，不可能概括出矛盾统一下的相对性和斗争性的绝对性这一原理，不可能懂得同一性和斗争性的辩证关系。所以说阴阳转化，只局限在周期性的循环方面，也就囿于直观的狭小天地，不曾明确指出事物由低级向高级的发展的前进过程。

由于历史条件的限制，阴阳学说固然存在一些缺点，但中医学特别是《黄帝内经》作者们以朴素直观的形式阐述了对立统一规律的一些重要原则，大大超过了他们的前辈和当时的许多哲学家，取得了十分光辉的成就。中医学的许多医学原理之所以具有巨大的生命力，甚至今天依然有指导实践的意义，其重要原因之一，正在于贯穿着朴素的对立统一学说，这是我们要努力发掘、整理提高、继承发扬的。

2.五行学说——朴素的系统论

五行学说应用于医学中，对研究和整理古人积累的大量临床经验，形成中医学特有的理论体系，起到了巨大的推动作用。它促使人们从系统结构观点观察人体，有助于比较、辩证认识人体局部与局部、局部与整体之间的有机联系，以及人体与生活环境的统一。整体观念是中医学的一个基本特点，这是大家所公认的。五行学说的应用，加强了中医学关于人体是一个整体的论证。中医学所采取的整体系统方法，在五行学说的帮助下，得到了进一步的加强和系统化。

五行学说把整个世界看作是大大小小的系统整体，并在某种固定的数字排列中，在特殊的物质属性（木、火、土、金、水）和特殊的关系（生、克、乘、侮）中，寻找系统整体普遍适用的一般结构模型，这只能在一个很狭小范围内说明事物的某些关系，而不能更科学地、更深刻地揭示事物本质联系和一般规律。因此，它的内涵虽具有唯物辩证法因素，但还是朴素的。

（二）脏腑经络学说

脏腑经络学说，是中医独特的理论体系中用以说明生理、病理的重要理论。《黄帝内经》关于脏腑经络的论述，已比较系统而全面。如十二官之功能，五脏之生成，五脏所主所藏，五脏应四时，五脏之气法四时五行而治，五脏满而不实，六腑实而不满，五脏为藏，六腑为器，脑、髓、骨、脉、胆、女子胞为奇恒之府，胃为六腑之大源，皮有分部，邪始入而传络脉，而三阴三阳之气血与之相为表里，三阴三阳之开阖与枢转等亦与之相关。其中介绍脏腑功能，有一段不平凡的记载。《素问·经脉别论》提到饮食经过胃和消化道的吸收，其中水谷精微之气，散之于肝；精气的浓浊部分，上至于心，由心脏输送精气，汇流于肺，所谓"肺朝百脉"；由肺（通过心）再把精气转输到全身，包括体表皮毛和体内脏腑等组织。这是对人体体循环和肺循环的大致正确的论述。《素问》还提出"心主身之血脉"和"经脉流行不止，环周不休"的理论，表达了心脏和血脉的关系和血液循环的概念。

经络学说也是中医生理学说中的一个重要部分，马王堆汉墓出土了两种关于十一脉的帛书，内容较《黄帝内经》简略得多，但亦初具规模。所以它的起源恐怕也是很早的。经络包括血脉，但是《黄帝内经》认为它的作用绝不只是血液循环的通道，而是联系人体内外各脏腑器官的一个重要的联络和传导系统，在疾病的诊断和治疗方面，特别是针灸治疗方面有特殊意义。所以《灵枢·本脏》篇虽然指出它的具体功能是"行血气而营阴阳，濡筋骨，利关节"，但是《灵枢·经别》篇却说它是："人之所以生、病之所以成，人之所以治，病之所以起"的重要系统。《灵枢·经脉》篇也说它的作用能够"决死生，处百病，调虚实"，可见经络学说在中医学术中的重要意义了。

人体通过经络的联系，就使身体各部，特别是四肢和内脏之间发生一种特殊关系，不但内脏的病变要反映到体表的经络上来，而且对体表的经络加以针灸或按摩等即可治疗内脏的疾病。这种关系不但被中医长期临床实践所证明，而且也被近来的科学实践所证实。所以对经络学说的理解，决不能认为仅仅是古人对血管系统的朴素认识。其中也反映了我们今天尚未发现的某种体表与内脏之间的特殊联系。

除十二经脉之外，《黄帝内经》还提到督脉、带脉、冲脉、任脉等。督脉和肾及脑有关，冲脉、任脉和带脉则都和女子的生殖系统有关。这些在中医的临床实践上都有一定的意义。

（三）病因与病理

病因就是导致人体产生疾病的原因，病理就是由于人体内因条件的失调和外在致病因素的不同，从而使人体在发病过程中，产生各种不同变化与病症的道理。

祖国医学是广大劳动人民通过长期医疗实践的观察与体验而积累的丰富经验。《黄帝内经》中的病因与病理，就是在脏腑经络的整体观念的基础上，逐步形成的比较有系统的理论。它有以下两个主要特点。

（1）疾病的发生和变化是错综复杂的，但归纳起来，不外是人体的内因依据和致病的外在因素两个方面。这两个方面即"正"和"邪"。"正"是指机体各脏腑组织器官的功能活动，以及其对外界环境的适应力和对致病因素的抵抗力；"邪"是指一切致病的因素。而疾病的发生，即是"正邪相争"（一对矛盾斗争）的反映。《黄帝内经》强调"正"是人体发病过程中起主导作用的一个方面，故有"正气存内，邪不可干"和"邪之所凑，其气必虚"之说。这种以内因为根据，以外因为条件的朴素的辩证思想是十分可贵的。

（2）"审证求因"。祖国医学对各种病因的认识，是在医疗实践的过程中，逐步观察到客观存在的各种疾病的不同证候表现是具有规律性的。如将病因归纳为六淫、七情、饮食不节、劳逸过度及创伤、虫积等几个方面，病机归纳为病机十九条等。因此，审证求因是中医辨证论治中的一个重要环节。这部分内容，实际上也包括了一些病理学的论述。

由于致病因素和外在环境条件及体质等的不同，所以，在疾病演变过程中的病理变化也是错综复杂，多种多样的。古代医家从各种各样复杂多变的疾病中，逐步认识到病理变化的规律性。这就是：从疾病变化的部位上来看，不外乎是表里出入、上下升降的变化，从疾病的性质上来看，又不外是寒热进退的相互转化，正虚邪实的相互交错，气血阴阳的相互失调等。而这些方面的变化过程，都是机体抗病能力与病邪交争，以及脏腑自身功能失调的种种表现。因此，各种疾病的病理变化，归纳起来，总不外乎是邪正消长与阴阳失调的结果。

（四）诊断方面

《黄帝内经》谈切脉，除目前仍沿用的两手腕部的桡动脉外，还记载了头面部的颞颥动脉和下肢的胫前动脉，作为人体体表3个切脉部位。至于望诊，经验更为丰富，内容逐渐趋于完善。如三部九候脉状，诊脉之始，首重五脏之脉，脉与四时阴阳的关系，诊候之法，脉之种类，五色之脉，四时之脉，不治之脉，内伤之脉变，平脉与死脉，五脉应象，腹脉法（诊任脉冲脉之气穴）等。书中还特别强调在诊病中切脉和望诊的相互结合运用，以防止诊断中的片面性。

（五）关于临床病症

《黄帝内经》叙述了44类共310种病候。其中包括各科多种常见病症，如伤寒、温病，暑病，疟疾，咳嗽，气喘，泄泻，痢疾，寄生虫病，肾炎，黄疸性肝炎，糖尿病，流行性腮腺炎，多种胃肠病症、衄血、呕血、便血、尿血等出血性病症，心绞痛，风湿性关节炎，神经衰弱，精神病，癫痫，麻风，疔毒，痔疮，血栓闭塞性脉管炎，颈淋巴结核，食管肿瘤及一些妇科、五官科、口齿病症等。书中对一些病症的病因、证候、治法等有不少生动的描述和卓越的见解。如噎膈（包括食管肿瘤在内），有"饮食不下""食饮入而还出"，这样抓住主要症候特征的描述。对颈淋巴结核（书中称为瘰疬、鼠瘘）认为"鼠瘘之本，皆在于脏，其末上出于颈腋之间"，正确地指出了它和内脏结核的关系。《黄帝内经》关于病症的论断，为后世深入研究病症，提供了丰富而有价值的临床参考资料。

（六）治疗方面

在治疗方面，《黄帝内经》强调"治未病"这样以防病为主的医疗思想。至于如何治病？书中精辟地分析了"治病必求于本"的道理，以及临床上如何掌握治本治标的问题。关于具体治疗，《黄帝内经》运用了内服（包括药物和饮食治疗）、外治、针灸、按摩、导引等多种治法。其中值得一提的是，当时已有腹腔穿刺术治疗腹水病症的详细记录。方法是用针刺入脐下关元穴的部位，再用筒针套入引水外流。腹腔积液留到一定程度，把针拔出，紧束腹部以避免手术后因腹腔压力骤变，引起心腹烦闷的症状。这种手术操作方法和术后处理，反映了我国古代医学家的聪明才智和学术水平。此外，《灵枢·痈疽》篇记载，当脱疽（相当于血栓闭塞性脉管炎）的病情不能控制时，采用手术截除的应急手术，以防止向肢体上端蔓延发展。由此可见，《黄帝内经》一书不仅具备辩证的、科学的防治观点，并积累了相当丰富的实际治疗经验，促进了后世医学的发展。下面仅就《素问》、《灵枢》中有关针刺学说简要介绍如下。

1.《素问》

《素问》记载的刺法，讲明十二经之络、脉络骨空、气穴、四时之刺（春刺经脉、夏刺孙络、长夏刺肌肉、秋刺皮肤、冬刺骨髓），病有浮沉，刺有浅深，论针刺之法补泻之道，法天则地候气乃刺，九针之应（一法天、二法地、三法人、四法时、五法音、六法律、七法星、八法风、九法野），用针五法（一曰治神、二曰知养身、三曰知毒药为真、四曰制砭石大小、五曰知脏腑气血之诊），用针应知真气邪气三部九候病脉，病之虚实与其顺逆生死，论针刺五脏热及其刺法，刺各病之法，刺疟、刺腰痛、刺入实（热）、入虚（寒）。缪刺、神气血形志之补泻，针刺防误伤六道，刺五脏死，误刺中脉致死，刺禁略附灸法。

2.《灵枢》

《灵枢》八十一篇，除阐明脏腑、骨脉、经络、营卫、阴阳及论证病机外，通篇要旨在论针刺，假问答形式畅言用针之法，这是中医针灸学的一部重要典籍。针刺者，取其疾也，而其效能，在于调理，审其虚实而调之，虚补实泻，以调过与不及之患。"凡刺之理，经脉为始，营其所行，知其度量，内刺五脏，外刺六腑，审其卫气，为百病母。调其虚实，虚实乃止；泻其血络，血尽不殆矣"（《灵枢·服禁》）。然调理者以气调为主，散血出气，气至而有效。气调以至其平，平则无病。故曰："持其脉口，人迎，以知阴阳有余不足，平与不平，天道毕矣"（《灵枢·始终》）。兹撮其大旨，分述如下，以示概要。

（1）用针　刺用针，针有九：一曰镵针，刺热以泻阳气；二曰员针，以泻分肉之气；三曰鍉针，以按脉取气，令邪独出；四曰锋针，以发痼疾；五曰铍针，以取大脓；六曰员利针，以取暴气；七曰毫针，刺寒以取痛痹；八曰长针，以取远痹；九曰大针，以泻机关之水。针既分为九种，每种有其特殊的效用。"九针之宜，各有所为；长短大小，各有所施也。不得其用，病弗能移。疾浅针深，内伤良肉，皮肤为痈。病深针浅，病气不泻，支为大脓。病小针大，气泻太甚，疾必为害。病大针小，气不泄泻，亦复为败。失针之宜。大者泻，小者不移"（《灵枢·官针》）。

（2）刺法　持针之道，欲端以正，安以静。坚者为实，正指直刺，深浅在志，精心专一。手如握虎，神在秋毫。一针既刺，伏如横弩，起如伏机。刺法有九，以应九变："一曰输刺，刺诸经荥输脏俞也。二曰远道刺，病在上取之下，刺府俞也。三曰经刺，刺大经之结络经分也。四曰络刺，刺小络之血脉也。五曰分刺，刺分肉之间也。六曰大泻刺，刺大脓以铍针也。七曰毛刺，刺浮痹皮肤也。八曰巨刺，左取右，右取左。九曰焠刺，刺燔针则取痹也"（《灵枢·官针》）。

刺又有十二节，以应十二经：

"一曰偶刺（双刺），以手直心若背，直痛所一刺前，一刺后，以治心痹，刺此者，傍针之也。二曰报刺（重复再刺），刺痛无常处也。三曰恢刺，恢筋急以治筋痹也。四曰齐刺，以治寒气小深者也。五曰扬刺（散刺），以治寒气之博大者也。六曰直针刺，以治寒气之浅者也。七曰输刺，以治气盛而热者也。八曰短刺，以刺骨痹者也。九曰浮刺，以治肌急而寒者也。十曰阴刺，以治寒厥者也。十一曰傍针刺，以治留痹久居者也。十二曰赞刺（助刺），以治痈肿也"（《灵枢·官针》）。

"一刺之中而有三刺之法，先浅刺绝皮，以出卫中之阳邪。再刺稍深，取营中之阴邪。三刺最深，入分肉之间，则谷气出"（《灵枢·官针》）。

至于应五脏之刺有五："凡刺有五，以应五脏。一曰半刺，浅内而疾发针，如拔毛状，以取皮气，此肺之应也。二曰豹文刺（言其多也），左右前后针之，中脉为故，以取经络之血者，此心之应也。三曰关刺（关节刺），直刺左右，尽筋上，以取筋痹，慎无出血，此肝之应也。四曰合谷刺，左右鸡足，针于分肉之间，以取肌痹，此脾之应也。五曰输刺，直入直出，深内之至骨，以取骨痹，此肾之应也"（《灵枢·官针》）。

以上介绍了《灵枢》对刺法的记载，有九变输刺等法、十二节偶刺等法、五刺半刺等法，《灵枢·刺节真邪》还有振埃、发蒙等法就不一一赘述了，可见《灵枢》对刺法的记载是丰富多彩的。

（3）取穴　凡用针，当先明骨节之大小广狭长短，骨节既定，然后分别经络所在，度以身寸，以明孔穴，乃施针刺，刺则有其气穴（三百六十五），刺者必中气穴，无中肉节。中气穴则针游于巷，中肉节则皮肤痛，以顺为逆，而有害之。故针必取穴，误中五脏者死，误中其他要害者亦死。穴者必气之流行出入之处也，别为五类，亦谓之五输："病在藏者取之井（气出之处）；病变于色者（五色独决于明堂）取之荥（气流之处）；病时间时甚者取之输（气注之处）；病变于音者取之经（气行之处），经满而血者病在胃，及以饮食不节得病者，取之于合（气入之处），故命曰味主合，是谓五变也"（《灵枢·顺气一日分为四时》）。五输之所入为合，即各经之合穴，如胃合于三里，大肠合于巨虚、上廉，三焦合于委阳是也。六腑之病，取之于合，五脏之病，或取经穴，或取合，或取输。故凡刺之道，必通十二经络之所终始，脉络之所始终，脉络之所别处，五输之所留，六腑之所与合，五脏之所溜处也。

（4）针刺手法 针有直刺，有傍刺，有深刺，有浅刺。病有虚实，刺有徐疾。徐入徐出谓之异气，吸则纳针，呼则引针。欲泻者，疾纳而徐出也；欲补者，徐纳而疾出也。

病有六变，因六脉而变也，刺脉之法："刺急者，深内而久留之；刺缓者，浅内而疾发针以去其热；刺大者，微泻其气无出其血；刺滑者，疾发针而浅内之，以泻其阳气而去其热；刺涩者必中其脉，随其逆顺而久留之，必先按而循之，已发针，已按其痏，无令其血出，以和其脉"（《灵枢·邪气藏府病形》篇）。脉实者，深刺之，以泻其气，脉虚者，浅刺之，使精气无得出，以养其脉，独出其邪气。

刺有三变，刺营者出血，刺卫者出气，刺寒痹之留经者出内热。

刺大经曰巨刺，刺大络曰缪刺，皆右取左，以左取右。刺肥人深而留之，刺瘦人浅而疾之，刺常人则无失常数。刺壮士，其气涩血浊者，深而留之，多益其数；若气滑血清者，浅而疾之。刺婴儿以毫针，浅刺而疾发针（《灵枢·逆顺肥瘦》）。

（5）证治 凡将用针，必先诊脉，视气之剧易，又察其经络之虚实，视其应动者，然后取之，乃可治也。一针在手，形气之顺逆，不可不知，营卫相随，阴阳已和，清浊不相干，则谓之顺。清气在阴，浊气在阳，营气顺脉，卫气逆行，清浊相干，乱于胸中，则谓之逆。"形气不足，病气有余，是邪胜也，急泻之。形气有余，病气不足，急补之。形气不足，重不足则阴阳俱竭，气血皆尽，五脏空虚，筋骨髓枯，老者绝灭，壮者不复矣。形气有余，病气有余，此谓阴阳俱有余也，急泻其邪，调其虚实。故曰：有余者泻之，不足者补之，此之训也"（《灵枢·根结》篇）。是以凡用针者，虚则实之，满则泄之，郁积则除之，邪胜则虚之。病在上者下取之，病在下者高取之。病在头者取之足，病在腰者取之腘。治病先刺其病之所从生也。上寒下热，推而上之。上热下寒，引而下之。大热偏身，推而散之。卫气积于胸中者上取之；积于腹中者下取之；上下皆满者傍取之。病先起阴者，先治其阴后治其阳；病先起阳者，先治其阳后治其阴。阴盛阳虚，先补其阳，后泻其阴而和之。阴虚阳盛，先补其阴，后泻其阳而和之。若虚而泻之，是谓重虚，重虚者，病益甚。脉动而实且疾者，疾泻之，虚而徐者则补之，反此者病益甚益（《灵枢·终始》）。

针治诸证者，刺诸风，癫狂，热病，寒病，周痹，头痛，头项七窍病，卒然失音、心痛、虫瘕蛟蛕，胸背腹痛，上膈下膈虫痛，腰痛，厥痹，四肢病，久病，诸病诸痛，痈疽等。

（6）刺禁 察气之逆顺，审脉之盛衰，以知病之可刺，与其已不可刺也。诸脉小，阴阳形气俱不足，勿取以针而调以甘药也。刺法曰，无刺熇熇之热，无刺漉漉之汗，无刺浑浑之脉，无刺病与脉相逆者。"上工刺其未生者也，其次刺其未盛者也，其次刺其已衰者也。下工刺其方袭者也，与其形之盛者也，与其病与脉相逆者也"（《灵枢·逆顺》）。"凡刺之禁，新内勿刺，已醉勿刺，新怒勿刺，新劳勿刺，已饱勿刺，已饥勿刺，已渴勿刺，大惊大恐，必定其气乃刺之。乘车或出行而来者，坐卧休息之定，乃刺之"（《灵枢·终始》）。

（七）小结

《黄帝内经》包括《灵枢》与《素问》两部。其中《灵枢》多数是讲针灸疗法，对针灸的理论阐发颇多，如经脉、经穴、针灸手法，配穴处方等均有详述。因此，它是内容极为丰富的中医针灸经典著作，也是学习针灸者必读之书。

《黄帝内经》对针灸学术的贡献，约有以下几方面。

（1）创立经络学说。对经络的循行，分布、长度、主病和脏腑的表里配合及经别、经筋的作用等均做了详细的讨论。

（2）规定穴位名称，部位、尺寸、数字等都有了详细的记载，孔穴总数 365（除去重复，实有 295 穴），其中单穴 25 个，双穴 135 个，穴名共 160 个，这可能因年代久远而有脱失。

（3）发明九针。对九针的形态、作用、操作方法等都做了详细的介绍。从这里也说明了在 2000 多年前，针具的种类已多样化，并且分别叙述各种不同的用途。

（4）肯定了腧穴的主治作用，对某病用某穴均有明确记载。如《素问·刺疟论》、《素问·热论》及《素问·痹论》等都指出了主治腧穴及操作方法。

（5）指出了禁制。如《素问·刺禁论》中，曾详细地指出某些输穴部位不能任施针灸等。

二、秦越人和《难经》

秦越人，字扁鹊，战国时人，据卢南乔考证，扁鹊是齐桓公午至秦武王荡时期（公元前357年略前～公元前307年）的人。

秦越人是祖国医学奠基人之一，是民间医学的开创者，他革新医疗工具（许多记载说他自己"砥针砭石"，或说他使弟子子阳砭针砥石）发明诊法（独取寸口并首创关脉），使针灸从此走上日益发展、日益完美的坦途。凡此种种，无不给予后世以深刻的影响。我们之所以这样说，并不是认为扁鹊在这诸多方面已经达到了最高峰，而是认为在当时的历史条件下取得了首创的、优异的成就，并为后世的继承、发展凿开了涌水之源。

《难经》旧传是春秋时秦越人（扁鹊）所著。但《史记·扁鹊传》、《汉书·艺文志》均无记载，张仲景《伤寒病杂论》序和《隋书·经籍志》虽然都提到《难经》，但也未注明作者的姓名。唐代杨玄操《难经注》和《旧唐书·经籍志》才说难经是秦越人的著作。根据文献所载，《难经》的著作时代，当然在《伤寒杂病论》之前，经历了较长时间的辗转相传，不断修改、整理、补充的过程，而逐步写成的。

关于《难经》书名的含义，有两种解释，一是一难字作为问难之"难"，如徐灵胎《难经经释》自序说："以灵素之微言奥旨，引端未发者，设为问答之语，俾畅厥义也。"一是以难字作为难易之"难"，如杨玄操序文说："名为八十一难，以其理趣深远，非卒易了故也。"从《难经》的体例和文义分析，前一种说法较为恰当。

（一）秦越人在医学的贡献

1.诊法方面

秦越人取《素问》、《灵枢》中有关经脉脏腑的议论，发挥为《八十一难经》，其中尤以发挥经脉的内容特多，而经脉之中又以发挥脉法最有成就，为后世所称颂，故圭斋欧阳氏（《难经本义汇考》引。欧阳氏名玄，字厚功，庐陵人）说："切于年之寸口，其法自秦越人始，盖为医者之祖也。"

其所言脉法，主要见于一至二十二难。其中有所发明者。

（1）独取寸口，并分为寸关尺三部。《素问·五藏别论》，仅言"气口何以独为五脏主"，并没有说："独取寸口"，而秦越人以寸口为"脉之大会"，又是"五脏六腑之所终始"，故以独取之。《素问》切脉的三部，是指头手足，不是寸关尺，偶亦谈及尺脉，亦未与寸相对而言，全书却没有言及关脉。至于"从关至尺，是尺也，阴之所治也，从关至鱼际，是寸内，阳之所治也"这种提法，显然是从秦越人开始的。

（2）以菽法权轻重。《难经·五难》说："脉有轻重何谓也?然，初持脉如三菽之重，与皮毛相得者，肺部也；如六菽之重，与血脉相得者，心部也；如九菽之重，与肌肉相得者，脾部也；如十二菽之重，与筋平者，肝部也；按之至骨，举指来疾者，肾部也。故曰轻重也。"日本人丹波元简在《脉学辑要》中说："菽，小豆也，三菽者，每部一菽也；六菽者，每部二菽也；九菽，十二菽仿此。"《素问·经脉别论》说："气归于权衡，权衡以平。"好比天平，以一菽置于一边，则这一边低下若干，以比手指在脉口按下若干，所以丹波元简的解释还是合情合理的。总之，用菽法说明指按的轻重，主要是说明按指之力要轻，而不宜过重。这个精神是很可取的。

（3）以呼吸定息分脉的阴阳。《难经·四难》说："脉有阴阳之法，何谓也？然，呼出心与肺，吸入肝与肾，呼吸之间，脾受谷味也，其脉在中。呼出为阳，吸入为阴，心肺为阳，肾肝为阴，各以部位高下而应之。一呼再动，心肺所主。一吸再动，肾肝所主，呼吸定息脉五动，闰以太息，为脾所主。"所谓"其脉在中"，即指脉应于呼吸之间而言。一般所谓"肺主出气、肾主纳气"，即源于此。

2.刺法方面

《难经》自六十九难至八十一难专论刺法，兹归纳其主要内容如下：

（1）根据五行生克学说配穴施行补泻：秦越人对补泻虚实的具体措施是以五输穴为基础，用五行生克的关系为指导，通过配穴形式而体现的。其方法有两种：其一即"子母补泻法"。《难经》六十九难中指出"虚者补其母，实者泻其子"。这种方法在脏腑之间的制化作用失调，因而出现"子病犯母"或"母病及子"，发生脏腑或虚或实的病理变化时应用。

其二是"泻南补北法。"《难经·七十五难》中记载："东方实，西方虚，泻南方、补北方""东方肝也，则知肝实；西方肺也，则知肺虚。南方火，火者木之子也，北方水，水者木之母也。水胜火，子定能令母实，母能令子虚，故泻火补水，欲令金实，不得平木也"。

王履认为火乃木之子，子火即助母木而致肝气亢实，只有补水泻火，使水能胜火，则火势退而木气衰，这就是母能虚子之义。表面虽没有益金，实则火退则金不受克而制木，土又不受克而生金。因此，虽不补金，而金自受益、所谓"不治之治"的效验，往往如此。

（2）诠释迎随和调气的关系，将补泻手法归纳为两大类。

秦越人录述《黄帝内经》经旨，在《难经·七十二难》中提出："所谓迎随者，知营卫之流行，经脉之往来也，随其逆顺而取之，故曰迎随：调气之方必在阴阳者，知内外表里，随其阴阳而调之，故曰调气之方，必在阴阳"。这里可以看出，他认为迎随补泻的基础，在于根据十二经脉之气的行走方向，采取随以补虚，迎以泻实的针刺方法。

按照《灵枢·逆顺肥瘦》中"手之三阴，从脏（胸）走手；手之三阳，从手走头；足之三阳，从头走足；足之三阴，从足走腹"的经脉走向，凡在针刺时，进行逆取的就是"迎"，属于泻法；进行顺取的，就是"随"，属于补法，譬如治疗肺经实证，须用迎的方法，以针尖向上臂方向，即迎着肺经所行走的方向刺入。相反，如治肺经虚证，用随的方法，以针尖向下臂方向，即随着肺经所行走的方向刺入。

而调和经气的方法，认为必须以阴阳为基础，以人体皮肉、筋骨、内外、表里的关系为根据，随着阳外阴内的原则来施行手法。这样把补泻的作用和性质，概括分成了两类：一类是根据经气的顺逆的迎随方法；一类是顺从阴阳的调气方法。这样才能正确进行治疗，达到补虚泻实的目的，这种学说给后人以很大的启示。

（3）倡导提插补泻：秦越人在《难经·七十八难》中指出"补泻之法，非必呼吸，出内（纳）针也……得气，因推而纳之，是为补；动而伸之，是为泻……"这就是说，施行补泻手法时，不一定施行呼吸和进针、出针的某些方法，在进针得气后，如果将针推内（向下插）的，是补法；如果将针动伸（向上提）的，是泻法。此种补法重插，泻法重提的原则，是提插补泻的基础。后人紧按慢提为补，紧提慢按为泻的方法，就是以此为根据的。

（二）小结

"《难经》十三卷，乃秦越人祖述黄帝内经，设问答之辞，以示学者，所引经言，多非灵素本文，盖古有其书，而今亡之耳"（吕复）。

《难经》的内容，很明显地可以分做六大类，如吴澄氏所云："一至二十二论脉。二十三至二十九论经络。三十至四十七论脏腑。四十八至六十一论疾。六十二至六十八论穴道。六十九至八十一论针法"（《医籍考》引吴氏赠医士章伯明序）。从《难经》的全书内容看，虽大部分内容是论述中医基础理论、基本知识和基本技能，但其落脚点和归宿是落在针刺的治疗上。故在八十一难中，经络、腧穴、针法就有二十八难。几乎占全书 3/8，足以说明作者重视针法的研究和传授。

至于对《难经》的评价，徐大椿颇有扼要讲，徐氏说："推本经旨，发挥至道，剖晰疑义，垂示后学，真读《内经》之津梁也。但其中亦有未尽善者，其问答之词，有即引经文以释之者，经文本自明显，引之或反遗其要，以至经语反晦，或则无所发明，或则与两经相背，或则以此误彼，此其所短也。其中有自出机杼，发挥妙道，未尝见于《内经》而实能显《内经》之奥义，补《内经》之所未发"（《医学源流论》）。

三、张仲景和《伤寒论》

我国汉代医学大家张仲景所著《伤寒杂病论》，成于 1 世纪初，后人把本书分别整理成《伤寒论》和《金匮要略方论》两书。

《伤寒论》在医学上的贡献，主要是诊断中的辨证方法，以及切合病情的多种治法和方药，并录针灸疗法。就《伤寒论》中所载原文 397 条，其中运用针灸的有 31 条，从这 31 条原文中，可以反映出张仲景在针灸方面的成就和贡献，兹简介如下。

（一）急则治标，缓则治本

《伤寒论》中治病，始终贯穿着"急则治其标，缓则治其本"的精神，首先重视治本，惟在标病急迫时，则治其标，或标本兼治。在运用针灸的条文中，同样也采用这一原则。例如，108 条肝乘脾，名曰纵，刺期门。109 条肝乘肺，名曰横，刺期门。两条病症虽同属伤寒，但是两者均以肝强而乘脾或侮肺，故均刺肝之募穴期门而泻之，以除其病本，则肝不乘脾，侮脾而自安和。117 条系用灸法治疗奔豚，是寓有治标之意。因仍有桂枝汤证（此先病为本），但已引发奔豚（此后病为本）。此时若不施灸，唯恐邪陷少阴，故灸与汤并用，标本兼顺。

（二）邪踞三阳，宜用针刺

《伤寒论》辨证施治之法，主要运用八纲作为辨证施治的纲领，其中以阴阳为总纲，如病在三阳者，多系外邪初中，正气未衰的实证或热证，宜用针刺，以泄热邪；病在三阴者，宜用灸法，以温中散寒。《伤寒论》中以针灸为主治或辅治的原文凡 15 条，其中用针者 9 条，用灸者 6 条。在用针的 9 条中，就有 8 条用于三阳经证。例如，143 条云："妇人中风，发热恶寒，经水适来，得之七、八日，热除而脉迟身凉，胸胁下满，如结胸状，谵语者，此为热入血室也，当刺期门，随其实而取之。"妇女患伤寒，血室既为热邪侵入，则肝自受邪，邪气盛则实，所以刺肝的募穴期门，以泻肝经实热，216 条云："阳明病，下血谵语者，此为热入血室。但头汗出者，刺期门，随其实而泻之，濈然汗出则愈。"本条亦属热入血室，所不同者，并非胁痛而是下血，下血是血为热迫而妄行，故亦刺期门，使热除则血安。本病也属实热之症。308 条云："少阴病，下利便脓血者，可刺。"本条仅云可刺，可刺之"可"，是寓有一定涵义的。因三阴经中，亦有实热之症，本条言外之意，如该病显有实热证候，则同样也用针法治疗（郭雍认为本条"可灸"，意为如见虚寒证候也可用灸法）。阴经仅有一条刺法，尚云"可刺"。由此可见，仲景对阳证用针的法则，是很明确的。

（三）邪入三阴，宜用灸法

在《伤寒论》中，病在三阳者宜针，病在三阴者宜灸，是泾渭分明的。就灸法运用来看，在 6 条原文中，有 5 条用于三阴经证。例如，292 条云："少阴病，吐利，手足不逆冷，反发热者，不死；脉不至者，灸少阴七壮。"本条虽然手足不逆冷，且有发热之征，但吐利而脉不至，是因吐利之余其气虚，营气不能接续，则病仍属虚寒，此时可灸少阴以温阳通经。则脉可复而病可愈。关于"灸少阴"，常器之认为灸太溪穴。该穴为足少阴经"所注为输"，肾之原穴，灸之可助阳。承淡安认为本病如能配用气海，则疗效更佳。343 条云："伤寒六、七日，脉微，手足厥冷，烦躁、灸厥阴、厥不还者，死。"本条为脏厥重证，虽未明言吐、利、汗出等症状，然从其脉微、手足厥冷、烦躁等症状来看，已显露阳消阴长、阳不胜阴之局，病势濒于危殆，此时虽用吴茱萸汤、附子汤、四逆汤等，亦虑其缓不济事，故急施灸法，以冀阳复。"灸厥阴"，常器之认为当灸太冲，因为太冲为足厥阴经"所注为输"，肝之原穴，灸之便能温经散寒。362 条云："下利，手足厥冷，无脉者，灸之；不温，若脉不还，反微喘者，死。"本条症见下利、厥冷、无脉。为真阳衰竭，病已极危。急宜取大艾炷重灸，如灸之阳仍不复而脉不至，气又上脱而反喘，则必死无疑。本条原文未指灸何处，常器之说："当灸关元，气海二穴。"考此两穴，均为元阳之气结聚之处。本病亦可取神阙以隔盐灸之。此三穴乃回阳固脱之要穴。以上 292 条和 343 条之证情，均宜采用此法。

上述三条原文所列证情，均为阳气虚弱之证，而且在发病的程度上一条甚于一条，皆用灸法治疗，尤其是 362 条，仲景不用白通加猪胆汁汤，而用灸法，足见灸法颇有卓效。

（四）火逆证易致伤阴亡阳

《伤寒论》中记载火逆证达 16 条之多，其中属三阳经者 15 条。仲景认为："火气虽微，内攻有力，焦骨伤筋，血难复也"，其用灸法慎重如此。火逆证包括因烧针、灸、烧瓦熨等引起之变证，其病变机理也极复杂，但以伤阴者为最多，因灸乃火热，用以治疗热病，诚犹抱薪救火，助长热邪，势必导致火毒伤阴，变证蜂起。在伤阴证中，又可分为伤阴和伤血两个方面。总之，火逆伤津之证，轻则自可津回，重则急当救液，关键在于津气来复与否而决定病情的转归。

火逆除伤阴之外，也可亡阳。灸法虽具有回阳救逆之功，但灸治不当也可导致亡阳。此因表邪踞于阳经，本应以宣散为治，医者误用灸法，迫使汗出，若遇素体卫阳不固之人，更易漏汗淋漓不止，阳气随汗外脱，因为亡阳。例如，29 条云："伤寒脉浮，自汗出，小便数，心烦，微恶寒，脚挛急……若重发汗，复加烧针者，四逆汤主之"，112 条云："伤寒、脉浮，医以火迫劫之，亡阳，必惊狂，卧起不安者，桂枝去芍药加蜀漆龙骨牡蛎救逆汤主之"，118 条云："火逆下之，因烧针烦躁者，桂枝甘草龙骨牡蛎汤主之"，上还 29 条中"复加烧针者"下，虽未明确指出火逆症状，但从其"四逆汤主之"一语，便可知其迫汗亡阳之机理。由于阳气外亡，则神气浮越，神气浮越则惊狂，烦躁不安之症状接踵而来，其 112 条和 218 条的病机即是如此。此时，应迅于挽救亡阳，故仲景投以龙骨、牡蛎之类，旨在止其漏汗，为救逆回阳先决之机，使其阳随汗止而来复。

从亡阳和亡阴的预后来说，凡津伤而阳不亡者，其津尚可再生；即或亡阳而津未伤者，则其津亦难后继。此即"孤阴则不生，独阳则不长"之机理。总之，以伤津为轻，亡阳为重。

（五）扶正祛邪，因势利导

《伤寒论》中，运用针灸治疗的范围颇为广泛，它不仅见于六经的证治中，更重要的是应用于主治、辅治和预防等各个方面。以上所述各条，除 117 条具有辅助治疗作用外，其余诸条，多属于主治范围。同时，也不难窥视仲景在辨证施治运用针灸的过程中，"重视扶正祛邪，贵在因势利导"。例如，第 8 条云："太阳病，头痛至七日以上自愈者，以行其经尽故也，若欲作再经者，针足阳明使经不传则愈。"本条所指针足阳明，历代医家认为当针足阳明经足三里穴为是，考该穴为足阳明经"所入为合"，善治足太阴、足阳明诸疾，主疗诸虚百损，宋·王执中在《针灸资生经》中说："三里治胃寒，心腹胀满……秦承祖云：诸病皆治。华佗云：疗五劳赢瘦，七伤虚乏……"这都说明针灸足三里可以扶正祛邪，尤其当邪气尚未进入阳明时针刺该穴，便可防患于未然，是正气旺盛，邪气消减，则邪不再经，病自痊愈。24 条云："太阳病，初服桂枝汤，反烦不解者，先刺风池、风府、却与桂枝汤则愈。"本条为太阳中风，服桂枝汤后，不但原病未罢，而且增加烦躁症状，然尚未见邪气内传之象，此与内烦不同，实因表邪太盛，邪正剧烈抗争，欲达不能之故，还是桂枝汤证。倘仅仅再服桂枝汤，仍旧不能使病解除，因此，先刺风池、风府。此两穴中风府属督脉，风池属少阳，诸阳主表，且能治疗头项强痛，所以刺之以疏泄在经之风邪，以杀其势，逐邪外出，再服桂枝汤则可获效。

上述两例，虽寥寥数语，但已勾画出针灸用于因势利导、逐邪外出、扶正固本、预防传变的轮廓。

（六）小结

（1）仲景精于汤药，工于针灸，是善于针药并用的大师。他继承了先辈关于"汤药治其内，针灸治其外"的明训，他在临证中往往先针灸后服药而获显效。例如，"太阳病，初服桂枝汤，反烦不解者，先刺风池、风府、却与桂枝汤则愈"，又如"烧针令其汗，针处被寒，核起而赤者，必发奔豚，气从少腹上冲心者，灸其核上各一壮，与桂枝加桂汤，更加桂二两也"。

（2）仲景不仅善于针、药并施，而且揭示了"阳证宜针、阴证宜灸"的法则，同时对火逆证的因、理、证、治做了精辟的论述，这是很可贵的。从上述 343 条、362 条等条文来看，三阴经的阳气欲绝已入险境，张氏竟不用药物救治，而依赖于灸法，足见灸法确有起死回生之效。

（3）从上述《伤寒论》所引原文使用针灸的情况来看，仲景将针灸（包括针刺、施灸、温灸、烧针等）运用于六经证治，并借以主治、辅治和预防疾病。由此说明，针灸与药物治疗又是相辅相成、相得益彰的。

四、皇甫谧和《针灸甲乙经》

《针灸甲乙经》作为我国现存最早的一部针灸学专著，约成书于晋太康三年（公元 282 年），距今已近 1700 年的历史。本书也是最早、最多地收集和整理古代针灸资料的重要文献。《针灸甲乙经》著成之后，对针灸学的发展起了很大的促进作用，一向被认为是学习针灸学的必读古典医籍。此书传到国外后，对国外也有深远影响。如日本、朝鲜、法国研究针灸学，多以本书为主要参考资料。

皇甫谧，字士安，幼名静，晚年自号玄晏先生。西晋安定郡朝那（今甘肃省灵台县朝那镇）人，生于后汉建安二十年（公元 215 年），卒于晋太康（公元 282 年）。他出身于农民家庭，但从不因耕种而放弃学习，故能"博综典籍百家之言"，著述很多。性情沉默寡言，有高尚志气，以著书为务，因中年误服寒食散，得风痹病，几乎残废，因而奋发学医，博览经方，致力于发扬医学，吸取了《黄帝内经》等书的精华，总结了秦汉三国以来的针灸成就，并结合本人的临床经验，写成《针灸甲乙经》，这是其医学方面的重要著作。谧举孝廉不行，屡召不仕，咸宁初，入召补著作郎，以固辞笃疾。

我国的医药，自秦汉至西晋，已有辉煌的成就。医药名著如《素问》、《灵枢》、《伤寒论》、《金匮要略》、《神农本草经》、《脉经》及《明堂孔穴针灸治要》等已经问世。在皇甫谧精研《黄帝内经》之后，觉得内容博大，不便于学习，便把全部《黄帝内经》拆散，选其精要，分类排列，而成为《黄帝三部针灸甲乙经》十二卷。所以他在序文里说："按：《七略·艺文志》，《黄帝内经》十八卷，今有《针经》九卷，《素问》九卷，二九十八卷，即《内经》也。亦有所亡失，其论遐远，然称述多而切事少，有不编次。比按仓公传，其学皆出于《素问》，论病精微，《九卷》是原本经脉，其义深奥，不易览也。又有《明堂孔穴针灸治要》，皆黄帝岐伯遗事也。三部同归，文多重复，错互非一。甘露中，吾病风加苦聋，百日方治，要皆浅近。乃撰集三部，使事类相从，删其浮辞，除其重复，论其精要，至为十二卷。"从皇甫谧的序言中可以看出，他感到当时针灸书籍，文意深奥，辞意重复，不易学习流传，于是他以《素问》、《灵枢》和《明堂孔穴针灸治要》三部书为基础，结合自己的临床实践经验，删繁就要，分类编辑，整理总结了晋代以前的针灸治疗经验，辑成《针灸甲乙经》一书。书名之所以称为甲乙者，乃秩然有序之意。如《后汉书·马融传》曰："甲乙相伍。"注云："甲乙，谓相次也。"其书之名，即是此意。其书撷三部之精华，分别排列，眉目清晰，次序井然，无浮词废语，读之善学易记，确是便利后人不少，《针灸甲乙经》使针灸学更加系统化、专门化，在针灸学中可谓是起到了承先启后的巨大作用，为后世建立了规范，为祖国医学的传播做出了一定的贡献。

《针灸甲乙经》在医学理论部分来自《黄帝内经》，述而不作很少发挥，全书十二卷，128篇。其内容大体可分为两大类：从一卷至六卷为祖国医学的基本理论与针灸学的基本知识；从七卷至十二卷为临床治疗部分，包括各种疾病的病因、病机、症状和俞穴主治。其编撰方法则按生理、解剖、病理、诊断等内容进行归类。如第一卷以论述人体功能为主；第二卷以论述经脉和骨度肠度肠胃所受为主；第三卷以论述俞穴为主；第四卷以论述诊法为主；第五卷以论述九针、刺法和刺禁为主；第六卷以论述阴阳五行学说为核心，阐述了生理、病理等方面的一些具体问题；七至十二卷以论述临床治疗为主，对内外妇儿各科治疗都做了详细的阐发。这种使"事类相从"的归类方法，能够把散见于《黄帝内经》各篇章的相类经文汇集一处，颇便于人们阅读掌握，所以他是对《黄帝内经》古典医籍分类编次的开端，而对后世分类编注《黄帝内经》者颇有影响。这是本书的重要贡献之一。

本书另一重要内容，是腧穴和腧穴主治部分。在这部分内容中，书中不仅厘定了腧穴的部位，而且对穴位的排列采取了用分部依线的方法，并从临床实践上系统地总结了晋以前针灸疗法的治疗经验，可谓集腧穴主治之大成，对我国针灸学的发展影响极大，由晋到宋的针灸书，如王惟一的《铜人腧穴针灸图经》，其穴位及适应证，基本上没有超出本书的范围，其他如《备急千金要方》、《外台秘要》等书有关针灸部分，也和本书一致，《圣济总录》的针灸部分和《资生经》针灸专著，也无一不是参考遵循本书编辑而成。在明清两代的针灸著作中，如《针灸聚英》（明代高武）、《针灸大成》（明代杨继洲）、《针灸集成》（清代廖润鸿）、《针灸心法要诀》（清代吴谦）都是在本书的基础上发展起来的。就是现代，在厘定某个空位和进行临床治疗时，也往往参考和取材于本书。由此可以看出，本书在针灸学中的影响极大。这就是本书对我国医学所做的贡献之二。

由于《针灸甲乙经》资料来源，主要是取材于《素问》、《灵枢》及《明堂孔穴针灸治要》之书。在当时，这三部书是我国医学理论和针灸治疗等方面带有总结性的主要医学著作，具有较高的理论水平和丰富的实践经验。因此可以说，《针灸甲乙经》是集西晋以前的针灸学之大成。它不仅深刻地影响了后世针灸学的发展，而且比较完整地保存了三书的内容，而成为历代校勘《黄帝内经》的主要校本，成为今后复原遗失的《明堂孔穴针灸治要》的重要参考书。这是本书重要贡献之三。

《针灸甲乙经》自刊行以后，便得到了医学界的高度评价和重视，一向被认为是学医必读之书。如《备急千金要方·大医习业》云："凡欲为大医，必须谙《素问》、《甲乙经》、《黄帝针经》、《明堂流注》等诸部经方。"唐代并将其列为太医院学习和考试医生的内容之一。《新唐书·百官志》曰："医博士一人，正八品上，助教一人，从九品上，掌教授诸生，以《本草》、《甲乙》、《脉经》，皆使精熟，博士一试，医令丞并季试也"，又曰："古令方士言道者多矣，宜折衷于《素问》、《难经》、《甲乙》、张仲景、王叔和等书。"足证本书在当时医学界实居重要地位。

皇甫谧所著《针灸甲乙经》的主要内容，可以从以下几点来分析。

（一）祖国医学的基本理论

本类主要编辑于卷一、卷四、卷六中。

书中重点归纳了《黄帝内经》的内容，其中论述了以下几点。

（1）脏腑的生理功能和解剖概况，介绍了五脏六腑的生理功能，营卫气血、精神魂魄、精气津液的生成和运行，以及脏腑与肢体五官的联系等，对人体的骨度、肠度、肠胃所受也做了大体的描述。由于皇甫谧运用"集句式"的编辑方法，确体现出他的学术思想及其意趣指归。借重前人的笔墨，抒发了他自己的见解。

如《针灸甲乙经》开宗明义第一章就是《针灸甲乙经·卷一·精神五脏论第一》，重点指出神对针刺治疗的重要意义及神与五脏的关系，神在人体生理、病理等方面的变化。所谓"神"，包括魂、魄、意、志、思、虑、智等。总之，神的活动是由心主持的。若分而言之，则与五脏都有密切的关系。如肝藏魂、脾藏意、肾藏志等。神的活动是以五脏精气为基础的。精气的盛衰，可以从神的变化反映出来，表现为不同的病理变化。神对于五脏疾病的辨证、诊断、预后和治疗有着重要意义。故《素问·移精变气论》说："得神者昌，失神者亡。"本章所谓"毛悴色夭",便是五脏精气衰竭、神已丧失的危急症候。故用针灸治疗时,必须观察患者的神气变化,强调"凡刺之法,必先本于神",因而指出"必顺四时而适寒暑,和喜怒而安居处,节阴阳而调刚柔,如是则邪僻不生,长生久视",即指出不同情志变动对内脏的影响,又指出"顺四时""和喜怒"的养生方法。其论述了神的活动是以五脏精气为基础,精气的盛衰可以从神的变化反映出来,表现为不同的病理变化。

所以本章的结论归结为"是故用针者,观察病人之态,以知精神魂魄之存亡得失之意。五者已伤,针不可以治也"。继之在《针灸甲乙经·卷一·五脏变腧第二》提出了防重于治的原则。"是故圣人不治已病治未病",即善于养生之人不是有病才做治疗,而是在未病之前,就作好预防。"论五脏相传所胜也。假使心病传肺,肺未病逆治之耳",即医论中说的是根据五脏传其所胜的传变规律,预防疾病的传变。假如心病传肺,应在肺尚未病时进行预防,这是说已病之后,按其传变规律,进行及时治疗。

本章重点论述了五脏腧穴与五时、五行、五音、五色、五味等相互配合及四时阴阳对人体生理、病理的影响。

古人在长期医疗实践中认识到脏腑与皮、肉、脉、筋、骨之间存在相应相合的关系,肝应爪、心应脉、脾应肉、肺应皮、肾应骨;肝合胆、心合小肠、脾合胃、肺合大肠、肾合三焦、膀胱等。因此,脏腑发生了变异,往往会反映到体表器官,又可诊察脏腑的疾患。所以《针灸甲乙经·卷一·五脏大小六腑应候第五》所说的"各视其外应,以知其内脏,则知所病矣"就是此意。

人的生理活动,时刻受着自然界阴阳变化的影响。脏腑是人的生理活动中心。脏腑端正坚实,才能适应自然界的变化,营其正常的生理活动,假若脏腑有了大小、高下、偏倾、脆弱及厚薄、长短、缓急等变异,即会影响脏腑本身和整体的功能活动,成为"不免于病"和"邪气易伤"的原因。但也应该注意到,人若能加强身体锻炼,注意精神的调养,也可以补救生理上的某些不足之处。

脏腑的变异可通过体表器官,以测知内脏各种情况的诊察方法,是有一定意义的。但必须指出,脏腑的变异,常常会影响到人体的精神活动,但人思想意识与道德品行,是社会因素对人们的影响反映,绝不是脏腑的正常与否决定的。如《针灸甲乙经·卷一·五脏大小六腑应候第五》中:"五脏皆端正者,和利得人心,五脏皆偏倾者,邪心善盗"等内容,在认识上,乃属唯心主义,是不符合科学实际的。原文固出自《灵枢》,但皇甫谧编入《针灸甲乙针》,说明他信服这一理论。当然,由于时代的局限,我们不能过于苛求古人。

(2)人与自然界的关系:指出自然界四时的盛衰、昼夜晨昏的变化、地理环境的不同对人体生理所带来的影响。强调人体必须适应自然界的变化规律,才能达到预防疾病的目的;只有熟悉人与自然界的关系,才能对疾病做出正确诊断和治疗。如《针灸甲乙经·卷一·五脏变腧第二》曰:"人逆春气,则少阳不生,肝气内变;逆夏气,则太阳不长,心气内洞;逆秋气,则太阴不收,肺气焦满;逆冬气,则少阴不藏,肾气独沉",又说:"夫四时阴阳者,万物之根本也。所以圣人春夏养阳,秋冬养阴,以从其根。逆其根则伐其本矣。"

所说"逆春气""逆夏气""逆秋气""逆冬气"等,乃古人从四时气候的不同特点,联系到五脏的不同性能,提示人们养生时要顺适四时的变化和各脏的特性。如春气通于肝而主生,是说肝性条达舒发,若违逆了条达舒发的性能,就抑郁而成病,所以说"肝气内变"。其他各脏也同样如此。气候有生长和收藏的不同,脏气也有升发布达和肃降蛰藏的不同,但升发与肃降、布达与蛰藏,又是相反相成、相互为用的。所以善养生者,就要根据各脏的不同性能,使升发与肃降、布达与蛰藏的作用应时而治,以适应自然界气候的变化。这就是"春夏养阳,秋冬养阴"的实际意义。

（3）阴阳五行：《针灸甲乙经》除在各章说及阴阳外，特别在《针灸甲乙经·阴阳大论第七》中论述了阴阳相互依存和相互制约的关系及阴阳失调所引起的病理变化、诊断方法、治疗原则、预后判断等。其主要内容有以下几点。

①从自然界和人体的各个方面来论述阴阳。

②具体说明阴阳外感邪气和情志变化所致阴阳失调的病证，并提出诊察方法。

③指出各种疾病的治疗原则。

④根据阴阳消长的道理，推测疾病的预后。

五行学说认为任何事物都与周围的其他事物按照一定规律密切联系着，它们大都可以用五行归类按生克制化的归类运动，相生相长，使事物之间保持着相对平衡而又不断发展。其介绍了阴阳五行在祖国医学中的应用，如说明人体生理功能和病理现象，说明人体的内外联系及与自然界的关系，用以指导诊断和治疗。

（4）病因病理：在病因方面，提出了六淫七情和饮食劳倦等致病因素，并强调机体抗病能力（正气）的强弱，是导致疾病发生与否的关键。在病理方面，提出正邪斗争，阴阳失调，升降失常是疾病过程中的主要病机，还描述了五脏六腑、经脉受邪所出现的不同病理表现。

（5）诊断和治疗大法：在诊断方面，初步建立了望、闻、问、切四种诊断方法。如从脉搏的变化测知脏腑气血盛衰情况，从患者的颜面色泽、形态、表情等测知疾病所在等。在治疗方面，指出了"不治已病治未病""治病必求于本"的观点，阐明了根据病情的缓急轻重采取治标、治本、正治反治原则，并因人、因时、因地制宜。

这些基本内容虽然取自于《黄帝内经》，但经过皇甫谧的分类编排更加简明条理化，便于理解和掌握。

（二）针灸学的基本知识

本类主要编辑于《针灸甲乙经》的卷二、卷三、卷五中。书中详细介绍了以下几点。

（1）人体十二经脉、十五络脉、奇经八脉、十二经别的循行路线和主要病证。

①十二经脉的循行径路和发病情况。

②经脉与络脉的区别，以及十五络脉的循行穴名、发病情况、诊法、刺法。

③十二经别的循行情况。

（2）厘定了腧穴的总数和部位。全书共厘定腧穴 348 个（其中单穴 49 个双穴 299 个），并采用了分部依线的方法来排列划分了头、面、颈、胸、腹、四肢等 35 条线路。书中所厘定的穴位在很长时间内成为针灸取穴的标准，其排列穴位的方法也在较长时间内被采用。

（3）针灸治病的操作方法：书中提示人们要准确取穴，要掌握针刺的时机，就要根据患者体质、病情及生活条件而运用不同的刺法。如根据患者的虚实施用补、泻、迎、随手法。根据患者肥瘦壮少等采用深、浅、疾、留的刺法等，并提出"上工治未病，中工治未成，下工治已衰"的思想并明确指出预防医学在针灸学中的重要性。

书中又介绍了九针（包括镵针、员针、镀针、锋针、铍针、员利针、毫针、长针、大针）的来源、意义及形状和适应证等。九针的来源是取类比象于自然界天、地、人、时、音、律、星、风、野等；九针的形式，是取法于古代的布针、絮针、綦针和黍、剑、毛等形状而制成；九针的适应证，是根据每一种针形的特点，而确定其相适应的病证。所以在《针灸甲乙经·卷五·九针九变十二节五刺五邪第二》中说的"九针之宜，各有所为，长短大小，各有所施，不得其用，病不能移"就是这个道理。而且又提出九刺（腧刺、道刺、经刺、分刺、络刺、大泻刺、毛刺、巨刺、焠刺）以应九变；刺法有十二节，以应十二经不同疾病的治疗（偶刺、报刺、恢刺、齐刺（参刺）、扬刺、直针刺、腧刺、短刺、浮刺、阴刺、旁刺、赞刺）；五刺[半刺、豹文刺、关刺、合刺（渊刺或岂刺）、腧刺]以应五脏；缪刺（即左病刺右，右病刺左，交错其处，故名缪刺）以应经络病等不同的操作方法。

（4）《针灸甲乙经·卷五·针灸禁忌第一（上）》指出"四时之气，各有所在，灸刺之道，气穴为宝"，如什么情况下可刺，"无刺熇熇之热，无刺漉漉之汗，无刺浑浑之脉，无刺病与脉逆者"，即四时气候的变化，影响人体发病，各有其一定的部位。因此，灸刺治疗时，以能准确地取到主病的穴气为最可贵。刺法上说：病热势正盛的时候不可刺，大汗不止的时候不要刺，脉象杂乱不清，病情虚实不明的时候不要刺，证与脉相反的病不要刺，以及"新内无刺，已刺勿内。大怒无刺，已刺勿怒。大大劳无刺，已刺勿劳。大醉无刺，已刺勿醉。大饱无刺，已刺勿饱。大饥无刺，已刺勿饥。已渴无刺，已刺勿渴。乘车来者，卧而休之，如食顷乃刺之。步行来者，坐而休之，如行十里顷乃刺之。大惊大恐，必定其气乃刺之"等，多方面指出针刺禁忌和针刺前后应注意事项。一般来说，凡是在病邪正盛、诊断不明的情况下，不可滥施针刺。如新内、大怒、饱、饥、醉、劳、渴之时，不是正气方虚，便是气机逆乱，因此都不宜针刺。在针刺治疗过程中，应使情志安定，饮食起居适宜，否则就会发生不良后果。凡是禁刺者，都是由于脉乱气散，营卫失调，经脉之气不能依次运行，所以不可针刺。如果妄行针刺，就可能使浮浅的阳病，深入于阴，内里的阴病，外而影响及阳，致表里俱病，邪气复盛。并又指出哪些部位不可刺或刺应注意深浅，如"刺骨者，无伤筋。刺筋者，无伤肉。刺肉者，无伤脉，刺脉者，勿伤皮。刺皮者，勿伤肉。刺肉者，勿伤筋。刺筋者，勿伤骨"，这些都是违反针刺深浅原则的。针刺的深浅，应以病邪所在的部位为依据，病浅则浅刺，病深则深刺，这是必须遵循的原则，如果违背这一原则，过深过浅都能给患者造成不应有的损害。以及误刺及内脏误刺中大脉等；提出哪些穴位不可刺，刺不宜深或不易灸。

书中还介绍禁针穴位 8 个（神庭、缺盆、伏兔、三阳络、承筋、乳中、鸠尾、五里），刺不宜深者穴位 3 个（上关、云门、人迎），刺不宜久留者穴位 1 个（左角），刺不宜出血多者穴位 3 个（颅息、复留、然谷），禁灸穴约 24 个（头维、承光、脑户、风府、瘖门、下关、耳门、人迎、丝竹空、承泣、脊中、白环俞、乳中、石门、气街、渊腋、经渠、鸠尾、阴市、阳关、天府、伏兔、地五会、瘈脉）。

同时此书还告诫人们针虽不能"起死人"，但却能"杀生人"，因此用针灸必须注意针灸禁忌。

（三）临床治疗部分

此部分主要编于《针灸甲乙经》的卷七至卷十二中，约占全书的一半。

在这一部分内容中，论述各种疾病的病因、病机、证候、治法、禁忌、预后及腧穴主治。全书共提出不同证候的穴位主治约 1000 条。

其所论述的疾病，包括内、外、妇、儿各科，其中内科杂病最多，共有 43 篇；妇科和儿科各 1 篇，其腧穴主治直到今天仍有较高的临床疗效。

（1）内科杂病　在 43 篇内科杂病中，包括外感病 6 篇，内伤杂病 32 篇，五官病 5 篇。其主要论述了六淫、七情及其他致病因素所造成的五脏病、六腑病、经脉病、五官病等上百种病症，并提出了主治腧穴。

（2）外科疾病　在 3 篇外科病中，共提出近 30 种证候，并介绍主治腧穴，特别对于痈疽（包括内痈）的论述较为详尽。

（3）妇科疾病　仅 1 篇，提出妇女杂病将近 20 种证候，主要论述了妇女"重身九月而喑"

的病因，妊娠脉象，产后热病的预后和诊断，以及其他妇科杂病的症状和腧穴主治。

（4）儿科疾病　　只一篇提出小儿杂病近 10 种证候。其主要论述了小儿惊痫、瘕疝、飧泄、食晦（多食身瘦）、脐风等病的诊断、预后和腧穴主治。上述内容，是秦汉以来继《黄帝内经》之后、晋代以前再一次总结针灸医学成就的一部巨著，是针灸治病的临床经验总结，起了继往开来、承先启后的作用，对后世针灸学的发展具有很大的影响。

《针灸甲乙经》的主要贡献有下列几点。

①肯定了人体腧穴的名称和部位——以十二经的分布，分手足三阳、三阴排列，头面胸腹部的画线的方法来部署，并对俞穴的名称、位置等做了明确的规定。

②规定了针刺操作方法——诸如针刺的深浅、艾灸的壮数及补泻手法等。

③创立了针灸治疗处方——将各种不同的病情，分别配以主穴及备用穴，进一步开创了针灸治疗处方规律。

④对国外的影响很大——如日本皇汉医学早已将其列为必授课程，如今法国医学界也在深入学习和研究。

总之，皇甫谧撰的《针灸甲乙经》是一部带有总结性的、理论联系实际的、承先启后的针灸学专著，它既保存了古代宝贵的医学资料，又为后世针灸学设制了规范。我们必须认真地研究它，发掘它，以便更好地发挥它在教学、医疗、科研工作中的作用。

五、何 若 愚

何若愚，金代医家，善针灸。他探讨经络之原，针刺之理，著《流注指微论》。原书已佚。后为便于记诵，于1153年（金代贞元元年）取其义作《流注指微赋》，流传至今，对普及针灸知识，有一定作用。据高武《针灸聚英》记载，《流注指微赋》为窦桂芳撰次。

何氏所著《流注指微论》已散佚，惟在闫明广注释的《流注指微赋》中还可以见其梗概。据文献记载，摘述其刺法特点如下。

1.对子午流注针法的贡献

《流注指微赋》中说："原夫《指微论》中……知本时之气开，说经络之流注。"气当时刻谓之开、已过未至谓之合。说明《流注指微论》的中心内容，是讨论经络输穴的气血流注和开合时辰等问题。

《黄帝内经》中对针刺时间与经络中气血流注开合的关系，仅于《素问·针解》篇中提到"补泻之时者，与气开合相合也"。《灵枢·卫气行》篇中见到"刺实者，刺其来也；刺虚者，刺其去也。此言气存之时，以候虚实而刺之"，都属于原则性的记叙。

秦汉以来的针灸家，或据月廓的盈亏，而定刺痏的多寡，何氏开始运用经络输穴气血流注开合的时刻来定穴施针，对后世的刺法根据干支取穴者，有一定影响。

2.将迎随补泻法与"河图"生成数相结合

《流注指微赋》中指出"迎随逆顺，须晓气血而升沉"。这就是说在施行迎随补泻法时，针刺的深浅必须根据经脉中气血的多少和深浅而定。因此，他将古代"河图"中生成原理和十二经脉、十五络脉相结合，制订了经络"补生泻成"的针刺深浅标准。这些内容具体记载在《流注指微论》中，如说"夫欲用迎随之法者，要知经络逆顺浅深之分……各刺其部，无过其道，是为大妙。迎而夺之有分寸，随而济之有浅深，深为太过，能伤诸经，浅为不及安去诸邪……斯皆经络相合补生泻成。不过一寸"。因而他提出迎泻从六分至一寸，随补从一分至五分的迎随补泻法（表3-1）。

表3-1　经络迎随补泻生成针刺深浅表

针刺深浅		经脉	络脉
迎（泻）	随（补）		
六分	一分	足太阳　足少阴　手少阳	足阳明　手少阴　手厥阴
七分	二分	手太阳　手少阴　手厥阴	足太阳　手太阴　足少阳
八分	三分	足少阳　足厥阴	手阳明　足太阳
九分	四分	足太阴　手阳明	手太阳　足厥阴
一寸	五分	足阳明　足太阴	足少阳　足少阴

3.创造接气通经法

何氏根据《灵枢·脉度》篇中所记载的经脉长度，并结合《灵枢·五十营》篇中："人一呼，脉再动，气行三寸；一吸，脉亦再动，气行三寸，呼吸定息，气行六寸"的经义，创造了接气通经法。他在《流注指微赋》中说："接气通经，长短依法。"其中指明"手三阳接而九呼，过经四寸；手三阴接而七呼、过经七寸。足之三阳，接而一十四呼，过经四寸；足之三阴，接而一十二呼，过经七寸。重者倍之，吸亦同数"。这就说明在针刺施行手法的过程，如果要经气流通，上下相接，须应用此种方法。操作时：手三阳令病者呼吸 9 次，手三阴呼吸 7 次；足三阳呼吸 14 次，足三阴呼吸 12 次。因为手三阳脉长五尺，九次呼吸气行五尺四寸；手三阴脉长三尺五寸，七次呼吸气行四尺二寸；足三阳脉长八尺，十四次呼吸气行八尺四寸；足三阴脉长六尺五寸，十二次呼吸气行七尺二寸。手三阳、足三阳气行过本经四寸，手三阴，足三阴气行过本经七寸。本法又称为"生成息数"。何氏这个方法是根据古代文献推算气血运行的理论而创立的。

4.初入主速，进出主缓

何氏在针刺时对进针、出针也另有见解。他在《流注指微论》中指出"针入贵速，既入徐进，出针贵缓，急则多伤"。

当针开始刺入时，必须迅速一刺而进，待针芒已透皮肤；刺达肌腠后，则徐徐进入，到达所需要的深度；施术完毕后，出针也要缓慢，不可猛抽疾出。这样操作，何氏认为可以避免损伤患者的肌腠。此种进针、出针均主张徐缓的观点，是符合《灵枢·五乱》篇中"徐入徐出，谓之导气"的要旨。而其初入主速的见解，是何氏独到的经验，临床上确能减轻进针时的痛感。

六、窦汉卿

窦汉卿，生于公元 1196～1280 年，年 85 岁。他是河北广平肥乡人，他原来叫窦杰，字汉窦，后来蒙古统治者要找他，改名号为窦默，字子声。他死后元统治者赠太师，谥文正（一作文贞），所以后人叫他窦太师或窦文正（文贞）。

明末以来，中国医者推崇刘、张、李、朱为金元四大家，他们的影响是深远的。但是金元还有一大家——窦汉卿，是金元时代的针灸名家，对针灸有卓越的贡献，其革新精神、其深远影响，也是值得我们推崇的。其所著《针经指南》中有《标幽赋》《八穴指法》及《叶蛰宫图》等。此外，罗谦甫《卫生宝鉴》中载有《通玄指要赋》一首，注解也说是窦子声的作品。其他有关窦氏的针灸治疗经验，在元代王国瑞编撰的《扁鹊神应针灸玉龙经》及明代吴昆的《针方六集》中尚有部分保存。

窦汉卿的《标幽赋》，统论针灸的各项理论，总结了窦氏的丰富经验，以后流传最广，注家也很多。目前可以见到的有，《扁鹊神应针灸玉龙经》中所载王镜潭的注解；《针灸大全》中所载无名氏的注解；后为杨继湘引录于《针灸大成》中，伪称杨氏所注，还有吴昆《针方六集》中也载有吴氏的注解。兹以《标幽赋》为根据。归纳窦氏对刺法的贡献如下。

1.倡用交经八穴

据《针经指南》所载，窦氏于宋子声处得一针灸书，内载交经八穴，又称流注八穴，原书说是"少室隐者"所传。后经窦氏提倡应用，如《针灸大全》等书均载有此法。交经八穴即公孙、内关、临泣、外关、后溪、申脉、列缺、照海。盖此八穴者，除为本经腧穴外，还贯通着奇经八脉，如公孙穴，属足太阴脾经通于冲脉合于心胸，主治廿七证。后来结合九宫、八卦、干支来运用，乃演变为"灵龟八法"及"飞腾八法"。

2.取穴要领

窦氏在《标幽赋》中指出"在阳部筋骨之间，陷下为真；在阴分郄腘之间，动脉相应"。阳部者，诸阳之经也，如手背、足背、脊背诸穴，必取侠骨侧指陷中为真也。阴分者，诸阴之经也，如手心、脚底、肚腹等穴，必以筋骨郄腘（隙缝和膝弯动脉应指，乃为真穴也），又说："取五穴用一穴而必端，取三经用一经而可正"。窦氏弟子王镜潭对此文的注释是"取五穴者，谓如阳经用甲、丙、戊、庚、壬时，取一时分井、荥、输、经、合，五穴既定，然后取一穴得时刺之。三经者，假令胆经受病，宜取肝经……又取脾经，甲胆与己脾为奇耦，三经只取一经，余同此例"。这样就把井、荥、俞、经、合如何按时取穴与循经取穴的要领揭示出来了。但杨继州认为"必须点取五穴之中，而用一穴，则可为端的矣。若用一经，必须取三经而正一经之是非矣"，杨氏之说，随文顺释，王镜潭为窦氏亲授的弟子，其说当属可信。

3.重视爪切，进针主缓

窦氏在《标幽赋》中指出"左重而多按，欲令气散；右手轻而徐之，不疼之因"，从这里可以看出，窦汉卿在针刺时是十分重视爪切的，他认为爪切可以迫使气血宣散。对进针的手法，窦氏主张轻而缓，就是说进针时要轻微捻转，轻轻刺入，不要紧捻猛插，令病者发生痛感。他这种进针主缓的见解和何若愚进针主速似乎相反，但何氏的主张是单刺速进的方法，即进针时不加多捻，一刺直透皮肤；而窦氏所主张的是微捻轻进之法，在针刺时要轻微捻转，边捻边刺。这两位医家的见解各有所长，在临床上均需适当运用。

4.透穴刺

透穴刺，是窦氏刺法特点之一，即一针两穴的刺法。这种刺法在王国瑞所撰《扁鹊神应针灸玉龙经》及吴昆述《针方六集》中尚有保存。由于窦氏常用透穴刺法，所以在针刺时有达二寸左右的，窦氏透穴而刺——一针两穴的刺法，对后世针灸临床应用有很大的影响。

5.以午前午后分别补泻

窦氏除了遵循经旨，根据《黄帝内经》《难经》的原则，在针刺时重视补泻手法外，还以午前午后为依据来划分补泻时刻的宜忌。他在《标幽赋》中说："午前卯后，太阴生而疾温；离左酉南，月朔死而速冷。"所谓午前卯后，指的是辰巳两时，相当于一月之中十五日（望）以前，是太阴（月）相生之期，月廓还未浑圆，正气需要不断充实，因此就应该忌用泻法，多施温补；离左酉南，就是午后未申二时，相当于一月之中望日以后，月廓已经盈满，阴气正日益隆盛，邪气应该逐渐消退，就须要施以补泻。窦氏提出这种补泻时机的标准，是受《黄帝内经》中"月生一日一痏，二日二痏，至十五日十五痏；十六日十四痏，十七日十三痏，渐至三十日一痏"的启示。其总的原则是顺从阴阳消长的规律，具体地体现了《黄帝内经》中"勿逆天时，是谓至治"的精神。

综上所述，可见窦汉卿在针灸学方面成就是显著的，贡献是卓越的。正因为他具有革新精神，促进了针灸学的发展。所以高武说："《针经指南》古肥窦汉卿所撰，首《标幽赋》，次定八穴指法及《叶蛰宫图》，颇于《素问》有不合者。"其所不合于《素问》者，正是窦氏"扩前人所未发"之处，体现了他的革新与创造。

以上仅是通过窦氏在刺法方面做以简要述评，至其全部学术内容，有待进一步地发掘和整理。

七、滑　寿

滑寿，字伯仁，自号樱宁生，许昌人，生于元大德明洪武间（公元1304～1386年），客居仪真（即江苏省仪征县），从原口（镇江）王居中习医，后又学针法于东平高洞阳。因此，滑寿不仅长于审证治药，且对针灸也有很高的修养。生平著作甚多，惜已散失过半，目前尚可得见的，有《读素问钞》三卷、《难经本义》二卷、《诊家枢要》一卷、《十四经发挥》三卷。通考穴位357个。

1.学术渊源和治学方法

滑氏以为"天下之事，循其故则其道立，浚其源则其流长"（《难经本义·自序》），而医学之源则出于岐黄，故历代医学家，凡在学术上有所成就的学者，没有不循故岐黄而溯源于《素问》《灵枢》的。至于《难经》八十一篇，是秦越人"本《素问》、《灵枢》之旨，设为问答，以释疑义。其间营卫度数，尺寸部位，阴阳王相，脏腑内外，脉法病能，与夫经络流注，针刺俞穴，莫不赅备"，足以"扩前圣而启后贤"（《难经本义·自序》），因而它又是学者升阶岐黄堂奥的必读著作。惟诸书辞简义赅，兼之年久月深，其间简脱衍文，在所难免，对于读者探微索隐，自是不无障碍。所以他的主张是：凡读古人之书，必须首先掌握其纲领性和系统性，然后进行钻研，才能取得事半功倍的捷效。例如，他的《读素问钞》，就是将《素问》的主要内容，分成藏象、经度、脉候、病能、摄生、论治、色诊、针刺、阴阳、标本、运气、汇萃十二大类而进行研究的；他的《难经本义》是从《难经》源本《黄帝内经》的角度出发，将篇首备列"经言"两字的各条，一一考之于《素问》、《灵枢》，以探其源，其有无可考者，他认为若非越人，别有古《医经》的存在，便是《黄帝内经》在流传过程中的脱简。又如他的《诊家枢要》，虽有浮、沉、迟、数、虚、实、洪、微、弦、缓、滑、涩、长、短、大、小、紧、弱、动、伏、促、结、芤、革、濡、牢、疾、细、代、散三十脉的区分，然要而言之，诊家宗法终不能离浮沉、迟数、虚实、洪微、弦紧、滑涩、长短、大小16种阴阳对待的脉象。滑氏这种溯本求源与提纲挈领相结合的治学方法，不仅是他本身取得学术成就的有力保证，而且这些著作，至今仍被人们看作是研究祖国医学的重要参考文献。

2.对经络和经穴的发挥

滑氏认为，人乃气血之属，饮食起居，偶有不慎，必难免于病。疾病感人，或从外入，或从内生，或大或小或为是动，或为所生，皆不离于五脏六腑，手足阴阳，故医者才能借以审证求因，据因施治，视病之于是而入者，必使之于是而出。然古人治病，采用汤液醪醴者甚少，而大部依靠针刺经隧孔穴，以驱其所苦。试观《黄帝内经》所载药饵疗法，仅占十之一二，其论针刺法者，常占十之八九，可以窥其针灸疗效之一般。但自方药盛行以后，非但针灸之道，渐次不被一般医家所重视。即经络经穴，亦随针灸一科的颓废而为人所不齿。滑氏则以为经络不明，便不知邪之所在，孔穴不分，更何以求针法之动中机会。黄帝岐伯之所以"斤斤问答，明经络之始末，相孔穴之分寸，探幽摘邃，布在方册，亦欲使天下之为治者，视天下之疾，有以究其七情六淫之所自，及有以察夫某为某经之陷下也。某为某经之虚若实，可补泻也。某为某经之表里，可汗可下也。针之、灸之、药之、饵之，无施不可，俾免夫频蹙呻吟，抑已备矣"（《十四经发挥·自序》），滑氏有见于此，乃采集《灵枢·经脉》篇《灵枢·本输》篇及《素问·骨空论》等篇有关资料，并以元代（公元1303）翰林忽泰必烈所著的《金兰循经》一卷为蓝本而写成《十四经发挥》一书。其于十二经之所列次第，阴阳之往来，经脉之终始，气血之流注，经络之交会，身形之名物，分部之尺寸，既用绘图以示意，又有注释以析义。余如经穴之分布，缀有韵语，分列于每篇之首；孔穴分寸，以及难字音义，均有详明注释，附录于各条之末；其纲目之张举，足为学者出入之向导。正如盛应阳氏说："为之图，为之注，为之歌以发挥之，周悉详尽，曲畅旁通，后之医者，可披卷而得焉"（《公新刊十四经发挥·盛序》）。

此外，滑氏认为，人之气血常行十二经脉，诸经满溢，则流入奇经，故人之有奇经，譬犹设置沟渠，以备旱潦，方干涸滥溢之患，则奇经八脉，亦为医者所不可不明，因而他又杂取《素问》《难经》《针灸甲乙经》《圣济总录》诸书的资料合为一卷，置于本书之末，其于诸脉循行经路，生理功能，病理变化，都做了专门的论述。滑氏这一整理工作，也给后世探讨奇经八脉，带来了不少方便。不过必须说明，滑氏之重视八脉，尤其着重在任督二脉。他以为"人身之有任督，由天地之有子午也。人身之任督以腹背言，天地之子午以南北言，可以分，可以合者也。分之于以见阴阳之不杂。合之于以见浑瀹之无间，一而二、二而一者也"（《十四经发挥·十四经脉气所发篇·任脉》）。说明任脉为阴脉之海，人之脉络，周流于诸阴之分，而任为之总任；督脉为阳脉之海，人之脉络，周流于诸阳之分，而督为之都纲，故分而言之，有腹背阴阳之异。然任督同起于会阴，上会于龈交，阴阳相贯，如环无端，这样就能保持人身阴阳的无所偏胜，故合而言之，仍然诨论于太极一体之内。不仅如此，他还认为"任督二脉之直行者，为腹背中行诸穴所系""其余如冲、带、维、跷所经之穴，实则寄于诸经之间尔，诚难与任督二脉之灼然行腹背者比"（《十四经发挥·十四经脉气所发篇·任脉》），所以他独取任督二脉，附于十二经后，以成十四之数。

滑氏发挥十四经的主要特点，尤在论经脉而不舍俞穴，论俞穴而仍不离经脉。这种经与穴密切结合的论述方法，对于发展针灸学科来说，是有着很大帮助的。其所著《十四经发挥》一书影响所及，不止局限于国内，即远在日本亦都视作"习医之根本"，而为"举世传诵"的读物（《重刊古本十四经发挥·自序》）其中所考证的经穴图，更是近世有些针灸书籍上所广泛采用的蓝本。所以承淡安说："滑伯仁先生论而发挥其旨，针灸得盛行于元代，此滑氏之功也。厥后中国此书散佚，故针灸之学，几随之而湮没不彰，流传于日本，彼邦之针灸又盛兴，此非书之瑰宝有以不致之欤"（《校注十四经发挥·自序》）。不过，由于滑氏之书，多为述而不作，亦是其美中不足。

附：医案析（寒疝）

一妇病寒疝，自脐下上至心皆胀满攻痛，而胁痛尤甚，呕吐烦满，不进饮食。伯仁诊之，其脉两手沉结不调，乃曰："此寒在下焦，宜亟攻其下，无攻其上。"为灸章门、气海、中脘，内服延胡、桂，佐以茴、木诸香，茯苓、青皮等，十日一服温利丸药，果得桴鼓效。此岂非所谓聚而散之者也（《十四经发挥·滑氏传后叙》）。

病因病机：寒邪客于肝肾，邪聚少阴，上迫胃脘，累及厥阴肝经。

证候分析：自脐下上至心皆胀满攻痛，是邪聚少阴，而有上迫胃脘之势。胁痛尤甚，呕吐烦满，是少阴寒邪累及厥阴肝之象。不进饮食，以寒邪居下，气上攻冲，胃气不降之故。脉两手沉结不调，沉脉主里、主寒，结为凝结，此沉寒痼冷结于下焦之象。

论治：益阳壮火，温经（肝、肾）散寒。外治：灸章门以除阴经之寒，灸气海以壮命门之火（肾阳）。灸中脘以散胃脘之寒凝。内治：延胡索、青皮、木香，疏调肝经之气郁，桂、椒、茴香、茯苓、以温肾经之沉寒。间服温利药以宣行中、下焦之停滞。

体会：此证之所以能取得卓效，实与滑氏重视经穴和针灸的诊治方法不能分开。另外，滑氏这种宜针则针、宜灸则灸、宜药则药的灸药合治的综合疗法，是值得称赞的。

八、陈　会

陈会，字善同，别号宏纲先生，明代初期人，著《广爱书》十卷，未传于世，后由其徒刘瑾（字永怀，号恒庵）取用其中一卷补辑而成《神应经》，论述针灸，举症示穴，为后世所推崇。兹以《神应经》为基础，举述陈氏的刺法特点如下。

1.进出针和催气的手法

陈氏指出，进出针时"取穴既正"，左手大指揣其穴，右手置针于穴上，令患者咳嗽一声，随咳内针至分寸，"欲出针时，令病人咳嗽一声，随咳出针，所谓之泻法也"，"随吸出针，急以手按其穴，所谓之补法也"。陈氏认为针刺首先要取穴准确，然后用左手大指切揣孔穴，右手持针置于穴上，使患者咳嗽一声，当咳出气之时，针随嗽入，以免损伤经气，待透过皮肤后，进至一定的深度，再视病情的需要而施行催气的手法。

在出针时，泻法要使患者咳嗽，当气出时出针；补法要使患者吸气一口，随吸出针，急扪其穴。这种出针的方法是以《黄帝内经》呼吸补泻开合补泻原则演绎而来的。

陈氏的催气手法，是结合提插、动摇、捻转等手法组成的。他说："用右手大指及食指持针，细细动摇，进退搓捻，其针如手颤之状，谓之催气。"这是用右手拇指、食指持定针体，进行反复地提插和捻转，并结合轻轻动摇。摇针可以宣行气血，捻转提插可以推动营卫循行，有通调阴阳的作用，故能使经气加快流行，达到催气的作用。

2.提倡平补平泻法

陈氏说："凡人有疾，皆邪气所凑，虽病人瘦弱，不可专行补法，只宜平补平泻，须先泻后补，谓之先泻邪气，后补真气。"陈氏观察到疾病发生的原因，多为邪气侵袭所致，所以主张不要专行补法，必须先行泻法，后施补法，这种方法称为平补平泻，目的要先泻出壅滞于经络的病邪，然后施行补法，真气才能充实。但是这种平补平泻，必须在有病邪时应用，不要拘泥。

3.补泻的操作和捻转法的特点

陈氏的补泻手法以重用捻转法为主，结合提插、呼吸开合等法组成。他的补泻操作方法见表3-2。

表3-2　陈氏补泻操作方法

经脉	补泻	操作法	备注
十二经脉	泻法	如针左边、大指向前、食指向后，轻提往左转，用食指连搓三下（谓之飞）。略退半分许。谓之三飞一退。如针右边，以大指向前，食指向后、依前法边搓三下。轻提针头向右转	针左边用右手，针右边用左手，以行补泻

经脉	补泻	操作法	备注
十二经脉	补法	如针左边，捻针头转向右边，以食指向前，大指向后，捻针深入一二分，使真气深入肌肉。如针右边捻针头转向左边，以食指向前，大指向后，仍捻针深入一二分。却用手指于针头下轻弹三下，如此三次。以大指连搓三下。将针深入一二分。以针头向左边，三之一连三飞	
任脉	补法	男子右捻，女子左捻	分阴阳
	泻法	男子左捻，女子右捻	
督脉	补法	男子左捻，女子右捻	经补
	泻法	男子右捻，女子左捻	泻

九、徐　凤

徐凤，明代针灸家，字廷端，江右（今江西省）人，从学于倪孟仲和彭九思。其撰《针灸大全》六卷，内载许多歌赋，其中《针灸大全·金针赋》一篇，专论针法，自叙曾撮录"梓岐风谷"的针法，故名为"梓岐风谷飞经走气撮要金针赋"，颇为后代所重视。兹介绍其特点如下。

1.以"男女早晚，左右胸背"分别补泻

徐氏在《金针赋》中说："男子之气，早在上而晚在下，取之必明其理；女子之气，早在下而晚在上，用之必适其时。午前为早属阳，午后为晚属阴"，"男子者，大指进前左转，呼之为补，退后右转，吸之为泻，提针为热，插针为寒；女子者，大指退后右转，吸之为补，进前左转，呼之为泻，插针为热，提针为寒，左与右有异，胸与背不同，午前者如此，午后者反之"。

徐氏认为男女早晚，左右胸背之气不同，所以在施行捻转、提插两种补泻法时，必须根据男女、早晚、左右、胸背的不同来分别补泻的作用，他所说捻转补泻的操作方法与作用和《神应经》的记载大致相同。所异者，陈氏只分男女，此则以午前午后为标准，并且有男女的分别。上文指上午而言，下午施术必须与前法相反。其提插的意义和《难经·七十八难》的记载有所不同，必须加以说明。《难经》之意：动而伸之（上提）为泻，推而内之（下插）为补。这是指针体达到肌腠后，上下提插的行针动作而言，也就是说提插的幅度一般不宜过大。而徐氏所说的提插，是指施术部位的深浅而言，并需根据男女及施术时间，如《针灸大成》中杨继洲的论述："每日午前皮上揭，有似滚汤煎冷雪，若要寒时皮内寻，不枉教君皮破裂"。

由于男子属阳，午前气在上，而阳生于外所以在表浅部施术是补法，捻转时需经常注意将针引提在浅部，故此有"提针为热"的记述；阴生于内，所以行泻法时要在较深的部位施术，捻转时须注意将针插在深部，因此称为"插针为寒"。

至于寒与热的意义，即概括了泻和补的作用：泻法时经气已泻而虚，气虚故觉清凉，补法时经气已补而实，气实而觉温热。午后与女子均属阴，所以施术与男子午前相反。

2.进针退针与三才法

徐氏根据《灵枢·皮针》篇"三刺"的启示，创造三才法，这是分天、人、地三部进针、出针的方法。《针灸大全·金针赋》中说："初针刺至皮肉乃曰天才；少停进针刺至肉内，是曰人才；又停进针至筋骨之间，名曰地才，此为极处，就当补之。凡泻者，初针至天，少停进针直至于地，得气泻之，再停良久，却须退针。"

这段赋中指出，补法时进针要由天而人，由人而地，分部而进，是"徐进"之意；泻法时针由天部直插至地部，是"疾进"的作用。这种进针的方法与《黄帝内经》徐疾补泻的原则相符。

退针时徐氏指出："况夫出针之法，病势既退，针气微松，病未退者，针气如根，推之不动，转之不移，此为邪气吸拔其针，乃真气未至、不可出之；出之者，其病即复，再须补泻；停以待之，直候微松，方可出针豆许，摇而停之，补者吸之去疾，其穴急扪，泻者呼之去除，其穴不闭"。

对退针的快慢和孔穴的打闭与否，徐氏所说符合徐疾、开阖补泻的原则。惟对出针时气的感

应，徐氏郑重指出必须待邪气已除、真气充实、针下微松之时才可出针，不然得不到治疗效果。

所谓"针下微松"的意义，是指轻松和缓而不紧涩。《灵枢·终始》篇中曾说："邪气来也紧而疾，谷气来也徐而和。"因此，徐和而松缓的感觉是代表谷气，也就是真气已至，即是已补而实（真气），已泻而虚（邪），达到了补泻的施术要求，故可以将针退出，终止施针。

3.创造"调气"（行气）之法

徐氏说："夫调气之法，下针至地之后，复人之分，欲气上行，将针右捻，欲气下行，将针左捻，按之在前，使气在后，按之在后，使气在前，运气至疼痛之所。"

徐氏创造这种手法的目的，在使经气转运至疾病所在，适用于针刺俞穴部位距离病位较远的某些疾病。

4.阐发下针十四法

徐氏还阐发了针刺十四种手法，可惜《针灸大全·金针赋》中所述过简，兹据明代汪机《针灸问对》中所补注的内容，列表于后，以资参考（表3-3）。

表3-3 下针十四法

名称	作用	操作	附注
切	宣散血气	下针之时，用两手大指甲于穴旁上下左右四周掐而动之，如刀切割之状，次用爪法，用左手大指甲，着力掐穴，右手持针插穴有准	
摇	泄气	退针出穴之时，必须摆撼而出之	
退	清气	先出针豆许。补时出针宜泻三吸，泻时出针宜补三呼，再停少时方可出针	
动	运气	凡下针时，如气不行，将针摇之，如摇铃之状，动而振之，每穴每次，须摇五息，一吸一摇，按针左转，一吸一摇，提针右转	
进	助气	下针后，气不至，男左女右，转而进之	一说：三进一退，作用助气
循	至气	下针后气不至，用手上下循之	如针手阳明合谷穴气若不至，以三指平直，将指面与针边，至曲池上下往来抚摩，使气血循经而来
摄	气行	下针后气或涩滞，用大指、食指、中指三指甲，于所属经分往来摄之	
努	上气	下针至地，复出人部，补泻务待气至。如欲上行，将大指、次指捻住针头不得转动，却用中指将针腰轻按之，四五息之，如拨努机之状，按之在前，使气在后，按之在后，使气在前	
搓努	使气	下针之后，将针或内或外加搓线之状，勿转太紧，左转插之为热，右转提之为寒，各停五息久	
弹	催气	下针不得气时，以指轻轻弹之，每穴各七下	
盘	和气	如循环之状（360°）环形盘转针尾，每次盘时，各须运转五次，左盘按针为补，右盘按针为泻	在肚腹肉软处用
扪	养气	补时出针，用手掩闭其穴	
按	添气	欲补之时，以手紧捻其针，按沉豆许，每次按之，令细细吹气五口	
提	抽气	欲泻之时，以手捻针，伸提豆许，每次提之，令细细吸气五口	

5.创用综合手法十二种

徐氏总结了前人的经验，将古人基本补泻及行气的方法加以运用，创造了综合手法十二种，其名称为烧山火、透天凉、阳中隐阴、阴中隐阳、子午捣臼、进气法（又名运气法）、留气法、抽添之诀（又名中气法）、青龙摆尾、白虎摇头、苍蝇探穴、赤凤迎源。这十二种手法的运用，有的内容已在补泻手法中介绍过，这里就不再重复了。

十、高　武

高武，号梅孤子，四明（今浙江省宁波市）人，明代精于针灸的医家。好读书，凡天文、律吕、兵法、骑射等无不学。其著有《针灸节要》（或称《素难节要》、《针灸素难要旨》），聚集明代以前的各家针灸文献，编辑成《针灸聚英》（又名《针灸聚英发挥》）一书，内容较为丰富。书成于公元1529年，凡四卷。卷一列述脏腑、经络、穴位和主治，卷二介绍治疗疾病的取穴方法，卷三说明使用针灸的基本技术，卷四收录80多首针灸歌赋，是一部有参考价值的针灸专著。明代杨继洲《针灸大成》中所引四明高氏补泻法的记载，为高氏节录《济生拔萃》及《明堂注》等文献之言，兹将高氏对各家手法的评论介绍于后。

（一）对各家手法的评论

1.论呼吸与候针之谬误

高氏对元明针灸家所习用的呼吸候针法予以批判和评论，他在《针灸聚英》中节录了《济生拔萃》所记载的一段补泻法："泻法：令病人吸气一口，针至六分，觉针沉涩，复退至三四分，再觉沉涩，更退针一豆许，仰手转针头向病所，以手循经络扪循至病所，以合手回针，引气直过针所三寸，随呼徐徐出针，勿闭其穴；补法：令病人呼气一口，纳针至八分，觉针沉紧，复退一分许，如更觉沉紧，仰手转针头向病所。根据前循扪其病所，气至病已，随吸而走出针，速按其穴"。

高氏认为《素问》所说"候呼内针"及"候呼引针"，是指医生持针等候患者的呼吸而用针，并非如《济生拔萃》所记载那样令患者呼吸，然后以呼吸来候针。同时他认为"令病人呼气一口，吸气一口，是非鼻中呼吸矣"。因此，将呼吸候针法批判为"与经旨不符"。

2.对《针灸大全·金针赋》中十二种综合补泻手法批判为巧立名色

高武对徐凤《针灸大全·金针赋》中：烧山火、透天凉、阳中隐阴、阴中隐阳、子午捣臼、进气法、留气法、抽添之诀、青龙摆尾、白虎摇头、苍蝇探穴、赤凤迎源十二种手法批判为"巧立名色，非《素》、《难》之意"。但高氏没有进一步分析这十二种手法，其中许多方法的基础是依据《素问》《难经》的基本原则而组成的。例如，烧山火、透天凉就是《素问》《难经》所记载的提插、徐疾、开阖、呼吸等法综合而成的。有的报告以皮肤温度和血管容积为指标对凉热手法进行研究，热补手法使皮肤温度升高，凉泻手法使皮肤温度降低，有非常显著的差别；热补手法针刺合谷穴能引起血管舒张反应，凉泻手法针刺合谷穴则出现收缩反应，两种手法对血管收缩及舒张反应与平补平泻法比较，经统计学处理也有非常显著的差别（中国中医科学院广安门医院针灸科：针刺热凉补泻手法初步观察小结。中医杂志，1980年1期48页转引）。另有报告在健康人和患者身上对烧山火和透天凉、捻转提插和平补平泻法进行800余次的观察中发现：施用补法针下出现温热的同时伴有肢体容积曲线上升和脉搏速度减慢的现象，提示出现血管舒张反应；反之，施用泻法针下出现凉感的同时，肢体容积曲线下降和脉搏传播速度加快的现象，提示出现血管收缩反应（黄永统等：针刺补泻作用与机体虚实的关系。中医杂志，1980 年 1 期 48 页）。通过上述实验证明，运用针刺的热补凉泻，对人体皮肤温度及血管的舒张与收缩，确有明显的差异。其认为这是一种调整作用，与祖国医学理论针灸能调和阴阳的说法是一致的（上海市针灸经络研究所张令铮等：使用烧山火透天凉针刺手法后局部皮肤温度的变化。中医杂志，1970 年 1 期 48 页）。看来祖国医学中所谓"白虎""青龙"等，似乎蒙上了神秘的面纱，应通过科学实验来判断它的科学性，绝不应没有经过实践检验而信口雌黄。总的说来，高武对针刺手法的理解是崇尚《素问》《难经》，而否定元明以来后代医家所发展的各种通气、按气、行气及综合手法的。

（二）对针灸理论的阐述

1.引证各家学说以阐发医理

高氏在《针灸聚英》中，每引前代医家的学说以阐发医理。如足阳明胃经，便引东垣之说。东垣曰："饮食劳倦，内伤脾胃则胃脘之阳不能升举，并心肺之气，陷入中焦，用补中益气汤"，又曰："胃中元气盛，多食不伤，过时不饥；胃火盛，则多食善饥。能食而大便溏者，胃热善消，脾病不化也"，又曰："脾胃不和，九窍不通。"高氏这样的引证，说明高氏认为研究针灸必须加深中医基础理论与基本知识，否则只能对症施针，无理论为之指导，是为盲目实践。

高氏论手少阴心经时，引陈氏说："心肺能以血气生育人身，则此身之父母也。父母之尊理当居上，故曰鬲膜之上，中有父母（按《素问·刺禁论》为"鬲肓之上"，肓为脐旁肓俞穴），心气绝，则脉不通，脉不通则血不流，血不流则色泽去，故面色黑如鰲者，血先死。壬日笃，癸日死。"这就对《素问·刺禁论》中"鬲肓之上，中有父母"做了简明扼要切合实际的理论阐发，有助于对《黄帝内经》原文的理解。

2.对刺法的发挥

高氏的《针灸聚英》一书，基本是述而不作，所谓聚英，正是撷取针灸各家之精英。但对某些问题，也进行了论述和发挥。如足阳明胃经，他说："此经多气多血……足阳明，五脏六腑之海也。其脉大，血多气盛，热壮，不深不散，不留不泻，深刺六分，留六呼。又如手太阴肺经，是经多气少血……手之阴阳，其受气之道近，其气之来疾，刺深无过二分，其留无过一呼，过此者则脱气。"高氏通过理论结合实际来论述如何将《黄帝内经》气血多少的理论运用于临床实践，并对某些俞穴刺法做了考证。他在胆俞穴指出 "按《资生经》所载，崔知悌平取四花穴，上二穴是膈俞，下二穴是胆俞，四穴主血，故取此以治劳瘵，后世误以四花为斜取，非也"，这就表明高氏编著《针灸聚英》并不是简单的有文必录，而是经过考证与研讨的。又如在秩边穴指出"或曰，《素问》论五脏俞，灸之则可，刺之则不可，故王焘亦以针能杀生人，不能起死人，取灸而不取针，盖亦有所据也。而铜人、明堂、千金诸书、于五脏俞穴，针灸并载何如？曰：按《素问·血气形志论》及《遗篇》俱论脏俞刺法，以是知《素问》非成于一人之手也。如背俞止针三四分，《汉书》所载魏·樊阿得针法于华佗，其刺胸背，深入二三寸，巨阙脏俞乃五寸，而病皆瘳，是又不以绳墨拘也"。高氏这种互为印证，反复核譬的治学方法是值得学习的。

3.举出案例，验证腧穴并加以分析

高氏在《针灸聚英》的腧穴主治中，往往举出验案，以验证腧穴主治与功能。如对肩髃穴，

他引"唐鲁州刺史库狄钦风痹，不得挽弓，甄权使钦觳弓矢向堋立，针肩髃，针进即可射"。又在三阴交穴指出"宋太子出苑，逢妊妇，诊曰：女。徐文伯曰：一男一女，太子性急欲视，文伯泻三阴交，补合谷，胎应针而下，果如文伯之诊。后世遂以三阴交，合谷为妊妇禁针。然文伯泻三阴交、补合谷而堕胎，今独不可补三阴交、泻合谷而安胎乎？盖三阴交，肾、肝、脾三脉之交会，主阴血，血当补不当泻，合谷为大肠之原，大肠为肺之府，主气，当泻不当补，文伯泻三阴交，以补合谷，是血衰气旺也。今补三阴交，泻合谷，是血旺气衰矣"，故刘元宾亦曰："血衰气旺定无妊，血旺气衰应有体"。高氏所谓三阴交主阴血，当补不当泻，是指妊娠期而言。至于其补三阴交、泻合谷以安胎，与夫泻三阴交、补合谷而引产之说，正可临床实践进行验证，如果确获成功，对妇科引产与安胎自可做出贡献。又在脑空穴下指出，"曹操患头风，发即心乱目眩，华佗针脑空立愈。按《三国志》曹操患头风，永不愈，后陈琳草檄，曹见之喜（喜陈文辞之佳，并非喜陈文之意），顿愈。盖喜则气舒，帮头风解也，今医家所载不同，岂华佗愈后复发而然欤"。

从《针灸聚英》高氏的只言片语中可以看出高武的治学方法是严谨的，并非信手抄录，而是有所取舍的，并对某些内容给予评论，提出切合实际的看法，对针灸学者确有一定的启发和影响。

该书是高氏根据《黄帝内经》《难经》《针灸甲乙经》《黄帝明堂灸经》《备急千金要方》《外台秘要》《针灸资生经》《铜人腧穴针灸图经》《十四经发挥》等书纂集而成的，是一部针灸学专著，颇有参考价值。

十一、汪 机

汪机，宁省之。安徽祁门人，世居祁门之石山，人亦称之为汪石山（1463～1539年）。正德中以精通医术名，异证奇疾，治之无不中。其医学继承于朱丹溪，著有《石山医案》《医学原理》《本草会编》《素问钞》《脉诀刊误》《外科理例》《痘治理辨》《针灸问对》《伤寒选录》《运气易览》等，其中《针灸问对》分上、中、下三卷，上、中两卷论针法，下卷论灸法及经络穴位。内容主要取自《黄帝内经》《难经》《针灸甲乙经》及各家针灸著作，条分缕析，设为问对，阐明精义，专以经义批判当时的各种针灸方法，对误针误灸的危害性也坦率直言，尤为可贵。其论针能治有余之病，不能治不足之病，详辨《黄帝内经》虚实补泻之说，乃指虚邪实邪，而非指病体之虚实也。古人充实，病生于外，今人虚耗，病多在内，针灸不如汤液，又论误针误灸之害，与巧立名目之诬，皆术家所讳不肯言者。

汪氏的医学思想，是以调补气血为主导的。他认为人体各经分受气血有多少的不同，有的气多血少，有的血多气少；倘或更伤于邪，气血便不免各有损益，而不能维持脏腑的平衡。《黄帝内经》说的"阴不足者，补之以味，阳不足者，温之以气（见《石山医案·营卫论》，语出《素问·阴阳应象大论》，本作"形不足者，温之以气；精不足者，补之以味"），阴不足即是血不足，阳不足即是气不足。补阴以益血，温阳以养气，使其气血调和，无所偏倚，则邪不为害。如果不权衡其阴虚阳虚的轻重而兼治之，必将陷于一偏，而招致无穷之患"。

汪氏于调补气血这一思想主导下，却又偏重于气的调理。他认为阳气卫于外，阴气守于中；阳主动，阴主静。如果阳气动于外而发泄过甚，势必导致外虚，邪便因之而入。所以人体的安危，往往系于阳气的虚实。《黄帝内经》指出，阳精所降其人夭，阴精所奉其人寿，是人的寿夭，亦关乎阳气的存亡。人在日常生活中，劳则气耗，悲则气消，恐则气下，怒则气上，思则气结，喜则气缓，凡此种种，均足以耗损人的阳气，如不着意调养它，便不能维持人体日常活动的需要。

下面将汪氏对各种针灸方法的评论做以简要介绍。

（1）汪氏认为补泻仅有提插之分，无左右捻转、男女不同的区别。

汪氏在《针灸问对》中说："当刺之时、先以左手压、按、弹、怒、爪切、使气来如动脉应指，然后以右手持针刺之，待气至针动，因推针而内（纳）之，是谓补，动针而伸之，是谓泻。古人补泻心法，不出乎此，何尝有所谓男子左泻右补，女人左补右泻也哉？是知补泻转针，左右皆可，但当识其内（纳）为补、伸则泻耳。后人好奇，广立诸法，徒劳无益。"

汪氏首先介绍了他自己遵循古法的补泻操作常规，就是针刺时先要用左手切压施针的俞穴部，应用弹、怒、爪切等手法，使气至如有动脉在指下面跳动的样子，然后用右手持针刺入皮肤，等气至而针身动摇后，如果用补法以插为主，用泻法以提为主。

汪氏认为古人补泻之法，只要识别重插为补，重提为泻就够了，至于捻转则在补或泻时都可应用，不必分别左右和男女。

虽然，汪氏反对捻转法，但对左右内外的施术标准仍加以说明："以食指头横纹至指梢为则，捻针以大指、食指相合，大指从食指横纹捻上，进至指梢为左为外，从指梢捻下，退至横纹为右为内"。

汪氏提出这种标准是针对当时很多针灸医家在捻转补泻施术时操作上的分歧而说的。他认为捻转的操作，以食指横至指梢为标准，捻针以大指、食指相合，大指从食指横纹捻上，进至指前，即大指向前捻针，针向医者的左方旋转，大指向医生的外方前推；相反，从指梢捻下，退至横纹、即大指后捻针，针向医者右方旋转，大指向医者的内方后收。汪氏提出左外右内的标准，给后世医家在施行捻转补泻时以很大的依据。

（2）不拘泥针刺腧穴的深浅及灸壮多少的规定。

汪氏认为诸家针书所载某穴针几分、留几乎、灸几壮等不载于《黄帝内经》，故主张不必拘泥固定，应该随机应变。他说："惟视病之浮沉，而为刺之深浅，岂以定穴分寸为拘。"对留针时呼吸的多少，他说："以气至为期，而不以呼之多少为候。"至于灸壮的多少问题，他说："当视其穴俞，肉之厚薄，病之轻重，而为灸之多少大小，不必守其成规。"汪氏这种见解，很适应临床上实际需要。但是，针刺腧穴的深浅虽非出自《黄帝内经》，这正是历代医家扩前人所未发之处，因针刺深浅，是依肌肉的厚薄而提出的，如中府、云门两穴要求针三至五分，不可深刺，环跳穴肌肉丰满深厚则提出针一寸五分至二寸五分，这说明后世医家在实践基础上提出针刺深度以供参考，当然在运用时可以有适当的灵活性。

（3）怀疑当时各种纷繁的针刺手法，主张简化。

汪氏对当时盛行的针刺下手十四法及某些补泻手法等颇有微词，认为多是"巧立名色，聋瞽人耳目"。他说："按《素问》扪、循切、散、弹、怒、爪下、推、按，是施于未针之前，凡此不惟补可用，而泻亦可用也"，故曰"通而取之"。汪氏这种主张先用扪、循、切、散、弹、怒、爪下、推、按之法以催气的见解，与当时盛行的徐氏下针十四法施行于针入以后有所不同。汪氏对综合补泻手法的理解认为"无非巧立名色"。但他却承认："所立诸法，亦不出乎提按、疾徐、左捻右捻之外"，是"将此提按、徐疾、左捻右捻六法交错而用之"。对通经接气法汪氏认为"一呼脉行三寸，呼吸定息，脉行六寸，乃言无病人"，"人有所病，则血气涩滞，经络壅塞，莫能循其常度而行矣"。他指出"天温日明，则人血淖液而卫气浮；天阴日寒，则人血凝泣而卫气沉。病挟热者，呼吸必疾而脉行速，病兼寒者，呼吸必慢而称行迟"。因此，他批判说："若依其法，按某经当几呼，过几寸，岂一一中其肯綮。"汪氏提出扪、循、切、散、弹、怒、爪下、推、按诸法在下针之前施用，以及通经按气法必须参照气候和疾病的变化而定的见解，具有一定的临床价值，可以作为参考。

（4）其否认《针灸大全·金针赋》中早晚男女气血上下补泻不同的论说。

汪机对《针灸大全·金针赋》中"男子气，早在上，晚在下；女子气，早在下，晚在上。午前为早，午后为晚""男用大指进前左转，呼之为补，退后右转，吸之为泻，插针为热，提针为寒，午前如此，午后反之"的内容加以评论说："荣气行于脉中，周身五十度，无分昼夜，卫气之行，但分昼夜，未闻分上下，男女脏腑经络，气血往来，未尝不同。"因此，他认为是"颠倒错乱，无稽之谈"。

十二、李 梴

李梴，号健斋，明代江西省南丰人，万历三年（1575年），撰《医学入门》十九卷，其中内集九卷，外集十卷。内集详于运气经络针灸脉药，外集详于温暑伤寒内伤杂病方论。"医能知此内外门户，而后可以设法治病，不致徇蒙执方，夭枉人命，故题之曰医学入门"。此书针灸部分，远宗《素问》《难经》，近采元明各家针灸学说，内有子午八法、杂病穴法歌等专论针灸，颇称精要。李氏对针灸的看法，认为神针大要有四法，一穴法，二开阖，三迎随，四飞经走气。因此，他的论著以讨论四者为主；兹概述其刺法特点如下。

1. **主张缓病必俟开阖** 李梴说："燕避戊己，蝠伏庚申，物性且然，况人身一小天地乎？故缓病必俟开阖……犹杂病舍天时而从人之病也。"李氏认为人身是一小周天，故必须与天时相应，除急病不能等待俞穴的开阖时刻外，一般的疾病都必须等候腧穴所开的时刻进行治疗。李氏对流注开阖时刻取穴治疗的两种方法之评价，认为"宁守子午，而舍灵龟"。他说："灵龟八法，专为奇经而设，乃窦文真公之妙悟也。但子午法自上古，其理易明。"灵龟八法的推算必须综合年、月、日、时的干支才能定出开穴，子午流注法只要按日起时，循经寻穴，所以他主张以子午流注为主。

2. **对补泻的操作方法** 李氏所用的针刺补泻法是结合迎随、捻转、呼吸等法组成的，具体内容见表3-4。

表 3-4 李梴综合补泻法表

肢别	经别	补法（随）			泻法（迎）			属性	
		捻转	呼吸	针芒	捻转	呼吸	针芒		
左手	阳经	大指向前食指向后	呼	上	大指向后食指向前	吸	下	阳中阳	阳
	阴经	大指向后食指向前	吸	下	大指向前食指向后	呼	上	阳中阴	
右手	阳经	大指向后食指向前	吸	上	大指向前食指向后	呼	下	阴中阳	
	阴经	大指向前食指向后	呼	下	大指向后食指向前	吸	上	阳中阴	
左足	阳经	大指向后食指向前	吸	下	大指向前食指向后	呼	上	阴中阳	阴
	阴经	大指向前食指向后	呼	上	大指向后食指向前	吸	下	阳中阴	
右足	阳经	大指向前食指向后	呼	下	大指向后食指向前	吸	上	阴中阳	
	阴经	大指向后食指向前	吸	上	大指向前食指向后	呼	下	阴中阴	

男子之气，早在头而晚在下；女子之气，早在下而晚在头。故男子阳经以呼为补，吸为泻，阴经吸为补，呼为泻，午后反之；女子阳经午前以吸为补，呼为泻，阴经以呼为补，吸为泻，午后反之。医生均以右手施术。呼吸指病人呼吸时转针而言

十三、杨 继 洲

杨继洲，字济时，明代三衢人约（1522～1620 年）。他祖父几世都从医，家藏医书和抄籍很多，杨氏耳濡目染，亦有志于医，尤致力于针灸学的研究。学有所成后，便据其家传的《卫生针灸玄机秘要》一书，以《素问》《难经》为宗，更博采《神应经》《古今医统》《乾坤生意》《医学入门》《医经小学》《针灸节要》《针灸聚英》《针灸捷要》《小儿按摩》等书的有关针灸部分，重新编订，并仿铜人像绘图立说，著成《针灸大成》（原名《针灸大全》）十卷，为明以前最完备的一部针灸专著，也是后世学习针灸和针灸治疗的一部重要参考书。

杨氏治学力求渊博而又要精深，勤读古医书，不分寒暑，向未中断。他虽然有这样好的基础，但是他仍认为针灸是不易学的，应当追本溯源。因此，对《素问》《灵枢》《难经》《铜人腧穴针灸图经》《备急千金要方》《外台秘要》，以及其他有关针灸杂著无不反复钻研。他说："不溯其原，则无以得古人立法之意；不穷其流，则何以知后世变法之弊"（《针灸大成•策•诸家得失策》）。由于这一思想的指导，他便从《素问》《难经》溯源，穷流诸家，详穷脏腑经络，营卫气血，并考正穴位，研讨手法，按经审证，严谨处方，所以他的著作，既全面，又系统；既渊博精湛，又执简驭繁。他以为人身"三百六十五络，所以言其烦也，而非要也；十二经穴，所以言其法也，而非会也，总而会之，则人身之气有阴阳，而阴阳之运有经络，循其经而按之，则气有连属，而穴无不正，疾无不除。不得其要，虽取穴之多，亦无以济之；苟得其要，则虽会通之简，亦足以成功"《针灸大成•策•穴有奇正策》。因此他在家传经验《胜玉歌》里，仅仅用六十多个孔穴，便能治疗五十种病症，真是做到了由博返约，得到了针灸学术的要领。要从他所注释的几篇著名的歌赋来看，他对古典医经的阐述，也能做到说理精透，文字简要。是书集明以前针灸学术之大成，是继《灵枢》《针灸甲乙经》之后的又一次总结，他对刺法的见解举述如下。

1. 论"论刺法有大小" 杨继洲说："有平补平泻，谓其阴阳不平而后平也。阳下之曰补，阴上之曰泻，但得内外之气调则已。有大补大泻，惟其阴阳俱有盛衰，此各调阴换阳，或接气通经，与从本引末。审按其道以予之，徐往徐来以去之。"指出了针刺手法中补泻量的大小问题。所谓平补平泻，是一种较轻量的补泻手法，其目的则使阴阳重新趋于调和，其标准是阳气内入则为补，阴气外出则为泻。因为阳气生于外，所以补法要使阳气入内，阴气生于内，因此泻法要使阴气外出。平补平泻只要能够达到送阳气内入或引阴气外出的目的即可。所以刺激不必太强。所谓大补大泻，杨氏认为是一种刺激量较大的补泻手法，是针对阴阳两气乖常比较严重的病理情况而设，在施术时，必须针刺在天部及地部内，进行俱补或俱泻，使经气通接。病气衰歇，称这些方法为调阴换阳，接通经气或从本引末。

2. 对补泻的操作方法 杨氏所用的综合补泻法是由提插、捻转、呼吸、徐疾、开阖、九六等法组成的。兹列表如下（表 3-5）。

表 3-5　杨继洲综合补泻法表

进针法	左手重切十字缝纹，右手持针于穴上。令患者咳嗽一声，随咳进针
补法	呼气一口，刺入皮三分（针手经效春夏停二十四息，针足经，效秋冬停三十六息），催气针沉，行九阳之数，拈九撅九，号曰天才；少停呼气二口，徐徐刺入肉三分，如前息数足，又觉针沉紧，以生数行之，号曰人才；少停呼气三口，徐徐又插入筋骨之间三分，又如前息数足，复觉针下沉涩，再以生数行之；号曰地才；再推进一豆谓之按，此为极处。静以久留。却须退针至人部。又待气沉紧时，转针头向病所，自觉针下热虚赢痒麻，病势各散，针下微沉后，转针头向上，插进一豆许，动而停之，吸之乃去，徐入疾出，其穴急扪
泻法	插入三分，刺入天部，少停直入地部，提退一豆，得气沉紧，搓拈不动，如要数尽，行六阴之数，拈六撅六，吸气三口，回针提出至人部、号曰地才；又待气至针沉、如前息数足，以成数行之，吸气二口回针提出至天部，号曰人才；又待气至针沉，如要息数足，以成数行之，吸气回针提出至皮间，号曰天才；退针一豆谓之提，此为极处。静以久留，仍推进人部，待针沉紧气至，转针头向病所，自觉针下冷，寒热痛痹，病势各退，针下微松，提针一豆许，摇而停之，呼之乃去，疾入徐出，其穴不闭

在上表杨氏综合补泻法中，应予讨论的有以下四个问题。

（1）进退针法：杨氏进针的手法，在针刺入皮肤的时候，也和陈会一样，须令患者咳嗽一声，然后进针。待针刺入皮肤后，施用补法时，先徐徐刺入三分，在天部行针；以后再徐徐刺入三分，在人部同样行针；最后再徐徐刺入三分到达筋骨之间，在地部再行针。这就是分三部而进，是徐进的方法。施用泻法时，先刺三分天部，少停直接刺入地部，在地部先行施术；以后提出到人部，再在人部施行手法；最后提出到天部，在天部重行施术，这种分三部而退，是徐退的方法。

（2）呼吸法：杨氏在补泻时应用呼吸法有两个部分：其一用来行运经络之血气，所以不分补泻，针手部经络者，效春夏停针（留针）呼吸二十四息；针足部经络者，效秋冬停针（留针）呼吸三十六息。手部经脉较短，所以效法春夏，呼吸二十四息，足部经脉较长，所以要效法秋冬呼吸三十六息。其二用来配合补泻，在补法时呼气三口而进针，在泻法时吸气三口而退针。

（3）撚（捻）与撅：所谓撚就是捻转，撅就是提插。杨氏虽然没有具体指明，但可以参证在其他各篇所说的，补法时捻针需向左转，泻法时需向右转；补法时应用紧按慢提法，泻法时应用紧提慢按法，就可以明晓捻与撅的意义。

（4）生数和成数：杨氏在补法时提出用生数，在泻法时提出用成数。所谓生数是一二三四五，成数是六七八九十。补法时用生数是指以三数为基本，而三三得九数，就是先捻三撅三，如此三次，而成九数；泻法时用成数是指以六数为基本，施术时六捻六撅即可。

3.十二法与八法　继徐凤下针十四法之后，杨氏又提出下针十二种手法；以后又在十二种手法的基础上，进一步精简和补充而成八法。兹分别列表如下（表 3-6，表 3-7）。

表 3-6　下针十二法表

名称	目的	方法	附注
爪切	宣散气血 免伤荣卫	用左手大指爪甲重切其针穴，然后下针	
持针	持针着力 施术专心	凡下针以右手持针于穴下，着力旋插，直至腠理，手如握虎，势若擒龙	
口温	使冷热不得相争	下针前须将针放口中温热，方可与刺	今不用

续表

名称	目的	方法	附注
进针		患者神定，息数匀，医亦如之。在阳部必取筋骨之间陷中，在阴分以爪甲重切经脉，少待方可进针	补法三进 泻法一进
指循	调和气血	下针如气不至，以指循其经络之路，使气血往来上下均匀，则针下气至沉紧	
爪摄	使邪气散泄	下针如感邪气滞涩不行，即随经络上下，使大指爪甲切之	
退针		凡下针，欲退之时。必须按补泻分部而退	补法一退 泻法三退
搓针	补泻	转针勿太紧，随气而行之，太紧则肌肉缠针，有大痛之患。如气滞涩，则以摄法切之	
捻针	行气	凡下针之际，治上大指向外捻，治下大指向内捻	
	补气	如出至人部，内拈者为补，转针头向病所；如出至人部，外拈者为泻，转针头向病所	
留针	疏散荣卫	如出针至天部之际，须在皮肤之间留一定许，少时方出针	
摇针	开大孔穴（泻）	这出针三部，欲泻之际，每一部摇一次，如扶人头摇之状	
拔针		凡持针欲出之时，待针下气缓不沉紧，用指捻针，如拔虎尾之状	

表3-7　下针八法表

名称	目的	方法	附注
揣	取准孔穴	凡点穴，以手抚摸其处，以法取之，按而正之，以大指爪切掐其穴，干中庶得，进退方有准	
	免伤荣卫	刺荣掐按其穴，以针而刺；刺卫撮起其穴，卧针而刺	
爪	宣散气血 欲使不痛	爪而下之，左手重而切按，右手轻而徐入	即十二法中之爪切法
搓	补泻	搓而转者，如搓线之貌，勿转太紧，左补右泻	即十二诀中指搓法
弹	补	先弹针头，待气至，却进一豆许，先浅后深，自外推内	常在补法留针时用
摇	泻	先摇动针头，待气至，却退一空许，乃先深后浅	常在泻法退针时用
扪	真补	欲补时出针，扪闭其穴	不令出气
循	令气血宣散邪气散泄	凡泻针，必以手指于穴上四旁循之	与指循法同
捻		治上大指向外捻，治下大指向内捻；如出针内捻，令气行至病所，外捻令邪气至针下而出	与指捻法同

　　从上表看来，杨氏手法实际是一套针刺操作常规，于此更可见杨氏虽重视手法，但却不示人以神秘。他并写出一首歌诀说："针法玄机口诀多，手法虽多亦不过。切穴持针温口内，进针循摄退针搓，指捻泻气针留豆，摇令穴大拨如梭。医师穴法叮咛说，记此便为十二歌"。

　　通过这首歌的传诵，令人感到极其概括而实用。

　　杨氏的临床经验，也是极其丰富的。他列举了151个病证，包括内、外、妇、儿、五官等各种常见疾病，用穴一般在3～5个，而疗效很高。现在临床各家处方，仍多师其法，未能脱离他的规矩准绳。例如，治偏正头风，用风池、合谷、丝竹空；眼赤暴痛，用合谷、太阳、光明；口眼歪斜，用颊车、合谷、地仓、人中等。尤其他在这些疾病的论述中，首重分析疗效及失效原因。例如，论中风谈到针效的失效原因，就有好多种，如因针力不到，补泻不明，或因去针太快，或因不分虚实，或因不禁房劳，不节饮食等，使临床时注意避免，以提高疗效。用时他又在很多处方后面，再列举一二方，以备前穴不效时应用，这也是前人各种针灸书籍中少见的。例如，中风不省人事，用人中、中冲、合谷后，不效再取哑门、大敦等。凡此均给后世学者提供了许多宝贵经验和方法。杨氏对用药、养生、导引、小儿按摩等治疗经验，也非常丰富。

　　综上所述，杨氏学有渊源，造诣亦深，可以说是一位有理论和临床经验的针灸学家，足资我们取法之处是很多的。但在他的著作里，还是有些冗杂的东西，学习时不可不注意。

附：杨继洲医案

（1）痰核　戊午春，鸿胪吕小山患结核在臂，不红不痛，医云是肿毒。予曰：此是痰核结于皮里膜外，非药可愈。先针手曲池行六阴数，更灸二七壮，以通其经气。不数日，即平安矣。若作肿毒，用以托里之剂，岂不伤脾胃清纯之气耶？（《针灸大成·医案》）

按：外证中阴证阳证，必须分辨清楚。从这一个病例中，可以体会到杨氏治病，首重辨证施治。曲池为手阳明大肠经合穴，善能调理气血，通经活络，搜风化痰。先施之以泻法，温之以艾灸，使经气通畅而痰核自消。可见杨氏治病，或针或灸，有补有泻，深有法度。

（2）气块　甲戌夏，员外熊可山公患痢，兼吐血不止，身热咳嗽，绕脐一块痛至死，脉气将危绝而胸尚暖，脐中一块高起如拳大。是日急针气海，更灸至五十壮而苏，其块即散，痛即止。复治痢，痢愈治嗽血，以次调理而痊。次年升职，方公司以故。予曰：病有标本，治有缓急，若不针气海，则块何由而散。块既消散，则气得以疏通而痛止脉复矣，正所谓急则治标之意也。公体虽安，饮食后不要多怒气，以保和其本，否则正气乖而肝气盛，致脾土受克，可计日而复矣。（《针灸大成·医案》）

按：绕脐一块疼痛发作，有似奔豚证。他运用急则治标法，急取任脉气海穴，针后加以重灸，固体之本，安气之原，故立即气消块散，使危证平复于顷刻，这是他既重针法更重灸法的缘故。

（3）两腿风　庚辰夏，工部郎许鸿宇公，患两腿风，日夜痛不能止，卧床月余，宝源局王公，乃其属官，力荐予治之。时名医诸公，坚执不从。许公疑而言曰：两腿及足，无处不痛，岂一二针所能愈。予曰：治病必求其本，得其本穴会归之处，痛可立而止，痛止即步履，旬日之内，必能进部。此公明爽，独听余言。针环跳、绝骨，随针而愈。不过旬日，果进部，人皆骇异。假使当时不信王公之言，而听旁人之语，则药力岂能及哉，是唯在乎信之笃而已，信之笃，是以获其效也。（《针灸大成·医案》）

按：环跳、绝骨两穴，皆属足少阳胆经的要穴，性能舒通宣散而祛风邪，且绝骨为髓之所会，有坚肾之功，并在这一病例中，说明杨氏用穴少而效宏，可谓执简驭繁。没有丰富的理论和临床经验是不能达到的。

十四、张 介 宾

张介宾、字会卿，号景岳，明、山阴（会稽县）人，（约1563～1640年），学医于金英。张氏是晚明一位杰出的医学家。他钻研《黄帝内经》数十年，不但积极地参加了当时的医学学术争论，而且在发展医学理论、丰富医疗技术方面，也有许多创造性的成就；并给我们留下了一百数十万言的著作，自成一家之言 。其研究《黄帝内经》在探究医学原理的论述中，具有朴素的唯物论观点和辩证法因素，这是他之所以能够在医学上做出许多成就的根本原因。他认为《素问》《灵枢》中"经文奥衍，研阅诚难……详求其法，则唯有尽易旧制，颠倒一番，从类分门，然后附意阐发"的方法，经历40年，著成《类经》三十二卷，把两书整个内容分做十二大类，共三百九十篇。他之所以要这样分类的理由如下。

"人之大事，莫若死生，能葆其真，合乎天矣，故首曰摄生类。生成之道，两仪主之，阴阳既立，三才位矣，故二曰阴阳类。人之有生，脏气为本、五内洞然，三垣治矣，故三曰脏象类。欲知其内，须察其外，脉色通神，吉凶判矣，故四曰脉色类。脏腑治内，经络治外，能明终始，四大安矣，故五曰经络类。万事万殊，必有本末，知所先后，握其要矣，故六曰标本类。人之所赖，药食为天，气味得宜，五官强矣，故七曰气味类。驹隙百年，谁保无恙，治之弗失，危者安矣，故八曰论治类。疾之中人，变态莫测，明能烛幽，二竖循矣，故九曰疾病类。药饵不及，古有针砭，九法搜玄，道超凡矣，故十曰针刺类。至若天道茫茫，运行今古，苟无穷协，惟推之以理，指诸掌矣，故十一曰运气类。又若经文联属、难以强分，或互见于别门，欲求之而不得，分条索隐，血脉贯矣，故十二曰会通类"（《类经·序》），除《类经》还著有《类经图翼》和《类经附翼》《质疑录》，并结合一生临证经验，复辑成《景岳全书》。兹就张氏对经络和针刺的研究成就简介如下。

（一）对经络的研究

经络是人体气血运行的通路，如同罗网的纵横交错，网布全身，是沟通表里上下，联系脏腑器官的独特系统。张氏认为人始生，先成精，脉道以通，气血乃行。这就说明气血的运行必须是通过脉道。所以他说："人受气于谷、谷入于胃，以传于肺、五脏六腑，皆以受气，其清者为营，浊者为卫，故脉道通、血气行，此经脉之谓。明经脉之道，则可以决死生，处百病，调虚实，施治疗矣"（《类经·经络类·一》）。张氏把经络学说摆在决死生、处百病的重要位置上不是偶然的。

对于经络的研究，历代医家多数注意到十二经脉，奇经八脉的循行及其主病，作为经络辨证的依据。而张氏则在《黄帝内经》的基础上全面地对经络学说进行了研究，范围是颇为广泛的。

就生理方面来说，他认为人的五脏六腑、四肢百骸、五官九窍、皮、肉、脉、筋、骨等，所以能进行有机的整体活动，使机体保持协调统一，无不由于经络发挥着脏腑与体表及各器官的连属作用。所以他说："肺朝百脉，以行阴阳，而五脏六腑皆以受气，故十二经以肺经为首，循序相传，尽于足厥阴肝经，而又传于肺，终而复始"（《类经·经络类·二》），说明没有经脉的通道，气血是无法运行的。所以他说："经脉者，脏腑之枝叶，脏腑者，经脉之根本，知十二经脉之道，则阴阳明，表里悉，气血分，虚实见，天道之逆从可察，邪正之安危可辨"（《类经·经络类·三》）。

在病理方面来说，主要表现在它与疾病发生和传变有着密切的关系。《素问·皮部论》说："凡十二经脉者，皮之部也。是故百病之始生也，必先于皮毛。邪中之，则腠理开，开则入客于络脉。留而不去，传入于经。留而不去，传入于腑，廪于肠胃。"张氏认为"经脉既有分部，则邪之中人，可视而知，当速去之，若不预为之治，则邪将日深而变生大病也"（《类经·经络类·三十一》）。由于经络能够有规律地反映出若干病候，在临床上根据这些病候，就能推断疾病发生于何腑、何经，从而进一步确定病变的性质及其发展趋势。所以《灵枢·卫气》篇说："能别阴阳十二经者，知病之所生……"。

张氏对经络的理解，是从广义方面来考虑的，如对营卫之所行，就有比较精辟透彻的论述，他说："人身不过表里，表里不过阴阳，阴阳即营卫，营卫即血气，脏腑筋骨在于内心赖营气以资之，经脉以疏之，皮毛分肉居于外、经之所不通，营之所不及，故赖卫气以煦之，孙络以濡之，而后内而精髓，外而发肤，无弗得其养者，皆营卫之化也。然营气者，犹天之有宿度，地之有经水，出入有期，运行有序者也。卫气者，犹天之有清阳，地之有郁蒸，阴阳昼夜，随时而变者也。卫气属阳，乃出于下焦，下者必升，故其气自下而上，亦犹地气上为云也；营本属阴，乃自中焦而出于上焦，上者必降，故营气自上而下，亦犹天气降为雨也。虽卫主气而在外，然亦何尝无血；营主血而在内，然亦何尝无气。故营中未必无卫，卫中未必无营。但行于肉者便谓之营，行于外者便谓之卫，此人身阴阳交感之道，分之则为二，合之则为一而已"（《类经·经络类·二十三》）。张氏通过表里阴阳以论述营卫之所行，强调了经脉以疏之，孙络以濡之，内而脏腑筋骨，外而器官发肤，才能得到血气营卫的濡养，把经脉作用阐述得相当清楚。

对十二经血气多少有他的独到见解。《素问·血气形志》篇说："夫人之常数，太阳多血少气，少阳常少血多气、阳明常多气多血；少阴常少血多气，厥阴常多血少气，太阴常多气少血，此天之常数。"张氏指出：故凡用针者但可泻其多，不可泻其少，当详察气血而为之补泻也。又说："两经言血气之数者凡三，各有不同，如《五音五味篇》三阳经与此皆相同，三阴经与此皆相反……又如《九针论》诸经与此皆同，惟太阴一经云多血少气，与此相反。须知《灵枢》多误，当以此篇为正，观末节出气出血之文，与此正合，无差可知矣"（《类经·经络类·二十》）。《黄帝内经》非一时一人之作，故有些内容，既重复，又矛盾。张氏经过研究考查，提出自己的正确见解，而为后世医家言十二经血气多少者所宗。

总之，张氏对经络的看法，是本于"内属于腑脏，外络于肢节"，把五脏六腑、奇恒之府，以及阴阳表里内外相互连属的关系，无不通过经络来进行阐述，所以《类经》中的《类经·脏象类》仅两卷，共四十九章。而《类经·经络类》则为三卷，共七十三章，可见张氏对经络的评价和重视了。这与某些医家言经络仅提十二经脉与奇经八脉，是不可同日而语的。

张氏还在《类经图翼·经络》中：运用图说与歌诀的形式对有关经络问题进行整理。第一部分为十二经脏腑图、周身骨部名目，以及内景赋、宗营卫三气解等。第二部分为井荥经合解、标本中气从化解等有关针灸基本理论与知识。第三部分为诸部经络发明。第四、五、六部分为十四经穴。第七部分为奇经八脉。第八部分为奇俞类集（经外奇穴）。张氏这样对经络学说的归纳整理，对针灸学的研究做出了显著的贡献。

（二）对针刺的研究

张介宾在针刺方面，由于有丰富的临床经验，故对针刺的理论亦多所发明。下面仅就张氏对针刺总的论述及针刺手法简述如下。

1.五虚勿近，五实勿远

张氏认为"虚病不利于针，故五虚勿近；实邪最所当用，故五实勿远，盖针道难补而易泻耳"（《类经·针刺类·九》）。在张介宾看来，针刺之法，主要用于邪实、气实之人，而邪衰气虚之人则不宜针灸。又说："用针之法，补泻而已，补泻之法，迎随而已，必得其和，则针道毕于是矣"（《类经·针刺类·一》），又说："这就抓住了针刺主要目的和手法，无非是补泻迎随而已。刺之微，在速迟，在速迟，知徐疾之宜也"，又说："脉口盛者，除经盛而阳经虚也，当先补其阳，后泻其阴而和之；人迎盛者，阳经盛而阴经虚也，先补其阴而后泻其阳而和之，何也？以治病者皆宜先顾正气，后治邪气，盖攻实无难，伐虚当畏，于此……或见，用针用药，其道皆然"（《类经·针刺类·八》）（说明张氏在辨证求因，审因论治时，决不放松人迎、气口脉的阴阳盛衰，而论治时重视温补而慎于攻伐，既或是运用针刺治疗，亦不脱离其温补主张）。

2.论刺法

张氏在对《黄帝内经》研究的基础上，并结合他自己及元明以来针灸医家的临床经验，在《类经·针刺类》的注释中有所发挥，足资参考，兹简介如下。

（1）用针之道：用针之道，以气为主，知虚知实，方可无误，虚则脉虚而为痒为麻，实则脉实而为肿为痛。虚则补之，气至则实；实则泻之，气去则虚。故用补用泻，必于呼吸之际，随气下针，则其要也。

（2）补先呼后吸，泻先吸后呼：下针之法，先以左手扪摸其处，随用大指爪重按掐其穴，右手置针于穴上，凡用补者，令患者咳嗽一声，随嗽下针，气出针入，初刺入皮，天之分也，少停进针，次至肉中，人之分也，又停进针，至于筋骨之间，地之分也。然深浅随宜，各有所用，针入之后，将针摇动搓弹，谓之催气，觉针下沉紧，倒针朝病，向内搓转，用法补之，或针气热，是气至足矣，令患者吸气一口，退针至人之分，候吸出针，急以指按其穴，此补法也；凡用泻者，令其吸气，随吸入针，针与气俱内，初至天分，少停进针，直至于地，亦深浅随宜而用，却细细摇动，进退搓捻其针如手颤之状，以催其气约行五、六次，觉针下气紧，即倒针迎气，向外搓转，以用泻法，停之良久，退至人分，随嗽出针，不闭其穴，皆为泻法。故曰"欲补先呼后吸，欲泻先吸后呼，即此法也"（《类经·针刺类·十四》）。下针法及分天地人三部等，与其他医家都是相同的，但张氏指出"深浅随宜"，这就比较符合实际，较诸机械地规定人部的分寸优胜得多，还提出施行补泻时的具体手法，可资研讨。

（3）捻针向外泻，捻向内补：转针者，搓转其针，如搓线之状，慢慢转之，勿令太紧，泻左则左转，泻右则右转，故曰："拈针向外泻之方，拈针向内补之诀也。"

（4）候气：候气者，必使患者精神已潮，而后可入针，针既入矣，又必使患者精神宁定而后可行气，若气不潮针，则轻滑不知疼痛，如插腐，未可刺也。必候神气既至，针下紧涩，便可依法施用。入针后轻浮虚滑迟慢，如闲居静室，寂然无闻者，乃气之未到；入针后沉重涩滞坚实，如鱼吞钩，或沉或浮而动者，乃气之已来。虚则推内进搓以补其气，实则循扪弹怒以引其气，气未至则以手循摄，以爪切掐，以针摇动，进捻搓弹，其气必至，气既至，必审寒热而施治。刺热须其寒者，必留针候其阴气隆至也；刺寒须其热者，必由针候其阳气隆至也。然后可以出针。然气至速者效亦速而病易痊，气至迟者效亦迟而病难愈。

（5）出针：出针者，病势既退，针势必松，病未退者，针气固涩，推之不动，转之不移，此为邪气吸拔其针，真气未至。不可出，而出之，其病即复，必须再施补泻以待其气，直候微松，方可出针豆许，摇而少停，补者候吸，徐出针而急按其穴，泻者候呼，疾出针而不闭其穴。

故曰：下针贵迟，太急伤血，出针贵缓，太急伤气也。

（6）迎随：迎随者，如手之三阴，从脏走手，手之三阳从手走头；足之三阳，从头走足，足之三阴，从足走腹。逆其气为迎为泻，顺其气为随为补也。

（7）气血多少：气血多少者，如阳明多血多气，刺之者出血气，太阳厥阴多血少气，刺之者出血恶气，少阳少阴太阴多气少血，刺之者出气恶血也。

（8）子母补泻：子母补泻者，济母益其不足，夺子平其有余。如心病虚者，补其肝木，心病实者，泻其脾土。故曰：虚则补其母，实则泻其子。然本经亦有补泻，心虚者取少海之水，所以伐其胜也；心实者取少府之火，所以泻其实也。

（9）男女之取法有异：男子之气，早在上而晚在下，女子之气，早在下而晚在上，午前为早属阳，午后为晚属阴，男女上下，其分在腰，足不过膝，手不过肘，补泻之宜，各有其时也。男女取法有异之说是否正确，姑存之以待科学实验做出结论。

（10）阴阳经穴，取各有法：凡阳部阳经多在筋骨之侧，必取之骨旁陷下者为真，如合谷、三里、阳陵泉之类是也；凡阴部阴经，必取于俘隙之间，动脉应手者为真，如箕门、五里、太冲之类是也……诸如此类，皆针家之要，所不可不知者（《类经·针刺类·十四》）。

以上为张介宾的用针撮要，的确值得一读，可见景岳之学是很全面的。人皆知张氏为温补学派的代表人物，而忽视了他对针灸学的贡献。

十五、吴棹仙

吴棹仙（1892～1976），名显宗，四川省巴县人。自幼随父吴俊升学医，兼攻四书五经，又从内江王恭甫先生游。他勤奋求知，博览医书，18岁时对《黄帝内经》《难经》《伤寒论》《金匮要略》，不仅能全文背诵，而且能领其要旨，触类旁通，极有心得。1910年考入重庆巴县医学堂，名列第一，后又从针灸大师许直初，得其秘传，对针灸学中的"子午流注"和"灵龟八法"的针法颇有研究。在重庆行医50余年，患者辐辏，门庭如市，其用子午针法，能极《灵枢》补泻迎随之妙。他的主要著作是《子午流注说难》《医经生理学》《医经病理学》《灵枢经浅注》《温病方歌》《时方总括》等，同时与邱明扬等编著了《灵枢经释》，其中《子午流注说难》是他的代表作。他除了精通医学外，又工书法，通音韵，精词章，著《听秋声馆》《性灵集》《养石斋诗稿》等。

1.对子午流注的发挥

吴氏《子午流注说难》一书共分两卷，三个部分，开头为子午流注环周图与环周图说难；上卷为本输穴说难；下卷为综合论述。

子午流注针法具有悠久的历史，远在公元2世纪的汉代已经流行这种针法，此后经南朝人徐文伯的整理发扬，曾盛行一时，但是，由于历代医学文献中，对此说缺乏系统的论著，仅是散见于古医书中的一鳞半爪，使人们研究起来颇觉困难，因此，现在能够应用这种古典针法的人是很少的。自从四川名医吴棹仙先生向毛主席献《子午流注环周图》以后，这种疗法才重新引起人们的注意，吴氏"献图"后，在国内震动很大，持书请益者，络绎不绝，他为了答复满足针灸学家们的愿望，特编写了《子午流注说难》一书。

全书以解说子午流注环周图入手，本输穴说难收集十二经井、荥、输、经、合六十六穴和十二络穴（除去任、督脉的络穴和脾的大络）及三个下合穴，并为八十一穴。对每个穴的部位，证治，针灸方式，浅深、留针时间都做了说明，并用十二小图，依据《灵枢·骨度》篇尺寸，分经量定穴位，说明它的基本原理，现以环周图说难为例说明之。

第一环十干主日。环周一图。内外有四环，第一环用天干十字，分析地之五运，为五阴五阳，五阴分合于五藏，五阳分合于五府（余三焦一府名曰孤府），甲日阳木合胆府，乙日阴木合肝藏，丙日阳火合小肠，丁日阴火合心藏，戊合胃阳土，己合脾阴土，庚辛金合大肠肺，壬癸水合肾与膀胱，孤府三焦无所合，决渎之官，附属于膀胱，此为第一环十日天干之分。

第二环腧穴流注。

第三环干支定时。第二环第三环细分一日为十二时，起于子，终于亥，上冠以天干十字，十日一共一百二十时，地支用十次，天干用十二次，甲乙之日同起甲子，乙庚之日，同起丙子、丙辛之日，起戊子，丁壬起庚子，戊癸起壬子，照次序推之，甲日十二时，重见甲为戊时，故开胆井窍阴穴，甲为阳木，胆府亦属木之阳也，癸日十二时，重见癸为亥时，故开肾井涌泉穴。癸为阴水，肾藏亦属水之阴也，或问癸日缺十时，肾不开丑时而移开亥时何也。盖肾者主水，为人身立命之根，注重生木，如不能转注于甲日，则流而不注，不合乎阴阳相生之道也。以此例推之，乙日乙酉时，开肝井大敦穴，乙为阴木，肝亦阴藏之属木也，丙日丙申时，丁日丁未时，阳火阴火，则开小肠井少泽，心井少冲，戊日戊午时，己日己巳时，则开胃井厉兑，脾井隐白。戊阳土，己阴土地，庚日辰时，开商阳，辛日卯时，开少商。大肠阳明金，肺藏阴之金也。壬为阳水，壬寅时开膀胱水府之至阴井穴。转注癸日壬子时，壬重见壬，成为十日一大周，开穴通用红字，表示每日旺气主穴之起点，过穴亦书红字，盖木藏之俞，本府之原，与流而注者不同也，何谓流，阳日开阳穴，依相生次序，仍流在阳日阳时之谓也。何谓注，阳日阳时取穴不足，则转注而取阴日之阳时，反言之，阴日阴日取穴不足，则转注而取阳日之阴时，均谓之注，流与注不同，试举一甲日分析之，甲时戊时，开胆井窍阴，其在戊时前，酉未巳卯丑五阴时所列中冲、尺泽、商丘、神门、行间，各藏阴穴，皆由前癸阴日，依木火土金水相生之次序转注而来，甲日重见甲，至戊时，反开窍阴一穴，甲为阳日，开阳时，亥为阴时不取，转注到乙日丙子阳时，开小肠荥穴前谷，盖甲胆属木，丙小肠属火，胆开第一穴。而转溜于小肠之第二穴，木生火也，阳井窍阴属金，阳荥前谷属水，又金水相生之义也。再注到乙日戊寅时，则开胃之俞穴陷谷。小肠属火，胃属土，火生土也，并过丘墟一穴，因六府六腧，各多一原穴，超出五行相生之外，故并过于俞位，反求其本，与窍阴一脉相承，并过于此。列于下位，以其非五行相生之正经也，用红书一过字，表示有所本也。乙日庚辰时，注大肠阳溪穴，壬午时，注膀胱委中穴，言其府，则大肠属金，膀胱属水，金水相生，言其穴，则阳经火，阳俞土、火生土地，末甲申时，复列三焦荥穴液门，盖三焦孤府，六腧无所寄，故分列于各府开穴之末。独取一荥者，阳荥为水穴，胆为木府，水能生木也，甲日始戊时，终于乙日申时，凡十一时，六府各开一穴，胆居主位，多过一原穴，凡七穴，此甲日流注细分之理也。其余九日，环周流注，藏各五腧，府各六腧，府为阳，藏为阴，阳井金，阴井木，各依相生之次序，流注展转而取之，府过一原穴，藏以俞代原而过之。末一穴，阳日气纳三焦，取生我者，阴日血归包络，取我生者，均详列于环周图。

第四环同宗错落，天干十字，地支十二字，一日十二时，五日六十时，十日一百二十时，地支十二字，每日用一次，五日五次，十日十次，与天干十字配合用之，五日六十时，地支用五次，天干当用六次，甲子小周，五日一候，六日又另起甲子时，与一日同，此一六同宗甲已同宗之义也。甲日己日，一奇一偶，一阴一阳，日干阴阳虽不同，时干支全同，故甲日流注诸穴，交落列于己日时干支之下，己日流注诸穴，转交落列于甲日时干支之下，以此推之，二七为乙庚，三八为丙辛，四九为丁壬，五十为戊癸，皆一阴一阳之同宗，故流注各穴，除一过穴不交落，余均互相交错落列于下环，依时取之，其效一也。

关于本输穴说难，手太阴肺经五腧穴，井穴少商，荥穴鱼际，俞穴太渊，经穴经渠，合穴尺泽。手阳明大肠经六腧穴，井穴商阳，荥穴二间，俞穴三间，原穴合谷，经穴阳溪，合穴曲池，足阳明胃经六腧穴，井穴厉兑，荥穴内庭，俞穴陷谷，原穴冲阳，经穴解溪，合穴足三里，足太阴脾经五腧穴，井穴隐白，荥穴大都，俞穴太白，经穴商丘，合穴阴陵泉。手少阴心经五腧穴，井穴少冲，荥穴少府，俞穴神门，经穴灵道，合穴少海。足太阳膀胱经六腧，井穴至阴，荥穴通谷，俞穴束骨，原穴京骨，经穴昆仑，合穴委中。足少阴肾经五腧穴，井穴涌泉，荥穴然谷，俞穴太溪，经穴复溜，合穴阴谷。手厥阴心包络五腧穴，井穴中冲，荥穴劳宫，俞穴大陵，经穴间使，合穴曲泽。手少阳三焦六腧穴，井穴关冲，荥穴液门，俞穴中渚，原穴阳池，经穴支沟，合穴天井。足少阳胆经六腧穴。井穴窍阴，荥穴侠溪，俞穴足临泣，原穴丘墟，经穴阳辅，合穴阳陵泉。足厥阴肝经五腧穴，井穴大敦，荥穴行间，俞穴太冲，经穴中封，合穴曲泉。

十二别络，列缺、偏厉、丰隆、公孙、通里、支正、飞扬、大钟、内关、外关、光明、蠡沟。手三阳足下合穴，手阳明下合穴巨虚上廉，手太阳下合穴巨虚下下廉，手少阳下合穴委阳。以上为子午流注图，说难之大要。

2.针刺手法

吴氏的《子午流注说难》下卷为综合论述，从解释"五藏五俞六府六腧""终始根结"的意义到说明补泻、寒热、升降、卧针迎随、进针、催气、调和营卫等手法，从用针脉法、针效、针害，针灸禁忌到经正六合都做了扼要的解释。最后吴氏还以数千个经自己治疗而收到良好疗效的病案中摘录了七例附在篇末，以资参考。

（1）补泻手法：总其大要，男子午前，针内转吸气为泻，针外转呼气为补。男子午前与午后相反，女子午后与男子午前相同，女子午前与男子午前相反。

（2）寒热手法：《灵枢》曰："刺诸热者如以手探汤，刺寒清者如人不欲行。"故《子午流注说难》提针为热，插针为寒，内转为泻，外转为补，三提一插，提针呼气，插针吸气，为烧山火，三插一提，插针吸气，提针呼气，为透天凉，乃男用于午前，女子用于午后。

（3）升降手法：五藏藏气上升法：上升取穴，须待时之正例，欲气上行，则用右手大指甲上括针柄，左手指依经导之，使气上行，续用补法，或多补少泻法。

五藏藏气下降法：下降取穴，勿须待时之正例，欲气下行，用右手大指甲下括针柄，使气下行，纯用泻法。

（4）卧针迎随手法：所谓迎随者，知营卫之流行，经脉之往来，随其逆顺而取之为之迎随。凡欲泻者，用针芒向其经脉所来之处，迎其气之方来未盛乃逆针以夺其气，是谓迎。凡欲补者，用针芒向其经脉所去之路，随其气之方去未虚，乃顺针以济其气，是谓随。

按男子午前，女子午后，照补泻正法用之，如女子午前，男子午后，则当反其例而用之，盖男子应日，女子应月，阴阳升降不同，用针不可不辨。

（5）进针手法：医者左手持穴，右手以大指中指持针，食指压针顶，无名指辅针，随咳刺入。

（6）催气手法：催气法，阳日用偶。阴日用奇数，内转令患者吸气，外转令患者呼气。阳日用六数时，即令患者颠倒呼吸，呼气时针内转，吸气时针外转，颠倒重用六数，乃倍针候气，如邪气不致，如法再催，或三催顷刻针下胀痛，即知邪气已至，勿需再催，即用泻补正法。

（7）调和营卫手法：先和营气，后再调卫气，和营气针在地部，不分阴日阳日，和营皆用六数，调卫皆用九数，和营用口呼吸，调卫用鼻呼吸，先吸后呼，吸气针内转，呼气针外转，和营六数时，针在地部，不必轻提，和营六数用毕，顷刻即令患者用鼻呼吸，仍先吸气后呼气，吸气针内转，呼气针外转，外转时注意将针徐徐提至天部，调卫九数用毕，再停针顷刻即出针，出针时，再令患者用口轻轻吸气数口，不拘奇偶，将针左右轻轻旋转出针。

综上所述，吴氏针刺手法技艺是娴熟的，我们应很好地学习和继承他的针刺手法。

"说难"系针灸专书，其中论经络府俞、阴阳会通的地方，即使是玄微之处，也阐述得十分具体，显然，可作为全国研究中医针灸学术的重要参考书籍，对研究我国经典著作如《黄帝内经》《难经》《针灸甲乙经》等能起到羽翼作用。吴棹仙先生一生著作颇多，除《子午流注说难》一书问世外，余书多未出版，他除了对经典著作精研外，尤其对"针经"的研究极深，故为他的《子午流注说难》一书成书奠定了基础。他遵经重道，所以在临床使用经方达到了很高境界，同时针药并用，屡见奇功，他生活在汉学盛行的清王朝，他的封建道德观念是很深的，但他治学态度严谨，一丝不苟，有高尚医德，对患者视如亲人，如自序云："盖洞中受寒，夏暑而汗不出，故多疟症，病疟者，服奎宁、疟涤平无效，来我国医药馆，请予用针，我馆用烧山火，透天凉之手法，依开时取穴，治愈疟疾，不知凡几，群众称赞我馆用针不发生休克，盖以照子午开时取穴用针之效也。"

由于吴氏对经典著作研究极深，故在时方盛行的南方，运用经方治病也是他的思想观念之一，但吴氏更重要的贡献还是在针刺方面，如史菘、马莳、张志聪、汪讱庵、黄元御等文非不善也，理非不善也。而吴氏之《子午流注说难》是古诸医家之羽翼，其门下卢亚君、周余生弟子则学宗之，亦是医者之良师也。

医论集锦

一、《金匮要略方论》化瘀利水法的临床应用

化瘀利水法是活血化瘀法的一个分支。在当今活血化瘀的研究中，对凉血化瘀、解毒化瘀、开窍化瘀、温阳化瘀、益阴化瘀、行气活血、益气活血、活血通络、活血熄风等都在研究中提出报导。笔者对活血化瘀，除运用上述诸法外，在《金匮要略方论》化瘀利水理论与治法的指导下，师仲景之法，而不泥仲景之方。治疗一些与瘀血有关的病证，提出讨论，希望同志们给予指正。

（一）化瘀利水法的理论根据

《金匮要略方论·卷中·水气病脉证并治第十四》认为行血不利，引起的水肿症证名为血分，故仲景说："少阳脉卑，少阴脉细，则男子小便不利，妇人则经水不通。经为血，血不利则为水，名曰血分。"少阴阴脉卑，为三焦之气不振，少阴脉细，乃肾阻之气衰沉，三焦气衰，则无以利上下内外之血脉，肾气虚，则无以制寒水而行化，故在男子则只见小便不利，而在妇女则为经水不通。经为血，荣血不利，则卫气不独行，郁而为水，名曰血分。这是最早的水瘀互阻说。盖三焦外通腠理内连脏腑，血脉虽统之于心，而实赖三焦之气以行于上下内外，衰结以生，阴血内瘀，则气不得复归于经，乃郁而为水。况又肾气虚，小便不利，其为病水亦必然之势。虽是水病，实因瘀血所致。血分为病，男女皆同，并非是妇科特有病证，故水瘀互阻是不分男女性别的。

仲景于"血不利则为水"这一节里，仅仅做了理论阐发，没有提出方治，却在《金匮要略方论·卷下·妇人妊娠病脉证并治第二十》桂枝茯苓丸的方药组成上说明了治疗水瘀互阻的组方大法，即化瘀利水。桂枝茯苓丸活血化瘀以缓消癥块，方中桃仁破血祛瘀，消癥散结，但此药只有活血之功，缺乏温通效力，故用辛温的桂枝以通血脉而消瘀血，芍药缓急以治腹部拘挛疼痛，妙在茯苓导药下行，并具增强心肾功能促进瘀血之消散与排出，五药合和，共奏化瘀消癥之效。

（二）化瘀利水法的临床运用

《金匮要略方论·卷下·妇人妊娠病脉证并治第二十》的桂枝茯苓丸证是以痼症为害，对妇人小腹挛急有癥块，按之痛，腹挛急，脉证及血瘀所致的月经困难、恶露不行等疾患有治疗效果。对子宫肌瘤、子宫息肉、子宫炎肿、慢性输卵管炎、慢性盆腔炎等具有血瘀癥块、酸胀疼痛、或有瘀块而不甚痛、或有癥块难于触知，但按其腹直肌左侧挛急，或左侧较右侧更甚者，均可用桂枝茯苓丸治之。在桂枝茯苓丸化瘀利水的启发下，可以看出，"血不利则为水"，即血瘀水停，两者互为因果，因此，将桂枝茯苓丸的组方大法扩而充之，那么，化瘀利水法就可以用于治疗肝硬化腹水、风湿性心脏病心衰、冠心病心力衰竭的治疗及某些瘀血病治疗。

1.紫癜

紫癜：毒热血瘀。面目青，身疼，肌衄，斑斑如锦纹，加味当归拈痛汤以疏风除湿、解毒。

方药组成：金银花 25 克，连翘 15 克，生地 15 克，茵陈 15 克，粉葛 10 克，川羌 10 克，泽泻 15 克，茯苓 15 克，苦参 15 克，知母 15 克，升麻 10 克，犀角 5 克，苍术 15 克。《金匮要略方论》云："阳毒之为病，面赤，斑斑如锦纹，咽喉痛，唾脓血，五日可治，七日不可治，升麻鳖甲汤主之""阴毒之为病，面目身痛如被，咽喉痛，五日可治，七日不可治，鳖甲汤去雄黄、蜀椒主之。"

《金匮要略方论》以面赤、面目青来分阴阳毒，并不是阳毒属热而阴毒属寒，都是毒热甚重，病情更急的疾患，应及早地治疗，早期邪毒虽盛，而正气未衰，易于治愈。若病程稍久，则毒盛正虚，比较难治，所以说五日可治，七日不可治。

紫癜为什么会面青呢？此面青非属阴寒，而是病毒影响血脉的运行，瘀血阻滞，凝泣不通之故，经脉阻塞，血行不畅故身痛，尽管这些症状与阴阳毒有相同之处，还不能把紫癜与阴阳毒完全等同起来，但是对紫癜的治疗，借鉴阴阳毒清热、解毒、散瘀的治法还是可以的。

治验举例：邓某，女，28 岁，哈尔滨市卫生协会中医诊所工人。初诊：1956 年 4 月 28 日。

病史：因肺感染昨日在某医院注射青霉素 40 万单位，未注完即发生过敏，心难受，气短，颜面苍白，汗出，四肢冰冷，心音低纯，脉模糊难辨，血压 50/20mmHg，注射肾上腺素，心音及血压均趋恢复，但随即出现皮下出血，头疼，身痛，头及颜面浮肿，皮肤瘙痒，四肢发麻，口渴，转中医治疗。

检查：头及颜面高度浮肿，面色黯黑，四肢及腰部臀部均呈斑状，片状皮下出血，所谓斑斑如锦纹、而以臀部最甚，融合为暗紫色瘀斑，按之不褪色。体温 37℃，脉搏 98 次/分，脉象弦数，舌质暗红，苔白腻，白细胞 11×10^9/L。

诊断：青霉素过敏性紫癜。

辨证：温毒蓄结、更感毒邪。

治则：疏风清热、化瘀利水。

处方：加味当归拈痛汤（方药组成见前）2 剂。

二诊：1956 年 4 月 30 日，头面消肿，面色不黯黑，轻度瘙痒，紫癜减轻，头目清爽，体温 36.5℃，脉略弦数。原方减 2 剂。

三诊：1956 年 5 月 3 日，诸证大减，继投前方 2 剂。经服加味当归拈痛汤 6 剂，紫癜逐渐消失，已无不适感，临床治愈。

当归拈痛汤与升麻鳖甲汤，从治法上看，升麻鳖甲汤的治法是清热、解毒、散瘀，升麻不但见毒，而且具升散之用，当归拈痛汤又加羌活、防风、葛根，以助升麻之升散，用金银花、连翘、犀角、黄芩、知母清热毒，当归、生地凉血散血以化瘀，茵陈、苦参、苍术、猪苓、泽泻以化湿利水。利水药用于化瘀活血剂中，更能增加活血化瘀之功能，这也是仲景活血化瘀的不二法门。如桂枝茯苓丸中的茯苓、当归芍药散中的白术、茯苓、泽泻就是例证。可见当归拈痛汤与升麻鳖甲汤两方的区别，仅在于除湿利水，而蜀椒亦具利水作用，所异者辛温耳。

当归拈痛汤为治疗风湿热及脚气湿热、疮疡之剂。之所以治愈青霉素过敏性紫癜，因其疏风不仅可以止痒，而且风药鼓动，血行亦畅，加之清热解毒化瘀利水，毒素自易散解与排出，故收到桴鼓之效。

2.血崩（功能失调性子宫出血）

血崩：瘀血阻滞、经血大下，色紫黑有块，腹痛拒按，舌质暗红有瘀斑或正常，脉沉涩或沉而有利，化瘀利水法，加味生化汤主之。

　　方药组成：当归15克，川芎15克，桃仁7.5克，红花7.5克，丹参15克，黑姜5克，通草15克，琥珀2克研细冲服，水煎服。

　　本方载于《傅青主妇科》与《医宗金鉴·妇科心法要诀》，两书药物组成略有出入，《傅青主女科》有甘草无丹参，《医宗金鉴》有丹参无甘草，加味生化汤是依《医宗金鉴》方加通草、琥珀而成。生化汤是治疗后儿枕痛、恶露不行，少腹痛有紫块等症的常用方，习惯上几乎限于产后病。笔者应用加味生化汤打开了这一局限，即未婚妇女，只要是瘀血阻滞致成的崩漏证，即可应用本方治疗。加味生化汤通过化瘀利水，达到通滞消瘀、和荣止血的作用，服药后血量并不增加，相反，会出现血量减少或出血停止。方中当归、川芎和血消瘀，丹参养血祛瘀，桃仁、红花祛瘀活血，黑姜止血温经，再掺入利水化瘀安神的琥珀，利阴窍而利水的通草，俾瘀血化为尿液而排出体外，为化瘀开通门路，自然瘀血化而崩漏止。瘀血之化，尤赖养血活血的当归、川芎，既有桃仁、红花的活血化瘀，复有黑姜的温经止血，一开一阖，一功一补，共奏和血化瘀之功，瘀化而不伤正，血和而崩漏止。

　　治验举例：高某，女，31岁。初诊：1957年7月26日往诊。

　　病史：月经15岁初潮，30～35天一次，每次3～6天，经前或经期腹腰疼痛，血量时多时少，血色深红或紫黑，时有瘀块，生育三次，有胃脘痛病，爱人经常外出，当爱人出差之际，于7月25日因持重闪挫，未至经期，月经贸然大下，曾到某医院就诊，动员患者去住院治疗，因家庭无人照看，乃来诊所邀往诊治疗。

　　现月经大下不止，色紫黑有块，腰酸、腹痛拒按，面色萎黄，形容枯瘦，营养欠佳，舌质淡红无苔，脉沉涩。

　　诊断：血崩。

　　辨证：瘀血阻滞，血不循经，以致崩中不止。

　　治法：和血化瘀利水。

　　处方：加味生化汤1剂。

　　二诊：7月27日，血减大半，腰痛止，腹痛减轻，脉沉涩继投加味生化汤1剂。

　　三诊：来诊所就诊，腹无痛感，尚有微量出血，无瘀块，继续投原方两剂，血止痊愈，经随诊月经按期，痛经亦随之治愈。

3.输卵管积水

　　输卵管积水：冲任虚寒，血瘀气滞，水湿留聚，月经不调，逾期不至，小腹冷痛，唇口干燥，五心烦热，久不受孕。温经补虚，化瘀利水，加减温经汤主之。

　　方药组成：吴茱萸10克，当归15克，赤芍15克，桂枝10克，乌药15克，茯苓15克，牡丹皮10克，桃仁、红花各10克，丹参15克，阿胶10克，大腹皮10克，香附10克，三七粉3克（冲服）水煎服。

　　妇女月经与冲任密切相关，经行先期多属热，后期多属寒，今经行后期，加之小腹冷痛，由于腹宫虚寒，而致气机不畅，血行受阻，水湿留聚，形成输卵管积水。瘀血不去则新血不生，津液失于上濡，故口唇干燥，阴虚生内热，故五心烦热，或薄暮发热等征象。此证冲任虚寒，致血瘀气滞，水湿留聚，治以化瘀利水，温经补虚之法的加味温经汤，则冲任之经脉得温，瘀血得化，气机自畅，停滞的水湿自然顺利排出。

　　治验举例：秦某，26岁，女，哈尔滨市某中学教师。初诊：1972年3月5日。

　　病史：结婚5年未生育，月经愆期，量少色暗，经前见少量白带，5个月前，右下腹部疼痛，经哈尔滨市第四医院妇科检查，外阴正常，宫颈轻度糜烂，宫体平滑，比正常略小，轻度后倾，右侧穹窿摸到鸽卵肿物，表面光圆形，无压痛，左侧穹窿（-）。

诊断：子宫发育欠佳；右侧输卵管积水；原发性不孕。

建议肿物如鹅卵大时手术治疗。2个月后又去该医院检查，肿物如鸡卵大，建议同前。患者因不愿手术，转中医治疗。

现症：头昏，腹胀，右下腹部有时疼痛，纳谷略减，睡眠欠佳，舌质暗红少苔，脉沉涩。

辨证：冲任虚寒，气滞血瘀，水湿留聚。

治法：温经行气，化瘀利水。

处方：加减温经汤（方药组成见前）。

经服上方15剂后，诸证渐除，腹无痛感，饮食增加，体力增加，于4月8日午睡时，突然从阴道流出水液，无任何不适。于4月9日到哈尔滨市第一医院检查，肿块消失，输卵管积水已不存在，之后月经按月来潮，一年后生一男孩。

4.风湿性心脏病、心力衰竭

风湿性心脏病，充血性心力衰竭：气滞血瘀，心脉痹阻，心悸胸闷，或伴有阵发性心胸刺痛，两颊青紫，唇及手指端暗黑，下肢浮肿，舌质略紫，或有瘀斑，脉涩或结代，活血通瘀，温阳利水，加味血府逐瘀汤主之。

方药组成：赤芍15克，桃仁15克，当归15克，枳壳15克，甘草10克，红花10克，柴胡15克，桔梗10克，川芎10克，牛膝10克，琥珀粉3克（冲服），通草15克，水煎服。

络气痹阻、胸部闷窒者，酌加沉香、檀香、香附。夹有痰浊、胸满闷痛、舌苔垢腻者，加瓜蒌、薤白、半夏；兼有气、血、阴、阳为虚者，应分别与补气、养血、滋阴、温阳等药同用。

心力衰竭，属于急症，以呼吸迫促、不能平卧、心悸和下肢浮肿为特征。属于中医学"虚劳""脱症"范围。在心阳不足的情况下，运行血液功能不良，易致血瘀内阻，血瘀水停，互为因果，治疗大法在于化瘀利水。

治验举例：张某，女，36岁，工人。初诊：1974年5月12日。

病史：患风湿性心脏病5年。

现症：心悸、怔忡、胸闷、气短、轻度浮肿、小便短少、月经先期、面唇紫暗、指端暗黑、舌质微紫、脉沉涩。

辨证：气滞血瘀，心血痹阻。

治法：活血通瘀，温阳利水。

方药：赤芍15克，桃仁15克，当归15克，枳壳10克，炙甘草10克，红花10克，柴胡10克，桔梗10克，川芎7.5克，肉桂5克，丹参15克，炮姜5克，琥珀粉3.5克（冲服），2剂，水煎服。

二诊：1974年5月14日，心悸、怔忡，气短减轻，胸闷得舒，尿量增加，浮肿略减，舌质黯红，脉沉涩。原方2剂，水煎服。

三诊：1974年5月16日，心悸平定，浮肿消退，面唇紫暗大减，舌质淡红无苔，脉沉。继投前方2剂，巩固疗效。

本案治疗，以活血通瘀为主，辅以温阳利水，由于血瘀内阻，导致水蓄，最后形成水瘀互阻，而导致心功能失常（二度心力衰竭），反之，如果先病蓄水而后血瘀者，治疗则以利水或温阳利水为主，辅以活血化瘀之药。

5.跌打损伤

跌打损伤踝、膝、肘、腕软组织或头面胸膝挫伤，腰部扭伤，活血利水法，当归饮主之（鲍相璈《验方新编》）。

方药组成：当归15克，泽泻20克，川芎10克，红花10克，桃仁10克，丹皮10克，赤芍10克，酒水各1碗，煎六分服。

头伤加藁本5克，手伤加桂枝5克，腰伤加杜仲5克，膝伤加白芥子5克，脚伤加牛膝5克。

在大队活血药物中加入泽泻一味，正说明肌肉损伤后，血瘀水阻而致肿胀疼痛，活血利水，则肿消痛止。

6.痰核

痰核：生于皮里，高出肌肤，如枣核大，推之不移硬而不痛，皮色不变，行血导痰汤主之（陈无咎《黄溪医垒》）。

方药组成：当归15克，木香10克，皮茯苓15克，香附15克，陈皮15克，姜半夏10克，浙贝15克，枳实10克，焦槟榔10克，大活10克，桔梗10克，荆芥穗10克，土虫10克，银柴胡15克，水煎服。

口渴加花粉，疼痛加芍药，颈部加射干，胸膝部瓜蒌，其他各部加威灵仙。

7.术后粘连

术后粘连：肌肉与脏，纹理相互扭结，荣卫不畅，气血受阻，三焦元真不能通会，腹痛腰痛，活动受阻，不能伸展，治从化瘀利水法，桂枝茯苓丸当归芍药散合剂主之。

方药组成：桂枝10克，茯苓15克，桃仁10克，牡丹皮10克，赤芍15克，白芍15克，当归15克，丹参20克，乳香10克，没药10克，水煎服。

活络效灵丹系张锡纯方，载于《医学衷中参西录》"治气血凝滞，疚癖癥瘕，心腹疼痛，腿痛背痛，内外疮疡，一切脏腑积聚，经络湮瘀"。故用之治疗术后粘连者，有一定效果，疼痛减轻，但达不到治愈，后来合用活络效灵丹与桂枝茯苓丸两方合用，效果显著，治愈了术后粘连，疼痛消失，伸展自如，能够参加劳动。

治验举例：段某，女，48岁，新青林业局工人。初诊：1983年12月23日。

病史：1982年端午节前，因患子宫肌瘤，子宫摘除后，腹痛腰痛，少腹拘挛，不能伸展，下坠窘迫，小便似去不去，似来不来，淋漓涩痛，小腹、腰及臀部畏寒喜暖，脉沉缓，舌淡红无苔。证属术后粘连，阴阳气血被阻，致血瘀阻滞，冲任受累，治以温经活血、化瘀利水法。

方药组成：当归15克，川芎10克，赤芍15克，炙甘草5克，牛膝15克，桂枝10克，吴茱萸10克，牡丹皮15克，木香7.5克，寸冬15克，三七粉3克（冲服），茯苓15克，通草15克，延胡索10克，水煎服，10剂。

二诊：1984年1月10日。腹痛腰痛减轻，小便频数淋沥已愈，无里急后重，下坠窘迫感，小腹、腰及臀部已不畏寒。

方药组成：当归15克，丹参20克，乳香10克，没药10克，桂枝10克，茯苓15克，桃仁10克，丹皮10克，赤、白芍各15克，水煎服，30剂。

三诊：1984年3月23日，疼痛基本停止，腰能伸展，运动自如，能下地做饭。

方药组成：桂枝10克，牡丹皮10克，桃仁10克，茯苓20克，赤、白芍各15克，丹参20

克，当归 15 克，乳香 10 克，没药 10 克，红花 10 克，郁金 10 克，水煎服，20 剂。临床治愈。

（三）几点体会

（1）化瘀利水法是从《金匮要略方论》桂枝茯苓丸与当归芍药散的组方大法而提出的，化瘀利水法，超越了妇人腹痛与症瘕为害的界限，取得了疗效。孙一奎说："医以通变称良，而执方则泥。"作者本着这一精神来学习仲景学说，运用仲景学说来探索《金匮要略》的理法方药脉因证治的，然而水平有限，只能是一得之见。

（2）《金匮要略方论》化瘀利水法对水瘀互阻的病证固然有效，而瘀血阻滞的血崩，并非水瘀血阻，何以用加味生化汤也取得疗效呢？唐容川说："凡系离经之血，与荣养周身之血，已睽绝而不合，其已入胃中者，急宜用药消除，或从小便出，务使不留，则无余邪为患"（《血证论》）。这说明纳利水药于化瘀剂中，是可以促进瘀血之消散与排出的，同时也说明某些医家也注意到瘀血的出路问题。

（3）根据临床验证，化瘀利水有止痛、消肿、止血、散结消癥强心固脱等作用。它的止痛，主要是疼痛来自气滞血瘀。所谓痛不通、气血壅，气行血畅，何痛之有？消肿主要是水瘀互阻的肿胀，瘀开水行，肿胀自消。故唐容川说："水病而累血，血病而兼水。"止血则瘀血阻滞，则离经而大下，化瘀利水，瘀血化则血自循因而崩中漏下自止。活血化瘀利水，则结散症消。至于强心，正是因为解决了血瘀内阻心自受益，而达到了强心固脱的作用。

（4）水瘀互阻的病证，在临床中并不少见，因而化瘀利水是值得探讨的一个治法，因为化瘀利水较单纯的活血化瘀疗效显，如术后粘连，单用活血化瘀不如化瘀利水取效更捷，可见水结不一定每一病例都表现为肿胀，而没有肿胀的血瘀证也是可见的，从仲景桂枝茯苓丸、当归芍药散两方的药物组成来看，都没有利水药，是知凡活血化瘀方剂，都可适当增入利水药，其有活血化瘀的功能，促进瘀血的消除，是有证可信的。

二、仲景柴胡剂浅识

小柴胡汤和它的加减诸方，称为旁柴胡剂。考《伤寒论》《金匮要略》两书中，此类方剂有小柴胡汤、大柴胡汤、柴胡桂枝汤、柴胡桂枝干姜汤、柴胡加芒硝汤、柴胡加龙骨牡蛎汤、柴胡去半夏加瓜蒌根汤、四逆散等。其方虽仅八首，但医者灵活变通，运用自如，则可执简驭繁，治愈多种疾病。故柴胡剂为历代医家所重视。本节就柴胡剂的理论基础、证候范围及临床运用略抒管见，谬误之处，望同道指正。

（一）柴胡剂组方的理论基础

以小柴胡汤为代表的柴胡剂，是少阳病的主方。少阳包括手少阳三焦，足少阳胆；并与手厥阴心包、足厥阴肝互为表里。少阳病证乃邪犯少阳所产生的一系列病理变化的概括。其病位既不在太阳之表，亦不在阳明之里，而介于太阳与阳明之间，故称半表半里证。正邪相争于半表半里，邪郁则恶寒，正胜则发热，故寒热兼作。少阳病乃"血弱气尽，腠理开，邪气因入"，故虚实并见。因邪不在表，故不可发汗，汗之则耗津伤气，邪传入里；邪不在里，故不可下，下之则伤阴，虚火妄动，易成为惊；胸中无实邪，亦不可吐，吐之则伤阳而为心悸。因虚实并见，当扶正与祛邪兼顾；寒热错杂，又非纯清、纯温之法所宜。故仲景针对少阳病的复杂证候，首创和解一法，亦称和法。它与汗、吐、下法专事攻邪不同，又区别于单纯的温、清、消、补。所谓"和"者，合汗、下、温、清、消、补诸法，而缓用之；务在调平元气。和解之方，往往寒热并用，燥湿并用，补泻并用，升降敛散并用，通过调和、疏解使表里同病，寒热错杂，虚实相兼的证候归于平复。《黄帝内经》有"结者散之""热淫于内，以苦发之"等论述，奠定了和法的基础，但和法作为一个基本大法独立出现，并成功地运用于临床，乃始于仲景。《伤寒论》与《金匮要略方略》两书中，有关和法的论述，内容详尽。其中，小柴胡汤即其代表方，为少阳病之正治法。因少阳外邻太阳，内近阳明，且病邪每多传变，累及他脏，病情常有兼挟。或伤气耗血，或伤津耗液，故小柴胡汤不能一成不变，在和解原则下，随证加减而有柴胡桂枝汤、大柴胡汤、柴胡加芒硝汤等柴胡剂的创用。

（二）柴胡剂主治的证候范围

柴胡剂八方，均以小柴胡汤为基础。所以了解柴胡剂的治疗范围，当从小柴胡汤入手。如此则纲举目张。虽然，小柴胡汤为少阳病的主方，但并非专为少阳病而设。《伤寒论》三阳篇均列柴胡证。全书直接论及小柴胡汤者，有 32 条，与其相关者达 60 条之多。而《金匮要略方论》一书中，小柴胡汤凡用四次。如"呕而发热"；黄疸"腹痛而呕"；妇人杂病"热入血室"；妇人"产后郁冒"、"大便坚，不能食"等均治用小柴胡汤。概而言之，不拘伤寒、杂病，凡见寒热往来，胸胁苦满，默默不欲饮食，心烦喜呕，口苦、咽干、目眩、舌苔薄白、脉弦，以及妇人产后发热，或经期外感、或热入血室、或疟疾、黄疸等杂病见少阳证者，皆可选用本方，其中尤以胸胁苦满、口苦、心烦为辨证之关键，而"寒热往来"为少阳病的特有热型。《伤寒论》谓："有柴胡证，但见一证便是，不必悉具。"就是对此而言，旨在扩大其运用范围。本方的作用特点可概括为二。

（1）和解退热　小柴胡主要治疗寒热往来，但并非局限于此，可用于多种发热病证。如"身热恶风""呕而发热""头痛发热"加之能扶正祛邪，对杂病之气虚发热亦有疗效。

（2）疏肝解郁　《伤寒论》说："与小柴胡汤，上焦得通，津液得下，胃气因和"，此即仲景对小柴胡汤疏肝解郁作用的说明。在杂病之属阳证，其候见于肝胆两经循行部位者，以小柴胡汤疏解之。

古人谓："伤寒诸方，惟小柴胡为用最广"，实非过誉之辞。而大柴胡汤、柴胡加龙骨牡蛎汤等七首柴胡类方是针对少阳病证的不同变化而设。柴胡桂枝汤治少阳太阳合病；柴胡桂枝干姜汤治少阳兼水饮；柴胡加龙骨牡蛎汤为太阳病不解、少阳、阳明俱受邪；柴胡加芒硝汤，大柴胡汤同为少阳阳明合病；柴胡去半夏加瓜蒌根汤，治疟病发渴，四逆散用于肝郁不宣，气机不畅。总之，柴胡诸方在小柴胡汤基础上，加减而成，从而适应更为广泛的复杂病证。大量的临床报导证实，柴胡剂的治疗范围，已涉及热性病、肝胆疾患、关节病变，以及呼吸、泌尿、胃肠、神经、心血管等系统多种疾病。

柴胡剂主治的证候范围如此之广，这与仲景组方精密，加减灵活，历代重视，研究深透，类方众多，疗效卓著有关。同时尚有如下两个因素。

①柴胡剂治在少阳，运转枢机：少阳为枢，统辖三焦之气，三焦"主持诸气"为"水谷之道路"，正常情况下，胆气疏泄，三焦通畅，水火气机得以自由升降，故能上焦如雾，中焦如沤，下焦如渎，五脏六腑各有所司。邪犯少阳枢机不利，三焦经脉不和，则气不能化，水不能行，影响全身脏腑。柴胡剂治在少阳，运转枢机，即疏利三焦之气，三焦气机通畅，则全身脏腑功能正常，概而言之，柴胡剂通过运转枢机，可以调节全身功能。

②柴胡剂作用广泛：以疏肝解郁、和解退热为主，和而汗，和而温，和而下，和而镇固等。柴胡剂灵活化裁，具有多种效能。所谓"和之义则一，和之法变化无穷焉"。

尤为可贵之处在于柴胡剂的双向调节作用。在人体功能活动失衡的情况下，柴胡剂可以调动人体内在的积极因素，使两种不同的病理现象向相反的方向转化，既可使低下状态转向正常，亦可使亢进状态转向正常。小柴胡汤药仅七味，但攻补兼施，寒热并用，表里双解，升清降浊，分别以药性之偏，调和体内功能之偏，对机体表与里，寒与热，虚与实相互对立的两个方面都发挥作用，协调其平衡。如小柴胡汤通过调整胃肠功能，可使泄泻、便秘完全相反的两种病证都得到改善。

（三）柴胡剂运用的治验概略

历代医家对柴胡剂的运用，积累了丰富经验，如张子和于小柴胡汤中去半夏加当归、白芍、大黄，名柴胡饮子；治骨蒸积热，汗后余热。刘完素加四物汤，名柴胡四物汤，治日久虚劳微有寒热。张景岳"新方八阵"有一柴胡饮、二柴胡饮、三柴胡饮、四柴胡饮、五柴胡饮之制。总之柴胡类方，举不胜举，临证灵活掌握，则用之不尽。笔者运用柴胡剂，随证化裁治愈多种疾病，兹择其要分述如下。

（1）咳嗽　用小柴胡汤治疗咳嗽、喘证，详见于《血证论》。唐容川深得其中奥妙曰："《内经》云：'五脏六腑皆有咳嗽，而无不聚于胃而关于肺。'可以统治肺胃者，则莫如小柴胡汤""盖小柴胡汤能通水津，散郁火，升清降浊，左宜右有，加减合法，则曲尽其妙。"笔者临证，屡用屡效加减方法如下：妇人经期咳嗽，小柴胡汤加桃仁、桔梗；咳嗽兼外感表证，发热恶寒，鼻塞头痛者，小柴胡汤加双花、连翘、蒲公英、地丁、芦根、牛蒡子；痰凝气滞咳喘者，小柴胡汤加川贝、枳壳、桔梗、杏仁。

　　病例：吴某，女，56 岁。咳嗽多痰，早晚重，咳时引胸胁作痛、气短、面红、脉弦滑、舌淡红、无苔，治用小柴胡汤加减。处方：柴胡 15 克，清半夏 10 克，黄芩 15 克，党参 10 克，甘草 10 克，瓜蒌 10 克，桔梗 10 克，川贝 10 克，枳壳 10 克，杏仁 10 克，水煎服，4 剂而愈。

　　（2）低热　少阳病的热型是往来寒热，当治以小柴胡汤。但小柴胡汤的解热作用，并不局限于此。还可用于"呕而发热""日晡所潮热""头痛发热""身热恶风"等。其治疗发热的范围相当广泛。笔者对低热不退，证属气郁发热者每以小柴胡汤加减治疗，多获良效。

　　病例：王某，女，30 岁。病已月余，微热、胸胁闷疼、神倦乏力，纳少、口苦目眩、舌红、苔微黄，脉弦数，证属气郁发热，治宜小柴胡汤加减。处方：柴胡 20 克，黄芩 10 克，党参 10 克，甘草 5 克，当归 15 克，枳壳 15 克，生姜 10 克，大枣 3 枚，水煎服，4 剂。复诊：服药 4 剂后热势已减，自觉轻松，嘱资前方再服 4 剂。三诊：病大减，食欲增加，唯时有胸闷不舒，嘱服逍遥丸以善其后。

　　（3）胁痛（急性）　中医的急性胁痛，相当于现代医学急性胆囊炎、急性胰腺炎、胆石症等病。症见剧烈胁痛、恶心呕吐，不饥不食，或发黄疸，脉弦有力，舌苔黄厚者，证属少阳不和，阳明热实，以大柴胡汤随证加减，灵活化裁，每可取效。

　　病例：刘某，女，34 岁。突发性左上腹痛、拒按，伴有阵发性加剧，痛极不能忍受，恶心、呕吐、便秘，白细胞 $1.8 \times 10^9/L$，中性 0.8，血清淀粉酶 1700 单位，脉沉实，苔薄黄腻，证属肝郁化火，脾胃不和，传化失职，治拟疏理肝气，清热通下，用大柴胡汤加减。处方：柴胡 15 克，枳实 15 克，黄芩 15 克，白芍 15 克，大黄 7 克，清半夏 10 克，木香 10 克，川楝 15 克，延胡索 10 克，公英 15 克，地丁 15 克，双花 20 克，连翘 15 克，水煎服，2 剂后腹痛减，9 剂后腹痛除，化验检查均正常。

三、野乘稗言对医德的赞颂和推崇

中国医药学，是中国古代优秀科学文化遗产的重要组成部分，历史悠久，源远流长。我国医学从一开始，就受到古代伦理与精神文明的影响。如惩恶劝善，褒功贬过，同情人民疾苦，以扶危济困为己任，矜孤恤寡，尊老爱幼，待人以诚，彬彬有礼等，这些传统的文明道德，常常在古代医家的言行和著作中得到反映。例如，《素问·疏五过论》、《素问·征四失论》，告诉医生有五过四德，不知四德，是为四失，是从细心诊疗、审于始终立论的。张仲景《伤寒论·自序》批判了握手不及足，按寸不及尺，相对斯须，便处汤药的草率医风。孙思邈的《大医精诚论》更全面地提出伦理道德方面对医生的具体要求。此外中医文献对此颇多记述，说明一个医生，仅仅掌握医学理论、知识和技能是不够的，必须有高尚的品德，才能更好地为病人服务。笔者试从非医学专著的野乘稗言中，对医生高尚品德的赞颂与推崇，来看人们是如何对医生的期待盼望与关心。人们多么希望他们的医生，具有高尚的品德、精湛的医术、丰富的经验来保障他们的健康，作为一个医生，切莫辜负他们的希望。

几年来结合五讲四美的文明礼貌教育，在中医文献整理与教学中，常常为古代医家的高尚医德所感动，他们的生平事迹，给我留下了深刻的印象。下面仅就野乘稗言中对医德的赞颂与推崇做一简述，以此与医界同仁共勉，尤愿能对改善医疗作风有以裨益。由于水平所限，错误之处在所难免，希望同志们批评指正。

（一）哲理名言

作为一个医生，不但要精通医理，而且要通达哲理，才能在医学上做出较大的贡献。如唐代伟大医家孙思邈就是其中的一个，《太平广记》引《潭宾录》所记载的孙氏哲理名言，人们对它是给了予高度评价的。孙氏年九十余视听不衰，年高而体健，由于德望并重，诗人名士执师资之礼。他提出胆大心小，智圆行方，是指导人们在社会实践中的名言，辨证地论述了胆固宜大，而不能粗心蛮干，智要圆通，但要绳之以规矩。孙氏强调"忧""畏"，受《周易》"君子终日乾乾，夕惕若厉，无咎"的朴素哲学思想影响较深。然而所谓"慎于小者，不惧于大，戒于近者，不惧于远"，仍是有实际意义的。孙氏不仅在医学方面做出巨大贡献，而且其哲学思想的某些方面，也是有价值的。当然，在今天仅有孙氏的哲学思想是不够的，要求医生努力学习马列主义、毛泽东思想，运用辩证唯物主义分析与处理问题，绝不能停滞不前，而要不断前进，宋代徐文伯的针刺引产正说明了智圆行方在医疗实践中的体现。文伯与宋少帝出乐游苑门，逢妇人有娠，少帝诊为男，而文伯诊为一男一女，帝令剖之，文伯恻然曰："臣请针之，必落。"便针足太阴，补手阳明，胎应针而落，果效如言（《太平广记》引《谈薮》）。这一医案，徐文伯把智圆行方巧妙地结合在一起，完满地运用针刺引产，而没有剖腹，挽救了孕妇的生命，假如没有超群的针术，是欲救之而不能的。

（二）医不叩门

从汉代至现在所见到的医药史料笔记中找不到"医不叩门"事例的记载，恰恰相反，他们多是主动热情地为患者治病，而不是静坐在家里等候患者的邀请。如《太平广记》引《小说》仲景为王仲宣诊眉落的记载，与《御览》引《何颙别传》的内容是相同的。仲宣过仲景，当然是在仲景家里，然而他并不是来看病，仲景却根据自己的诊断，主动告知患者，宜服五石汤，若不治，30 年当眉落。这个主动告知，是可贵的，必须从关心与爱护患者出发，而辅以医学上的真知灼见，否则是不可能的。

清代诗人袁枚患暑疟，病情较重，一医生随袁的朋友来访，诊脉处方，治愈了袁枚的病症，《随园诗话》记载了医生遇到患者，就主动为之治疗而不待病家的求治。

清著名医家叶天士，令舆夫搂抱桑妇的激怒法治疗痘疹不出（清梁章钜《浪迹丛谈》），获得了良好效果，此种甘担风险，搂抱激怒的治法，在封建道德风行的清代，确是不易。

以上三例可以看出前代医家并非医不叩门，只要接触患者，就主动为之诊治，这种主动为患者解除疾苦的精神和行为，是值得称道和推崇的。

（三）施药济贫，利人损己

《越中杂识·义行》记载了清倪涵初尝蓄贵药于笼中，遇贫者辄以救之。一日，舟行暮归，有盗其邻田禾者，倪呼曰："此某寡妇田，借以活命，汝辈不可刈，左右为倪涵初田，渠以医得利，虽刈无伤也。"言毕鼓棹而去，窃者不知倪之自呼，竟尽刈之。这种利人损己的行为是值得推崇的。明代姚蒙，于贫人每施方药，遇危证则日诊视二三次不吝；富者欲延，往往勿顾。倪、姚两医，均急贫苦患者之所急，舍己救人，尤其是姚蒙，轻视富人，是站在劳动者一边的，在封建时代能如此是颇堪称道的。

（四）推重胜己，广为延誉

"文人相轻""同行是冤家"，这类问题，古代尤甚，但也不尽然，推重胜己的医生也是屡见不鲜的。如《北萝琐言》记载的梁新与赵鄂的故事，就歌颂了推荐胜己的美德。梁新治愈了食竹鸡患半夏中毒的暴亡患者，崔铉便资以仆马钱帛入京，致书朝士，名声大振，仕至尚医奉御。以后赴鄂治愈了梁新诊为不治之症的患者，梁新也是资以仆马钱帛，广为延誉，官至太仆卿。这一故事，当政者崔铉，发现人才，不仅推荐，而且给予资助，做到了发现人才，重视人才，推荐人才。而梁新对胜过自己的赵鄂，不但不嫉妒，同样资以仆马钱帛，广为延誉，可见良马与伯乐是缺一不可的。愿今之伯乐更多地发现人才与推荐人才，为社会主义四化建设做出更大的贡献。

（五）潜心医学，不干禄位

历代医家专心致志，潜心医学，为人医病，不慕富贵，不干禄位者颇不乏人，元代滑寿，清代傅山就是这样的。滑寿诊病不问贫富，皆往治，报不报弗较也。寿为刘文成基之兄，易姓名为医。文成阮贵，尝劝之仕，不应。傅山，医术颇高，有司以医见则见，不然不见也。康熙己未征聘至京师，以老病辞（《清朝野史大观》）。滑寿两迁其家，从河南襄城迁到江苏仪真，又迁至浙江余姚，改变了三次住址，正是他易姓名为医有关，他似乎是一个遁世派，但他不是离群索居，主要是不事王侯，实际是不为封建统治者效力；对于劳动人民，他无问贫富，皆前往诊治。滑寿之兄刘基，是明代开国元勋，基劝之仕而不应。傅山受朝廷征聘而以老病辞，两医高风亮节，难免人们啧啧称道。

（六）做出贡献的医家，人们决不会忘记

综观上述内容，可见对人类做出贡献的医家，人们对他是不会忘记的。不仅经史子集，记载了他们的事迹，在民间野乘稗言中，也不厌其烦地记述了他们的事迹。如明王士性的《广志绎》就记载了越人冢与荣王庙："郑州药王庙以祀扁鹊，而右祀三皇，配以岐伯、雷公、鬼臾区、俞跗等十人，两庑则塑自扁鹊至丹溪百余人。丹垩钜丽，土木精工无比。云此地有越人冢，又有药王祖业庄。然卫辉亦道树扁鹊墓石"。庙的形式是封建迷信的，而其对于怀念推重某些值得纪念的人物则与纪念馆及陈列馆有同样的性质，这是毋庸置疑的。

四、简论祖国医学从《内经》以来的若干重大发现

《黄帝内经》是我国现存最早、内容较完整的一部医学理论和临床实践相结合的古典医学著作。几千年来历代医家都在《黄帝内经》基础上做出了不同的贡献，构成了丰富多彩的祖国医学，《黄帝内经》开其源，奠定了祖国医学理论体系的基础；各家流派，阐前人所已发，扩前人所未发，丰富与发展了祖国医学。研究祖国医学，否认《黄帝内经》的贡献，颇有数典忘祖之嫌，但尊经而忽视各家流派的成就，同样是没有注意到祖国医学的发展。因此，试就《黄帝内经》以来若干重大发展做一简要论述，以说明各流派在祖国医学发展中所起的不容忽视的作用。

（一）阐前人所已发

阐前人所已发，即是在前人知识的基础上面的补充与发展、前进与提高。物理学家牛顿说过："我没有什么经验，我的所谓牛顿力学是建立在人家现有知识的基础上面，是人家的经验，我比人家只多走了一步，我把这些经验总结了，再往上稍稍地走了一步，这是我唯一的经验，也就是在人家的经验的基础上，或者说是在人家的肩膀上面往前走一步。"这是牛顿的经验。站在人家的肩膀上往上爬一步也是我国历代医家取得成就的一个治学办法。如张仲景钻研了《黄帝内经》《难经》《胎胪药录》等古代医书，并广泛收集有效方剂，结合平脉辨证的经验，著《伤寒杂病论》。倡六经分证和辨证论治原则，具体阐述阴阳、表里、寒热、虚实的辨证，以及汗、吐、下、温、清、和等治法，总结了汉以前的医疗经验，对祖国医学的发展做出了重大贡献。后来又有几百个医家从不同的角度来发挥《伤寒杂病论》的辨证治疗理论。张隐庵以六气发挥六经，则经气、邪气之辨，更加明了；柯琴从脉证的变化发挥辨证之机，则症状与证候的分辨，更加明确；尤怡从治法发挥论治之理，则立法与辨证关系，倍觉清晰；徐大椿就方治的定规发挥诸证的变化，则随证立方之意自著。这说明仲景在《素问·热论》的基础上，结合临证实践，有所取去，有所提高。因为仲景的六经辨证方法，可用于多种疾病，不局限于伤寒或热病，并指导临床，行之有效，确是比《素问·热论》大大地提高了它的作用。而后世医家经过对《伤寒杂病论》的研究与临床验证，又有不同程度的发挥，使辨证论治学说有很大的提高。

又如温热病，亦早见于《素问·阴阳应象大论》《素问·热论》《素问·评热病论》诸篇，对热病的发病、病机、诊法、辨证、治法等都有一些记载，但都不够深细和具体。后来张仲景《伤寒论》指出"太阳病发热而渴，不恶寒者为温病，若发汗已，身灼热者，名曰风温"，伤寒与温病才有较明确的鉴别。王叔和撰《伤寒论》，提出温热病有传染性与非传染性之分。朱肱著《类证活人书》，认为温病既有冬伤之伏邪，也有春伤于寒之新感，复有天行之瘟疫，对温热病之发病机理，大有阐发。至刘河间著《伤寒直格》，提出"邪热在表，腑病为阳，邪热在里，脏病为阴"之说，又是对温病有表里传变的机理做了发挥。吴有性在前人理论基础上，结合他的临床经验，认识到瘟疫为天地间之疠气，无论老幼强弱，触者即病，邪从口鼻而入，治以疏利为主。对温热发病与治疗，提出了新的见解。后来叶桂凭其毕生治疗温热病的经验，提

出"温邪上受,首先犯肺,逆传心包"的新理论,从而发挥当从三焦辨卫、气、营、血以审证之理。吴瑭力从其说,大为发挥三焦分证、三焦分治的理论,并于其中总结出清络、清营、育阴诸治疗的方法。至此,辨治温热之法,形成了温病学的独立体系。例如,藏象、诊法、治则诸理论,无一不是在《黄帝内经》基础上,通过各个时期、各个医家的互相发挥,才逐渐缜密、逐渐完善起来的。可见这些阐述前人所已发的理论知识,都是祖国医学的重要组成部分,只有继承下来,在此基础上才能进一步发展使之发扬光大。

(二)扩前人所未发

扩展与发挥前人或别人所没有提出的理论知识,是为扩人所未发。例如,《黄帝内经》为中医理论之渊薮,但不等于说已完整无缺,试从藏象来看,《黄帝内经》所言命门,都是指两目而言,与《难经》以后所说的命门是不一致的。《灵枢·根结》篇说:"太阳根于至阴,结于命门,命门者,目也。"《灵枢·卫气》篇说:"足太阴之本,在跟以上五寸中,标在两络命门,命门者,目也。"《素问·阴阳离合论》说:"太阳根于至阴,结于命门,命曰阴中之阳。"王冰注云:"命门者,藏精光照之所,则两目也。"至秦越人著《难经》才指出"肾两者,非皆肾也,其左者为肾,右者为命门,命门者诸精神之所舍也,原气之所系也;男子以藏精,女子以系胞",并拟改五脏为六脏,其后王叔和等均因之。

到了明代赵献可与张介宾,对秦越人的说法又有所补充,赵献可《医贯》说:"命门对脐附脊骨十四椎,两肾在其旁,左右各开一寸五分。"张介宾《类经附翼·求正录》说:"命门在直肠之前,膀胱之后,当关元、气海之间。"赵献可说:"命门无形之火,在两肾有形之中,为十二经之主。"张介宾谓:"身形未生之初,父母交会之际,男之施由此门而出,女之摄由此门而入,及胎元既足,复由此门而出,其出其入皆此门,故为先天立命之门户。男精女血,皆聚于此,为先天真一之气,所谓坎中之阳,为一身生化之原。"从来对命门论述较详细的莫如赵、张两氏,尤其张介宾在他的著作中再提及,自此以后,命门司先天元阳之说,遍及于医学界了。

与命门不可分割的相火问题,在《素问·天元纪大论》里面仅仅提到"相火以位",并未畅发相火的道理,惟朱震亨在《格致余论》里以阳动阴静的道理,倡言几动而可见者,皆曰相火,天有此相火,故恒与动,人有此相火,亦恒于动,人身肝肾两部,都是相火所在的地方。后来赵献可、张介宾两氏都各有阐发,赵氏谓相火为人身之至宝,一身之气化,均由之而出。《景岳全书·君火相火论》说:"心之神,肺之气,脾胃之仓廪,肝胆之谋勇,两肾之技巧变化,总是与相火有关。"由于他们扩前人所未发,相火的概念才进一步明确,因而普遍地运用于医学中了。

又如持脉之法,《素问》《灵枢》谈得不算少,但在《黄帝内经》中却没有明确提到寸口脉分寸、关、尺三部的诊法,惟秦越人《难经》始言"从关至尺,是尺内,阴之所治也,从关至鱼际,是寸内,阳之所治也"。这才明确地提出了寸、关、尺三部的诊法,而为后世医家所宗。至于寸口脉的三部分脏腑,《黄帝内经》《难经》也都没有具体的记载,自从王叔和《脉经》引用《脉法赞》"肝心出左,脾肺出右,肾与命门,俱出尺部"之说,才以左手寸口关前属心,关上属脾,关后尺中属命门。这种寸口分主脏腑的脉法,一直为广大中医所运用而行之有效。

又如"痰涎"一证,《黄帝内经》讲得不够详细,仲景的《金匮要略方论》论述水气病为多,而非痰饮专论。到了宋代陈无择《三因极一病证方论》,才提出六淫七情,饮食过伤,均使脏器失宜,津液不行,郁而生涎,涎结为饮。其症状非一,或喘,或咳,或郁,或泄,晕眩嘈烦,忪悸惧慄,寒热疼痛,癃闭痞膈,如疯如癫。宋代杨士瀛《仁斋直指方》径谓痰涎即津液，当气血和平，关络条畅时，则润养肢体，便没有什么痰，一旦气脉闭塞，脘窍阻滞，煎熬腥臊羶，咸醛，动风发气等，只是发动条件而已。涎证的病机，经过陈、杨两氏的阐述，确是向前发展了一大步。宋·黎民寿《简易方》又有比陈、杨两氏更细致的体会，他说："痰则伏于包络，随气上浮，客于肺经，因嗽而发；涎则伏于脾元，随气上溢，口角流出；饮则生于胃府，为呕为吐。"史载之《指南方》更分痰涎为六种，因风盛而致者曰风涎，因热蕴而成者曰热涎，因阳气而不化者曰冷涎，因病之余毒而致者曰病涎，因正气伤而津不行者曰虚涎，因疫毒之邪而聚者曰毒涎。宋代陈、杨、黎、史四家，各具经验，互为发挥，积累起来，加以整理，则对痰涎病的病机病候的认识，不断得到提高。扩前人所未发的学术内容越多，越能体现祖国医学的充实和发展，研究祖国医学，自当注意及之。"前事不忘，后世之师"，认清过往的来程，也好决定我们未来的去向。

综上所述，祖国医学从《黄帝内经》以来若干重大发展，说明各家学说是中国医药学伟大宝库的重要组成部分，也是中医理论体系不断发展不断丰富的反映。它是阐前人所已发、扩前人所未发的医学理论和实践经验的总结，它是中国人民长期同疾病做斗争积累下来的具有悠久历史和内容丰富的文化遗产。只有在阐前人所已发的基础上，才能达到扩前人所未发。科学是有继承性的，只有继承，才能发扬，没有以前人取得的成果为基础，是不能建立起宏伟壮观的空中楼阁的。因此，必须了解与掌握祖国医学的来龙去脉和历代医家的主要成就和贡献，才能为发展与丰富祖国医学做出新的贡献。

五、试论祖国医学的继承和发展

（一）祖国医学的光荣传统

祖国医学是有光荣传统的。2000 多年前中国就有了很好的医学理论，实在值得我们引以自豪。祖国医学在漫长的历史发展过程中，之所以一直起着指导临床的作用，就是由于它具有独特的理论体系。如脏腑、经络、病因、病机、诊法、辨证、治则、方药、针灸、摄生等学说，都属于中医理论体系的组成部分。其中最可贵的是，它在阐述这些学说的时候，均贯穿着古代朴素的辩证法思想。首先是他们承认世界是物质性的，《素问·四气调神大论》一而再地指出"天地具生，万物以荣""万物不失，生命不竭""与万物浮沉于生长之门"，意思所谓万物，即是说世界的一切无一不是物质，这里包括了人类本身。所以《素问·宝命全形论》又说："天覆地载，万物悉备，莫贵于人。"意思是说，人虽为万物之一，但它在万物中是最可贵的。它不仅认识到构成世界的是物质，而且还以气为物质的最基本单位。《素问·天元纪大论》说："在天为气，在地成形，形气相感，而化生万物矣。"看来《素问》的作者把物质当成是连续的气与不连续的形的统一，便把祖国医学的基本理论建立在朴素唯物主义的基础上了。范文澜《中国通史简篇》说："《周易》讲阴阳，《洪范》讲五行，原来是解释宇宙的两种不同的哲学思想。阴阳是朴素的辩证法，五行是朴素的唯物论。"古代医家首先吸取了阴阳五行学说借以说明医学中的对立统一规律和医学中的统一整体观念，促使人们从系统结构观点观察人体，有助于比较辩证地认识人体局部与局部、局部与整体之间的有机联系，以及人体与生活环境的统一。这些理论在当时的历史条件下，则应该认为是卓越的学术造诣。

我不打算逐个地叙述中国历代医学家的成就，只想谈一谈祖国医学传统上的三个突出的优点。

第一个优点是重视实践。远古医药学演变的史迹，在历史文献中可考见者，基本上可分为三个内容：第一，从伏羲制九针的传说，到总结成《黄帝针灸》；第二，由黄帝岐伯讨论经脉的传说，到总结成《素女脉诀》；第三，由神农尝百草的传说，到总结成《神农本草经》。这就是《礼记·曲礼》篇所说的"三世医学"。祖国医药学术在构成"三世医学"以后，就逐渐分别从"医经"和"经方"两个方面发展。汉以前计医经七家，凡二百六十卷；经方十一家，凡二百七十四卷。"医经"家所论述的是观察人体血脉经络骨髓，而以阴阳表里以论病，以箴石汤火治疗疾病的实践经验总结，这无异于是从《黄帝针灸》《素女脉诀》等典籍的继承发展而来。经方则记载有关草石药物的寒温辛苦等性味，以及调剂处方施治的理论，也可以说就是对《神农本草经》的继承和发展。这充分说明了祖国医学理论体系的确立，无不是通过反复的生活、生产和科学实践，再从反复认识中得出正确的理性结论。所以祖国医学理论体系也是随着社会的发展，通过历代各医家在长期与疾病做斗争的医疗实践过程中，不断总结经验，逐步上升为理论知识而形成的。

重视实践是应该作为传统的优点继承下来。但是，现在时代不同了，我们研究祖国医学当然不单是为了弄通古代医经。即以通经而论，也不是因为它是圣人之道，而只是因为我们要继承医学文化遗产。我们今天研究祖国医学，是为实现社会主义四化服务。祖国医学教育是今天祖国教育事业的一个组成部分，因此，今天的祖国医学就必须为医学教育服务。今天我们的实践范围扩大了，我们不但要提高阅读古代医籍的能力，我们还要为祖国医学的现代化，为创新医药学而奋斗。我们不排斥"纯科学"的研究，只要是真科学，对发展祖国医学也一定有好处。但是，理论必须联系实际，这一个大原则是必须肯定的。

第二个优点是重视材料和观点相结合。由于时代的局限，古人不可能有马克思主义观点。但是，古代成就较大的医家都是重视他们所认为正确的观点的。如刘完素以风生火热、火热生风、积湿成热、火热能生土湿等六气兼化的道理论证六气都从火化确切地说应当叫作四气化火；朱震亨通过对大自然和人体生理病理的观察，论证阳常有余与阴常不足。我国18世纪著名哲学家戴震（1724～1777年）说："学有三难：淹博难，识断难，精审难"（参看梁启超《清代学术概论》中华书局版）。拿今天的话来说，淹博就是充分占有材料，识断就是具有正确的观点，精审就是掌握科学的方法。

李时珍经过30多年的努力，参阅古书八百多种，访问名医宿儒、技术、民间验方；远涉深山旷野，观察和收集药物标本。经过研究整理，著成《本草纲目》。据其自序，本书始于嘉靖丘子（1552年），成于万历戊寅（1578年），稿凡三易，前后经过26年。为了充分占有材料，不能不付出足够的时间和精力。再如清初名医张璐《医通》的著作，参阅者达60余人，参考用书凡一百数十种，稿经十易，历50余年而始定，也说明了这个问题。但是，单靠苦学还是不够的。戴震说得好"前人之博闻强识，如郑渔仲、杨用修诸君子，著书满家，淹博有之，精审未也"（参看梁启超《清代学术概论》），这就说明了必须材料和观点、方法相结合，然后才能在学术上有较大的贡献。

如何对待材料，也是属于观点、方法的问题。梁启超在叙述清代的学风时，曾举出其特色十条，其中有两条是：①孤证不为定说，其无反证者姑存之，得有续证则渐信之，遇有力之反证则弃之；②隐匿证据或曲解证据，皆认为不德。（同前）显然，这是我们所应该继承的优良传统。

第三个优点是善于吸收外国的医药学。早在公元前138年汉武帝刘彻命张骞出使月氏，并涉地匈奴，在西域及波斯诸国很久，因此也将一些药物输入中国。如葡萄、胡麻仁、苏合香等多种。这些从国外传来的药物，一直为中医临床所应用，并在治疗中发挥了它的应有作用。自此以后，唐代、宋代、金代、元代的历史均有外国药物输入我国的记载，就不一一赘述了。可见中药学是受到输入药品的一定影响的，至于中医学呢？同样受到一定的影响。佛教东渐，印度的医药及医方因佛教的关系也渐次传入中国。《开元释教录》说："东汉之末，安世高医术有名，译经传入印度之医药。"《隋书经籍志》记述僧徒及医家翻译的医书有《龙树菩萨药方》等十一种之多。两晋南北朝以至隋唐的医书，都含有印度医学的彩色；晋·葛洪的《肘后方》，陶弘景补其阙漏，得一百一首，叫做《肘后百一方》；百一的名词，就是基于佛教一百一病之说；唐代佛教盛行，佛教的学说，也就渗入医学了。如唐·孙思邈《千金翼方》说："凡四气合德，四神安和，一气不调，百一生，四神同作，四百四病，同时俱发。"到了元代，在1270年设立广惠司，用阿拉伯的医生，配制回回药物。更由于军事上的需要，于1292年扩大组织，在北京和多伦各设一个回回药物院。可见当时中国医学曾与阿拉伯及其他民族的医学相接触，并曾翻译阿拉伯医书如《回回药方》，于是吸收了他们的医学理论和技术，使我国的医学获得更进一步的发展。

如上所述，祖国医学的三大优良传统，都应该好好地继承下去，并加以发扬光大。

（二）继承优良传统，发扬强国医学

继承，就意味着发展。不能发展，就不能很好地继承。对祖国医学，如果只知道继承，不知道发展，结果就会觉得古人是不可企及的，我们对继承也会失掉信心；如果是批判地继承，同时考虑到发展，结果是在总的成就上超过了古人，即使在某一点不及古人，但我们也算是很好地继承了古代医学家的衣钵。因此我们提出继承优良传统，促进祖国医学的发展。发扬祖国医学的前提，首先是搞好继承，继承中医药遗产，培养优秀中医药人才。中国医药学是一个伟大的宝库。它是中华民族文化中的一项灿烂成就。中医药的显著疗效，正在被世界上越来越多的人所关心和重视。作为这个宝库的主人，我们则应更加高度珍视和不断发展这个事业。

对于祖国医学，不仅有一个继承的问题，而且还有不断发展的问题。要继承，首先就必须真正掌握祖国医药学的知识。古籍医著，比较难懂，需做好翻译，注释工作，以利于更多的人学习和接受中医理论。中医同西医一样，是一门综合性的科学，涉及许多其他科学门类。如《素问·上古天真论》《素问·阴阳应象大论》《素问·阴阳离合论》《素问·阴阳别论》《素问·阴阳类论》《素问·四气调神论》都与哲学有关；《素问·金匮真言论》《素问·六节藏象论》《素问·八正神明论》《素问·天元纪大论》《素问·五运行大论》《素问·六微旨大论》《素问·气交变大论》《素问·五常政大论》《素问遗篇·本病论》《素问遗篇·刺法论》《素问·至真要大论》《灵枢·根结》《灵枢·阴阳系日月》《灵枢·九宫八风》《灵枢·岁露》都和天文历法、气候学、数学有关；《素问·五常政大论》《灵枢·五音五味》都与生态学有关；《灵枢·天年》《灵枢·阴阳二十五人》《灵枢·通天》《灵枢·五音五味》《灵枢·寿夭刚柔》都与遗传学、免疫学有关；《素问·藏气法时论》《素问·八正神明论》、《灵枢·顺气一日分四时》都与生物钟学说有关；《素问·移精变气论》《素问遗篇·本病论》《灵枢·本神》《灵枢·淫邪发梦》《灵枢·大惑论》都与心理学有关。这就要求我们具备渊博的学识，用以研究解释中医药专著中的有关论述，特别是中医药学中的不少内容，在防病治病中发挥着有效作用，但我们却还没有完全理解和做出科学论证。这就需要我们运用现代科学技术知识和手段，去解决那些尚未被说明的问题。这本身既是继承祖国医学同时也是一个中医药学的现代化问题。中医和西医都是人类同疾病做斗争的有效手段，在其发展过程中，中医和西医必然互相渗透，互相吸收，互相结合，进而逐步形成具有中国特色的医药学。要继承发扬祖国医学三大优良传统，要开阔眼界，学习现代科学知识，做团结中西医的促进派，为把宝贵的中医药遗产继承下来，发扬光大，造福人类，做出我们应有的贡献。

医案撷菁

一、内 科

（一）肺系病证

1.感冒

【案例一】

姓名：曹某，年龄：48 岁，性别：男。初诊：1973 年 12 月 29 日。证治：患有心脏病 20 多年，现感冒一周左右，经服用解表药，病情略减，背微恶寒，有时自觉发热，纳呆，呃逆，大便微燥。舌苔厚色黄，脉弦略数。处方：栀子 10 克，金银花 15 克，连翘 15 克，蒲公英 15 克，黄芩 10 克，地丁 15 克，薄荷 10 克，陈皮 15 克，竹叶 10 克，枳壳 10 克。2 剂，水煎服。

二诊：1973 年 12 月 31 日。证治：服药较前见轻，现症见背恶寒，心烦，睡眠欠佳，纳呆，小便黄，大便正常。舌苔黄厚腻。处方：杏仁 10 克，竹叶 10 克，白豆蔻 15 克，法半夏 10 克，薏苡仁 15 克，金银花 15 克，川厚朴 10 克，连翘 15 克，通草 10 克，枳壳 10 克，滑石 10 克，元芩 10 克。3 剂，水煎服。

【案例二】

姓名：侯某，年龄：45 岁，性别：男。初诊：1974 年 8 月 31 日。证治：感冒表里俱热，眉棱骨痛。处方：金银花 15 克，芦根 15 克，连翘 15 克，寸冬 15 克，蒲公英 15 克，黄芩 10 克，地丁 15 克，黄连 10 克，大青叶 15 克，桔梗 10 克，板蓝根 15 克，栀子 10 克。3 剂，水煎服。

二诊：1978 年 4 月 22 日。证治：感冒，微热，恶寒，头痛，身痛，鼻塞声重，鼻流清涕，咳嗽，无痰。处方：连翘 15 克，菊花 15 克，杏仁 10 克，蒲公英 15 克，双花 15 克，地丁 15 克，大青叶 15 克，荆芥 10 克，板蓝根 15 克，桔梗 10 克，橘红 10 克，牛蒡子 15 克，前胡 10 克。3 剂，水煎服。

三诊：1979 年 8 月 7 日。证治：重感冒，微恶寒发烧，头疼，皮肤酸困乏力，无汗。舌质淡红，脉浮弦。处方：柴胡 10 克，大枣 3 枚，芦根 15 克，清半夏 10 克，蒲公英 15 克，牛蒡子 15 克，党参 15 克，地丁 15 克，甘草 10 克，金银花 15 克，生姜 3 片，连翘 15 克。3 剂，水煎服。

四诊：1982 年 1 月 11 日。证治：发热恶寒，头疼身痛，汗出。处方：金银花 15 克，菊花 15 克，僵蚕 10 克，连翘 15 克，桑叶 15 克，蝉蜕 10 克，蒲公英 15 克，芦根 15 克，地丁 15 克，牛蒡子 10 克，大青叶 15 克，荆芥 10 克，板蓝根 15 克，防风 10 克。3 剂，水煎服。

【案例三】

姓名：吴某，年龄：47 岁，性别：男。初诊：1974 年 4 月 1 日。证治：上感。处方：川羌 15 克，神曲 10 克，牛蒡子 10 克，板蓝根 15 克，蒲公英 25 克，薄荷 10 克，川厚朴 10 克，枳壳 10 克。3 剂，水煎服。

【案例四】

姓名：陈某，年龄：56 岁，性别：男。初诊：1974 年 4 月 5 日。证治：感冒咳嗽，咽头扁桃体红，微恶寒发热。舌质红苔薄白，脉浮数。处方：元芩 15 克，金银花 15 克，川楝子 5 克，连翘 15 克，知母 15 克，栀子 10 克，桔梗 10 克，地骨皮 10 克，甘草 10 克，杏仁 10 克，生地 15 克，前胡 15 克。3 剂，水煎服。

【案例五】

姓名：高某，年龄：54 岁，性别：男。初诊：1974 年 3 月 22 日。证治：发热恶寒，头疼身痛，咳嗽胸痛，咳痰不爽，口舌干。舌质红，白苔，脉浮数。处方：元芩 15 克，栀子 10 克，桔梗 15 克，川楝子 5 克，金银花 20 克，大青叶 15 克，知母 15 克，杏仁 10 克，甘草 10 克，橘红 15 克，生地 20 克，地骨皮 15 克。3 剂，水煎服。

二诊：1976 年 12 月 19 日。证治：发热，恶寒，头疼，牙痛，无汗，大便秘结，腹胀痛，恶心。舌质红淡黄苔，脉浮数有力。体温 40℃，心率 160 次/分。处方：连翘 15 克，黄芩 15 克，菊花 15 克，金银花 15 克，甘草 10 克，桑叶 15 克，蒲公英 15 克，薄荷 10 克，川羌 15 克，地丁 15 克，芦根 15 克，防风 15 克，大黄 10 克，芒硝 10 克。1 剂，水煎服。

三诊：1976 年 12 月 20 日。证治：服加味凉膈散后，汗出便解，体温由 40℃降至 36℃，已清醒，不昏迷抽搐，但仍腹胀满压痛，渴饮，呃逆呕吐。舌质淡红，白腻苔，脉弦细。处方：槟榔片 15 克，知母 15 克，竹茹 15 克，大腹皮 15 克，草果 10 克，柴胡 5 克，香附 15 克，蒲公英 15 克，川厚朴 10 克，清半夏 10 克，乌药 10 克，地丁 15 克，黄芩 15 克，香附 15 克，陈皮 15 克，麦芽 20 克。6 剂，水煎服。

【案例六】

姓名：李某，年龄：16 岁，性别：女。初诊：1978 年 4 月 13 日。证治：发热恶寒，头痛，咽喉肿痛，困倦乏力，月经从未来潮，平时腰疼腹痛，有蛔虫史。舌质淡红，苔薄白，脉弦数。体温 38.6℃，脉搏 100 次/分。处方：射干 10 克，薄荷 5 克，灯心 5 克，豆根 15 克，荆芥 10 克，竹叶 5 克，连翘 15 克，黄芩 15 克，蒲公英 10 克，牛蒡子 10 克，甘草 10 克，地丁 10 克，元参 10 克，桔梗 15 克，大青叶 10 克。3 剂，水煎服。

【案例七】

姓名：温某，年龄：30 岁，性别：女。初诊：1978 年 4 月 22 日。证治：发热恶寒，头疼剧烈，身疼，膝关节疼，无汗，咳嗽痰中带血，颜面潮红，眼巩膜充血，结膜（+），小便量少。舌质红，苔黄干，脉浮数。脉搏，130 次/分。处方：金银花 20 克，桔梗 10 克，竹叶 5 克，连翘 15 克，甘草 5 克，薄荷 5 克，黄芩 15 克，蒲公英 20 克，牛蒡子 15 克，地丁 20 克，芦根 15 克，茅根 20 克，荆芥穗 5 克。4 剂，水煎服。

二诊：1978 年 4 月 30 日。证治：高热已退，神志由昏糊转为清晰，服新加黄龙汤后大便已通，下午仍有轻度恶寒和发热。舌质红，舌尖赤，舌苔黄，脉促数，时一止，无力。处方：生地 15 克，金银花 15 克，当归 15 克，竹叶 5 克，连翘 15 克，黄芩 15 克，寸冬 20 克，黄连须 10 克，元参 20 克，丹参 15 克，赤芍 10 克。4 剂，水煎服。

【案例八】

姓名：于某，年龄：26 岁，性别：女。初诊：1981 年 8 月 9 日。证治：妊娠 6 个月余，感冒，眩晕，发热恶寒，腹痛，血压低。脉浮数。处方：川羌 5 克，当归 15 克，桑寄生 15 克，荆芥 5 克，酒白芍 15 克，黄芩 15 克，党参 15 克，杜仲炭 10 克，菊花 15 克，茯苓 15 克，川续断 15 克，枳壳 10 克，白术 10 克，菟丝子 15 克，连翘 15 克。2 剂，水煎服。

【案例九】

姓名：曹某，年龄：35 岁，性别：女。初诊：1980 年 3 月 30 日。证治：颜面浮肿，感冒 5 天，发热恶寒，头痛身痛，泛恶欲呕，鼻塞声重，流清涕，有时呕吐。舌质红无苔，脉浮数。

处方：金银花 20 克，蒲公英 15 克，芦根 20 克，连翘 20 克，地丁 15 克，茅根 10 克，薄荷 10 克，竹茹 10 克，木通 10 克，荆芥 10 克，藿香 10 克，滑石 15 克，防风 10 克，陈皮 15 克，甘草 10 克。3 剂，水煎服。

【案例十】

姓名：王某，年龄：45 岁，性别：男。初诊：1980 年 4 月 3 日。证治：后头及颈部疼痛，项强已 3 天，有重感，无恶寒发热，经针刺曾缓解，移时复痛。舌质红，无苔，脉弦。辨证：证属风热袭于太阳经。治法：宜疏风清热。处方：川羌 10 克，黄芩 15 克，地龙 15 克，防风 10 克，生地 20 克，细辛 5 克，葛根 10 克，白芷 10 克，菊花 15 克，川芎 10 克，蔓荆子 10 克。3 剂，水煎服。

【案例十一】

姓名：吴某，年龄：23 岁，性别：男。初诊：1980 年 6 月 1 日。证治：感冒咳嗽，发热恶寒，头痛，身痛，周身乏力。舌质淡，根部苔白略黄，脉弦数。处方：金银花 20 克，前胡 10 克，竹茹 10 克，连翘 15 克，生甘草 10 克，枇杷叶 15 克，蒲公英 15 克，杏仁 10 克，地丁 15 克，桑皮 15 克，贯众 10 克，黄芩 15 克，橘红 15 克，瓜蒌 20 克。3 剂，水煎服。

【案例十二】

姓名：王某，年龄：17 岁，性别：女。初诊：1980 年 11 月 30 日。证治：感冒愈后食欲不振，心悸怔忡。处方：党参 10 克，茯苓 15 克，白术 10 克，清半夏 10 克，陈皮 15 克，丹参 20 克，柴胡 10 克，黄芩 10 克，甘草 10 克，龙骨 20 克，牡蛎 20 克，炒麦芽 15 克，神曲 10 克，焦山楂 15 克。3 剂，水煎服。

【案例十三】

姓名：于某，年龄：65 岁，性别：男。初诊：1980 年 12 月 23 日。证治：感冒头痛，咳嗽喘促，纳呆，咽痛，牙痛。舌质红苔腻，脉浮数。处方：蒲公英 20 克，地丁 20 克，金银花 20 克，连翘 15 克，橘红 10 克，前胡 15 克，甘草 10 克，杏仁 15 克，桑皮 10 克，莲须 10 克，瓜蒌 20 克，桔梗 10 克。3 剂，水煎服。

【案例十四】

姓名：张某，年龄：30 岁，性别：女。初诊：1981 年 12 月 26 日。证治：感冒，咳嗽，身痛，鼻塞声重，鼻流清涕。处方：川羌 15 克，黄芩 15 克，防风 15 克，生地 15 克，细辛 5 克，甘草 10 克，苍术 10 克，连翘 15 克，白芷 10 克，杏仁 10 克，川芎 10 克，桑皮 15 克。3 剂，水煎服。

【案例十五】

姓名：任某，年龄：27 岁，性别：女。初诊：1984 年 1 月 25 日。证治：感冒鼻塞声重，头痛，身疼无汗，胃脘痛，每饥时疼痛发作，吞酸。脉弦滑。处方：防风 15 克，苏叶 15 克，连翘 15 克，细辛七分，杏仁 15 克，蒲公英 15 克，苍术 10 克，前胡 15 克，白芷 10 克，枳壳 15 克，川芎 10 克，甘草 5 克。3 剂，水煎服。

【案例十六】

姓名：张某，年龄：26 岁，性别：女。初诊：1984 年 7 月 17 日。证治：感冒，发热恶寒，头疼身痛，咽痛，咽头红。舌质淡红苔薄白，脉浮数。处方：连翘 15 克，豆根 15 克，灯心 5 克，薄荷 5 克，牛蒡子 15 克，竹叶 5 克，蒲公英 15 克，荆芥 10 克，菊花 15 克，地丁 15 克，黄芩 10 克，桔梗 10 克，射干 5 克，甘草 10 克。3 剂，水煎服。

【案例十七】

姓名：刘某，年龄：43 岁，性别：男。初诊：1985 年 4 月 17 日。证治：发热恶寒，头疼，关节痛，无汗，咳嗽。舌淡红，苔薄白，脉浮数。处方：金银花 20 克，荆芥 10 克，陈皮 15 克，连翘 15 克，野菊花 20 克，前胡 15 克，蒲公英 20 克，桔梗 10 克，杏仁 10 克，地丁 20 克，芦根 15 克，瓜蒌 20 克，防风 10 克，牛蒡子 15 克。3 剂，水煎服。

【案例十八】

姓名：王某，年龄：25 岁，性别：男。初诊：1985 年 11 月 22 日。证治：感冒发热恶寒，鼻塞声重，鼻流清涕，咽疼。舌淡苔薄白，脉浮数。处方：射干 15 克，薄荷 10 克，金银花 20 克，豆根 15 克，荆芥 10 克，蒲公英 15 克，连翘 15 克，黄芩 15 克，地丁 15 克，牛蒡子 15 克，甘草 10 克，元参 15 克，桔梗 10 克。3 剂，水煎服。

【案例十九】

姓名：李某，年龄：32 岁，性别：男。初诊：1986 年 2 月 21 日。证治：易感冒，发热，微恶寒，无汗，头疼身痛，泛恶欲呕。舌淡红无苔，脉弦滑。处方：金银花 20 克，荆芥 10 克，桔梗 10 克，连翘 15 克，防风 10 克，甘草 10 克，蒲公英 15 克，野菊花 15 克，地丁 15 克，芦根 15 克，大青叶 10 克，牛蒡子 15 克。3 剂，水煎服。

2.中暑

姓名：吴某，年龄：43 岁，性别：女。初诊：1984 年 7 月 13 日。证治：身热不扬，自觉热盛，口苦，胸闷，困倦乏力。舌质淡红无苔，脉沉缓。处方：白豆蔻 10 克，杏仁 15 克，清半夏 10 克，茵陈 15 克，厚朴 10 克，苡米 15 克，通草 10 克，藿香 5 克，滑石 15 克，茯苓 15 克，竹叶 5 克。3 剂，水煎服。

3.温病

姓名：黄某，年龄：67 岁，性别：女。初诊：1985 年 4 月 26 日。证治：发烧 40 余天，37～38.6℃，尿白细胞 15～20 个 HP，静脉滴注青霉素，曾虚脱。现症：呕恶，便秘，不欲食，厌油腻（1982 年曾患糖尿病），发热前手足凉，口不渴，烦躁。舌红绛无苔，脉弦滑。辨证：温病，肝胆湿热，邪热入营。处方：金银花 25 克，连翘 20 克，柴胡 15 克，薄荷 10 克，寸冬 15 克，栀子 10 克，黄连 10 克，龙胆草 10 克，茯神 15 克，钩藤 15 克，甘草 10 克，木通 5 克，赤芍 10 克，生地 15 克，僵蚕 10 克，蝉蜕 10 克，木香 10 克。3 剂，水煎服。

4.咳嗽

【案例一】

姓名：刘某，年龄：29 岁，性别：男。初诊：1973 年 11 月 25 日。证治：咳嗽气短，心悸痰涎颇多，胃脘痛，纳呆腹胀，消化不良，周身酸困乏力，睡眠欠佳，健忘头昏。舌质淡红，有齿痕，无苔，脉搏 98 次/分，脉象弦数。处方：神曲 10 克，莱菔子 10 克，焦山楂 15 克，炒麦芽 15 克，茯苓 15 克，炒枳实 10 克，清半夏 10 克，焦槟榔片 10 克，陈皮 15 克，连翘 15 克。7 剂，水煎服。

【案例二】

姓名：张某，年龄：37 岁，性别：男。初诊：1973 年 12 月 29 日。证治：患慢性咳嗽 10 余年，前因出差感冒，旧病又发，经治见轻，但仍然咳嗽，痰难咳出。舌苔薄白，脉滑数。处方：金银花 15 克，枇杷叶 10 克，桔梗 10 克，连翘 15 克，甘草 10 克，桑皮 10 克，生地 10 克，寸冬 15 克，川贝 10 克，知母 10 克，栀子 10 克，元芩 10 克。7 剂，水煎服。

【案例三】

姓名：李某，年龄：54岁，性别：男。初诊：1975年1月21日。证治：咳嗽，痰盛，麻木。舌质淡红，无苔，脉弦滑。处方：黄芪15克，茵陈15克，赤芍15克，云苓15克，防风15克，白术10克，粉葛10克，猪苓10克，川羌15克，天南星10克，当归15克，白附子5克。4剂，水煎服。

【案例四】

姓名：温某，年龄：34岁，性别：女。初诊：1976年5月1日。证治：身热，盗汗，咳痰不爽。舌质暗红，口干。处方：花粉15克，薏米15克，玄参15克，沙参15克，杏仁15克，生地15克，玉竹15克，大贝10克，冬瓜子15克，寸冬15克，桑皮15克，马兜铃15克。7剂，水煎服。

二诊：1976年5月8日。证治：咳嗽，喘促，呼吸不畅，纳呆，嗳气不除。舌质暗红，无苔，脉搏108次/分，脉象弦数。处方：穿山龙20克，秦皮15克，桔梗10克，黄芩20克，金银花15克，瓜蒌20克，紫菀20克，连翘15克，桑皮15克，贯众20克，前胡15克，杏仁10克。7剂，水煎服。

三诊：1976年5月18日。证治：头疼，头热，寒热往来，咳嗽，喘促，痰盛，纳呆，呕吐，大便不爽。舌质淡红，苔薄白，脉弦细。处方：柴胡10克，生姜3片，莱菔子10克，黄芩15克，大枣3枚，瓜蒌25克，清半夏10克，寸冬15克，杏仁15克，党参15克，胡黄连10克，甘草10克，当归15克。4剂，水煎服。

四诊：1976年10月14日。证治：感冒发热咳嗽，气短而喘，胸满不欲饮食，咳唾痰涎。舌质红苔黄，脉弦数有时一止。处方：柴胡15克，连翘15克，杏仁15克，清半夏10克，蒲公英15克，陈皮15克，党参15克，地丁15克，生姜5克（切），甘草10克，瓜蒌20克，大枣3枚（掰），黄芩15克，川贝10克，金银花20克，桑皮10克。4剂，水煎服。

【案例五】

姓名：占某，年龄：56岁，性别：男。初诊：1977年4月23日。证治：咳嗽，气短，咳黄痰。舌苔黄腻，脉渐弦。处方：橘红15克，黄芩15克，蒲公英15克，前胡15克，瓜蒌20克，地丁15克，生甘草10克，桔梗10克，大青叶15克，杏仁10克，牛蒡子15克，寸冬15克，桑皮15克，清半夏5克。7剂，水煎服。

【案例六】

姓名：吴某，年龄：23岁，性别：男。初诊：1981年8月4日。证治：干咳无痰，胸闷。处方：生芍15克，杏仁10克，桔梗15克，桑皮15克，远志10克，黄芩15克，枇杷叶15克，川贝10克，寸冬15克，生地15克，陈皮10克。7剂，水煎服。

【案例七】

姓名：鲁某，年龄：61岁，性别：女。初诊：1980年5月30日。证治：咳嗽喘促，呼吸不利，胸胁苦满，心烦喜呕。舌质淡红，苔薄白，脉弦细。处方：柴胡10克，苏子15克，寸冬15克，清半夏10克，瓜蒌20克，枳壳10克，党参15克，连翘15克，甘草10克，桑皮15克，黄芩15克，杏仁10克。3剂，水煎服。

二诊：1980年6月2日。证治：咳嗽见轻，咳痰减少，胸满减轻。舌质淡红，苔薄白，脉沉滑。处方：橘红15克，黄连须10克，寸冬15克，前胡15克，瓜蒌20克，连翘15克，生甘草10克，桔梗10克，杏仁10克，川贝10克，桑皮15克，玄参10克，生姜3片，大枣3枚。7剂，水煎服。

【案例八】

姓名：秦某，年龄：36 岁，性别：男。初诊：1985 年 1 月 14 日。证治：咳轻，仍咽喉发紧，饮食增进。处方：寸冬 15 克，陈皮 15 克，黄连 5 克，生芍 15 克，前胡 15 克，瓜蒌 20 克，生地 15 克，甘草 10 克，川贝 10 克，射干 10 克，杏仁 10 克，豆根 10 克，桑皮 15 克。7 剂，水煎服。

二诊：1985 年 1 月 22 日。证治：中脘满闷，消化差，吞酸，转矢气，腹部柔软。舌苔黄腻，脉弦缓。处方：黄连 5 克，青皮 15 克，木香 5 克，生甘草 10 克，当归 15 克，枳壳 10 克，生芍 15 克，神曲 10 克，莱菔子 10 克，陈皮 15 克，7 剂，水煎服。

三诊：1985 年 2 月 4 日。证治：左腿游走性疼痛，喜热畏寒。舌苔腻，脉弦滑。处方：生黄芪 20 克，泽泻 15 克，牛膝 10 克，党参 15 克，茯苓 15 克，秦艽 15 克，粉葛 10 克，苦参 5 克，苍术 10 克，川羌 10 克，知母 10 克，茵陈 15 克，防风 10 克，黄柏 10 克，当归 15 克。7 剂，水煎服。

四诊：1985 年 2 月 13 日。证治：胃不适，轻度胃脘痛，消化欠佳。处方：当归 15 克，草果仁 10 克，焦山楂 15 克，桃仁 10 克，川厚朴 10 克，青皮 10 克，川楝子 10 克，枳实 10 克，延胡索 10 克，炒麦芽 15 克，香附 15 克，鸡内金 10 克。7 剂，水煎服。

五诊：1985 年 3 月 6 日。证治：左腿疼，行走及卧时均感疼痛。舌淡红，苔薄白，脉沉弦。处方：薏米 20 克，五加皮 15 克，补骨脂 10 克，木瓜 10 克，杜仲 15 克，熟地 20 克，威灵仙 10 克，防己 10 克，枸杞 15 克，牛膝 10 克，川羌 10 克，升麻 7 克，防风 10 克。7 剂，水煎服。

【案例九】

姓名：杨某，年龄：38 岁，性别：男。初诊：1985 年 1 月 15 日。证治：咳嗽痰盛，呼吸不利。处方：川羌 5 克，陈皮 15 克，桑皮 15 克，防风 5 克，桔梗 10 克，瓜蒌 20 克，川贝 10 克，前胡 15 克，黄连 10 克，甘草 10 克，金银花 25 克，杏仁 10 克。7 剂，水煎服。

【案例十】

姓名：吴某，年龄：23 岁，性别：男。初诊：1985 年 11 月 2 日。证治：咳嗽多发于夜间，有微热。处方：柴胡 15 克，金银花 15 克，杏仁 15 克，黄芩 15 克，连翘 15 克，寸冬 15 克，甘草 10 克，桑皮 15 克，瓜蒌 20 克，党参 15 克，桔梗 5 克，清半夏 10 克，枳壳 10 克。7 剂，水煎服。

【案例十一】

姓名：李某，年龄：58 岁，性别：男。初诊：1986 年 1 月 27 日。证治：咳嗽，痰难咳出，早晚重。处方：陈皮 15 克，桔梗 10 克，天冬 15 克，前胡 15 克，川贝 10 克，枳壳 10 克，甘草 10 克，枇杷叶 15 克，杏仁 15 克，知母 15 克，桑皮 10 克，旋覆花 15 克，瓜蒌 20 克，海浮石 15 克。5 剂，水煎服。

【案例十二】

姓名：吴某，年龄：65 岁，性别：女。初诊：1985 年 5 月 23 日。证治：咳嗽频发，早晚重，干咳，痰难咳出，背痛，气短乏力。舌质红无苔，脉滑数。处方：金银花 20 克，前胡 15 克，瓜蒌 20 克，连翘 15 克，甘草 10 克，桔梗 10 克，蒲公英 15 克，杏仁 10 克，川贝 10 克，地丁 15 克，桑皮 15 克，橘红 10 克，黄连 5 克。7 剂，水煎服。

二诊：1985 年 6 月 4 日。证治：咳嗽早晚重，痰涎壅盛，气短。舌淡红无苔，脉弦滑。处方：柴胡 15 克，桔梗 10 克，杏仁 10 克，清半夏 10 克，川贝 10 克，寸冬 15 克，黄芩 15 克，黄连 5 克，陈皮 15 克，党参 10 克，前胡 10 克，甘草 10 克，桑皮 10 克，瓜蒌 20 克，枳壳 15 克。7 剂，水煎服。

【案例十三】

姓名：任某，年龄：77 岁，性别：男。初诊：1986 年 1 月 15 日。证治：咳嗽喘促，痰涎壅盛，早晚较重。舌质红苔腻，脉弦有力。处方：金银花 20 克，黄连 10 克，陈皮 15 克，青皮 15 克，清半夏 10 克，前胡 15 克，知母 15 克，桔梗 10 克，杏仁 15 克，瓜蒌 25 克，柴胡 10 克，桑皮 15 克。7 剂，水煎服。

二诊：1986 年 1 月 22 日。证治：咳痰减少，晚觉口干。舌质红，根部腻苔，脉弦。处方：金银花 20 克，青皮 15 克，连翘 15 克，瓜蒌 20 克，桔梗 10 克，黄连 7 克，知母 15 克，清半夏 7 克。7 剂，水煎服。

【案例十四】

姓名：马某，年龄：53 岁，性别：女。初诊：1986 年 1 月 21 日。证治：咳嗽，咽干口燥，胸胁有燥感，痰难咳出，纳谷不佳，尿赤，消瘦。舌淡红根部有腻苔，右手脉弦滑，左手脉沉弱。处方：党参 15 克，枇杷叶 15 克，陈皮 15 克，甘草 10 克，胡麻仁 10 克，麦芽 15 克，寸冬 15 克，桑皮 10 克，广砂仁 7 克，生石膏 15 克，阿胶 10 克，杏仁 15 克，生地 15 克。7 剂，水煎服。

二诊：1986 年 3 月 5 日。证治：自觉深部有痰，难以咳出。舌苔薄白，脉沉弦。处方：柴胡 15 克，前胡 15 克，川贝 7 克，清半夏 10 克，杏仁 15 克，甘草 10 克，桑皮 10 克，党参 15 克，黄连 7 克，黄芩 15 克，瓜蒌 20 克，陈皮 15 克，桔梗 10 克，生姜 5 克，大枣 3 枚。3 剂，水煎服。

三诊：1986 年 3 月 9 日。证治：仍较有痰。舌质淡红，无苔，脉沉弦。处方：柴胡 15 克，寸冬 15 克，瓜蒌 20 克，清半夏 10 克，天冬 15 克，杏仁 15 克，甘草 10 克，知母 15 克，枳壳 10 克，党参 10 克，陈皮 15 克，桔梗 10 克，黄芩 15 克，桑皮 10 克。5 剂，水煎服。

四诊：1986 年 3 月 14 日。证治：痰盛黏稠难咳出，口干，呼气热感。舌质淡红苔薄白，脉沉弦。处方：旋覆花 15 克，桔梗 10 克，海浮石 15 克，川贝 10 克，天冬 15 克，瓜蒌 20 克，陈皮 15 克，寸冬 15 克，枳壳 15 克，知母 15 克，黄芩 15 克，杏仁 15 克。7 剂，水煎服。

五诊：1986 年 3 月 22 日。证治：痰涎减少，较易咳出，呼吸口腔有热感，大便 2 日一行，脉沉弦。处方：黄芩 15 克，枳壳 15 克，杏仁 10 克，海浮石 15 克，桔梗 10 克，旋覆花 15 克，川贝 10 克，天冬 15 克，瓜蒌 20 克，陈皮 15 克，寸冬 15 克，元明粉 3 克，知母 15 克。5 剂，水煎服。

六诊：1986 年 3 月 28 日。证治：咳喘气短，困倦乏力。舌质暗红无苔，脉弦。处方：金银花 15 克，党参 15 克，元参 10 克，连翘 15 克，前胡 15 克，瓜蒌 15 克，柴胡 10 克，桔梗 10 克，清半夏 10 克，桑皮 10 克，黄芩 15 克，杏仁 10 克，甘草 10 克，寸冬 15 克。7 剂，水煎服。

七诊：1986 年 4 月 5 日。证治：痰涎壅盛，黏液痰，纳呆。处方：胆南星 10 克，黄芩 15 克，桑皮 15 克，清半夏 10 克，黄连 5 克，陈皮 15 克，寸冬 15 克，杏仁 15 克，天冬 10 克，枳实 15 克，知母 10 克，瓜蒌仁 15 克，甘草 10 克。14 剂，水煎服。

八诊：1986 年 4 月 25 日。证治：痰难咳出，大便难，纳呆。舌质淡红苔薄白，脉沉滑。处方：枇杷叶 15 克，海浮石 15 克，黄芩 15 克，生芍 15 克，天冬 15 克，柴胡 10 克，远志 10 克，陈皮 15 克，甘草 10 克，杏仁 15 克，枳壳 15 克，生姜 5 克，桔梗 10 克，瓜蒌 20 克。3 剂，水煎服。

九诊：1986 年 4 月 28 日。处方：柴胡 15 克，青皮 15 克，清半夏 10 克，知母 15 克，黄芩 15 克，瓜蒌 25 克，甘草 10 克，黄连 4 克，党参 15 克，桔梗 10 克，金银花 20 克。3 剂，水煎服。

十诊：1986 年 5 月 30 日。证治：胸胁苦满，咳痰，呼吸不畅。舌淡红无苔，脉沉弦。处方：柴胡 15 克，胆南星 10 克，瓜蒌仁 15 克，清半夏 10 克，陈皮 15 克，金银花 20 克，甘草 10 克，杏仁 15 克，党参 10 克，枳壳 15 克，黄芩 15 克。14 剂，水煎服。

十一诊：1986 年 7 月 2 日。证治：自觉右侧气管有痰，块状痰，难咳出，不咳嗽。脉弦缓。处方：金银花 15 克　瓜蒌 25 克，杏仁 15 克，桔梗 12 克，清半夏 10 克，枳壳 10 克，黄连 5 克，知母 10 克，麦芽 15 克，青皮 10 克，陈皮 10 克。7 剂，水煎服。

5.哮证

【案例一】

姓名：吴某，年龄：52 岁，性别：男。初诊：1986 年 10 月 27 日。证治：哮喘 1 年余，持续应用激素疗法，患者呈满月脸，肥胖。哮喘持续，张口抬肩，哮鸣音。舌红苔黄白腻，有齿痕，脉弦滑。治法：清热润肺，顺气消痰。处方：金银花 20 克，桔梗 10 克，知母 15 克，青皮 15 克，瓜蒌 25 克，黄连 7 克，清半夏 10 克，前胡 15 克，连翘 15 克，桑皮 15 克，杏仁 15 克，黄芩 15 克，元参 17 克，甘草 10 克，寸冬 15 克。6 剂，水煎服。

二诊：1986 年 11 月 5 日。证治：服前方 6 剂，哮喘减轻，仍有胸紧闷急，但每晚口干，口渴。处方：瓜蒌 25 克，黄连 10 克，半夏 10 克，知母 15 克，青皮 15 克，桔梗 10 克，金银花 20 克，前胡 15 克，连翘 15 克，桑皮 15 克，杏仁 15 克，黄芩 15 克，元参 15 克，甘草 10 克，寸冬 15 克，葛根 10 克，花粉 10 克。6 剂，水煎服。

三诊：1986 年 11 月 17 日。证治：哮喘较前减轻，口干口渴不明显，咳痰顺畅，但发现小腹、腰部、手指有时抽搐，胸部仍紧闷不舒，服用激素日渐减量，仍有全身水肿。处方：金银花 20 克，连翘 15 克，黄芩 15 克，桔梗 10 克，葶苈子 10 克，青皮 10 克，瓜蒌 25 克，清半夏 10 克，知母 15 克，前胡 15 克，杏仁 15 克，桑白皮 10 克，寸冬 15 克，茅根 15 克，川贝 10 克，芦根 15 克，花粉 15 克。6 剂，水煎服。

四诊：1986 年 11 月 28 日。证治：哮喘稍减，呼吸不畅，两胁肋胀痛，张口抬肩，口干不渴，咳痰不畅，颜面四肢浮肿（6 月份始肿），呈向心性肥胖，胸部仍紧闷不畅，小便少，大便稍干。舌淡红苔白腻，齿痕，脉弦缓。血压为 160/120mmHg。处方：防己 15 克，茯苓 20 克，黄芪 10 克，地肤子 20 克，葶苈子 10 克，前胡 15 克，桔梗 10 克，瓜蒌 20 克，连翘 15 克，桑皮 15 克，杏仁 15 克，黄芩 15 克，黄连 7 克，元参 15 克，甘草 7 克，寸冬 15 克，生石膏 15 克。6 剂，水煎服。

【案例二】

姓名：孙某，年龄：54 岁，性别：女。初诊：1986 年 9 月 15 日。证治：咳嗽，喉中如水鸡声，痰声辘辘，有时肝区有痛感。舌淡红，薄黄苔，脉弦滑。处方：柴胡 10 克，金银花 15 克，黄连 4 克，清半夏 10 克，连翘 10 克，青皮 15 克，黄芩 15 克，桔梗 10 克，甘草 10 克，知母 15 克，党参 7 克，瓜蒌 20 克。7 剂，水煎服。

【案例三】

姓名：王某，年龄：36 岁，性别：男。初诊：1986 年 5 月 27 日。证治：过敏性哮喘，发作时喘息气粗，汗出，胸背有红色丘疹高出皮肤，色红，无瘙痒，咳嗽，痰难咳出。舌质淡红无苔，脉弦滑。处方：柴胡 15 克，金银花 20 克，桑皮 10 克，黄芩 15 克，连翘 15 克，杏仁 15 克，党参 10 克，前胡 15 克，黄连 5 克，清半夏 10 克，桔梗 10 克，元参 15 克，甘草 10

克，瓜蒌 25 克，寸冬 15 克。7 剂，水煎服。

6.喘证

【案例一】

姓名：温某，年龄：67 岁，性别：女。初诊：1977 年 5 月 23 日。证治：气短，呼吸困难，喘促，咳嗽，痰难咳出，便溏。处方：柴胡 10 克，大枣 3 枚，当归 5 克，黄芩 15 克，寸冬 10 克，甘草 10 克，清半夏 10 克，莱菔子 10 克，茯苓 15 克，党参 15 克，瓜蒌 20 克，生姜 3 片，杏仁 5 克。7 剂，水煎服。

二诊：1977 年 6 月 2 日。证治：头疼，胸闷，喘息，咳嗽，痰涎壅盛，黎明泄泻。处方：白术 15 克，茯苓 15 克，干姜 15 克，鸡内金 5 克，桂枝 5 克，破故纸 10 克，炙甘草 5 克，橘红 10 克。水煎服。

三诊：1977 年 6 月 3 日。处方：柴胡 10 克，当归 15 克，党参 15 克，瓜蒌 20 克，黄芩 15 克，桔梗 10 克，甘草 5 克，桑皮 15 克，清半夏 10 克，寸冬 15 克，黄连 5 克。3 剂，水煎服。

四诊：1977 年 6 月 17 日。处方：党参 10 克，生龙骨 20 克，生赭石 20 克，生牡蛎 20 克，芡实 15 克，生杭芍 15 克，生山药 15 克，苏子 5 克，山萸肉 10 克。7 剂，水煎服。

五诊：1977 年 6 月 30 日。证治：感冒 8 天，表里不解，寒邪外束，痰饮内抟，支塞肺络，清肃之令不行，气机窒塞不宣。处方：淡豆豉 15 克，荆芥穗 15 克，芦根 15 克，薄荷 10 克，全蝎 10 克，枳壳 10 克，竹茹 15 克，桔梗 10 克，黄芩 15 克，麦芽 15 克，枇杷叶 15 克，云苓 10 克，苏叶 15 克。3 剂，水煎服。

六诊：1978 年 3 月 12 日。证治：胸胁苦满堵塞，呼吸困难，不能平卧，喘息气促，发热，不恶寒，大便不爽。舌质淡红，干黄薄苔。处方：金银花 20 克，清半夏 10 克，杏仁 15 克，桔梗 10 克，黄连 5 克，黄芩 15 克，知母 15 克，前胡 15 克，元参 15 克，青皮 10 克，连翘 20 克，甘草 5 克，瓜蒌 20 克，桑皮 12 克，寸冬 15 克。7 剂，水煎服。

七诊：1987 年 4 月 12 日。证治：喘促咳嗽，头面及四肢浮肿。处方：桑皮 12 克，紫苏 15 克，泽泻 15 克，地骨皮 10 克，茯苓 20 克，甘草 5 克，陈皮 15 克，知母 12 克，姜皮 10 克，杏仁 15 克，大腹皮 15 克，桔梗 10 克，枳壳 12 克。7 剂，水煎服。

【案例二】

姓名：吴某，年龄：45 岁，性别：男。初诊：1981 年 9 月 1 日。证治：喘促，呼吸困难，舌质绛，苔白而干。处方：金银花 15 克，清半夏 10 克，连翘 15 克，知母 10 克，青皮 15 克，瓜蒌 20 克，桔梗 10 克，黄芩 15 克，知母 15 克，前胡 15 克，桑皮 15 克，杏仁 10 克。7 剂，水煎服。

【案例三】

姓名：高某，年龄：48 岁，性别：女。初诊：1981 年 6 月 9 日。证治：咳嗽喘促，呼吸不利，口苦咽干，目眩，往来寒热，胸胁苦满。脉弦细。处方：柴胡 15 克，连翘 15 克，元参 15 克，清半夏 10 克，蒲公英 15 克，寸冬 15 克，黄芩 15 克，地丁 15 克，甘草 10 克，前胡 10 克，瓜蒌 20 克，桑皮 10 克，桔梗 10 克，杏仁 15 克。7 剂，水煎服。

【案例四】

姓名：徐某，年龄：71 岁，性别：女。初诊：1986 年 11 月 13 日。证治：支气管肺炎，经住院治疗后，热退，但仍气短，呼吸不利，喘促气憋，口苦咽干，不思饮水。舌质淡红而干，无苔，脉弦滑。处方：金银花 20 克，瓜蒌 20 克，连翘 15 克，元参 15 克，桔梗 10 克，黄连 7 克，桑皮 10 克，寸冬 15 克，青皮 10 克，知母 10 克，杏仁 12 克，甘草 10 克，清半夏 7 克，前胡 12 克，黄芩 15 克。5 剂，水煎服。

二诊：1986 年 11 月 19 日。证治：腑行已畅，胸闷解除，呼吸匀称，喘促大减，饮食略增，唯觉两侧季肋部疼痛。舌淡红苔薄白，脉弦缓。处方：柴胡 12 克，前胡 12 克，杏仁 12 克，黄芩 15 克，桔梗 10 克，元参 12 克，甘草 10 克，瓜蒌 15 克，寸冬 15 克，党参 12 克，连翘 15 克，清半夏 10 克，桑皮 10 克，姜枣引。14 剂，水煎服。

三诊：1986 年 12 月 4 日。证治：头昏，胸闷，胁痛，口苦。处方：金银花 10 克，黄连 5 克，桑皮 10 克，桔梗 10 克，青皮 10 克，杏仁 10 克，知母 10 克，前胡 10 克，元参 10 克，瓜蒌 15 克，甘草 7 克，清半夏 7 克，连翘 10 克，寸冬 10 克。7 剂，水煎服。

【案例五】

姓名：于某，年龄：83 岁，性别：男。初诊：1985 年 3 月 28 日。证治：喘咳均轻，服承气汤病情大减，仍气短，有痰。处方：金银花 15 克，清半夏 10 克，杏仁 15 克，桔梗 10 克，黄连 5 克，元参 15 克，青皮 15 克，前胡 15 克，生地 15 克，知母 15 克，连翘 15 克，瓜蒌 20 克，桑皮 15 克。7 剂，水煎服。

二诊：1985 年 11 月 25 日。证治：呼吸困难，咳嗽喘息，痰涎壅盛，腹不适，排便时有黏液。处方：柴胡 15 克，金银花 20 克，黄连 7 克，清半夏 10 克，知母 15 克，杏仁 15 克，黄芩 15 克，桔梗 10 克，甘草 10 克，青皮 10 克，党参 15 克，瓜蒌 25 克，水煎服。

【案例六】

姓名：李某，年龄：48 岁，性别：男。初诊：1985 年 11 月 11 日。证治：咳嗽喘促，呼吸不利，胸膈满闷。舌淡红，白腻苔，脉沉弦。处方：柴胡 15 克，桑皮 15 克，金银花 20 克，清半夏 10 克，瓜蒌 20 克，前胡 15 克，党参 15 克，桔梗 10 克，杏仁 15 克，甘草 10 克，知母 15 克，青皮 10 克，黄芩 15 克，黄连 5 克。7 剂，水煎服。

【案例七】

姓名：徐某，年龄：68 岁，性别：男。初诊：1986 年 4 月 7 日。矽肺 10 年，咳嗽喘促，呼吸困难，泡沫痰，午后及夜间发烧，胸骨后疼痛。舌质略红，苔薄白，脉弦滑。处方：柴胡 15 克，金银花 20 克，黄连 10 克，清半夏 10 克，连翘 15 克，知母 15 克，黄芩 15 克，桔梗 10 克，甘草 10 克，青皮 15 克，党参 15 克，瓜蒌 25 克。7 剂，水煎服。

【案例八】

姓名：于某，年龄：65 岁，性别：男。初诊：1986 年 3 月 7 日。证治：咳喘，胸闷气短，痰涎壅盛，痰稠，难咯。舌淡无苔，脉弦滑。处方：柴胡 15 克，金银花 20 克，青皮 15 克，清半夏 10 克，桔梗 10 克，黄芩 15 克，知母 15 克，甘草 10 克，瓜蒌 20 克，党参 15 克，川连 7 克，生姜 5 克，大枣 3 枚。7 剂，水煎服。

【案例九】

姓名：吴某，年龄：53 岁，性别：男。初诊：1987 年 3 月 6 日。证治：口、眼、鼻发干，目眵多。呼吸通畅，喘息基本平复，肢体飒爽，步履有力。舌淡红无苔，脉弦缓。处方：茯苓 20 克，知母 12 克，瓜蒌 25 克，白前 15 克，黄连 10 克，清半夏 10 克，生石膏 20 克，金银花 20 克，野菊花 15 克，防己 15 克，桔梗 10 克，青皮 10 克。7 剂，水煎服。

二诊：1987 年 3 月 24 日。证治：喘息平定，活动自如，能外出散步，仍有轻度浮肿。舌淡红无苔，脉弦缓。处方：前胡 15 克，黄芩 12 克，野菊花 15 克，桔梗 10 克，黄连 3 克，瓜蒌 20 克，元参 12 克，连翘 15 克，甘草 5 克，桑皮 10 克，寸冬 12 克，杏仁 12 克，防己 12 克。14 剂，水煎服。

三诊：1987 年 4 月 10 日。近日呼吸不利，喉中如水鸡声，泡沫痰，偶见黄痰，轻度浮肿，颜面潮红。舌淡红，苔薄白，脉弦细略数。处方：青皮 15 克，黄连 10 克，杏仁 15 克，知母 15 克，清半夏 10 克，黄芩 15 克，桔梗 10 克，前胡 15 克，元参 15 克，金银花 20 克，连翘 15 克，寸冬 15 克，瓜蒌 25 克，桑皮 12 克。14 剂，水煎服。

7.肺痨

【案例一】

姓名：金某，年龄：42 岁，性别：男。初诊：1974 年 4 月 5 日。证治：从 1960 年开始患肺结核，始终未能得到很好的控制，现已成为慢性纤维空洞性肺结核，右肺上下野两处空洞，左肺上野空洞一处，曾咯血多次，血量中等，曾用过 698 链霉素、异烟肼、卡那霉素治疗，现在应用卡那霉素，现症，气急，轻微的胸痛，咯脓样痰，食欲欠佳，低热，颜面潮红，呈结核面容，右耳经常发烧，色红。舌质淡红，苔薄白，心率 110 次/分，脉细数。处方：白及 20 克，黄精 30 克，五味子 10 克，海浮石 15 克，百部 15 克，黄芩 10 克，糯稻根 10 克，丹参 20 克，连翘 10 克，紫菀 15 克。7 剂，水煎服。

【案例二】

姓名：刘某，年龄：26 岁，性别：女。初诊：1977 年 3 月 22 日。证治：患肺门 TB 征，经用链霉素后曾发生过一次耳鸣，现症，低热 37.1 ～40℃，盗汗，纳呆，泛恶，睡眠欠佳，皮肤干燥，左腿酸，便过蛔虫。舌质淡红，苔薄白。处方：百部 10 克，黄精 10 克，牡蛎 15 克，麦芽 10 克，白及 10 克，柴胡 5 克，龙骨 15 克，丹参 20 克，清半夏 5 克，沙参 10 克，黄芩 10 克，党参 10 克，寸冬 10 克。7 剂，水煎服。

【案例三】

姓名：崔某，年龄：45 岁，性别：女。初诊：1977 年 5 月 10 日。证治：左肺上野 2.5cm 结核瘤，咳嗽胸痛上不来气，自汗微热，纳谷尚好，月经一月两次，痛经，量多。舌淡红，无苔，脉滑数。处方：黄芩 10 克，沙参 15 克，款冬花 15 克，百部 15 克，寸冬 15 克，远志 10 克，白及 20 克，瓜蒌 20 克，丹参 20 克，川贝 10 克，夏枯草 20 克，杏仁 10 克。7 剂，水煎服。

【案例四】

姓名：孙某，年龄：32 岁，性别：男。初诊：1979 年 3 月 19 日。证治：结核。现症：咯血盗汗，胸痛胸闷。舌质淡红，舌苔薄白，脉弦滑。处方：黄精 30 克，白茅根 20 克，寸冬 15 克，白及 20 克，阿胶 10 克，天冬 15 克，丹参 20 克，当归 15 克，生地 15 克，黄芩 15 克，元参 15 克，生白芍 10 克。7 剂，水煎服。

【案例五】

姓名：李某，年龄：16 岁，性别：女。初诊：1978 年 6 月 3 日。证治：肺门淋巴结核，自汗盗汗纳呆，恶心，气短，咽喉燥痒，腹痛腰痛，月经一直未动。舌质淡红无苔，脉细数。处方：丹参 20 克，当归 15 克，香附 10 克，百部 10 克，赤芍 10 克，泽兰 10 克，黄芩 15 克，延胡索 10 克，坤草 15 克，黄精 30 克，木香 7 克，川续断 10 克。7 剂，水煎服。

【案例六】

姓名：王某，年龄：29 岁，性别：女。初诊：1986 年 7 月 30 日。证治：4 个月前发现患粟粒性血型播散型肺结核，初病时午后发烧，早晚干咳，经住院治疗，现无症状。舌质淡红苔薄白，脉细数。处方：黄精 30 克，元参 10 克，生芍 15 克，白及 20 克，川贝 7 克，黄芩 10 克，桔梗 10 克，丹参 20 克，寸冬 15 克，百合 10 克，天冬 15 克。7 剂，水煎服。

二诊：1986 年 8 月 10 日。证治：服药后，有时目赤头晕，睡眠不好，略恶寒，咽疼，干咳，纳呆，便溏。舌苔白，脉弦细而滑。处方：白及 15 克，鳖甲 10 克，丹参 20 克，百合 10

克，黄芩 15 克，当归 10 克，黄精 15 克，陈皮 10 克，秦艽 10 克，射干 10 克。7 剂，水煎服。

三诊：1986 年 8 月 17 日。证治：颜面潮红，头晕，乏力。舌淡红苔薄白，脉细数。处方：枸杞子 15 克，山萸肉 10 克，百部 15 克，菊花 15 克，云苓 15 克，丹参 15 克，熟地 20 克，牡丹皮 7 克，泽泻 15 克，黄精 15 克，山药 10 克，白及 15 克。12 剂，水煎服。

四诊：1986 年 8 月 31 日。证治：颜面已不潮红，自觉体力有所增加，头不眩晕，盗汗，自汗止。脉细数。处方：黄精 20 克，熟地 20 克，百部 15 克，白及 15 克，天冬 15 克，黄芩 15 克，寸冬 15 克，丹参 20 克，龟板 10 克。7 剂，水煎服。

【案例七】

姓名：穆某，年龄：23 岁，性别：女。初诊：1980 年 4 月 20 日。证治：肺结核，经常有微热，37℃左右，无盗汗，颜面无潮红，肩胛酸痛，困倦乏力，纳谷减少，月经错后，量少，痛经。舌质淡红，无苔，脉细数。处方：黄精 30 克，青蒿 10 克，熟地 15 克，寸冬 15 克，丹参 20 克，鳖甲 15 克，元参 15 克，地骨皮 10 克，黄芩 10 克，百合 15 克，生芍 15 克，广砂仁 10 克，白及 20 克，生地 10 克，天冬 10 克，白豆蔻 10 克。10 剂，水煎服。

二诊：1980 年 5 月 16 日。证治：服药 8 剂。肩胛酸痛有一定缓解，痛经，量少，经行 3 日，纳呆。舌质淡红，苔薄白，有齿痕。处方：丹参 20 克，黄精 20 克，黄芩 10 克，白及 20 克，生地 15 克，党参 15 克，元参 15 克，生黄芪 15 克，生芍 15 克，炒麦芽 20 克，天冬 15 克，陈皮 15 克，百合 15 克，白豆蔻 10 克。十剂，水煎服。

三诊：1980 年 6 月 3 日。处方：黄芩 10 克，川贝 20 克，丹参 20 克，寸冬 20 克，百部 18 克，款冬花 20 克，党参 15 克，山药 15 克，沙参 15 克，熟地 20 克，白及 20 克，生黄芪 15 克，蛤蚧一对。共末，炼蜜为大丸。

【案例八】

姓名：尤某，年龄：24 岁，性别：男。初诊：1980 年 11 月 30 日。证治：肺结核，经抗结核治疗。现症：气短乏力，食欲正常。舌质略红，苔薄白，脉沉缓。处方：黄精 20 克，白及 20 克，黄芩 10 克，丹参 20 克，黄芪 15 克，党参 15 克，寸冬 15 克，女贞子 10 克，旱莲草 15 克，山药 15 克，陈皮 10 克。14 剂，水煎服。

二诊：1981 年 1 月 9 日。处方：黄芩 10 克，白及 20 克，百部 10 克，丹参 20 克，山药 15 克，熟地 20 克，黄芪 20 克，茯苓 15 克，鸡内金 15 克，蛤蚧一对。共为细末，炼蜜为二铢重丸。

【案例九】

姓名：齐某，年龄：19 岁，性别：男。初诊：1980 年 6 月 18 日。证治：肺结核，从 1979 年 6 月发现，经治疗现症，右肺上野时有痛感，并无潮热盗汗，纳呆，有时泛恶。舌质淡红，苔薄白，脉滑数。处方：黄精 20 克，牡丹皮 10 克，天冬 15 克，生芍 15 克，白及 20 克，地骨皮 15 克，女贞子 15 克，云苓 10 克，知母 10 克，生地 15 克，丹参 20 克，寸冬 15 克，枸杞子 15 克。7 剂，水煎服。

【案例十】

姓名：陈某，年龄：24 岁，性别：女。初诊：1985 年 12 月 1 日。证治：结核病史，现症：低热 37℃左右，无盗汗，倦怠乏力，肩酸胸背痛，纳谷不佳。舌淡红无苔，脉细数。处方：黄精 20 克，生地 15 克，寸冬 15 克，桔梗 10 克，黄芩 10 克，熟地 15 克，天冬 15 克，甘草 10 克，丹参 20 克，元参 15 克，生芍 15 克，白及 20 克，川贝 10 克，百合 10 克。7 剂，水煎服。

8.肺痛

【案例一】

姓名：于某，年龄：37岁，性别：女。初诊：1978年7月9日。证治：咳嗽，喘促，右侧胸背痛，痰涎壅盛。舌质淡红，无苔，脉滑数。体温36.5℃，脉100次/分。诊断：肺感染。处方：蒲公英15克，桔梗10克，地丁15克，瓜蒌20克，大青叶15克，桑皮10克，板蓝根15克，杏仁10克，橘红10克，黄芩15克，前胡15克，甘草10克。7剂，水煎服。

【案例二】

姓名：张某，年龄：30岁，性别：男。初诊：1978年1月24日。证治：咳嗽，胸疼，痰盛，乏力。处方：紫苏15克，茯苓15克，延胡索10克，桔梗10克，天冬15克，瓜蒌20克，麻黄5克，寸冬15克，黄芩10克，桑皮15克，川贝10克，杏仁15克，前胡15克。7剂，水煎服。

【案例三】

姓名：程某，年龄：65岁，性别：男。初诊：1986年12月7日。证治：消瘦，神疲，肺结核史，胃下垂。现症，咳嗽频发，痰少，难咳出，泡沫痰，胸闷气短，中脘疼痛，每早晨方能大便，便溏腹痛。舌质淡红无苔，脉弦滑带数。处方：柴胡12克，桔梗10克，杏仁10克，清半夏8克，远志10克，桑皮10克，黄芩12克，生芍10克，川贝10克，甘草8克，陈皮12克，大枣3枚，党参10克，前胡12克，生姜5克。7剂，水煎服。

【案例四】

姓名：于某，年龄：20岁，性别：女。初诊：1979年12月29日。证治：右侧胸痛，有时发热，咳嗽，泡沫痰，气短，手足搐搦，胸透肺纹理增强，右侧肋膈角处可见淡片状阴影。脉沉滑。处方：柴胡10克，黄连须10克，生甘草10克，蒲公英10克，薄荷5克，龙胆草15克，木通10克，地丁10克，麦冬15克，茯苓15克，金银花10克，栀子15克，钩藤10克，连翘10克。7剂，水煎服。

（二）心系病证

1.心悸、怔忡

【案例一】

姓名：李某，年龄：42岁，性别：女。初诊：1973年11月30日。证治：既往史，肾盂肾炎，肋软骨炎，神经症，附件炎左侧重，风湿病，于11月13日因大出血而刮宫。近日来头昏头沉，四肢沉困，心悸亢进，夜不入睡，卧而悸动不安，口干口苦，食纳欠佳，消化不好，颜面及四肢浮肿一度，胸腹胀满，咳嗽喘促，痰难咳出。舌质红，苔薄微腻。处方：陈皮15克，枳实10克，瓜蒌15克，元芩15克，清半夏10克，金银花20克，龙骨15克，茯苓15克，桔梗10克，牡蛎15克，甘草10克，知母15克，酸枣仁10克，竹茹10克，青皮10克，合欢皮15克。7剂，水煎服。

【案例二】

姓名：曹某，年龄：25岁，性别：男。初诊：1974年1月7日。证治：外感已解，现症心悸不安，睡眠欠佳，自汗心烦，食纳稍增，已不恶寒。舌苔薄白，脉弦滑。处方：赤芍15克，红花10克，生地10克，桃仁10克，柴胡5克，当归15克，桔梗10克，枳壳10克，川芎10克，甘草10克，牛膝10克。7剂，水煎服。另服琥珀3克，朱砂3克。研细冲服。

二诊：1974 年 1 月 12 日。证治：倦乏力，睡眠欠佳，纳呆，足下有冒风感，自汗。舌苔白中间微黄，脉沉弦。处方：炙黄芪 15 克，柏子仁 10 克，炙甘草 15 克，清半夏 10 克，党参 15 克，远志肉 10 克，茯苓 15 克，五味子 5 克，川芎 10 克，桂枝 5 克，当归 15 克，大枣 3 枚（掰）。7 剂，水煎服。

【案例三】

姓名：张某，年龄：36 岁，性别：女。初诊：1974 年 4 月 12 日。证治：心脏病心房颤动，经住院治疗，病情好转，现症，心房仍轻度颤动，心率不整，月经已来潮两次但不规整，赶前，经前白带（+）有臭味、颜色及腹部轻度浮肿，二尖瓣面容，气短乏力。舌质淡红，薄腻苔，脉三五不调，呈涩脉。处方：赤芍 10 克，红花 5 克，桃仁 5 克，生地 15 克，牛膝 10 克，当归 15 克，柴胡 5 克，茵陈 10 克，枳壳 10 克，桔梗 10 克，龙胆草 10 克，甘草 5 克，川芎 10 克。7 剂，水煎服。

【案例四】

姓名：郭某，年龄：49 岁，性别：女。初诊：1974 年 5 月 13 日。证治：风湿性心脏病，二级收缩期杂音，经常发烧，午后及凌晨均有热感，易汗出。舌质淡红而嫩有裂痕，根部有苔薄白，脉沉而无力。处方：党参 15 克，升麻 5 克，黄芪 15 克，炙甘草 10 克，柴胡 5 克，知母 10 克，白术 10 克，茯苓 15 克，当归 10 克，远志 10 克，陈皮 10 克，木香 5 克。7 剂，水煎服。

【案例五】

姓名：张某，年龄：22 岁，性别：女。初诊：1975 年 5 月 9 日。证治：经住院 3 个月，心衰基本得到控制，现症：稍动则心悸动不安而汗出，气短，多发于早饭后，腹胀，行动不便。处方：赤芍 15 克，柴胡 5 克，桃仁 10 克，桔梗 10 克，当归 15 克，川芎 10 克，枳壳 10 克，生地 15 克，甘草 10 克，牛膝 10 克，红花 10 克。7 剂，水煎服。另服琥珀 5 克，朱砂二分，研细冲服。

二诊：1974 年 9 月 28 日。证治：心悸，浮肿，左侧胸上部疼痛，两颧发赤。处方：赤芍 15 克，丹参 20 克，五灵脂 5 克，桃仁 10 克，肉桂 5 克，炮姜 5 克，当归 15 克，郁金 5 克，枳壳 10 克，川芎 5 克，炙甘草 10 克，桔梗 5 克，红花 10 克，鸡血藤 15 克。7 剂，水煎服。

【案例六】

姓名：唐某，年龄：56 岁，性别：男。初诊：1977 年 10 月 28 日。证治：心悸，气短，咳嗽喘促。舌质红，苔白腻，脉弦滑。处方：金银花 20 克，瓜蒌 25 克，知母 15 克，连翘 15 克，黄连 5 克，竹叶 10 克，清半夏 15 克，黄芩 15 克，茅根 15 克，均青皮 15 克，芦根 20 钱，桔梗 10 克，葶苈子 10 克。7 剂，水煎服。

【案例七】

姓名：商某，年龄：53 岁，性别：女。初诊：1978 年 4 月 5 日。证治：心悸亢进，怔忡不已，心烦躁扰，胸闷，睡眠欠佳，多梦纷纭。舌质红，苔薄白，脉沉弦而数。处方：柴胡 10 克，牡蛎 20 克，茯苓 15 克，清半夏 10 克，龙骨 20 克，黄芩 15 克，生姜 3 片，党参 15 克，大枣 3 枚，甘草 10 克，远志 10 克。7 剂，水煎服。

【案例八】

姓名：杬某，年龄：50 岁，性别：女。初诊：1979 年 2 月 6 日。证治：心悸，睡眠欠佳，困倦乏力，盗汗。舌质红尖赤，苔薄白，脉弦数。处方：柏子仁 10 克，党参 15 克，远志 5 克，五味子 10 克，丹参 15 克，炒枣仁 10 克，云苓 15 克，玄参 15 克，枇杷叶 10 克，当归 15 克，寸冬 15 克，阿胶 10 克，生地 20 克，天冬 15 克，杏仁 10 克。7 剂，水煎服。

【案例九】

姓名：敖某，年龄：38 岁，性别：女。初诊：1979 年 2 月 6 日。证治：心悸心烦，躁扰不安，肢体麻木感，睡眠欠佳，大便干燥。舌质红，舌尖赤，脉滑数。处方：柴胡 10 克，生姜 15 克，赤芍 15 克，黄芩 15 克，大枣 3 枚，大黄 7 克，党参 15 克，龙骨 20 克，当归 15 克，清半夏 10 克，牡蛎 20 克，甘草 10 克，赤赭石 20 克。7 剂，水煎服。

【案例十】

姓名：姬某，年龄：49 岁，性别：男。初诊：1979 年 2 月 22 日。证治：心悸亢进，心律不齐，有时出现期前收缩，其他无著变。舌质淡红无苔，脉促。心电示：窦性心律；心电轴左偏；左心室肥厚；不正常心电图。处方：鸡血藤 20 克，赤芍 20 克，槐花 20 克，山楂 15 克，生蒲黄 15 克，檀香 15 克，郁金 10 克，生五灵脂 15 克，红花 20 克。7 剂，水煎服。

【案例十一】

姓名：富某，年龄：63 岁，性别：女。初诊：1980 年 6 月 24 日。证治：心悸气短。舌质淡红无苔，脉沉迟。处方：党参 15 克，炙甘草 10 克，丹参 20 克，阿胶 10 克，川芎 5 克，玄参 10 克，桂枝 10 克，寸冬 15 克，云苓 20 克，沙参 15 克。7 剂，水煎服。

【案例十二】

姓名：杨某，年龄：62 岁，性别：女。初诊：1981 年 12 月 4 日。证治：心悸亢进，怔忡不安，心率 116 次/分，气短胸闷，困倦乏力，两足痿软无力，悬心善饥。舌质暗无苔，脉弦细而涩。处方：丹参 20 克，红花 10 克，郁金 10 克，沙参 15 克，降香 10 克，生黄芪 15 克，苦参 15 克，赤芍 15 克，党参 15 克，川芎 10 克，鸡血藤 20 克，瓜蒌 20 克。7 剂，水煎服。

【案例十三】

姓名：杨某，年龄：50 岁，性别：男。初诊：1982 年 6 月 13 日。证治：甲状腺功能亢进，多汗，心悸亢进，身痒，乏力，胸满气短。舌质红，舌苔干腻，脉促。处方：黄药子 15 克，生地 20 克，海藻 15 克，桔梗 10 克，寸冬 15 克，昆布 15 克，党参 15 克，柏子仁 10 克，丹参 15 克，云苓 15 克，玄参 15 克，当归 15 克，天冬 10 克。7 剂，水煎服。

【案例十四】

姓名：于某，年龄：55 岁，性别：女。初诊：1984 年 8 月 23 日。证治：心悸亢进，气憋，胸闷，胸痛。脉沉弱。处方：当归 15 克，桃仁 10 克，五灵脂 10 克，赤芍 15 克，红花 10 克，川芎 10 克，瓜蒌 20 克，降香 10 克，鸡血藤 20 克，槐花 15 克，蒲黄 10 克。7 剂，水煎服。

【案例十五】

姓名：温某，年龄：13 岁，性别：男。初诊：1985 年 2 月 12 日。证治：心律不齐，易感冒，梦遗，滑精，食欲不佳，乏力，自汗出。舌淡红，无苔，脉结。心肌炎。处方：炙甘草 30 克，生芍 15 克，元参 15 克，阿胶 10 克，丹参 20 克，熟地 20 克，沙参 15 克，桂枝 10 克，党参 15 克，茯苓 15 克，寸冬 15 克。7 剂，水煎服。

二诊：1985 年 3 月 14 日。证治：心悸轻，心率较前略规整，偶见不齐，梦遗减轻。脉结。处方：炙甘草 30 克，生芍 15 克，金樱子 10 克，阿胶 10 克，丹参 20 克，龙骨 15 克，熟地 20 克，沙参 15 克，牡蛎 15 克，桂枝 10 克，寸冬 15 克，茯苓 20 克，党参 15 克。七剂，水煎服。

【案例十六】

姓名：张某，年龄：24 岁，性别：女。初诊：1985 年 5 月 26 日。证治：贫血，心悸气短，头昏乏力，恶心。舌质淡无苔，脉沉细。处方：生黄芪 20 克，酒芍 15 克，丹参 15 克，当归 15 克，党参 15 克，酸枣仁 15 克，远志 10 克，白术 10 克，陈皮 15 克，茯苓 15 克，熟地 15

克，炙甘草 10 克。7 剂，水煎服。

【案例十七】

姓名：王某，年龄：52 岁，性别：女。初诊：1985 年 6 月 1 日。证治：心悸气短，气憋，困倦乏力，血压有时达 170/100mmHg。舌质淡无苔，脉沉细。处方：钩藤 20 克，坤草 15 克，牛膝 10 克，当归 15 克，泽泻 20 克，降香 10 克，生芍 15 克，石决明 20 克，天麻 10 克，桑寄生 15 克，杜仲 10 克，野菊花 15 克。7 剂，水煎服。

二诊：1985 年 6 月 19 日。证治：肩背酸楚，醒时汗出，上肢及手麻木，两脚背部疼痛，服药后纳谷增加，体力有所改善。舌质淡红无苔，脉沉弦。处方：钩藤 20 克，泽泻 15 克，降香 10 克，当归 15 克，石决明 20 克，川续断 15 克，生芍 15 克，桑寄生 20 克，枸杞子 15 克，天麻 10 克，野菊花 15 克，粉葛 10 克，坤草 15 克，牛膝 10 克。7 剂，水煎服。

【案例十八】

姓名：刘某，年龄：52 岁，性别：女。初诊：1985 年 9 月 13 日。证治：风湿性心脏病，心悸怔忡，气短，呼吸困难，口干，盗汗自汗。舌质淡红苔薄白，脉弦滑。处方：柴胡 10 克，甘草 10 克，牛膝 10 克，赤芍 15 克，红花 10 克，生地 15 克，桃仁 10 克，琥珀粉 3 克（另包冲服），当归 15 克，桔梗 10 克，通草 10 克，枳壳 15 克，川芎 10 克。10 剂，水煎服。

二诊：1985 年 10 月 4 日。证治：心悸气短，睡眠欠佳，手震颤均较前见轻，现颜面及腹部浮肿，气短口干而渴。舌苔根部腻，脉弦滑。处方：柴胡 15 克，甘草 10 克，生地 15 克，琥珀粉 3 克（冲服），赤芍 15 克，红花 10 克，牛膝 10 克，桃仁 10 克，桔梗 10 克，寸冬 15 克，当归 15 克，川芎 10 克，花粉 15 克，枳壳 10 克，通草 10 克。7 剂，水煎服。

三诊：1985 年 10 月 11 日。证治：心悸轻，浮肿渐消，腹泻一日数行，腹痛。舌根部有腻苔，脉弦缓。处方：茵陈 10 克，扁豆 15 克，川厚朴 10 克，清半夏 10 克，陈皮 15 克，连翘 10 克，藿香 10 克，滑石 10 克，茯苓 15 克，栀子 10 克，泽泻 15 克。10 剂，水煎服。

四诊：1985 年 10 月 21 日。证治：颜面高度浮肿，腹胀小便不利，下肢浮肿，小便淋漓涩痛。舌质淡红，白略黄干燥之苔，脉弦缓。处方：生地 15 克，茅根 15 克，琥珀粉 3 克（另包，冲服），金银花 20 克，芦根 15 克，连翘 15 克，车前子 10 克，泽泻 20 克，怀牛膝 10 克，牡丹皮 10 克，黄柏 10 克，茯苓 20 克，知母 10 克。10 剂，水煎服。

【案例十九】

姓名：蒋某，年龄：34 岁，性别：女。初诊：1985 年 10 月 25 日。证治：心悸怔忡，心烦躁扰，睡眠不好，多梦纷纭。脉弦滑。处方：柏子仁 10 克，桔梗 10 克，远志 10 克，五味子 5 克，丹参 15 克，寸冬 15 克，茯苓 15 克，沙参 15 克，酸枣仁 10 克，当归 15 克，元参 10 克，生地 15 克，天冬 15 克。7 剂，水煎服。

【案例二十】

姓名：杨某，年龄：40 岁，性别：男。初诊：1985 年 12 月 27 日。证治：心悸，怔忡，脉促，三五不调。舌质淡红，苔薄白。处方：柴胡 10 克，甘草 10 克，牛膝 10 克，赤芍 15 克，红花 15 克，琥珀粉 3 克，桃仁 10 克，桔梗 10 克，通草 10 克，当归 15 克，川芎 10 克，丹参 20 克，枳壳 15 克，生地 15 克。7 剂，水煎服。

【案例二十一】

姓名：刘某，年龄：5 岁，性别：女。初诊：1986 年 3 月 7 日。证治：心肌炎，盗汗，心律不齐，心烦躁扰，脉三五不调。舌质淡红，苔薄白。处方：炙甘草 10 克，山楂 5 克，五灵脂 3 克，当归 5 克，郁金 4 克，槐花 5 克，元参 5 克，赤芍 5 克，金银花 5 克，寸冬 5 克，红花 5 克，连翘 5 克，阿胶 3 克，蒲黄 3 克。7 剂，水煎服。

【案例二十二】

姓名：吴某，年龄：35 岁，性别：女。初诊：1986 年 3 月 13 日。证治：1980 年心肌炎，现症：心悸怔忡，心前区疼痛，气憋，睡眠欠佳，乳房肿胀。舌质淡红苔薄白，脉沉缓，有时三五不调。处方：柴胡 15 克，甘草 10 克，生地 15 克，赤芍 15 克，红花 15 克，五灵脂 10 克，桃仁 10 克，川芎 10 克，蒲黄 10 克，当归 15 克，桔梗 10 克，通草 10 克，枳壳 15 克，牛膝 10 克，琥珀粉 3 克（冲服）。12 剂，水煎服。

二诊：1986 年 4 月 14 日。证治：服药 12 剂，已无期前收缩，怔忡心悸较轻，精神爽朗，乳房经期不胀痛。舌淡红苔薄白，脉沉缓。处方：降香 15 克，蒲黄 10 克，桃仁 10 克，槐花 15 克，没药 10 克，红花 10 克，山楂 20 克，赤芍 15 克，三七粉 2 克（冲服），五灵脂 10 克，川芎 10 克，郁金 10 克。10 剂，水煎服。

【案例二十三】

姓名：李某，年龄：30 岁，性别：女。初诊：1986 年 7 月 9 日。证治：心烦躁扰不安，胸满，心悸怔忡，不发热。脉弦缓。处方：柴胡 15 克，牡蛎 15 克，生芍 15 克，陈皮 15 克，生姜 5 克，枳壳 15 克，清半夏 10 克，大枣 3 枚，甘草 10 克，茯苓 15 克，龙骨 15 克，竹茹 10 克。7 剂，水煎服。

【案例二十四】

姓名：刘某，年龄：30 岁，性别：女。初诊：1986 年 7 月 24 日。证治：心悸怔忡，有时心动过速，达 120 次/分，自汗。舌淡红无苔，脉涩。处方：丹参 20 克，降香 15 克，远志 7 克，当归 15 克，槐花 15 克，石菖蒲 7 克，赤芍 15 克，沙参 15 克，桃仁 10 克，茯苓 15 克，红花 10 克，生地 15 克。7 剂，水煎服。

【案例二十五】

姓名：董某，年龄：54 岁，性别：女。初诊：1986 年 7 月 30 日。证治：易感冒，心悸气短，自汗，浮肿，食欲较差。舌苔腻舌质暗，脉沉弱。处方：黄芪 15 克，枳壳 15 克，白术 10 克，甘草 10 克，薏米 15 克，防风 10 克，滑石 15 克，丹参 15 克，柴胡 10 克，广砂仁 10 克，生芍 15 克，茯苓 20 克。7 剂，水煎服。

二诊：1986 年 11 月 23 日。证治：身疼手痒，有时发烧，浮肿，心悸，善太息，喜饮冷水，流清涕，舌苔白腻，脉弦滑。处方：川羌 10 克，粉葛 10 克，苍术 12 克，生黄芪 15 克，黄柏 10 克，茯苓 20 克，党参 15 克，知母 10 克，猪苓 15 克，茵陈 15 克，牛膝 10 克，泽泻 15 克，当归 15 克，秦艽 12 克。7 剂，水煎服。

【案例二十六】

姓名：吕某，年龄：56 岁，性别：男。初诊：1986 年 9 月 15 日。证治：心房颤动，3 年前经医院诊为频发性心房颤动，冠心病趋向。现心悸心慌张，无胸闷等症，脉律不整。辨证：证属心血痹阻，气滞血瘀。治法：宜化瘀行气之法。处方：鸡血藤 25 克，檀香 15 克，赤芍 20 克，生山楂 25 克，蒲黄 15 克，红花 20 克，郁金 25 克，槐花 15 克，五灵脂 15 克。7 剂，水煎服。

【案例二十七】

姓名：翟某，年龄：31 岁，性别：女。初诊：1986 年 12 月 12 日。证治：心动悸，汗出，兼有肠炎泄泻。舌淡无苔，脉结代。处方：炙甘草 25 克，阿胶 10 克，酸枣仁 10 克，五味子 10 克，熟地 20 克，桂枝 10 克，茯苓 20 克，寸冬 15 克，柴胡 10 克，枳壳 12 克，赤芍 12 克。7 剂，水煎服。

【案例二十八】

姓名：王某，年龄：13 岁，性别：男。初诊：1987 年 3 月 11 日。证治：心悸怔忡头晕，心难受，精神萎靡不振，偶见心律不齐，心前区疼痛。舌淡红无苔，脉弦滑。处方：赤芍 10 克，红花 7 克，牛膝 6 克，桃仁 7 克，柴胡 7 克，琥珀粉 2 克（冲服），当归 10 克，桔梗 7 克，通草 7 克，枳壳 10 克，川芎 7 克，甘草 5 克，生地 10 克。5 剂，水煎服。

二诊：1987 年 3 月 17 日。眩晕，颜面浮肿，下肢晚间轻度浮肿，腿疼，心前区疼痛见轻。舌淡无苔，脉沉缓无力。处方：清半夏 5 克，党参 10 克，瓜蒌 12 克，天麻 5 克，甘草 5 克，薤白 7 克，白术 7 克，陈皮 10 克，生黄芪 7 克，茯苓 20 克，知母 5 克，泽泻 20 克，麦芽 10 克。10 剂，水煎服。

【案例二十九】

姓名：王某，年龄：29 岁，性别：女。初诊：1987 年 3 月 19 日。证治：心悸，怔忡，气喘，乏力（曾为市医院诊为心肌炎），倦怠，神疲，恶寒蜷卧，四肢厥冷。舌淡红无苔，脉结。处方：炙甘草 25 克，阿胶 10 克，寸冬 15 克，茯苓 15 克，桂枝 10 克，五味子 7 克，枣仁 10 克，龙眼肉 15 克，大枣 3 枚（掰），白芍 15 克，党参 15 克，黄芪 10 克。7 剂，水煎服。

二诊：1987 年 3 月 26 日。证治：气憋，诸证变化不明显，时见便秘，口干，心跳，心烦，今无胸痛，但此前曾发刺痛一次。舌淡红无苔而干，脉弦滑。处方：降香 15 克，赤芍 15 克，川芎 10 克，丹参 15 克，山楂 15 克，槐花 15 克，生蒲黄 10 克，五灵脂 10 克，桃仁 10 克，红花 12 克，郁金 10 克，三七粉 2 克（单包冲服）。7 剂，水煎服。

【案例三十】

姓名：么某，年龄：29 岁，性别：女。初诊：1987 年 4 月 7 日。证治：结婚 4 年未孕，现症：惊悸怔忡，心烦躁扰，五心烦热，睡眠不好，眩晕，口干，尿黄。舌淡红无苔，脉细数（心动过速）。处方：百合 15 克，当归 15 克，元参 12 克，生地 15 克，寸冬 15 克，沙参 15 克，柏子仁 10 克，天冬 15 克，远志 10 克，五味子 7 克，桔梗 10 克，酸枣仁 10 克，云苓 15 克，丹参 15 克。7 剂，水煎服。

【案例三十一】

姓名：白某，年龄：42 岁，性别：女。初诊：1987 年 4 月 14 日。证治：心动过速，100～130 次/分，经服地高辛等，现心率降至 100 次/分，下肢轻度浮肿，偶见三五不调。处方：丹参 20 克，赤芍 12 克，桔梗 10 克，通草 10 克，沙参 15 克，桃仁 10 克，川芎 10 克，苦参 7 克，当归 12 克，生地 12 克，党参 15 克，枳壳 12 克，牛膝 10 克，玄参 10 克，红花 15 克，琥珀粉 3 克（冲服）。7 剂，水煎服。

2.胸痹

【案例一】

姓名：戚某，年龄：57 岁，性别：男。初诊：1974 年 5 月 6 日。证治：动脉硬化，胸闷，头昏，舌发麻，目干涩。舌质淡，脉虚无力。处方：熟地 20 克，五味子 5 克，远志 10 克，巴戟天 10 克，肉桂 5 克，党参 15 克，山萸肉 10 克，云苓 15 克，黄芪 15 克，石斛 15 克，寸冬 15 克，木云 10 克，石菖蒲 10 克。7 剂，水煎服。

【案例二】

姓名：王某，年龄：39 岁，性别：女。初诊：1974 年 9 月 9 日。证治：气短，上不来气，有时出现胸闷痛，乏力困倦，周身发颤，心悸亢进，月经先期量多，色深红，白带，腰痛。舌质红无苔，脉细数，有时出现促脉，一分钟 2～3 次。处方：赤芍 15 克，红花 5 克，牛膝 10 克，桃仁 5 克，柴胡 10 克，当归 15 克，桔梗 10 克，枳壳 10 克，川芎 10 克，甘草 10 克，生地 15 克。7 剂，水煎服。

【案例三】

姓名：王某，年龄：51 岁，性别：女。初诊：1975 年 1 月 2 日。证治：动脉硬化性心脏病，心绞痛，心律不齐，有时心动过速，血压尚不高，胆固醇 224mg/dl，心悸气短。舌质淡红，无苔，脉促而涩。处方：鸡血藤 10 克，生蒲黄 5 克，山楂 5 克，生五灵脂 5 克，郁金 15 克，槐花 10 克，赤芍 10 克，檀香 5 克，红花 10 克。7 剂，水煎服。

【案例四】

姓名：李某，年龄：36 岁，性别：男。初诊：1977 年 4 月 9 日。证治：胸痛右侧重，经常烦热，睡眠欠佳，咽痛充血。舌苔白质淡红，脉弦数。处方：柴胡 10 克，甘草 10 克，金银花 20 克，清半夏 15 克，生姜 5 克，青皮 15 克，党参 10 克，大枣 3 枚，桔梗 10 克，黄芩 15 克，瓜蒌 20 克，知母 15 克，芦根 15 克。7 剂，水煎服。

【案例五】

姓名：花某，年龄：24 岁，性别：男。初诊：1978 年 2 月 12 日。证治：风湿性心脏病，二尖瓣狭窄。心悸胸闷，心慌，眩晕。舌质青紫，脉细涩。处方：赤芍 15 克，红花 10 克，牛膝 15 克，桃仁 10 克，柴胡 5 克，当归 15 克，桔梗 10 克，枳壳 10 克，川芎 10 克，甘草 10 克，生地 15 克。3 剂，水煎服。

【案例六】

姓名：关某，年龄：53 岁，性别：女。初诊：1978 年 4 月 30 日。证治：胸背痛，颈项强，心悸亢进，多梦纷纭，头昏，纳呆，经某医院诊断为冠心病、心绞痛。舌质淡，无苔，脉弦滑。处方：赤芍 15 克，红花 10 克，蒲黄 10 克，桃仁 10 克，降香 15 克，乳香 10 克，当归 15 克，川芎 5 克，没药 10 克，枳壳 10 克，丹参 20 克，瓜蒌 20 克，甘草 10 克，五灵脂 10 克。7 剂，水煎服。

【案例七】

姓名：冯某，年龄：42 岁，性别：女。初诊：1979 年 8 月 14 日。证治：风湿性心脏病，心房颤动，1～2 日一发作，胸闷气促，不能平卧，不能活动，纳谷衰少，泌尿系感染经治疗已基本控制。舌质暗红，无苔，脉沉弱。处方：鸡血藤 20 克，生蒲黄 15 克，山楂 15 克，生五灵脂 15 克，郁金 18 克，槐花 20 克，赤芍 20 克，檀香 15 克，红花 20 克。3 剂，水煎服，煎成一玻璃杯，服半杯，一日服两次，渣再煎。

二诊：1979 年 10 月 10 日。证治：风心痛，心衰三度，口唇青紫，手足凉，呼吸气促，面色晦暗，指甲发绀，心悸汗出，下肢微肿，小便短少，两侧季肋部疼痛，有水声。心音低钝遥远，六脉微细。辨证：证属心阳气虚，瘀血内阻，证情较重。治法：补阳益气，活血散瘀。处方：赤人参 15 克，川芎 10 克，炮附子 10 克，酒芍 15 克，熟地 15 克，桃仁 15 克，当归 15 克，红花 15 克。7 剂，水煎服。

【案例八】

姓名：黄某，年龄：56 岁，性别：男。初诊：1979 年 11 月 4 日。证治：轻度心绞痛，心慌，心率有时减慢，期前收缩，睡眠好，食欲可。舌淡红无苔，脉弦有力，有时三五不调。处方：鸡血藤 25 克，檀香 15 克，槐花 20 克，红花 20 克，生蒲黄 15 克，郁金 20 克，生五灵脂 15 克，山楂 25 克，赤芍 20 克。7 剂，水煎服。

【案例九】

姓名：陈某，年龄：50 岁，性别：男。初诊：1980 年 12 月 21 日。证治：心脉不及，时有胸闷气短，偶见期前收缩。舌质淡红苔薄白。处方：丹参 20 克，党参 15 克，苦参 15 克，沙参 15 克，寸冬 15 克，炙甘草 20 克，川芎 10 克，赤芍 15 克，阿胶 10 克，桂枝 5 克。7 剂，水煎服。

【案例十】

姓名：吴某，年龄：54岁，性别：男。初诊：1980年12月21日。证治：心绞痛，腹痛。舌质淡，脉弦。处方：附子5克，红花10克，桂枝5克，丹参20克，延胡索10克，当归15克，王不留行10克，川芎10克，瓜蒌20克，赤芍15克，薤白10克，桃仁10克，枳壳15克。7剂，水煎服。

【案例十一】

姓名：张某，年龄：51岁，性别：男。初诊：1981年9月1日。证治：冠心病，心绞痛，高血压，胸闷气短，胸痛，脉沉弦。处方：川芎10克，红花15克，钩藤15克，赤芍15克，郁金10克，蒲黄10克，丹参20克，莪术5克，五灵脂10克，瓜蒌20克，没药10克，粉葛10克，鸡血藤20克，泽泻15克。7剂，水煎服。

【案例十二】

姓名：李某，年龄：64岁，性别：男。初诊：1982年6月27日。证治：心绞痛，心房颤动，经常心前区及左季肋疼痛，心痛彻背，脉律不整。处方：鸡血藤20克，生蒲黄15克，山楂15克，生五灵脂15克，郁金10克，槐花20克，赤芍20克，檀香15克，红花20克，苦参15克。7剂，水煎服。

【案例十三】

姓名：关某，年龄：34岁，性别：女。初诊：1984年1月23日。证治：胸骨后疼痛，堵塞感，气憋，倦怠乏力。舌淡，苔薄白，脉弦缓。经省医院透视主动脉增宽较明显。处方：当归15克，桃仁10克，槐花15克，赤芍15克，红花15克，降香15克，川芎10克，五灵脂10克，没药10克，丹参20克，蒲黄10克（另包），郁金10克。7剂，水煎服。

【案例十四】

姓名：白某，年龄：39岁，性别：女。初诊：1985年1月3日。证治：心脏瓣膜术后一年。现症：胸闷，有时气短，胸痛，轻度咳嗽，喉中水鸡声。舌淡，苔薄白，脉弦滑。处方：柴胡10克，瓜蒌20克，连翘15克，清半夏10克，桔梗10克，前胡15克，党参15克，陈皮15克，三七粉4克（冲服），甘草10克，桑皮10克，黄芩15克，杏仁10克。7剂，水煎服。

【案例十五】

姓名：于某，年龄：37岁，性别：男。初诊：1985年4月29日。证治：心前区疼痛，困倦乏力，气憋，有时消化不良，左右季肋部疼痛。舌色暗紫有瘀斑，脉弦缓。处方：丹参10克，槐花15克，郁金10克，当归15克，山楂15克，川芎10克，三七粉5克，赤芍15克，桃仁10克，降香15克，红花15克。7剂，水煎服。

【案例十六】

姓名：李某，年龄：57岁，性别：男。初诊：1985年10月25日。证治：胸闷气短，胸痛乏力，右侧偏头痛。舌质红绛，脉弦。处方：降香15克，槐花15克，苏木10克，赤芍15克，没药10克，五灵脂10克，川芎10克，桃仁10克，蒲黄10克，丹参20克，红花10克，山楂15克，瓜蒌20克。7剂，水煎服。

【案例十七】

姓名：杨某，年龄：75岁，性别：男。初诊：1985年10月27日。证治：胸骨后疼，经常发作，胸闷气短，心悸怔忡。舌质红无苔，脉弦滑。处方：当归15克，蒲黄10克，降香15克，赤芍10克，山楂15克，瓜蒌20克，川芎10克，桃仁10克，槐花15克，红花10克，五灵脂10克，没药10克。7剂，水煎服。

【案例十八】

姓名：马某，年龄：53 岁，性别：女。初诊：1986 年 1 月 24 日。证治：胸满气短，痰难咳出，胸膈有燥感。舌质红，根部腻苔，脉弦滑。处方：柴胡 15 克，金银花 15 克，广砂仁 7 克，清半夏 10 克，桔梗 10 克，元芩 15 克，知母 10 克，甘草 10 克，青皮 15 克，党参 15 克，瓜蒌 20 克。7 剂，水煎服。

二诊：1986 年 1 月 28 日。证治：咳嗽减轻，痰易咳出，胸满减，鼻中有涕，饮食有增。舌淡红无苔，脉沉弦。处方：柴胡 15 克，陈皮 15 克，瓜蒌 20 克，广砂仁 7 克，清半夏 10 克，前胡 15 克，桔梗 10 克，甘草 10 克，杏仁 15 克，川贝 7 克，党参 15 克，桑皮 10 克，金银花 20 克，元芩 15 克，黄连 7 克，青皮 15 克。12 剂，水煎服。

三诊：1986 年 2 月 1 日。证治：服药 12 剂，诸症见轻，唯觉深部仍有痰难咳出。舌淡红，脉弦细。处方：柴胡 15 克，陈皮 15 克，桔梗 10 克，金银花 20 克，清半夏 10 克，前胡 15 克，川贝 7 克，党参 15 克，杏仁 15 克，广砂仁 7 克，甘草 10 克，桑皮 10 克，远志 10 克，黄芩 15 克，瓜蒌 20 克，青皮 15 克。5 剂，水煎服。

四诊：1986 年 2 月 6 日。证治：气短，纳谷差，有时咽干，睡眠不好。舌质淡红，中刺，略有腻苔，脉弦细。处方：柴胡 15 克，前胡 15 克，杏仁 15 克，清半夏 10 克，桔梗 10 克，元参 15 克，党参 15 克，瓜蒌 20 克，寸冬 15 克，甘草 10 克，连翘 15 克，广砂仁 10 克，黄芩 15 克，桑皮 10 克，生姜 5 克，大枣 3 枚。7 剂，水煎服。

五诊：1986 年 2 月 13 日。证治：证情大减，食纳欠佳，精神较好，气短，睡眠不好。舌质淡红，根部腻苔，脉沉弦滑。处方：柴胡 15 克，陈皮 15 克，滑石 15 克，白芍 15 克，广砂仁 10 克，薏米 15 克，枳壳 15 克，香附 10 克，甘草 10 克，川芎 10 克，川厚朴 10 克，黄芩 15 克。6 剂，水煎服。

六诊：1986 年 2 月 19 日。证治：胃脘不适，口苦纳呆，痰涎壅盛。舌质红苔腻，脉弦。处方：黄连 7 克，青皮 15 克，麦芽 10 克，木香 5 克，甘草 10 克，当归 15 克，枳壳 15 克，白芍 15 克，槟榔片 10 克，地榆 10 克，山楂 10 克，莱菔子 10 克，滑石 10 克。7 剂，水煎服。

七诊：1986 年 2 月 26 日。处方：黄连 5 克，青皮 15 克，薏米 15 克，木香 5 克，生甘草 10 克，广砂仁 7 克，当归 15 克，枳壳 15 克，黄芩 15 克，白芍 15 克，槟榔片 10 克，桃仁 10 克，山楂 15 克，莱菔子 10 克，滑石 15 克。7 剂，水煎服。

【案例十九】

姓名：李某，年龄：47 岁，性别：女。初诊：1986 年 3 月 6 日。证治：胸痹心痛，气促，有时血压高，四肢厥逆，头昏胀，发作时颜面潮红，口唇青紫，脉搏有时过速。现舌淡红苔薄白，脉弦。处方：降香 15 克，五灵脂 10 克，三七粉 3 克，赤芍 15 克，蒲黄 10 克，郁金 10 克，川芎 10 克，桃仁 10 克，山楂 15 克，红花 15 克，槐花 15 克，丹参 20 克。7 剂，水煎服。

【案例二十】

姓名：鄂某，年龄：50 岁，性别：男。初诊：1986 年 8 月 26 日。证治：胸闷气短，易汗出，手心汗多，睡眠欠佳，心律不齐。舌淡红，苔薄白，脉结。诊断冠心病。辨证：心血瘀阻。处方：鸡血藤 15 克，红花 12 克，檀香 9 克，山楂 15 克，生蒲黄 10 克，郁金 18 克，生五灵脂 10 克，赤芍 12 克，槐花 12 克。7 剂，水煎服。

【案例二十一】

姓名：徐某，年龄：34 岁，性别：女。初诊：1986 年 11 月 18 日。证治：胸痹，心痛彻背，背痛彻胸，浮肿，便秘。脉结代，三五不调。处方：瓜蒌 25 克，党参 15 克，薤白 15 克，炙甘草 25 克，熟地 15 克，川芎 10 克，赤芍 12 克，枳壳 10 克，阿胶 10 克，桂枝 7 克。7 剂，水煎服。

【案例二十二】

姓名：徐某，年龄：41 岁，性别：女。初诊：1986 年 11 月 19 日。证治：闭经（1985 年 6 月至现在未动），心痛胸闷，性情急躁，困倦乏力，气憋，呼吸困难，肝区疼。舌暗红，脉涩。心电 T 波倒置，ST 段下降。处方：丹参 25 克，生五灵脂 10 克，降香 15 克，红花 15 克，鸡血藤 15 克，延胡索 10 克，三七粉 2 克（冲服），生蒲黄 10 克，琥珀粉 3 克（冲服），川芎 10 克。7 剂，水煎服。

二诊：1986 年 12 月 15 日。证治：心悸怔忡，入夜加重，不能平卧，有恐惧感，口唇发绀，肝脾区疼痛，胸闷两季肋发胀。舌质暗红无苔，脉沉涩。心电 T 波改变，二联律。处方：赤芍 15 克，檀香 15 克，红花 15 克，丹参 20 克，槐花 15 克，生五灵脂 10 克，鸡血藤 25 克，山楂 20 克，生蒲黄 10 克，郁金 16 克。7 剂，水煎服。

3.不寐

【案例一】

姓名：刘某，年龄：38 岁，性别：男。初诊：1978 年 5 月 22 日。证治：心烦，多梦纷纭，腰酸，盗汗，纳谷尚好。舌质淡红，舌尖赤，脉弦细。白细胞减少，最低曾到 2.5×10^9/L。处方：生黄芪 20 克，白参 10 克，旱莲草 15 克，生芍 15 克，茯苓 15 克，菟丝子 10 克，当归 10 克，白术 10 克，川续断 10 克，川芎 10 克，炙甘草 5 克，熟地 15 克，鸡血藤 20 克。7 剂，水煎服。

【案例二】

姓名：李某，年龄：26 岁，性别：女。初诊：1979 年 10 月 23 日。证治：经常睡眠不好，初次尚能入睡，午夜醒后即不能入睡，盗汗，烦热，夜间尿频，腰痛腰酸，月经正常。脉弦滑舌苔薄白。辨证：证属肝胆郁热。处方：柴胡 10 克，龙骨 20 克，茯苓 15 克，清半夏 10 克，牡蛎 20 克，生姜 3 片，黄芩 15 克，党参 15 克，大枣 5 枚，黄连 5 克，寸冬 15 克，甘草 10 克，阿胶 15 克，赤芍 10 克，麦芽 15 克。7 剂，水煎服。

【案例三】

姓名：孙某，年龄：42 岁，性别：女。初诊：1981 年 8 月 27 日。证治：睡眠欠佳，胸满烦惊，轻度浮肿，纳呆，口腔糜烂，齿龈出血。舌质淡红无苔，脉弦细。处方：柴胡 10 克，党参 15 克，大枣 3 枚，桂枝 5 克，清半夏 10 克，茯苓 15 克，龙骨 20 克，黄芩 15 克，牡蛎 20 克，甘草 5 克，生姜 3 片。7 剂，水煎服。

【案例四】

姓名：吴某，年龄：39 岁，性别：男。初诊：1980 年 6 月 24 日。证治：心烦躁扰，胸闷气短，乏力易汗出，睡眠不好，肾囊潮湿，心悸亢进。辨证：证属肝胆郁热。处方：柴胡 10 克，生姜 3 片，牡蛎 20 克，清半夏 10 克，大枣 3 枚（掰），桂枝 10 克，黄芩 15 克，甘草 10 克，云苓 15 克，党参 15 克，龙骨 20 克。7 剂，水煎服。

【案例五】

姓名：杨某，年龄：47 岁，性别：女。初诊：1980 年 10 月 29 日。证治：心烦躁扰，胸满烦躁。处方：柴胡 10 克，茯苓 15 克，黄芩 15 克，牡蛎 20 克，清半夏 10 克，龙骨 20 克，党参 15 克，生姜 3 片，甘草 10 克，大枣 3 枚，桂枝 5 克。7 剂，水煎服。

【案例六】

姓名：刘某，年龄：35 岁，性别：男。初诊：1980 年 11 月 4 日。证治：心烦躁扰不安，入睡困难。处方：柴胡 10 克，党参 10 克，云苓 15 克，甘草 10 克，桂枝 5 克，清半夏 10 克，牡蛎 20 克，生姜 3 片，龙骨 20 克，大枣 3 枚，黄芩 15 克，枳壳 10 克。7 剂，水煎服。

【案例七】

姓名：柴某，年龄：18 岁，性别：女。初诊：1980 年 11 月 10 日。证治：多梦纷纭，睡眠欠佳，语言颠倒，胸满烦惊，手脚发凉，心烦躁扰，善惊易怒，心悸亢进，腹胀痛，白带量多，月经先期。舌质红，脉弦数。辨证：证属肝胆郁热。处方一：柴胡 15 克，甘草 10 克，牡蛎 20 克，大枣 3 枚，清半夏 10 克，桂枝 5 克，木香 5 克，黄芩 15 克，茯苓 15 克，郁金 10 克，党参 15 克，龙骨 20 克，生姜 3 片。7 剂，水煎服。处方二：三棱 10 克，莪术 10 克，牡丹皮 10 克，官桂 10 克，延胡索 10 克，乌药 15 克，刘寄奴 20 克，当归 15 克，赤芍 15 克，熟地 15 克（治疗痛经）。7 剂，水煎服。

【案例八】

姓名：李某，年龄：40 岁，性别：男。初诊：1983 年 11 月 18 日。证治：精神抑郁，胸闷烦惊，睡眠欠佳，在即将入睡之际，时而心悸不宁，难以入睡。舌质暗红，无苔，脉沉弦。处方：柴胡 10 克，生龙骨 20 克，桂枝 10 克，生牡蛎 20 克，生芍 15 克，生姜 5 克，甘草 10 克，大枣 3 克，蜀漆 10 克。7 剂，水煎服。

【案例九】

姓名：滕某，年龄：54 岁，性别：男。初诊：1984 年 9 月 3 日。证治：胸满烦惊，不得眠，多梦纷纭，困倦乏力，语言无力，排便次数多，稀便，饥饿感。舌淡红无苔，脉沉弦。处方：柴胡 15 克，甘草 10 克，龙骨 20 克，党参 15 克，桂枝 10 克，生姜 3 片，黄芩 15 克，茯苓 15 克，大枣 3 枚（掰），清半夏 10 克，牡蛎 20 克。7 剂，水煎服。

【案例十】

姓名：于某，年龄：50 岁，性别：女。初诊：1985 年 3 月 15 日。证治：倦怠乏力，心悸怔忡，睡眠不佳，纳谷衰少，消瘦。舌淡，无苔，脉沉弱。处方：白术 10 克，木香 7 克，龙骨 10 克，生黄芪 15 克，炙甘草 10 克，牡蛎 10 克，茯苓 15 克，龙眼肉 15 克，党参 15 克，当归 15 克，远志 10 克，炒枣仁 15 克，蜂蜜 20 克（为引）。7 剂，水煎服。

【案例十一】

姓名：关某，年龄：2 岁，性别：女。初诊：1985 年 7 月 2 日。证治：失眠多梦，恐惧善惊，无热，胸背湿疹。处方：柴胡 3 克，龙胆草 2 克，僵蚕 3 克，薄荷 2 克，茯苓 3 克，全蝎 2 克，寸冬 3 克，钩藤 3 克，龙骨 3 克，栀子 2 克，生甘草 2 克，牡蛎 3 克，黄连 1 克，木通 2 克。7 剂，水煎服。

【案例十二】

姓名：王某，年龄：23 岁，性别：男。初诊：1985 年 7 月 16 日。证治：失眠彻夜不眠，心烦胸满，善惊。舌质淡红无苔，脉弦细。处方：柴胡 15 克，桂枝 5 克，黄芩 15 克，云苓 15 克，清半夏 10 克，龙骨 20 克，党参 10 克，牡蛎 20 克，甘草 10 克。10 剂，水煎服。

二诊：1985 年 7 月 25 日。证治：睡眠略好，幻想，烦躁易怒。处方：陈皮 15 克，枳实 15 克，牡蛎 20 克，清半夏 10 克，胆南星 10 克，菊花 15 克，茯苓 15 克，竹黄 10 克，黄芩 15 克，甘草 10 克，石菖蒲 10 克，竹茹 10 克，龙骨 20 克。7 剂，水煎服。

【案例十三】

姓名：李某，年龄：20 岁，性别：女。初诊：1985 年 7 月 24 日。证治：郁闷不舒，睡眠欠佳，胸满烦躁易怒，善惊。舌质淡红苔薄白，舌尖略红，脉弦滑。处方：柴胡 15 克，黄芩 15 克，牡蛎 20 克，清半夏 10 克，桂枝 5 克，生姜 5 克（切），党参 10 克，茯苓 15 克，大枣

3 枚（掰），甘草 10 克，龙骨 20 克。 7 剂，水煎服。

【案例十四】

姓名：张某，年龄：32 岁，性别：女。初诊：1985 年 8 月 23 日。证治：心烦躁扰，睡眠欠佳，多梦纷纭，低热，头疼，胸闷气短，月经前期左季肋部疼痛，痛经。舌质淡红苔薄白，脉沉弦。处方：当归 15 克，炮姜 5 克，酒芍 15 克，薄荷 5 克，柴胡 15 克，牡丹皮 10 克，云苓 15 克，焦栀子 15 克，白术 10 克，龙骨 15 克，生草 10 克，牡蛎 15 克。7 剂，水煎服。

【案例十五】

姓名：陈某，年龄：53 岁，性别：女。初诊：1985 年 11 月 25 日。证治：心烦躁扰，卧起不安，胸膈满闷，善惊。舌苔白腻，脉沉弦。处方：柴胡 15 克，桂枝 7 克，清半夏 10 克，云苓 15 克，黄芩 15 克，牡蛎 20 克，甘草 10 克，龙骨 20 克，党参 15 克，生姜 5 克，大枣 3 枚。7 剂，水煎服。

【案例十六】

姓名：孔某，年龄：40 岁，性别：女。初诊：1986 年 1 月 23 日。证治：失眠，心悸怔忡，心烦。舌质红，根部苔腻，脉沉弦。处方：柏子仁 10 克，丹参 15 克，酸枣仁 15 克，五味子 7 克，沙参 15 克，茯苓 20 克，党参 15 克，当归 15 克，天冬 15 克，生地 15 克，远志 10 克，桔梗 10 克，朱砂 3 克。7 剂，水煎服。

【案例十七】

姓名：赵某，年龄：42 岁，性别：女。初诊：1986 年 1 月 23 日。证治：心烦不寐，躁扰不宁，胸满善惊易怒，恶心厌油腻，头痛尿赤，五心烦热，心难受，月经愆期。舌质红无苔，脉弦滑。处方：柴胡 15 克，茯苓 20 克，百合 15 克，清半夏 10 克，龙骨 20 克，生地 15 克，党参 10 克，牡蛎 20 克，黄芩 15 克，生姜 5 克，甘草 10 克，大枣 3 枚（掰）。7 剂，水煎服。

【案例十八】

姓名：吴某，年龄：33 岁，性别：女。初诊：1986 年 1 月 30 日。证治：头痛胸满，烦惊，睡眠欠佳。舌质淡红无苔，脉弦滑。处方：柴胡 15 克，龙骨 20 克，桂枝 5 克，清半夏 10 克，牡蛎 20 克，甘草 10 克，茯苓 20 克，党参 15 克，百合 15 克，黄芩 15 克，生地 15 克，生姜 5 克，大枣 3 枚。7 剂，水煎服。

【案例十九】

姓名：吴某，年龄：45 岁，性别：男。初诊：1986 年 2 月 21 日。证治：失眠，难以入睡，耳鸣，头昏，有时呃逆，困倦乏力。舌淡红无苔，脉沉弦。处方：柴胡 15 克，桂枝 7 克，大枣 3 枚，清半夏 10 克，云苓 20 克，甘草 10 克，牡蛎 20 克，党参 15 克，龙骨 20 克，黄芩 15 克，生姜 5 克。7 剂，水煎服。

【案例二十】

姓名：郝某，年龄：29 岁，性别：女。初诊：1986 年 2 月 28 日。证治：消瘦，倦怠乏力，胸满烦惊，睡眠不好，食欲尚好。舌淡无苔，脉弦细。处方：柴胡 15 克，龙骨 20 克，清半夏 10 克，牡蛎 20 克，党参 15 克，桂枝 7 克，甘草 10 克，云苓 20 克，黄芩 15 克，生姜 5 克（切），大枣 3 枚。7 剂，水煎服。

二诊：1986 年 3 月 13 日。证治：睡眠不好，头疼，有时烦热。舌淡红，脉细。处方：枸杞子 15 克，香附 10 克，白术 10 克，川楝子 15 克，白芍 15 克，菊花 20 克，青皮 15 克，柴胡 10 克，陈皮 15 克，云苓 20 克，琥珀散 4 克（冲服）。 7 剂，水煎服。

【案例二十一】

姓名：郝某，年龄：40 岁，性别：女。初诊：1986 年 2 月 28 日。证治：心悸怔忡，多梦纷纭，浮肿，睡眠不好。舌质淡无苔，脉弦。处方：柏子仁 10 克，丹参 20 克，泽泻 15 克，五味子 7 克，元参 10 克，云苓 20 克，沙参 15 克，当归 15 克，党参 15 克，生地 15 克，远志 10 克，桔梗 10 克，枣仁 10 克。10 剂，水煎服。

二诊：1986 年 3 月 12 日。证治：心烦躁扰，胸满闷不舒，睡眠不好，多梦纷纭。脉弦滑。处方：柴胡 15 克，清半夏 10 克，白芍 15 克，牡蛎 20 克，黄芩 15 克，龙骨 20 克，甘草 10 克，茯苓 20 克，枳壳 15 克，生姜 5 克，大枣 3 枚。7 剂，水煎服。

【案例二十二】

姓名：滕某，年龄：4 岁，性别：男。初诊：1986 年 4 月 19 日。证治：善惊，睡眠不实，厌食，自汗出。处方：柴胡 5 克，桂枝 5 克，麦芽 5 克，清半夏 5 克，茯苓 5 克，焦山楂 5 克，黄芩 5 克，龙骨 5 克，党参 5 克，牡蛎 5 克，甘草 5 克，陈皮 5 克。7 剂，水煎服。

【案例二十三】

姓名：李某，年龄：60 岁，性别：男。初诊：1986 年 7 月 13 日。证治：睡眠 5 小时左右，胸闷气短，咽炎，咽喉红肿，声音嘶哑，血压为 110/70mmHg，偶见期前收缩。舌质红，苔微黄，脉滑数。处方：柏子仁 10 克，桔梗 10 克，寸冬 15 克，五味子 5 克，党参 10 克，远志 7 克，云苓 15 克，丹参 20 克，酸枣仁 10 克，当归 15 克，玄参 7 克，射干 10 克，生地 10 克，天冬 15 克，豆根 10 克。7 剂，水煎服。

4.多寐

姓名：王秀芹，年龄：41，性别：女，初诊：1978 年 3 月 12 日。证治：头昏，睡眠尚可，多梦纷纭，口干，颜面潮红，热感，少腹胀痛，便溏。舌坚敛，质红，脉弦数。处方：当归 10 克，生甘草 10 克，黄芩 15 克，赤芍 15 克，生姜 5 克，香附 15 克，柴胡 10 克，薄荷 5 克，乌药 15 克，云苓 15 克，牡丹皮 10 克，蒲公英 15 克，白术 10 克，丹参 15 克。7 剂，水煎服。

二诊：1978 年 3 月 26 日。证治：嗜睡，多梦纷纭，左下腹胀痛，月经期准，量少，早晨略觉热感，便溏不成形。处方：柴胡 10 克，甘草 10 克，香附 15 克，茯苓 15 克，细辛 3 克，白术 15 克，桂枝 5 克，白芍 15 克，牡丹皮 10 克，当归 5 克，栀子 10 克。7 剂，水煎服。

5.癫狂

姓名：孙秀英，年龄：57 岁，性别：女。初诊：1986 年 4 月 2 日。证治：神志时明时昧，精神抑郁，思想意识有所偏颇，想一问题不能放下，反复同一词句，喃喃独语。卧不安席，辗转反侧，纳差，神倦乏力。处方：柴胡 15 克，陈皮 15 克，茯苓 20 克，清半夏 15 克，枳壳 15 克，麦芽 15 克，黄芩 15 克，竹茹 10 克，甘草 10 克，龙骨 20 克，党参 15 克，牡蛎 20 克，生姜 3 片，大枣 5 枚。6 剂，水煎服。

二诊：1986 年 4 月 9 日。证治：服前方有所好转，神志较清爽，有时仍语无伦次，睡眠较前好。处方：柴胡 15 克，陈皮 15 克，茯苓 20 克，清半夏 10 克，枳壳 15 克，麦芽 20 克，黄芩 15 克，竹茹 10 克，甘草 10 克，龙骨 20 克，党参 15 克，牡蛎 20 克，生姜 3 片，大枣 10 枚。6 剂，水煎服。

三诊：1986 年 4 月 15 日。证治：昨因食难于消化食物，腹痛泄泻，一夜数次。舌暗红无苔，脉弦滑。处方：茵陈 15 克，泽泻 15 克，甘草 5 克，黄芩 15 克，白豆蔻 10 克，石菖蒲 10 克，茯苓 20 克，白术 5 克，陈皮 15 克，连翘 15 克，藿香 15 克，滑石 15 克。4 剂，水煎服。

四诊：1986 年 4 月 20 日。处方：柴胡 10 克，陈皮 15 克，茯苓 15 克，清半夏 10 克，枳壳 15 克，麦芽 10 克，黄芩 15 克，竹茹 10 克，大枣 10 枚，党参 10 克，龙骨 20 克，甘草 10

克，牡蛎 20 克。6 剂，水煎服。

五诊：1986 年 4 月 26 日。证治：睡眠欠佳，心烦易怒，纳差。舌淡薄腻苔，脉沉弦。处方：当归 15 克，白术 10 克，焦栀子 15 克，白芍 15 克，生甘草 10 克，龙骨 20 克，柴胡 15 克，薄荷 5 克，牡蛎 20 克，茯神 20 克，牡丹皮 10 克。6 剂，水煎服。

六诊：1986 年 8 月 23 日。证治：近日感喉中有痰，质黏而咳吐难出，夜卧不安，纳呆，喃喃自语。处方：清半夏 15 克，枳壳 15 克，瓜蒌 20 克，茯苓 20 克，龙骨 20 克，川贝 10 克，陈皮 15 克，牡蛎 20 克，郁金 10 克，甘草 10 克，胆南星 10 克，黄芩 15 克，竹茹 10 克，杏仁 10 克。7 剂，水煎服。

七诊：1986 年 8 月 29 日。证治：症状较前略好，能吃饭，睡眠差，喃喃不休。舌苔薄白，脉沉滑。处方：清半夏 10 克，枳壳 15 克，瓜蒌 20 克，茯苓 20 克，龙骨 20 克，川贝 10 克，陈皮 15 克，牡蛎 20 克，郁金 10 克，甘草 10 克，胆南星 10 克，黄芩 15 克，竹茹 10 克，杏仁 10 克。7 剂，水煎服。

八诊：1986 年 9 月 24 日。证治：神志尚清晰，但思想意识有所偏颇，想一问题不能放下，喃喃自语，反复同一词句，难以入睡。舌质暗红薄白，脉弦滑。处方：桃仁 10 克，大腹皮 10 克，清半夏 10 克，柴胡 12 克，陈皮 15 克，青皮 12 克，木通 10 克，桑皮 15 克，苏子 10 克，赤芍 15 克，香附 15 克，甘草 8 克。7 剂，水煎服。

九诊：1986 年 10 月 4 日。证治：神志时明时昧，卧不安席，外出不欲回家，精神抑郁，喃喃独语。处方：拟顺气导痰汤加减。茯苓 15 克，远志 10 克，胆南星 15 克，陈皮 15 克，石菖蒲 10 克，香附 10 克，清半夏 10 克，甘草 10 克，枳实 12 克，郁金 12 克。6 剂，水煎服。

十诊：1986 年 10 月 19 日。证治：多梦少眠，口干，心烦。处方：茯苓 20 克，远志 10 克，枳壳 15 克，清半夏 10 克，郁金 10 克，竹茹 10 克，陈皮 15 克，黄芩 15 克，生地 15 克，甘草 10 克，沉香 7 克，石菖蒲 10 克，寸冬 15 克。六剂，水煎服。

十一诊：1986 年 11 月 2 日。证治：因生气精神狂躁不安，频言重复，激动不能安睡。脉弦细。处方：柴胡 15 克，牡蛎 20 克，生芍 15 克，大枣 15 枚，枳壳 15 克，麦芽 25 克，甘草 20 克，龙骨 20 克。7 剂，水煎服。

十二诊：1986 年 11 月 10 日。证治：性情急躁，失眠，目赤，叫骂不休。舌腻。处方：生铁落 20 克（先煎），远志 10 克，胆南星 10 克，元参 15 克，瓜蒌 35 克，黄连 10 克，橘红 15 克，黄芩 15 克，石菖蒲 10 克，茯苓 15 克。7 剂，水煎服。

十三诊：1986 年 12 月 4 日。证治：患者已不狂躁，精神较爽朗，能干活，尚心悸，睡眠欠佳，饮食增进。处方：西洋参 10 克，黄连 10 克，寸冬 15 克，女贞子 15 克，白芍 20 克，牡丹皮 17 克，龟板 30 克，黄柏炭 10 克，龙胆草 5 克，莲子 20 克，生铁落 30 克（先煎）。7 剂，水煎服。

6.癫痫

【案例一】

姓名：杜某，年龄：20 岁，性别：女。初诊：1975 年 3 月 16 日。证治：患癫痫已 8 年，经用西药治疗，得到控制，近日癫痫又大发作 1 次，小发作 3 次，心悸心烦，善惊易怒，睡眠欠佳，纳呆，月经不调，量少，色深紫。舌尖红，苔薄白，脉沉而弦滑。辨证：证属肝郁痰壅。治法：宜疏肝解郁、开痰镇痉之法。处方：柴胡 10 克，龙胆草 10 克，薄荷 10 克，茯神 15 克，寸冬 15 克，钩藤 15 克，栀子 15 克，生甘草 10 克，黄芩 10 克，木通 10 克。7 剂，水煎服。

【案例二】

姓名：刘某，年龄：30 岁，性别：女。初诊：1975 年 4 月 8 日。证治：癫痫多发于夜间，有蛔虫史。现症：心烦躁扰，胸胁满，善太息，多梦纷纭，手脚发热。舌质淡红，脉弦滑。处方：柴胡 10 克，黄连 5 克，生甘草 10 克，薄荷 5 克，龙胆草 10 克，木通 10 克，寸冬 15 克，茯苓 15 克，僵蚕 10 克，栀子 10 克，钩藤 15 克，全蝎 5 克。7 剂，水煎服。

【案例三】

姓名：麻某，年龄：22 岁，性别：男。初诊：1977 年 5 月 12 日。证治：癫痫发作两次，每次 3 分钟左右，发作前两目有闪电感，然后昏迷不省人事，稍时复苏醒后头痛，周身困倦乏力。舌质淡红，苔白腻略黄，左脉弦劲有力，右脉沉弦。处方：钩藤 15 克，清半夏 10 克，白附子 5 克，远志 10 克，薄荷 5 克，云苓 15 克，胆南星 5 克，郁金 10 克，菊花 15 克，甘草 10 克，黄芩 15 克，竹茹 10 克，桑叶 15 克，陈皮 15 克，胆南草 15 克，枳壳 15 克。4 剂，水煎服。

二诊：1986 年 9 月 13 日。证治：痫证。发作时抽搐昏倒，不省人事，两目上窜，口吐涎沫，约 10 分钟后苏醒，1 月余发作一次，发作前胃不适，心烦，惊恐，胸满。舌淡红苔白薄，脉弦数。辨证：证属肝胆郁热。治法：宜疏肝利胆、祛痰解痉之法。处方：柴胡 15 克，甘草 7 克，胆南星 10 克，清半夏 10 克，桂枝 5 克，石菖蒲 10 克，黄芩 15 克，茯苓 20 克，远志 10 克，党参 7 克，龙骨 20 克，牡蛎 20 克，全蝎 3 克，僵蚕 7 克。4 剂，水煎服。

三诊：1986 年 9 月 23 日。证治：痫证发作 1 次，恐惧感减轻，有时闭目感眩晕。脉弦滑。处方：胆南星 10 克，清半夏 15 克，香附 10 克，枳壳 15 克，茯苓 20 克，石菖蒲 10 克，郁金 10 克，甘草 10 克，远志 10 克，陈皮 15 克，竹茹 10 克，枳实 15 克。6 剂，水煎服。

四诊：1986 年 10 月 12 日。证治：9 月 18 日癫痫发作 1 次，现有时头疼，痰盛，口干，多梦纷纭。舌淡红无苔，脉弦滑。处方：陈皮 15 克，枳实 12 克，射干 12 克，清半夏 10 克，郁金 10 克，豆根 10 克，甘草 10 克，石菖蒲 10 克，胆南星 10 克，茯苓 20 克，寸冬 12 克，竹茹 10 克，远志 10 克。10 剂，水煎服。

五诊：1986 年 10 月 23 日。证治：21 日中午痫证发作 1 次。处方：枯矾 20 克，郁金 15 克，朱砂 3 克。共为细末，每服 2 克，每日 2 次，白开水送下。

【案例四】

姓名：张某，年龄：19 岁，性别：女。初诊：1980 年 10 月 29 日。证治：小发作，发作时神志清晰，睡眠较前好，不似以前多梦纷纭，善太息。处方：柴胡 15 克，甘草 10 克，清半夏 10 克，龙骨 20 克，黄芩 15 克，牡蛎 20 克，党参 15 克，生姜 3 片，桂枝 10 克，大枣 3 枚，茯苓 15 克，胆南星 10 克。14 剂，水煎服。

二诊：1980 年 11 月 23 日。证治：痫证，小发作。处方：黄芪 25 克，赤芍 15 克，防风 15 克，龙骨 20 克，牡蛎 20 克。14 剂，水煎服。

三诊：1980 年 12 月 13 日。证治：癫痫小发作，经治疗发作程度较前减轻，间隔时间延长，发作时间短，发作后能听到别人说话。处方：海参肠 50 克，青果 20 克，生牡蛎 20 克，郁李仁 20 克。共为细末，炼蜜为二铢重丸。

【案例五】

姓名：张某，年龄：18 岁，性别：女。初诊：1980 年 10 月 15 日。证治：癫痫，近日频繁发作，一日 6～7 次，1～2 分钟即苏醒，口中流涎，病已 7～8 年，心烦，胸满。舌质淡红无苔，脉弦滑。处方：柴胡 15 克，甘草 10 克，大枣 3 枚（掰），清半夏 10 克，龙骨 20 克，黄芩 15 克，牡蛎 20 克，桂枝 10 克，党参 15 克，茯苓 15 克，生姜 3 片。7 剂，水煎服。

【案例六】

姓名：刘某，年龄：23 岁，性别：女。初诊：1985 年 3 月 21 日。证治：患痫证 10 个月，最初数十日一发作，近来每夜必发作，精神抑郁，目暗无光，抽搐时口流涎水。舌淡，无苔，脉沉滑而细。处方：生黄芪 25 克，龙骨 20 克，胆南星 10 克，赤芍 15 克，牡蛎 20 克，防风 15 克，天竺黄 10 克。3 剂，水煎服。

【案例七】

姓名：林某，年龄：4 岁，性别：男。初诊：1985 年 3 月 27 日。证治：3 月 4 日开始发现癫痫小发作，每日早晨出现，有时午后，发作频繁，突然目瞪口呆，遗尿，烦躁，手臂搐搦。舌淡红，无苔，脉弦滑。处方：柴胡 5 克，桂枝 4 克，大枣 3 枚（掰），清半夏 5 克，茯苓 10 克，党参 5 克，龙骨 10 克，黄芩 7 克，牡蛎 10 克，甘草 4 克，生姜 3 片。3 剂，水煎服。

【案例八】

姓名：刘某，年龄：44 岁，性别：男。初诊：1986 年 2 月 16 日。证治：痫证。有时 1 日发作数次，亦有不发作时，发作 1～5 分钟，口不吐沫，头歪，目圆睁，口噤，心烦躁扰，善惊。舌淡红微黄苔，脉弦滑。处方：柴胡 15 克，党参 15 克，茯苓 20 克，清半夏 10 克，牡蛎 20 克，生姜 5 克，黄芩 15 克，龙骨 20 克，大枣 3 枚，甘草 10 克，桂枝 5 克。3 剂，水煎服。

【案例九】

姓名：刘某，年龄：8 岁，性别：男。初诊：1986 年 7 月 25 日。证治：癫痫，突然发作，人事不省，缓时复苏。处方：柴胡 7 克，龙骨 12 克，清半夏 5 克，牡蛎 12 克，党参 5 克，菊花 10 克，甘草 4 克，钩藤 7 克，黄芩 10 克，胆南星 5 克。3 剂，水煎服。

（三）脾胃病证

1.胃痛

【案例一】

姓名：侯某，年龄：56 岁，性别：男。初诊：1973 年 11 月 2 日。证治：胃脘痛，胀闷，消化不好，胃酸少，胃脘灼热感，坐卧时较轻，站立时则加重。处方：广木香 7 克，肉豆蔻 10 克，当归 15 克，川楝子 15 克，五灵脂 10 克，没药 15 克，延胡索 10 克，茯苓 15 克，香附 10 克，焦栀子 10 克，陈皮 15 克，山楂 15 克，乳香 5 克。10 剂，陈醋少许为引，水煎服。

二诊：1973 年 11 月 28 日。证治：胃脘胀，嘈杂佳，胃酸少。处方：当归 15 克，石斛 15 克，桃仁 10 克，黄精 15 克，川楝子 15 克，玉竹 15 克，香附 15 克，鸡内金 10 克，川厚朴 10 克，郁金 10 克，枳实 10 克，焦山楂 20 克。7 剂，水煎服。

三诊：1974 年 4 月 23 日。证治：胃脘痛发凉，嘈杂，腹脘胀，转矢气，纳呆。处方：当归 15 克，肉豆蔻 10 克，黑荆芥 5 克，酒芍 15 克，茯苓 15 克，焦山楂 15 克，香附 10 克，五灵脂 10 克，鸡内金 10 克，广木香 5 克，没药 10 克，川厚朴 10 克，清半夏 10 克，乳香 10 克，肉桂 5 克，柴胡 5 克。7 剂，水煎服。

【案例二】

姓名：王某，年龄：32 岁，性别：女。初诊：1974 年 9 月 10 日。证治：患胃下垂已 2 年多，现症：头昏，头部拘急感，右眼干涩，耳鸣，纳呆衰少，有时口臭，困倦乏力，恶寒，两腿酸困疼痛，大便干燥，舌淡，脉沉弱。处方：党参 15 克，广砂仁 10 克，黄芪 15 克，木香 5 克，白术 10 克，陈皮 15 克，茯苓 10 克，清半夏 10 克，炙甘草 15 克，鸡内金 10 克，枳壳 15 克，知母 10 克。7 剂，水煎服。

【案例三】

姓名：吴某，年龄：45 岁，性别：男。初诊：1975 年 5 月 9 日。证治：胃脘痛，拒按，口苦咽干，目眩心烦，大便燥，小便黄赤。舌苔白腻，脉弦数。处方：茵陈 15 克，栀子 15 克，川厚朴 15 克，柴胡 5 克，当归 15 克，枳实 15 克，黄芩 15 克，桃仁 10 克，龙胆草 15 克，川楝子 15 克，清半夏 10 克，延胡索 10 克，甘草 10 克，香附 15 克。7 剂，水煎服。

【案例四】

姓名：秦某，年龄：27 岁，性别：女。初诊：1975 年 5 月 21 日。证治：胃脘疼痛，少腹胀满，月经后 10 天。舌质淡红，苔薄白，脉弦滑。处方：当归 15 克，大腹皮 15 克，甘草 10 克，川芎 10 克，枳壳 10 克，党参 15 克，酒芍 15 克，草果仁 10 克，苏梗 15 克，陈皮 15 克。7 剂，水煎服。

【案例五】

姓名：周某，年龄：53 岁，性别：男。初诊：1977 年 5 月 26 日。证治：十二指肠球部溃疡，胃下垂，纳谷减少，脘闷疼痛，大便干燥，肌肉消瘦，颜面黧黑，精神萎靡。舌质暗红，苔薄白，脉沉弦无力。处方：香附 15 克，党参 15 克，生姜 5 克，草蔻仁 10 克，茯苓 15 克，竹茹 10 克，陈皮 15 克，鸡内金 10 克，清半夏 10 克，川楝子 10 克，甘草 10 克，延胡索 10 克。7 剂，水煎服。

【案例六】

姓名：孙某，年龄：30 岁，性别：男。初诊：1977 年 5 月 26 日。证治：纳谷尚好，胃脘痛，困倦乏力，脾大，便溏。舌质淡红，苔薄白微黄，脉沉弦。处方：香附 15 克，赤芍 15 克，广砂仁 5 克，枳壳 15 克，木香 7 克，板蓝根 15 克，川芎 10 克，生甘草 10 克，蒲公英 15 克，柴胡 10 克，莪术 5 克，郁金 10 克，生芍 15 克，三棱 5 克，茯苓 15 克。7 剂，水煎服。

【案例七】

姓名：赵某，年龄：29 岁，性别：女。初诊：1975 年 5 月 29 日。证治：空腹时胃脘痛，喜按，纳谷较差，心烦，有时觉心内冷，手足心热，心悸气短，胃疼引背痛。遇冷则颜面及周身瘙痒。舌质红，苔薄白，脉沉缓。处方：党参 15 克，鸡内金 10 克，白术 10 克，香附 15 克，茯苓 15 克，柴胡 10 克，甘草 10 克，酒芍 15 克，陈皮 15 克，枳壳 15 克，清半夏 10 克，草豆蔻 10 克。7 剂，水煎服。

【案例八】

姓名：关某，年龄：20 岁，性别：女。初诊：1977 年 7 月 31 日。证治：胃脘疼，右季肋部疼痛。处方：柴胡 5 克，川芎 10 克，木香 7 克，赤芍 15 克，川楝子 10 克，郁金 10 克，枳壳 15 克，丹参 15 克，黄芩 10 克，生甘草 10 克，青皮 15 克，麦芽 20 克，香附 15 克，陈皮 15 克。7 剂，水煎服。

【案例九】

姓名：苏某，年龄：53 岁，性别：女。初诊：1977 年 8 月 23 日。证治：胃下垂，十二指肠球部溃疡。处方：党参 15 克，广砂仁 10 克，延胡索 10 克，白术 10 克，鸡内金 10 克，草果仁 10 克，茯苓 15 克，清半夏 10 克，枳壳 15 克，甘草 10 克，陈皮 15 克，木香 5 克，川楝子 15 克。10 剂，水煎服。

二诊：1977 年 9 月 3 日。处方：茯苓 20 克，生姜 3 片，莲肉 15 克，党参 15 克，草果 10 克，延胡索 10 克，白术 10 克，薏米 15 克，枳壳 15 克，清半夏 10 克，橘红 15 克，扁豆 15 克。10 剂，水煎服。

三诊：1977 年 11 月 27 日。处方：旋覆花 10 克，党参 15 克，当归 15 克，代赭石 20 克，茯苓 15 克，生姜 5 克，白术 10 克，大枣 3 枚，香附 10 克，清半夏 10 克，陈皮 10 克，甘草 10 克，木香 7 克。10 剂，水煎服。

【案例十】

姓名：王某，年龄：3 岁半，性别：男。初诊：1977 年 10 月 16 日。证治：发烧，手心热，胃脘痛，鼻塞声重。处方：防风 5 克，地丁 10 克，竹叶 5 克，荆芥 5 克，栀子 5 克，芦根 5 克，金银花 5 克，黄芩 5 克，连翘 5 克，甘草 5 克，蒲公英 10 克，薄荷 5 克。7 剂，水煎服。

【案例十一】

姓名：李某，年龄：50 岁，性别：男。初诊：1978 年 3 月 30 日。证治：胃脘痛，痛及两胁，有时呕吐，不能吃硬物及冷食，食则疼痛加重，喜热饮，大便秘结。舌淡红，根部有黄腻干苔，脉沉无力。处方：黄芩 10 克，莱菔子 10 克，焦栀子 10 克，木香 5 克，青皮 10 克，清半夏 10 克，当归 20 克，生甘草 5 克，乳香、没药各 10 克，生芍 20 克，枳壳 15 克，灵芝 10 克，桃仁 10 克，槟榔片 10 克，蒲黄 10 克。4 剂，水煎服。

二诊：1978 年 4 月 5 日。证治：服药 4 剂后，疼痛基本未发作，仅一次有轻度不适，服药后即感轻快，大便行一次，仍不畅。舌质淡红，根部有白腻苔，脉沉弦。处方：黄芩 15 克，青皮 15 克，乳香 10 克，木香 5 克，生甘草 10 克，没药 10 克，当归 15 克，枳壳 15 克，五灵脂 10 克，生芍 20 克，焦槟榔片 15 克，蒲黄 10 克，莱菔子 10 克，清半夏 10 克。7 剂，水煎服。

【案例十二】

姓名：彭某，年龄：56 岁，性别：男。初诊：1978 年 4 月 2 日。证治：胃脘及腹部疼痛，胸胁苦满，腹胀纳呆。舌质淡红薄腻苔，脉弦缓。辨证：证属肝、郁脾困，痰湿阻滞。治法：宜理脾疏肝、散郁祛湿之法。处方：川芎 10 克，焦栀子 10 克，桃仁 5 克，苍术 10 克，黄芩 15 克，莱菔子 10 克，神曲 10 克，木香 5 克，青皮 10 克，香附 15 克，当归 15 克，枳壳 10 克，焦山楂 15 克，赤芍 15 克，槟榔片 10 克。7 剂，水煎服。

【案例十三】

姓名：杨某，年龄：50 岁，性别：女。初诊：1978 年 4 月 5 日。证治：胃下垂，两胁疼痛，左季胁部跳痛，纳少，素患高血压，睡眠欠佳，噫气不除。舌质淡红，苔薄白，脉弦有力。处方：黄芩 15 克，青皮 10 克，没药 10 克，木香 5 克，槟榔片 10 克，代赭石 15 克，当归 15 克，五灵脂 10 克，枳壳 20 克，蒲黄 10 克，莱菔子 10 克，乳香 10 克。4 剂，水煎服。

二诊：1978 年 4 月 10 日。证治：服前方 4 剂，胃痛止，心悸轻，但觉气上冲，左胸部胀闷感，颈项强急。舌质淡红无苔，脉弦。血压为 220～180/130～110mmHg，尿化验无变化。处方：赤芍 15 克，红花 10 克，青皮 10 克，桃仁 10 克，川芎 10 克，槟片 10 克，当归 15 克，牛膝 10 克，五灵脂 10 克，枳壳 15 克，黄芩 15 克，乳香、没药各 10 克，甘草 10 克，木香 5 克，代赭石 15 克。6 剂，水煎服。

三诊：1978 年 4 月 17 日。处方：防风 10 克，生芍 15 克，枳壳 15 克，川羌 10 克，香附 15 克，当归 15 克，焦三仙各 10 克，龙胆草 15 克，木香 7 克，黄芩 15 克，赤芍 10 克。6 剂，水煎服。

四诊：1978 年 5 月 3 日。处方：当归 15 克，草果仁 10 克，地骨皮 10 克，桃仁 10 克，川厚朴 10 克，吴茱萸 5 克，川楝子 15 克，枳实 10 克，延胡索 10 克，高良姜 10 克，香附 15 克，麦芽 15 克，木香 5 克，莱菔子 10 克。6 剂，水煎服。

【案例十四】

姓名：曲某，年龄：67 岁，性别：男。初诊：1978 年 5 月 12 日。证治：胃脘痛，纳呆，无吞酸，咳喘，痰盛。舌质淡红，舌尖赤，苔白腻，脉弦而有力。处方：黄连5克，桃仁10克，槟榔片10克，黄芩15克，莱菔子10克，木香5克，青皮10克，当归15克，生甘草10克，赤芍15克，枳壳10克。7剂，水煎服。

【案例十五】

姓名：崔某，年龄：53岁，性别：女。初诊：1978年7月26日。证治：胃脘痛，疼痛颇剧，疼痛发作时，汗出，大小便不禁。舌苔白腻，脉弦。处方：荜茇5克，赤芍15克，干姜5克，草果仁10克，高良姜10克，川楝子10克，香附15克，延胡索10克，地骨皮15克，枳壳10克，当归15克。7剂，水煎服。

【案例十六】

姓名：杨某，年龄：59岁，性别：女。初诊：1980年6月21日。证治：胃下垂10多年，纳呆，消化不好。舌苔白腻，脉沉缓。处方：党参15克，草豆蔻10克，鸡内金10克，白术15克，草果10克，高良姜10克，茯苓15克，陈皮15克，炙甘草5克，清半夏10克，香附15克，枳壳15克。7剂，水煎服。

【案例十七】

姓名：刘某，年龄：13岁，性别：男。初诊：1980年9月7日。证治：胃脘痛、胀，消化不良，便溏。舌质淡红，苔薄，脉弦而无力。处方：香附10克，枳壳10克，陈皮15克，草果仁10克，川厚朴10克，甘草10克，川楝子10克，党参10克，清半夏10克，延胡索10克，白术10克，云苓15克。7剂，水煎服。

二诊：1980年9月21日。证治：胃脘痛减轻，仍有涨感，便溏较前见轻。处方：香附10克，云苓15克，藿香5克，广砂仁10克，白术15克，炮姜5克，陈皮15克，炙甘草10克，黄芩10克，清半夏10克，粉葛10克，党参15克，木香7克。7剂，水煎服。

【案例十八】

姓名：杨某，年龄：17岁，性别：女。初诊：1980年9月10日。证治：胃脘痛，腹痛拒按，自觉身热。舌质淡红，苔薄白，脉数，心率为106次/分。处方：黄芩15克，青皮10克，木香10克，生甘草10克，当归15克，枳壳10克，生芍15克，焦槟榔片10克，莱菔子10克。7剂，水煎服。

【案例十九】

姓名：徐某，年龄：13岁，性别：男。初诊：1980年10月29日。证治：胃脘胀痛，消化不好。处方：党参15克，清半夏10克，莱菔子10克，白术10克，木香5克，神曲10克，茯苓15克，广砂仁5克，甘草10克，炒麦芽15克，陈皮15克，焦山楂15克。7剂，水煎服。

【案例二十】

姓名：陈某，年龄：17岁，性别：女。初诊：1980年12月21日。证治：胃脘痛，十二指肠球部溃疡，膨闷堵塞，纳呆，疼痛喜按。舌质淡红苔白，脉弦细。处方：当归15克，桃仁10克，川楝子10克，延胡索10克，香附15克，草果仁10克，川厚朴10克，枳实10克，高良姜5克，地骨皮10克，陈皮15克。7剂，水煎服。

【案例二十一】

姓名：戚某，年龄：59岁，性别：男。初诊：1981年2月26日。证治：慢性胃炎，胃脘痛，胃酸多。处方：当归10克，川厚朴10克，山楂15克，桃仁10克，枳实10克，川楝子15克，附子5克，延胡索10克，肉桂10克，香附15克，高良姜10克，草果仁10克，炒麦芽10克。7剂，水煎服。

【案例二十二】

姓名：满某，年龄：26 岁，性别：男。初诊：1982 年 5 月 6 日。证治：胃脘痛，腹胀胃疼，消化不好。处方：当归 15 克，草果仁 10 克，莱菔子 10 克，桃仁 10 克，川厚朴 10 克，鸡内金 10 克，川楝子 15 克，枳实 10 克，黄芩 15 克，延胡索 10 克，焦三仙各 10 克，香附 15 克，青皮 15 克。7 剂，水煎服。

【案例二十三】

姓名：赵某，年龄：34 岁，性别：男。初诊：1982 年 6 月 3 日。证治：胃脘痛，嘈杂，拒按，便溏。处方：当归 10 克，川厚朴 10 克，鸡内金 10 克，川楝子 15 克，枳壳 10 克，青皮 15 克，延胡索 10 克，焦三仙各 10 克，香附 15 克，高良姜 5 克，草果仁 10 克，地骨皮 10 克。7 剂，水煎服。

【案例二十四】

姓名：窦某，年龄：39 岁，性别：女。初诊：1984 年 3 月 14 日。证治：胃脘痛，纳呆，噫气不除。处方：茯苓 15 克，黄芩 15 克，木香 5 克，代赭石 25 克，甘草 10 克，生姜 10 克，干姜 5 克，大枣 3 枚（掰），黄连须 10 克，清半夏 10 克，青皮 15 克，党参 15 克，陈皮 15 克。7 剂，水煎服。

【案例二十五】

姓名：于某，年龄：52 岁，性别：女。初诊：1984 年 8 月 20 日。证治：胃脘痛，腰痛，大便干燥，已 20 年。舌质淡红无苔，脉沉滑。处方：黄连 5 克，莱菔子 10 克，大黄 5 克，木香 5 克，青皮 15 克，当归 15 克，生甘草 10 克，生芍 15 克，枳壳 15 克，地榆 10 克，槟榔片 15 克，桃仁 10 克，薤白 10 克。7 剂，水煎服。

【案例二十六】

姓名：张某，年龄：35 岁，性别：女。初诊：1984 年 10 月 12 日。证治：胃脘痛，消化不好，纳呆，便溏，腹泻时腹无痛感，经胃肠食管透视为食道憩室，与胃轻度下垂。脉弦缓。处方：党参 15 克，木香 5 克，白术 20 克，广砂仁 10 克，茯苓 20 克，陈皮 15 克，甘草 10 克，清半夏 10 克，枳壳 20 克，肉豆蔻 10 克。4 剂，姜枣为引，水煎服。

【案例二十七】

姓名：曲某，年龄：30 岁，性别：女。初诊：1985 年 5 月 17 日。证治：胃脘胀满不适，消化不好。舌质淡红苔腻，脉沉弦。处方：黄连 10 克，莱菔子 10 克，黄芩 15 克，青皮 15 克，木香 5 克，生甘草 10 克，当归 15 克，枳壳 15 克，白芍 15 克，槟榔片 10 克，桃仁 10 克。7 剂，水煎服。

【案例二十八】

姓名：庞某，年龄：32 岁，性别：女。初诊：1985 年 7 月 1 日。证治：胃脘痛，胸满。舌淡红无苔，脉弦滑。处方：柴胡 15 克，川楝子 10 克，青皮 10 克，当归 15 克，桃仁 10 克，生芍 15 克，延胡索 10 克，云苓 15 克，草果仁 10 克，白术 10 克，川厚朴 10 克，香附 15 克，枳实 10 克。7 剂，水煎服。

【案例二十九】

姓名：高某，年龄：50 岁，性别：男。初诊：1985 年 8 月 30 日。证治：胃溃疡，胃脘痛，吞酸呕吐，嘈杂，恶心，中脘满闷。舌质淡无苔，脉沉弦。处方：黄连 5 克，莱菔子 10 克，木香 5 克，青皮 10 克，当归 15 克，生甘草 10 克，枳壳 15 克，薤白 10 克，槟榔片 5 克，乌药 15 克。7 剂，水煎服。

【案例三十】

姓名：管某，年龄：24 岁，性别：女。初诊：1985 年 10 月 11 日。证治：胃痛，消化不好，呕吐痰涎，中脘满闷，头晕，有时齿龈出血。舌苔白腻，脉弦缓。处方：旋覆花 15 克，甘草 10 克，枳壳 15 克，代赭石 20 克，党参 15 克，鸡内金 10 克，生姜 5 克，黄芩 15 克，大枣 3 枚，香附 15 克，清半夏 10 克，川楝子 15 克。14 剂，水煎服。

二诊：1985 年 10 月 25 日。处方：木香 5 克，檀香 10 克，砂仁 10 克，青皮 15 克，藿香 5 克，陈皮 15 克，白豆蔻 10 克，大腹皮 15 克，甘草 5 克，生姜 5 克（切）。7 剂，水煎服。

【案例三十一】

姓名：孙某，年龄：57 岁，性别：男。初诊：1985 年 11 月 13 日。证治：胃脘痛，中脘满闷疼痛，饱满隆起，两胁胀满。舌质淡红苔薄白，脉沉弦。处方：柴胡 15 克，川厚朴 15 克，木香 10 克，清半夏 10 克，陈皮 15 克，麦芽 20 克，甘草 10 克，苍术 10 克，党参 10 克，藿香 10 克，黄芩 15 克，青皮 15 克。7 剂，水煎服。

【案例三十二】

姓名：沈某，年龄：28 岁，性别：男。初诊：1985 年 12 月 1 日。证治：胃脘痛，颇剧，不得安眠，吞酸，纳减，消化不好。舌质淡红苔薄白，脉沉弦。处方：当归 15 克，草豆蔻 10 克，高良姜 12 克，桃仁 10 克，川厚朴 10 克，莱菔子 10 克，川楝子 15 克，枳实 10 克，延胡索 10 克，鸡内金 10 克，香附 15 克，地骨皮 10 克。7 剂，水煎服。

【案例三十三】

姓名：周某，年龄：70 岁，性别：男。初诊：1985 年 12 月 16 日。证治：胃脘不适，胸闷，消化不好。舌质淡红无苔，脉弦缓。处方：党参 15 克，清半夏 10 克，茯苓 15 克，砂仁 7 克，白术 10 克，木香 7 克，甘草 10 克，鸡内金 10 克，陈皮 15 克，炒麦芽 15 克。7 剂，水煎服。

【案例三十四】

姓名：孙某，年龄：23 岁，性别：男。初诊：1985 年 12 月 18 日。证治：胃脘胀痛，消化力弱，便溏。舌淡无苔，脉沉细。处方：党参 15 克，清半夏 10 克，焦三仙各 10 克，白术 10 克，砂仁 10 克，茯苓 15 克，木香 5 克，甘草 10 克，鸡内金 10 克，陈皮 15 克，大腹皮 10 克。7 剂，水煎服。

【案例三十五】

姓名：历某，年龄：30 岁，性别：女。初诊：1986 年 3 月 9 日。证治：风湿症经治疗已痊愈，现症：胃胀，消化不好，大便或溏或秘，周身困倦乏力，消瘦。舌质淡红无苔，脉沉缓。

处方：党参 15 克，陈皮 15 克，焦三仙各 10 克，白术 10 克，清半夏 10 克，川厚朴 10 克，茯苓 20 克，砂仁 5 克，青皮 15 克，甘草 10 克，木香 5 克，莱菔子 10 克。7 剂，水煎服。

【案例三十六】

姓名：吴某，年龄：35 岁，性别：男。初诊：1986 年 3 月 21 日。证治：噫气不除，胃不适，便溏。舌质暗红，苔根腻，脉沉缓。处方：生代赭石 15 克，甘草 10 克，旋覆花 15 克，黄芩 15 克，干姜 5 克，黄连 5 克，清半夏 10 克，党参 15 克，生姜 5 克，大枣 3 枚。6 剂，水煎服。

二诊：1986 年 3 月 27 日。证治：服药后疼痛止，便不溏不燥。舌淡红无苔，脉沉弦。处方：旋覆花 15 克，清半夏 10 克，麦芽 15 克，代赭石 15 克，党参 15 克，六神曲 7 克，干姜 3 克，黄芩 15 克，黄连 4 克，甘草 10 克，生姜 5 克，大枣 3 枚。6 剂，水煎服。

【案例三十七】

姓名：陈某，年龄：47 岁，性别：男。初诊：1986 年 4 月 7 日。证治：胃脘痛，胀闷，消化不良，困倦乏力，头昏。舌质淡红无苔，脉沉弦。处方：旋覆花 15 克，甘草 10 克，代赭石 20 克，党参 15 克，黄芩 15 克，黄连 7 克，清半夏 15 克，干姜 7 克，生姜 5 克，大枣 3 枚。7 剂，水煎服。

【案例三十八】

姓名：冯某，年龄：51 岁，性别：女。初诊：1986 年 4 月 25 日。证治：痛风，身疼，轻度浮肿，气短纳呆，胃脘胀满，胸腹胀满。舌质淡苔薄白，诊断萎缩性胃炎。处方：香附 15 克，陈皮 15 克，防己 15 克，广砂仁 10 克，枳壳 15 克，党参 10 克，青皮 15 克，白术 10 克，大腹皮 15 克，茯苓 20 克，苏梗 15 克，甘草 5 克，泽泻 20 克。7 剂，水煎服。

【案例三十九】

姓名：孙某，年龄：32 岁，性别：女。初诊：1986 年 8 月 19 日。证治：胃脘疼痛，满闷堵塞，不吞酸，中脘有紧缩感，纳呆。舌淡无苔，脉弦缓。处方：香附 10 克，云苓 15 克，麦芽 10 克，木香 4 克，甘草 10 克，砂仁 7 克，陈皮 15 克，党参 15 克，清半夏 7 克，白术 10 克，山楂 10 克。7 剂，水煎服。

【案例四十】

姓名：南某，年龄：41 岁，性别：男。初诊：1986 年 9 月 1 日。证治：胃脘痛，胸闷堵塞，无吞酸，腹胀。舌淡红无苔，脉弦细。辨证：证属肝胃不和。治法：宜理气疏肝健胃法。处方：当归 10 克，香附 15 克，青皮 10 克，桃仁 10 克，草果仁 10 克，陈皮 15 克，川楝子 15 克，川厚朴 10 克，苍术 7 克，延胡索 10 克，枳实 10 克。7 剂，水煎服。

二诊：1986 年 9 月 9 日。证治：肝气略疏，胀满稍减。舌淡红无苔，脉弦滑。处方：桃仁 10 克，香附 15 克，陈皮 15 克，红花 7 克，草果仁 10 克，鸡内金 10 克，当归 15 克，川厚朴 10 克，川楝子 15 克，枳实 10 克，延胡索 10 克，青皮 10 克。7 剂，水煎服。

2.嘈杂，痞满

【案例一】

姓名：潘某，年龄：63 岁，性别：男。初诊：1984 年 5 月 27 日。证治：嘈杂，烧心，中脘满闷，消化不好。舌淡，无苔，脉沉缓。胃窦炎及十二指肠溃疡。处方：茯苓 15 克，白术 10 克，陈皮 15 克，清半夏 10 克，肉豆蔻 10 克，焦栀子 10 克，枳壳 15 克，桂心 5 克，瓦楞子 15 克，甘草 5 克，当归 15 克，麦芽 15 克，木香 5 克，生芍 15 克。7 剂，水煎服。

【案例一】

姓名：王某，年龄：48 岁，性别：女。初诊：1974 年 1 月 12 日。证治：胃纳欠佳，中脘满闷，堵塞感，心烦躁扰，头昏心悸，周身沉困乏力，少腹胀痛，白带（++），大便时燥。脉弦缓。处方：党参 15 克，茵陈 15 克，白术 10 克，当归 15 克，茯苓 15 克，槟榔片 10 克，甘草 10 克，焦三仙各 10 克，陈皮 15 克，苡米 15 克，滑石 10 克，草果仁 10 克，元芩 10 克。7 剂，水煎服。

【案例二】

姓名：贾某，年龄：53 岁，性别：女。初诊：1976 年 4 月 20 日。证治：身痛背痛，中脘满闷堵塞，气促呼吸不畅，不能平卧，盗汗，困倦，乏力。舌质偏红，舌干少津。左手脉弦，右手脉缓。辨证：证属肝胃不和，痰饮气血搏结，治宜和肝健胃、祛痰理气之法。处方：开郁正元散加减。云苓 15 克，麦芽 20 克，海浮石 15 克，桔梗 10 克，白术 10 克，延胡索 10 克，海蛤粉 15 克，青皮 15 克，香附 15 克，焦山楂 15 克，陈皮 15 克，草豆蔻 10 克，甘草 10 克。7 剂，水煎服。黄芪丸 20 丸。

【案例三】

姓名：刘某，年龄：41 岁，性别：女。初诊：1976 年 12 月 2 日。证治：腹胀，右季肋满闷不适，心窝部膨胀痞硬，纳谷减少，恶心，厌油腻，很少排气，口干，睡眠欠佳。舌质淡苔薄白，脉沉弦。处方：柴胡 10 克，川芎 10 克，茵陈 20 克，生芍 15 克，香附 15 克，三棱 5 克，赤芍 15 克，板蓝根 20 克，莪术 5 克，枳壳 15 克，蒲公英 20 克，郁金 10 克，生甘草 10 克，地丁 20 克，丹参 20 克。7 剂，水煎服。

【案例四】

姓名：王某，年龄：40 岁，性别：女。初诊：1977 年 3 月 21 日。证治：中脘满闷堵，腹胀，大便秘，嗳气，低热。舌苔黄腻，脉弦。辨证：证属肝胆郁热，气滞血瘀。治法：治宜理气化瘀、疏肝利胆之法。处方：青蒿 10 克，郁金 10 克，川楝子 15 克，黄芩 15 克，香附 15 克，川芎 10 克，龙胆草 10 克，当归 15 克，柴胡 5 克，木香 5 克，丹参 20 克，赤芍 15 克，2 剂，水煎服。

二诊：1977 年 4 月 1 日。证治：服药 2 剂，仍有低热，大便不爽，嗳气，但中脘满闷略减，睡眠不实，泛恶欲呕。舌质淡红苔薄白，脉弦滑。处方：柴胡 10 克，党参 15 克，龙骨 15 克，酒军 5 克，清半夏 10 克，生姜 5 克，川楝子 10 克，当归 10 克，黄芩 15 克，大枣 15 克，木香 5 克，竹茹 15 克，甘草 10 克，牡蛎 15 克，郁金 10 克。7 剂，水煎服。

三诊：1977 年 4 月 28 日。证治：周身感到发麻，心悸怔忡，噫气，口苦咽干目眩，往来寒热，心烦，泛恶，口干，胸胁苦满，纳呆，白带，健忘。舌质深红，苔白腻而干，脉弦数。处方：柴胡 10 克，党参 15 克，龙骨 20 克，槟榔片 10 克，清半夏 10 克，生姜 10 克，草豆蔻 10 克，枳壳 10 克，黄芩 15 克，大枣 3 枚，杏仁 10 克，香附 10 克，甘草 10 克，牡蛎 20 克，苡米 15 克。7 剂，水煎服。

【案例五】

姓名：吕某，年龄：80 岁，性别：女。初诊：1977 年 10 月 21 日。证治：脘腹胀满，背痛，纳呆。处方：青皮 10 克，柴胡 10 克，川芎 10 克，陈皮 15 克，生芍 15 克，木香 2 克，赤芍 10 克，香附 10 克，枳壳 10 克，乌药 10 克，生甘草 10 克。7 剂，水煎服。

【案例六】

姓名：王某，年龄：29 岁，性别：女。初诊：1978 年 3 月 26 日。证治：中脘满闷，纳呆，倦怠乏力，腿疼，消瘦，睡眠欠佳，大便干燥。舌质淡红，无苔，脉沉弦。处方：当归 15 克，川厚朴 10 克，神曲 10 克，桃仁 10 克，枳壳 10 克，陈皮 15 克，川楝子 10 克，鸡内金 10 克，木香 5 克，香附 15 克，麦芽 15 克，草果仁 10 克，焦山楂 15 克，黄芩 15 克。7 剂，水煎服。

【案例七】

姓名：尹某，年龄：78 岁，性别：女。初诊 1978 年 5 月 6 日。证治：中脘满闷，噫气不除，纳少。舌质淡红，无苔，脉沉弦。处方：代赭石 15 克，鸡内金 10 克，茯苓 15 克，陈皮 15 克，清半夏 10 克，神曲 10 克，党参 15 克，莱菔子 10 克，香附 15 克，槟榔片 10 克。7 剂，水煎服。

二诊：1978 年 5 月 26 日。证治：服前方胀满减轻，近日因停药又觉中脘满闷不宣，纳呆，仍有噫气，舌质红，苔黄，脉结。处方：代赭石 15 克，鸡内金 10 克，黄芩 15 克，茯苓 15 克，陈皮 15 克，生芍 10 克，清半夏 10 克，神曲 10 克，党参 10 克，莱菔子 10 克，香附 15 克，榔片 10 克。7 剂，水煎服。

三诊：1978 年 7 月 12 日。处方：当归 15 克，神曲 10 克，清半夏 5 克，川楝子 15 克，麦芽 15 克，陈皮 15 克，延胡索 15 克，牡蛎 20 克，莱菔子 10 克，香附 10 克，瓦楞子 15 克，果仁 10 克，茯苓 20 克。7 剂，水煎服。

四诊：1978 年 7 月 27 日。证治：两下肢浮肿，足关节肿胀颇甚，皮色红润，有瘙痒感。辨证：证属湿热下注。治法：宜升阳除湿、清热疏风之法。处方：当归 15 克，防风 10 克，黄柏 10 克，党参 10 克，泽泻 15 克，苍术 10 克，生黄芪 15 克，茯苓 15 克，茵陈 15 克，粉葛 10 克，苦参 10 克，秦艽 10 克，川羌 10 克，知母 10 克，牛膝 10 克。7 剂，水煎服。

五诊：1980 年 5 月 15 日。证治：脘腹胀满，消化不好。处方：当归 15 克，草果仁 10 克，鸡内金 10 克，桃仁 10 克，川厚朴 10 克，陈皮 15 克，川楝子 15 克，枳实 15 克，延胡索 10 克，槟榔片 10 克，香附 15 克，大腹皮 15 克。7 剂，水煎服。

【案例八】

姓名：尹某，年龄：42 岁，性别：男。初诊：1978 年 7 月 24 日。证治：中脘满闷，消化较差。舌质淡红，无苔，脉沉弦。处方：代赭石 20 克，甘草 10 克，鸡内金 15 克，茯苓 15 克，枳壳 10 克，黄芩 15 克，生姜 5 克，川厚朴 10 克，香附 10 克，大枣 3 枚（掰），苏梗 15 克，陈皮 15 克，清半夏 10 克，草果仁 10 克，广砂仁 10 克。7 剂，水煎服。

【案例九】

姓名：王某，年龄：58 岁，性别：男。初诊：1979 年 8 月 18 日。证治：中脘满闷，纳呆，消化不好，排便困难，两胁满闷。舌质淡红，苔白腻，脉沉缓。处方：白蔻仁 10 克，广砂仁 10 克，生姜 3 片，槟榔片 15 克，木香 5 克，大枣 3 枚（掰），薏苡仁 15 克，香附 15 克，杏仁 15 克，枳壳 15 克，滑石 15 克，清半夏 10 克。7 剂，水煎服。

二诊：1979 年 8 月 31 日。证治：服药后食欲较前增进，消化力强，中脘仍觉满闷不适，右侧腹股沟斜疝（狐疝）。舌质淡红，苔薄白中心略黑。处方：白蔻仁 10 克，广砂仁 10 克，青皮 10 克，焦槟榔 15 克，木香 5 克，生姜 3 片，薏苡仁 15 克，香附 15 克，大枣 3 枚（掰），杏仁 15 克，枳壳 15 克，滑石 15 克，川楝子 10 克。7 剂，水煎服。

【案例十】

姓名：赵某，年龄：22 岁，性别：男。初诊：1980 年 6 月 21 日。证治：纳呆，消化较差，脘闷，心窝部疼痛，困倦乏力，脘腹胀满，大便一日一行，超声波，肝区波型：较密微小波，少数低波。肝功：碘反应（－），转氨酶 189u/l，黄疸指数 5 单位，乙型肝炎表面抗原（－）。舌质淡红，无苔，脉沉弦。处方：五味子 15 克，枳壳 15 克，蒲公英 15 克，生甘草 10 克，板蓝根 15 克，川芎 5 克，柴胡 5 克，焦附 10 克，生芍 15 克，丹参 20 克，赤芍 15 克，广砂仁 15 克。7 剂，水煎服。

【案例十一】

姓名：张某，年龄：50 岁，性别：女。初诊：1980 年 9 月 22 日。证治：腹胀，排气后方畅快，嗳气有时腹泻。舌质淡红，苔薄白，脉弦细。处方：甘草 10 克，党参 15 克，青皮 10 克，干姜 5 克，黄芩 15 克，生姜 3 片，枳实 10 克，清半夏 10 克，茯苓 15 克，香附 10 克，大枣 3 枚（掰），苏梗 15 克，云苓 15 克。7 剂，水煎服。

【案例十二】

姓名：王某，年龄：36 岁，性别：女。初诊：1984 年 5 月 12 日。证治：自觉气短，中脘满闷，肌肉瘦削，纳呆，不能多食，周身不能自由行动，不能下地 2 年多，不能平卧，尿短赤。处方：茯苓 20 克，延胡索 15 克，甘草 10 克，白术 10 克，香附 15 克，滑石 15 克，青皮 15 克，草豆蔻 10 克，神曲 10 克，海浮石 15 克，麦芽 15 克，焦山楂 15 克。7 剂，水煎服。

二诊：1984 年 5 月 26 日。证治：饮食不进，心烦热，汗出，大便秘结，小水不利。处方：柴胡 10 克，青皮 15 克，赤芍 15 克，陈皮 15 克，枳壳 15 克，茯苓 15 克，甘草 10 克，滑石

15 克，川芎 10 克，竹茹 10 克，香附 15 克。7 剂，水煎服。

【案例十三】

姓名：车某，年龄：53 岁，性别：男。初诊：1986 年 7 月 25 日。证治：中脘痞闷，消化力差，有时周身窜痛。脉弦。处方：黄连 7 克，莱菔子 10 克，木香 5 克，青皮 15 克，当归 15 克，生甘草 10 克，生芍 15 克，枳壳 15 克，桃仁 7 克，槟榔片 10 克。7 剂，水煎服。

【案例十四】

姓名：张某，年龄：60 岁，性别：女。初诊：1987 年 4 月 5 日。证治：胃溃疡史，胸脘痞闷，胀满气上逆，不吞酸，大便正常。舌质红无苔，脉弦滑。处方：柴胡 12 克，木香 5 克，大腹皮 15 克，白芍 15 克，当归 12 克，川厚朴 10 克，枳壳 15 克，桃仁 10 克，生甘草 10 克，莱菔子 10 克，黄芩 12 克，青皮 12 克。7 剂，水煎服。

【案例十五】

姓名：韩某，年龄：41 岁，性别：男。初诊：1987 年 4 月 20 日。证治：中脘满闷，消化不好，饭后吞酸（少量），腹满闷，便溏不爽。脉弦滑。经西医诊断为：萎缩性胃窦炎。处方：黄连 5 克，莱菔子 10 克，木香 5 克，青皮 12 克，当归 10 克，生甘草 5 克，酒芍 20 克，枳壳 12 克，桃仁 10 克，槟榔片 10 克。7 剂，水煎服。

3.呃逆

【案例一】

姓名：孙某，年龄：47 岁，性别：男。初诊：1973 年 11 月 19 日。证治：10 年前发现十二指肠溃疡，肝炎已 4 年，现症：头痛心烦，呃逆纳呆，口干，右胁部疼痛，大便干燥，氨基转移酶 359u/l，碘反应阳性。舌质淡红，苔白腻，脉沉弦而数。处方：茵陈 15 克，柴胡 10 克，郁金 10 克，大枣 3 枚，云苓 15 克，栀子 10 克，五味子 15 克，陈皮 10 克，菊花 15 克，当归 15 克，丹参 15 克，酒芍 15 克，竹茹 10 克。7 剂，水煎服。

【案例二】

姓名：王某，年龄：45 岁，性别：女。初诊：1986 年 12 月 12 日。证治：腹中胀痛，气逆上冲，咽中时有物噎感，吞之不下，吐之不出，呃逆，食后加重。舌光滑无苔，脉沉弦有力。处方：旋覆花 15 克，代赭石 20 克，生姜 5 克，大枣 3 枚，清半夏 10 克，党参 10 克，黄芩 15 克，黄连 7 克，甘草 10 克，地龙 20 克，钩藤 20 克，泽泻 20 克，野菊花 20 克，牛膝 10 克。7 剂，水煎服。

4.呕吐

【案例一】

姓名：董某，年龄：45 岁，性别：男。初诊：1977 年 1 月 25 日。证治：头晕，泛恶，大便难。处方：菊花 15 克，麦芽 20 克，竹茹 15 克，钩藤 15 克，神曲 15 克，代赭石 20 克，云苓 15 克，泽泻 15 克，陈皮 15 克，知母 15 克，草蔻仁 10 克，蔓荆子 15 克，黄芩 15 克，生姜 10 克，桑叶 15 克，桃仁 10 克。7 剂，水煎服。

【案例二】

姓名：吴某，年龄：56 岁，性别：男。初诊：1977 年 4 月 15 日。证治：发烧，呕吐，腹痛。处方：藿香 5 克，柴胡 5 克，钩藤 5 克，陈皮 5 克，薄荷 5 克，竹叶 5 克，苏叶 5 克，寸冬 5 克，蒲公英 5 克，清半夏 7 克，黄芩 10 克，地丁 5 克，大腹皮 5 克，茯苓 15 克，麦芽 5 克。7 剂，水煎服。

【案例三】

姓名：石晓光，年龄：36 岁，性别：女。初诊：1977 年 5 月 14 日。证治：月经 50 余天未动，曾两次早产，现症：中脘满闷堵塞，恶心呕吐，腰酸，不能远行。舌质淡红无苔，脉滑。辨证：证属肝肾不足，胃气上逆。处方：橘红 15 克，枳壳 15 克，寸冬 15 克，茯苓 15 克，竹茹 15 克，生姜 5 克，清半夏 5 克，黄芩 15 克，甘草 10 克，芦根 15 克。6 剂，水煎服。

【案例四】

姓名：王某，年龄：23 岁，性别：女。初诊：1978 年 1 月 23 日。证治：头沉头晕，恶心有时呕吐，胸闷不饥，气短，月经延期。舌苔腻微黄，脉沉弦而缓。处方：蔻仁 10 克，槟榔片 10 克，炒神曲 10 克，滑石 15 克，清半夏 10 克，泽泻 15 克，杏仁 15 克，云苓 15 克，黄柏 5 克，薏米 15 克，陈皮 15 克，草果仁 10 克，炒麦芽 15 克。7 剂，水煎服。

【案例五】

姓名：关某，年龄：22 岁，性别：女。初诊：1980 年 7 月 30 日。证治：头部麻木，泛恶，四肢乏力，纳谷减少，有时恶心欲吐。舌质淡无苔，脉弦缓。处方：清半夏 10 克，泽泻 20 克，陈皮 10 克，天麻 10 克，炮姜 5 克，生黄芪 15 克，白术 15 克，神曲 10 克，党参 15 克，麦芽 15 克，茯苓 15 克，黄柏 10 克。7 剂，水煎服。

【案例六】

姓名：闫某，年龄：40 天，性别：女。初诊：1980 年 8 月 28 日。证治：消化不好，呕吐，泄泻。舌苔白腻。处方：藿香 5 克，粉葛 4 克，木香 4 克，茯苓 5 克，党参 20 克，生甘草 3 克，白术 4 克。7 剂，水煎服。

【案例七】

姓名：栾某，年龄：13 个月，性别：男。初诊：1981 年 9 月 11 日。证治：恶心呕吐，不发烧。处方：陈皮 5 克，黄芩 5 克，芦根 5 克，清半夏 7 克，黄连 3 克，茯苓 7 克，白豆蔻 7 克，栀子 5 克，广砂仁 7 克，枇杷叶 7 克，生姜 5 克，竹茹 7 克。3 剂，水煎服。

5.腹痛

【案例一】

姓名：仲某，年龄：42 岁，性别：女。初诊：1975 年 1 月 13 日。证治：左侧少腹疼痛，拒按，有肿物可触到，左季肋部疼痛，头眩口苦咽干，胸胁苦满，嗳气，善太息，不欲食，心烦喜呕，眼结膜无充血。舌质淡红，无苔，脉弦而有力。处方：柴胡 10 克，甘草 10 克，坤草 15 克，炮姜 5 克，元芩 10 克，当归 15 克，川芎 10 克，党参 10 克，丹参 20 克，桃仁 5 克，香附 15 克，清半夏 10 克，延胡索 10 克，红花 5 克。7 剂，水煎服。

【案例二】

姓名：吴某，年龄：37 岁，性别：男。初诊：1973 年 10 月 27 日。证治：脐右上一指部疼痛，经用止痛药效果不好，现症：疼痛加重，肌肉消瘦，浑身无力，饭前饭后均疼痛，遇热不缓解，无吞酸嗳气，纳少，大便正常，失眠，疼痛时有灼热感。处方：清半夏 10 克，当归 15 克，川楝子 10 克，茯苓 15 克，没药 15 克，五灵脂 10 克，枳壳 15 克，延胡索 10 克，蒲黄 5 克，川厚朴 10 克，焦栀子 10 克，乳香 5 克，山楂 15 克，木香 7 克，大腹皮 10 克，肉豆蔻 10 克。7 剂，水煎服。

【案例三】

姓名：腾某，年龄：20 岁，性别：男。初诊：1974 年 8 月 6 日。证治：腹胀痛，少腹压痛，腹直肌痉挛，腿疼，皮肤干燥。脉数无力。处方：当归 15 克，川楝子 15 克，酒芍 15 克，延胡索 10 克，香附 15 克，小茴香 10 克，枳实 10 克，黑栀子 10 克，官桂 10 克，广木香 5 克，青皮 10 克，木通 10 克。7 剂，水煎服。

二诊：1974 年 8 月 14 日。证治：服药 3 剂，腹胀痛减轻，腹肌紧张，有所缓解。处方：当归 15 克，川楝子 15 克，乳香 10 克，酒芍 15 克，延胡索 10 克，没药 10 克，香附 15 克，小茴香 10 克，枳实 10 克，黑栀子 15 克，官桂 10 克，广木香 7 克，青皮 15 克，木通 10 克。7 剂，水煎服。

【案例四】

姓名：黄某，年龄：30 岁，性别：男。初诊：1974 年 8 月 7 日。证治：十二指肠球部溃疡，基本平复，但因连日过劳复感疼痛，纳减，胃酸减少，疼痛喜按。舌质淡无苔，脉沉无力。处方：当归 15 克，香附 10 克，酒芍 15 克，焦三仙各 10 克，木香 5 克，茯苓 15 克，陈皮 15 克，川楝子 10 克，肉豆蔻 10 克，延胡索 10 克。7 剂，水煎服。

【案例五】

姓名：侯某，年龄：62 岁，性别：男。初诊：1974 年 8 月 8 日。证治：肾炎经治疗好转，原有肝炎及十二指肠溃疡，现症，上腹及脐周围胀闷，腹肌紧张，肠鸣亢进，纳呆。脉沉弦无力。处方：柴胡 10 克，云苓 15 克，枳壳 10 克，茵陈 15 克，苍术 10 克，当归 15 克，香附 15 克，酒芍 10 克，丹参 15 克，甘草 10 克，栀子 10 克，陈皮 15 克，牡丹皮 10 克。7 剂，水煎服。

【案例六】

姓名：赵某，年龄：24 岁，性别：女。初诊：1977 年 1 月 5 日。证治：左下腹疼痛，有索条状硬物约 7cm，月经先期，痛经，经量少，纳呆，犯恶。舌质淡红，无苔，脉沉细。处方：当归 15 克，吴萸 5 克，细辛七分，川芎 10 克，牡丹皮 10 克，茯苓 20 克，酒芍 15 克，清半夏 10 克，乌药 15 克，生甘草 10 克，寸冬 15 克，延胡索 10 克，桂枝 10 克，木香 5 克，香附 15 克。7 剂，水煎服。

【案例七】

姓名：曲某，年龄：59 岁，性别：女。初诊：1978 年 9 月 10 日。证治：左侧腹部阵发性疼痛，大便不爽，纳呆。舌质淡，苔薄白，脉弦细。处方：生芍 15 克，桃仁 10 克，槟榔片 10 克，甘草 15 克，莱菔子 10 克，薤白 15 克，木香 5 克，青皮 10 克，川厚朴 10 克，当归 20 克，枳壳 15 克，陈皮 10 克，香附 10 克，乌药 10 克。7 剂，水煎服。

【案例八】

姓名：王某，年龄：39 岁，性别：男。初诊：1979 年 8 月 31 日。证治：腹胀，纳呆胸闷不舒，困倦乏力，轻度浮肿。舌质淡红，苔薄白，脉沉弦。处方：柴胡 10 克，香附 15 克，板蓝根 15 克，生芍 15 克，川芎 10 克，赤芍 15 克，草果仁 10 克，枳壳 10 克，麦芽 15 克，生甘草 10 克，蒲公英 15 克。2 剂，水煎服。

【案例九】

姓名：赵某，年龄：38 岁，性别：女。初诊：1981 年 2 月 17 日。证治：经常腹胀疼痛，午后及夜间痛甚，舌质淡红，苔薄白，脉沉弦。处方：小茴香 10 克，川芎 10 克，陈皮 15 克，炮姜 5 克，蒲黄 10 克，草豆蔻 10 克，延胡索 10 克，官桂 10 克，木香 5 克，五灵脂 10 克，赤芍 15 克，没药 10 克，川厚朴 10 克。7 剂，水煎服。

【案例十】

姓名：赵某，年龄：38 岁，性别：女。初诊：1981 年 2 月 27 日。证治：腹痛已止，仍有闷感。处方：延胡索 10 克，香附 15 克，木通 5 克，赤芍 15 克，木香 5 克，小茴香 10 克，川厚朴 10 克，苍术 10 克，枳实 10 克，高良姜 10 克，乌药 15 克，草豆蔻 10 克，陈皮 15 克。7

剂，水煎服。

【案例十一】

姓名：方某，年龄：26岁，性别：女。初诊：1982年5月30日。证治：腹痛，腹中雷鸣，腹不适，左季肋不适，大便时溏，腹胀，月经错后，经期腹胀而困，有时泛恶。舌质淡红而干，无苔，脉弦滑。处方：黄芩15克，生姜5克，青皮15克，甘草10克，赤芍10克，枳壳15克，干姜5克，白芍15克，焦槟榔片10克，清半夏10克，木香5克，大枣3枚，莱菔子10克，水煎服。

二诊：1982年6月2日。处方：金银花10克，野菊花5克，连翘5克，牛蒡子5克，蒲公英5克，芦根5克，地丁5克，板蓝根5克，大青叶5克。7剂，水煎服。

【案例十二】

姓名：袁某，年龄：55岁，性别：男。初诊：1985年5月11日。证治：结肠炎，腹痛，泄泻，一日7~8次，便溏，发烧自汗，消瘦。苔白腻，脉弦滑。处方：黄连10克，桃仁10克，槟榔片10克，木香5克，莱菔子10克，槐花10克，青皮15克，当归15克，生甘草10克，生芍15克，枳壳15克。7剂，水煎服。

【案例十三】

姓名：迟某，年龄：40岁，性别：女。初诊：1985年5月14日。证治：3年前右腿外伤性骨折，头昏健忘，倦怠，春节开始腰腹疼痛，腹胀，排气困难，月经量少，色暗，行动维艰，子宫大，大便潜血，有时齿龈出血。舌淡胖大，脉沉涩。处方：酒芍15克，茅根15克，甘草15克，牡丹皮10克，三七5克，陈皮15克，生地15克，老节15克，枳壳15克，犀角5克，阿胶10克。7剂，水煎服。

【案例十四】

姓名：关某，年龄：74岁，性别：男。初诊：1985年7月8日。证治：冠心病史，少腹不适，消化力差。舌质淡红无苔，左尺脉沉弱无力，右脉沉弦。处方：怀山药15克，山萸肉10克，焦山楂15克，熟地15克，牡丹皮10克，槐花15克，枸杞子15克，菊花15克，青皮15克，茯苓15克，当归15克，泽泻15克，陈皮15克。7剂，水煎服。

【案例十五】

姓名：王某，年龄：36岁，性别：男。初诊：1986年1月15日。证治：少腹疼痛，喜按。舌淡红无苔，脉弦滑。处方：当归15克，泽泻20克，生芍20克，川芎10克，茯苓20克，琥珀粉3克（冲服），白术15克，通草10克。7剂，水煎服。

【案例十六】

姓名：姜某，年龄：53岁，性别：女。初诊：1986年3月9日。证治：头麻，腹胀满，后背发热，失眠，午前热。舌质红无苔，脉弦滑。处方：黄连10克，莱菔子10克，川厚朴10克，木香5克，青皮15克，当归15克，甘草7克，白芍15克，枳壳15克，桃仁10克，槟榔片10克。7剂，水煎服。

【案例十七】

姓名：李某，年龄：32岁，性别：男。初诊：1986年3月18日。证治：十二指肠球部溃疡10年，腹痛，有时潜血便，无吞酸，纳谷尚好。脉沉弦。处方：茯苓15克，荆芥穗5克，延胡索10克，陈皮15克，当归15克，川楝子10克，清半夏10克，白芍20克，草果仁10克，肉豆蔻5克，香附15克，柴胡5克，木香5克。7剂，水煎服。

【案例十八】

姓名：徐某，年龄：39岁，性别：女。初诊：1986年4月2日。证治：慢性胆囊炎，经服药治疗病情好转，现症：腹胀闷，厌油腻。舌无苔而干，脉沉缓。处方：代赭石15克，党参10克，旋覆花15克，干姜5克，甘草10克，黄芩15克，清半夏10克，黄连10克，生姜5克，大枣3枚。7剂，水煎服。

【案例十九】

姓名：王某，年龄：54岁，性别：男。初诊：1986年4月4日。证治：脘腹胀满疼痛，肝区疼。舌质淡无苔，脉沉弦，建议化验肝功能及超声波检查。处方：当归15克，甘草10克，焦栀子10克，赤芍15克，生姜5克，川楝子15克，柴胡15克，薄荷5克，云苓15克，郁金10克，白术10克，丹参20克。7剂，水煎服。

【案例二十】

姓名：吴某，年龄：56，性别：女。初诊：1986年6月22日。证治：腹胀，浮肿，大便干燥，口不渴。处方：黄芪15克，木香5克，泽泻20克，党参15克，大腹皮15克，白术10克，车前子10克，茯苓20克，香附10克，川厚朴10克，麦芽15克。7剂，水煎服。

【案例二十一】

姓名：任某，年龄：33岁，性别：男。初诊：1986年7月2日。证治：呕吐腹泻后，便前便后腹痛，腹不适而胀满。舌淡红无苔，脉沉弦。处方：清半夏10克，大枣3枚，麦芽10克，黄芩15克，党参15克，白豆蔻10克，黄连7克，生姜5克，干姜5克，陈皮15克。7剂，水煎服。

【案例二十二】

姓名：任某，年龄：4岁，性别：男。初诊：1986年7月6日。证治：贫血，颜面萎黄，胃脘痛，肝、脾疼，纳呆厌食。处方：白术3克，木香2克，麦芽3克，生黄芪4克，炙甘草2克，鸡内金3克，茯神4克，酸枣仁3克，党参4克，龙眼肉4克，远志3克，当归4克。7剂，水煎服。

【案例二十三】

姓名：李某，年龄：52岁，性别：女。初诊：1986年9月10日。证治：纳呆，不寐，腹胀痛，肠鸣。舌淡红，脉弦数。西医诊为乙肝。辨证：肝胃不和，肝气犯胃。处方：柴胡15克，赤芍15克，枳壳20克，甘草10克，黄芪15克，党参15克，川楝子15克，板蓝根15克，丹参20克，香附10克，川芎10克，延胡索10克。7剂，水煎服。

【案例二十四】

姓名：李某，年龄：20岁，性别：女。初诊：1987年3月22日。证治：右侧腹直肌肿硬（从季肋下至少腹肿硬疼痛）已1年半，月经无异常，纳呆，心烦躁扰。舌淡红无苔，脉沉弦。处方：当归15克，白术7克，生地15克，赤芍15克，丹参20克，川芎10克，乳香7克，泽泻15克，没药7克。7剂，水煎服。

【案例二十五】

姓名：王某，年龄：53岁，性别：女。初诊：1987年4月5日。证治：脐两侧疼痛，泛恶欲呕，腰酸。舌淡红苔薄，脉弦滑。处方：当归12克，茯苓15克，生白芍20克，黄芩10克，白术10克，木香3克，泽泻15克，莱菔子10克，川芎10克，枳壳10克。7剂，水煎服。

6.泄泻

【案例一】

姓名：刘某，年龄：51岁，性别：男。初诊：1970年8月28日。证治：结肠炎，溃疡病，泄泻，消化不良，腹胀闷。舌质红，苔黄腻。处方：苍术10克，柴胡10克，猪苓15克，炮姜 10 克，前胡 10 克，车前子 10 克，黄芩 15 克，槟榔片 10 克，川羌 10 克，枳壳 10 克，独活 10 克，云苓 15 克。7 剂，水煎服。

【案例二】

姓名：吴某，年龄：67 岁，性别：男。初诊：1978 年 1 月 8 日。证治：喘咳慢性腹泻。处方：茯苓 20 克，麦芽 10 克，焦山楂 10 克，白术 15 克，延胡索 10 克，甘草 10 克，青皮 10 克，香附 15 克，桔梗 10 克，陈皮 15 克，草果仁 10 克，海蛤粉 15 克，神曲 10 克，海浮石 15 克。7 剂，水煎服。

【案例三】

姓名：孙桂兰，年龄：41 岁，性别：女。初诊：1978 年 4 月 6 日。证治：便溏滞下，里急后重，便意迫促纳呆，胃脘痛，胃下垂吞酸。舌质红，苔厚黄而黑，脉沉弦。处方：黄芩 15 克，青皮 15 克，麦芽 15 克，木香 5 克，枳壳 10 克，神曲 10 克，当归 15 克，槟榔片 10 克，生芍 15 克，五灵脂 10 克，莱菔子 10 克，蒲黄 10 克。7 剂，水煎服。

【案例四】

姓名：王某，年龄：31 岁，性别：男。初诊：1979 年 3 月 6 日。证治：患结肠炎 10 年，经常大便干燥，下腹胀，左侧疼痛，近日因服用泻下药便稀。舌淡红无苔，脉沉滑。处方：黄连 5 克，前胡 10 克，枳实 10 克，苍术 5 克，柴胡 10 克，木香 7 克，炮姜 5 克，茯苓 15 克，川羌 10 克，泽泻 15 克，独活 10 克，焦槟榔片 10 克。7 剂，水煎服。

【案例五】

姓名：王某，年龄：33 天，性别：男。初诊：1980 年 5 月 21 日。证治：消化不良，泄泻，肠鸣，泛恶，服七味白术散已泄止。现症：弄舌，喉中辘辘有声，大便 1 日 2 次。处方：藿香 7 克，茯苓 10 克，牛蒡子 7 克，木香 5 克，甘草 5 克，粉葛 10 克，陈皮 7 克，党参 7 克，枇杷叶 7 克，白术 7 克，马兜铃 7 克。4 剂，水煎服。

二诊：1980 年 5 月 26 日。证治：感冒风热，因惊睡不安，体温 37.9℃。舌苔白。处方：金银花 7 克，薄荷 3 克，茯苓 5 克，连翘 7 克，寸冬 5 克，钩藤 5 克，僵蚕 5 克，栀子 3 克，生甘草 3 克，蝉蜕 5 克，黄芩 3 克，木通 1 克，柴胡 5 克，龙胆草 3 克。2 剂，水煎服。

【案例六】

姓名：付某，年龄：39 岁，性别：女。初诊：1980 年 7 月 30 日。证治：泄泻，消化不好，口干，腹痛，一日便 3～4 次，便稀，纳呆，心音亢进，心律不齐。舌质淡，脉促。处方：黄连 10 克，泽泻 15 克，大活 10 克，黄芪 10 克，黄芩 15 克，云苓 15 克，枳壳 10 克，柴胡 10 克，焦槟榔 10 克，苍术 10 克，前胡 10 克，广砂仁 10 克，炮姜 10 克，川羌 10 克。4 剂，水煎服。

【案例七】

姓名：滕某，年龄：40 岁，性别：男。初诊：1982 年 7 月 9 日。证治：腹胀泄泻，纳谷衰少，困倦乏力。舌质淡红无苔，脉沉缓。处方：川厚朴 10 克，猪苓 15 克，草豆蔻 10 克，陈皮 15 克，大腹皮 15 克，苍术 10 克，枳壳 10 克，茯苓 15 克，莱菔子 10 克，泽泻 15 克，木香 7 克。4 剂，水煎服。

【案例八】

姓名：孙某，年龄：67 岁，性别：男。初诊：1984 年 7 月 8 日。证治：泄泻，腹痛，水样便，一日便十余行。舌淡红，无苔，脉弦缓。处方：藿香 10 克，茯苓 15 克，白术 10 克，川厚朴 15 克，泽泻 15 克，陈皮 15 克，杏仁 10 克，扁豆 15 克，枳壳 15 克，草豆蔻 10 克，滑石 15 克，连翘 15 克，清半夏 10 克，甘草 10 克。4 剂，水煎服。

【案例九】

姓名：王某，年龄：61岁，性别：女。初诊：1986年3月14日。证治：头晕恶心见轻，少腹不适，黏液便，腹痛稀便，腹痛。舌淡苔薄白，脉弦滑。处方：黄连5克，莱菔子10克，木香5克，青皮10克，当归15克，生甘草5克，酒芍15克，枳壳15克，桃仁10克，薤白10克。7剂，水煎服。

二诊：1986年3月31日。证治：腹部右下方疼痛，每饮食不适，则黏液脓样便。舌质淡红，脉弦细滑。处方：滑石15克，连翘10克，川厚朴10克，茵陈15克，薄荷5克，茯苓15克，黄芩15克，白豆蔻10克，石菖蒲10克，藿香10克，通草10克，苡米15克。7剂，水煎服。

三诊：1986年4月11日。证治：右侧腹部疼痛不适，已无黏液便，大便正常，饮食略增，消化较好，咽干，精神爽朗。舌质淡红，根部有薄黄苔，脉沉缓。处方：茵陈15克，薄荷5克，连翘15克，白豆蔻10克，滑石10克，藿香5克，黄芩15克，苡米15克，石菖蒲10克，川厚朴10克，通草10克，茯苓15克。10剂，水煎服。

四诊：1986年4月26日。证治：右侧少腹拘急，绵绵作痛，腰疼，有时眩晕。辨证：病由肝脾失调、气血郁滞所致。治法：养血疏肝，健脾利湿。处方：当归芍药散主之。当归15克，川芎10克，白术10克，赤芍15克，茯苓20克，白芍15克，泽泻20克。7剂，水煎服。

五诊：1986年7月2日。证治：消化不好，腹胀脘闷，泛恶欲呕，肠鸣泄泻，纳谷减少，腹痛不适，体倦乏力，有时便中有黏液，便意迫促。舌质暗红，舌苔中心黄，脉沉无力。处方：黄连7克，防风10克，青皮10克，木香7克，桃仁10克，枳壳10克，当归15克，莱菔子10克，陈皮15克，白芍15克。7剂，水煎服。

【案例十】

姓名：张某，年龄：56岁，性别：男。初诊：1986年7月3日。证治：从1978年起患肝炎，以后确诊为肝硬化，脾大，消瘦，消化不好，腹胀腹泻，尿量少，声带息肉。舌质暗红，无苔，脉沉弦无力。尿检尿糖（++++），血糖148mg/dL。处方：防风15克，柴胡10克，白芍25克，枳壳15克，陈皮15克，甘草10克，白术15克，泽泻15克。4剂，水煎服。

【案例十一】

姓名：李某，年龄：31岁，性别：男。初诊：1986年7月27日。证治：面黄消瘦，泄泻，日4～5次，纳呆，倦怠乏力，胃脘疼痛不明显。舌胖大，光滑无苔，脉沉细兼滑。辨证：脾湿中阳下陷。处方：黄连10克，苍术10克，炮姜7克，川芎10克，防风10克，大活10克，柴胡10克，前胡10克，茯苓15克，泽泻15克，车前子10克，枳壳10克。7剂，水煎服。

【案例十二】

姓名：袁某，年龄：56岁，性别：男。初诊：1986年8月19日。证治：结肠炎，经治疗饮食排便正常，近因食油腻难消化之物，干呕，泄泻又发作，腹痛微热，腹满肠鸣，便中有黏液。舌淡红无苔，脉数而滑。处方一：半夏9克，党参6克，白芍10克，黄芩9克，炙甘草5克，陈皮15克，黄连4克，大枣3枚，防风7克，干姜3克，白术5克。7剂，水煎服。处方二：肠类散3瓶，普鲁卡因5支。灌肠方：黄连5克，伏龙肝10克，地榆5克，防风7克，槐花10克，云南白药1/4瓶，五味子3克。1剂，水煎，灌肠时与成药合用。

二诊：1987年3月15日。证治：泄泻一日4～5次，水样便，有泡沫，发烧1个月，治疗热不退，现症发热39.6℃，恶寒战栗，口渴，发烧时干呕。脉滑数，脉率114次/分。处方：金银花20克，滑石15克，薄荷7克，连翘15克，黄芩20克，蔻仁10克，茵陈15克，石菖蒲7克，茯苓15克，藿香7克，通草10克，泽泻15克。3剂，水煎服。

三诊：1987 年 3 月 18 日。证治：体温略减，现仍 39℃，干呕泄泻不思食，腹痛轻，水样便，一日泻 10 余次。处方：黄连 10 克，大枣 3 枚（掰），竹茹 10 克，黄芩 15 克，干姜 5 克，葛根 7 克，甘草 10 克，人参 10 克，生姜 10 克（切），茯苓 15 克，清半夏 12 克，陈皮 15 克。3 剂，水煎服。

四诊：1987 年 3 月 22 日。证治：体温已降至 37.5～38.5℃，泄止便溏，一日 1～2 次，右侧后头疼时有发作，腹胀不疼。舌苔油腻，中间剥，脉沉细而数。处方：黄连 10 克，清半夏 10 克，茯苓 15 克，黄芩 15 克，大枣 3 枚（掰），泽泻 15 克，甘草 5 克，陈皮 15 克，滑石 10 克，葛根 7 克，枳壳 10 克，生姜 5 克，竹茹 15 克。4 剂，水煎服。

五诊：1987 年 3 月 26 日。证治：发烧 39.6℃，寒热往来，泄泻 3～4 次，右侧后头疼痛。处方：金银花 20 克，黄芩 15 克，连翘 15 克，黄连 7 克，薄荷 7 克，甘草 10 克，桔梗 10 克，滑石 12 克，粉葛 10 克，柴胡 10 克。4 剂，水煎服。

【案例十三】

姓名：郭某，年龄：29 岁，性别：男。初诊：1987 年 3 月 14 日。证治：半月来晨起即泄泻 2～3 次，便中含有黏液，腹痛按疼，四肢乏力，饮食如常。舌淡红无苔，脉弦缓。处方：黄芩 15 克，青皮 10 克，车前子 5 克，木香 5 克，生甘草 10 克，当归 15 克，枳壳 15 克，生芍 20 克，槟榔片 10 克，莱菔子 10 克，滑石 12 克。7 剂，水煎服。

7.痢疾

【案例一】

姓名：孙某，年龄：3 岁，性别：男。初诊：1982 年 4 月 4 日。证治：腹痛，大便频，便赤白脓血，腥臭难闻，里急后重，苔黄腻，脉滑数。处方：黄连 5 克，桃仁 10 克，纹军 5 克，木香 5 克，莱菔子 10 克，当归 20 克，青皮 10 克，槐花 15 克，生甘草 10 克，生芍 20 克，枳壳 15 克，地榆 15 克，槟榔片 10 克。3 剂，水煎服。

二诊：1982 年 4 月 8 日。证治：服前方病情减轻。便中微带脓样物，腹略痛。处方：黄连 5 克，桃仁 10 克，白头翁 15 克，木香 5 克，莱菔子 10 克，秦皮 15 克，槐花 15 克，生甘草 10 克，山楂 15 克，当归 20 克，枳壳 15 克，生芍 20 克，槟榔片 10 克。3 剂，水煎服。

【案例二】

姓名：张某，年龄：21 个月，性别：男。初诊：1986 年 8 月 28 日。证治：痢疾愈后，身有热，口渴，口腔糜烂，不吃东西。辨证：证属病后肠胃湿热不清。治法：宜利湿热之法。处方一：黄芩 3 克，桃仁 2 克，枳壳 3 克，木香 1 克，莱菔子 2 克，槟榔片 2 克，当归 2 克，青皮 3 克，麦芽 3 克，白芍 3 克，甘草 2 克。3 剂，水煎服。处方二：肠类散 1 瓶（外敷口腔）。

【案例三】

姓名：袁某，年龄：55 岁，性别：男。初诊：1985 年 7 月 8 日。证治：结肠炎病史，现又患细菌性痢疾，腹痛里急后重，便意迫促，黏液血便，发热消瘦。舌质红苔腻中间剥，脉细数。处方：黄连 10 克，地榆 10 克，黄柏 10 克，桃仁 5 克，白头翁 20 克，莱菔子 10 克，木香 5 克，青皮 15 克，当归 20 克，枳壳 15 克，白芍 20 克，槟榔片 10 克。7 剂，水煎服。

二诊：1985 年 7 月 16 日。处方：黄连 5.5 克，青皮 15 克，木香 5 克半，生甘草 10 克，当归 15 克，枳壳 15 克，酒芍 20 克，焦槟榔片 5.5 克，桃仁 10 克，薤白 10 克，莱菔子 10 克，焦山楂 10 克。7 剂，水煎服。

三诊：1985 年 9 月 11 日。证治：发热 39℃，泛口恶欲呕，不能食，泄泻腹痛。处方：滑石 15 克，薄荷 10 克，酒芍 10 克，茵陈 15 克，白豆蔻 10 克，甘草 5 克，黄芩 15 克，藿香

10 克，通草 10 克，粉葛 10 克，连翘 15 克，白头翁 15 克。7 剂，水煎服。

四诊：1985 年 10 月 2 日。证治：泄泻腹痛，日 4～5 次，午前体温 36.8℃，午后温度下降。处方：柴胡 15 克，泽泻 15 克，防风 10 克，陈皮 15 克，苍术 15 克，黄芩 15 克，白芍 15 克，木香 5 克，薏米 15 克。12 剂，水煎服。

五诊：1985 年 10 月 14 日。证治：昨晚一宿未便，情况较好，今晨起连续排便 3 次，腹痛，略能进食。舌质淡红，苔白滑腻。处方：滑石 10 克，茯苓 15 克，甘草 10 克，茵陈 10 克，泽泻 15 克，白豆蔻 10 克，木香 5 克，粉葛 10 克，藿香 5.5 克。10 剂，水煎服。

8.便秘

【案例一】

姓名：温某，年龄：56 岁，性别：男。初诊：1978 年 4 月 24 日。证治：腹部不适，不大便，头疼咯血，体温正常。舌质淡红，苔黄。处方：人参 10 克（另包），生甘草 5 克，元参 20 克，大黄 5 克，寸冬 20 克，生姜 5 克，当归 10 克，芒硝 5 克。7 剂，水煎服。

【案例二】

姓名：梁某，年龄：5 个月，性别：男。初诊：1986 年 6 月 5 日。证治：大便燥结，呕吐，不食，腹轻胀，发育良好，营养颇佳，睡卧不安。处方：陈皮 4 克，枳实 3 克，生姜 2 克，清半夏 3 克，元参 4 克，麦芽 5 克，云苓 5 克，寸冬 4 克，甘草 2 克，生地 4 克，竹茹 3 克，芦根 3 克。3 剂，水煎服。

（四）肝系病证

1.胁痛

【案例一】

姓名：王某，年龄：28 岁，性别：男。初诊：1974 年 5 月 27 日。证治：左胁痛，刺痛。舌质深红微紫，脉弦有力。处方：当归 15 克，五灵脂 10 克，赤芍 10 克，丹参 20 克，蒲黄 15 克，肉桂 5 克，琥珀 7 克（研细冲服），红花 10 克。7 剂，水煎服。

【案例二】

姓名：温某，年龄：47 岁，性别：男。初诊：1974 年 6 月 22 日。证治：肝炎，腹胀，右季肋部刺痛，有时泛恶欲呕。舌苔腻，脉沉弦。处方：柴胡 10 克，香附 10 克，元芩 10 克，当归 15 克，广砂仁 10 克，酒芍 15 克，枳壳 15 克，丹参 20 克，焦栀子 10 克，延胡索 10 克，牡丹皮 10 克。7 剂，水煎服。

【案例三】

姓名：刘某，年龄：50 岁，性别：男。初诊：1974 年 11 月 24 日。证治：迁延性肝炎，纳呆，腹胀，消化不良，口苦咽干，胸胁苦满。舌质淡红，苔薄白。处方：当归 15 克，生甘草 10 克，败酱草 15 克，酒芍 10 克，元芩 10 克，丹参 20 克，云苓 15 克，香附 10 克，白术 10 克，枳壳 10 克，茵陈 15 克。7 剂，水煎服。

【案例四】

姓名：吴某，年龄：45 岁，性别：男。初诊：1976 年 5 月 16 日。证治：慢性肝炎，肝区疼痛，比较剧烈，腹胀，不转矢气，纳谷尚可，肝功能无变化。舌质暗红，苔黄腻，脉弦。辨证：肝郁气滞。处方：柴胡 10 克，甘草 10 克，郁金 10 克，赤芍 15 克，香附 10 克，蒲公英 15 克，白芍 15 克，川芎 10 克，板蓝根 15 克，枳壳 15 克，木香 5 克，败酱草 20 克，川楝子

15 克，延胡索 10 克。7 剂，水煎服。

【案例五】

姓名：钱某，年龄：30 岁，性别：男。初诊：1977 年 1 月 10 日。证治：胸背胁痛，坐时及活动时不明显，卧时则痛重，睡眠欠佳，饮食如常。处方：柴胡 10 克，丹参 20 克，香附 15 克，元芩 15 克，当归 20 克，青皮 15 克，清半夏 10 克，乳香 10 克，党参 10 克，没药 10 克，甘草 10 克，木香 7 克。7 剂，水煎服。

【案例六】

姓名：郑某，年龄：43 岁，性别：男。初诊：1977 年 1 月 13 日。证治：右侧胸胁痛，刺痛，昼夜不停。舌质淡红无苔，脉弦涩。处方：赤芍 15 克，红花 10 克，五灵脂 10 克，桃红 10 克，柴胡 10 克，蒲黄 10 克，当归 15 克，桔梗 10 克，牛膝 10 克，枳壳 10 克，川芎 10 克，青皮 10 克，甘草 10 克，生地 15 克。7 剂，水煎服。

【案例七】

姓名：吴某，年龄：50 岁，性别：女。初诊：1977 年 4 月 24 日。证治：慢性肝炎，肝区痛酸楚泛恶，腹微胀，困倦乏力。舌质红苔腻厚微黄。处方：蒲公英 15 克，黄芩 15 克，木香 5 克，地丁 15 克，枳壳 15 克，郁金 10 克，大青叶 15 克，生甘草 10 克，丹参 20 克，板蓝根 15 克，川芎 10 克，栀子 10 克，柴胡 5 克，香附 10 克。7 剂，水煎服。

【案例八】

姓名：孙某，年龄：37 岁，性别：男。初诊：1977 年 7 月 31 日。证治：有肝炎史，近来周身困倦，乏力，烦躁易怒，胸胁苦满，口苦咽干，纳呆，大便正常。舌苔薄白，质淡红，脉弦缓。肝剑突下 1.0 肝区波型较密微小波，肝功：碘（++）7TT8 单位，SGPT 350 单位。辨证：证属肝郁脾困。治法：治宜理脾舒肝。处方：柴胡 10 克，香附 15 克，蒲公英 20 克，枳壳 15 克，川芎 10 克，板蓝根 20 克，赤芍 15 克，丹参 20 克，地丁 20 克，白芍 15 克，木香 5 克，五味子 15 克，生甘草 10 克，郁金 10 克，茵陈 20 克。7 剂，水煎服。

【案例九】

姓名：孙某，年龄：38 岁，性别：男。初诊：1978 年 3 月 6 日。证治：肝大疼痛，困倦乏力，微热，大便燥。舌质暗红，无苔，脉沉弦。诊断：迁延性肝炎。处方：川楝子 15 克，生芍 15 克，鳖甲 15 克，熟地 20 克，赤芍 15 克，当归 15 克，寸冬 15 克，丹参 20 克，女贞子 10 克，枸杞子 15 克，延胡索 10 克，旱莲草 20 克，何首乌 15 克。7 剂，水煎服。

【案例十】

姓名：刘某，年龄：23 岁，性别：女。初诊：1978 年 3 月 6 日。证治：肝区疼痛，胃脘疼，嗳气，脘痛拒按，吞酸，泛恶，咽干，纳谷减少，咽中如炙脔，吐之不出，咽之不下，腹胀，有时腹痛，大便燥结。舌质淡红，根部白腻苔，脉沉弦。诊断：迁延性肝炎，肿大 2cm。处方：柴胡 10 克，板蓝根 15 克，莪术 10 克，赤芍 15 克，郁金 10 克，三棱 10 克，生芍 15 克，丹参 20 克，清半夏 15 克，枳壳 10 克，川芎 10 克，苏梗 15 克，陈皮 15 克，乌药 15 克，香附 15 克，青皮 10 克。6 剂，水煎服。

二诊：1978 年 3 月 12 日。处方：乌药 15 克，木香 5 克，蒲公英 15 克，陈皮 15 克，甘草 10 克，地丁 15 克，白芷 10 克，青皮 10 克，连翘 15 克，天麻 10 克，大青叶 15 克，白附子 10 克，苏叶 15 克，板蓝根 15 克，地龙 15 克。6 剂，水煎服。

三诊：1978 年 3 月 20 日。证治：右腮肿痛。处方：板蓝根 29 克，野菊花 20 克，大青叶 20 克，连翘 15 克，黄芩 15 克，马勃 10 克，牛蒡子 15 克，蒲公英 15 克，元参 20 克。3 剂，水煎服。

【案例十一】

姓名：陈某，年龄：26 岁，性别：男。初诊：1978 年 3 月 6 日。证治：肝区无痛感，腰酸乏力，自汗，纳谷尚好。舌有齿痕，质淡无苔，脉弦细。处方：川楝子 10 克，板蓝根 10 克，山药 15 克，熟地 20 克，五味子 10 克，龙眼肉 15 克，枸杞子 15 克，山萸肉 10 克，寸冬 15 克，酸枣仁 10 克，茵陈 10 克，当归 10 克。7 剂，水煎服。

【案例十二】

姓名：关某，年龄：29 岁，性别：女。初诊：1978 年 4 月 17 日。证治：肝区疼痛，困倦乏力，便溏，食欲尚可，腹不胀，肝大一指。舌质淡无苔，脉沉弦无力。处方：当归 10 克，寸冬 15 克，炙鳖甲 15 克，川楝子 15 克，赤芍 10 克，延胡索 10 克，木香 7 克，牡丹皮 10 克，郁金 10 克，丹参 15 克，生芍 15 克。7 剂，水煎服。

【案例十三】

姓名：谢某，年龄：26 岁，性别：男。初诊：1978 年 7 月 9 日。证治：左侧季胁部疼痛颇剧，一年来发作 3 次，每次疼痛 3~15 天，呕吐一次。舌质淡红，苔薄白，脉沉弦。处方：柴胡 5 克，生甘草 10 克，大青叶 15 克，赤芍 15 克，香附 15 克，白芍 15 克，蒲公英 15 克，龙胆草 15 克，地丁 15 克，枳壳 15 克，板蓝根 15 克。7 剂，水煎服。

【案例十四】

姓名：赵某，年龄：22 岁，性别：女。初诊：1978 年 10 月 20 日。证治：胆囊炎，泛恶欲呕，恶心油腻，胆区痛，大便燥。舌质淡红，苔薄白，脉沉弦。处方：茵陈 15 克，金银花 15 克，金钱草 20 克，栀子 10 克，连翘 15 克，香附 15 克，龙胆草 10 克，黄芩 15 克，延胡索 5 克，郁金 10 克，柴胡 5 克，枳壳 10 克，清半夏 10 克。7 剂，水煎服。

【案例十五】

姓名：吴某，年龄：56 岁，性别：男。初诊：1979 年 12 月 2 日。证治：肝区疼，腹胀，纳呆，泛恶，欲呕。处方：柴胡 10 克，川芎 10 克，生芍 15 克，板蓝根 15 克，酒芍 15 克，蒲公英 15 克，枳壳 10 克，川楝子 10 克，生甘草 10 克，青皮 10 克，香附 15 克，木香 5 克。7 剂，水煎服。

二诊：1983 年 12 月 17 日。证治：恶心，呕逆，倦怠乏力。脉细略弦。处方：蜜麻黄 10 克，当归 15 克，地丁 15 克，党参 15 克，生黄芪 15 克，酒芍 15 克，甘草 10 克，桂枝 10 克，连翘 15 克，寸冬 15 克，蒲公英 15 克。4 剂，水煎服。

三诊：1983 年 12 月 21 日。证治：心烦，手心热，头疼，口热，倦怠乏力，纳差。处方：生黄芪 15 克，赤、白芍各 15 克，草河车 10 克，人参 10 克，何首乌 15 克，白术 10 克，丹参 15 克，当归 10 克，川续断 15 克，柴胡 10 克，酒芩 10 克。7 剂，水煎服。

四诊：1984 年 2 月 28 日。证治：困倦乏力，睡眠欠佳。处方：当归 15 克，五味子 10 克，炒枣仁 15 克，党参 15 克，龙眼肉 15 克，白术 10 克，山药 15 克，茯苓 15 克。7 剂，水煎服。

五诊：1985 年 3 月 27 日。浮肿，颜面四肢均浮肿，咽喉肿痛，轻度恶寒。舌淡红，无苔，脉缓无力。处方：防己 10 克，板蓝根 15 克，通草 10 克，黄芪 15 克，野菊花 15 克，滑石 10 克，白术 10 克，金银花 15 克，甘草 5 克，蒲公英 15 克，连翘 15 克，泽泻 15 克，地丁 15 克，冬葵子 10 克。7 剂，水煎服。

【案例十六】

姓名：李某，年龄：38 岁，性别：女。初诊：1979 年 12 月 10 日。证治：胸胁胀满，气短乏力，浮肿，便燥，脉缓无力。处方：党参 15 克，云苓 15 克，赤芍 10 克，白术 5 克，香附 15 克，陈皮 10 克，黄芩 15 克，乌药 10 克，大腹皮 10 克，清半夏 10 克，紫苏 10 克，柴胡 10 克,当归 15 克,甘草 5 克,川芎 5 克。7 剂,水煎服。

【案例十七】

姓名:李某,年龄:46 岁,性别:女。初诊:1980 年 1 月 14 日。证治:乙型肝炎,全身无力,右胁疼胀,四肢轻度浮肿,心律不齐。舌质淡红苔薄白,脉结无力。辨证:证属脾虚气弱,肝肾不足,湿热未清。治法:治以健脾益气,调补肝肾,佐以清热除湿。处方:生黄芪 15 克,赤、白芍各 10 克,醋柴胡 10 克,党参 15 克,何首乌 15 克,小蓟 15 克,白术 10 克,丹参 15 克,白茅根 30 克,当归 10 克,川续断 15 克,酒芩 10 克,蚤休 10 克,沉香 5 克。7 剂,水煎服。

【案例十八】

姓名:代某,年龄:40 岁,性别:男。初诊:1980 年 4 月 30 日。证治:肝脾区疼痛,胸痛,有肝炎史。舌质淡红,苔微黄,脉沉弦。处方:柴胡 10 克,丹参 20 克,赤芍 15 克,板蓝根 15 克,枳壳 10 克,生芍 15 克,生甘草 10 克,延胡索 10 克,川芎 10 克,川楝子 10 克,香附 15 克,草果仁 10 克。10 剂,水煎服。

二诊:1980 年 5 月 9 日。证治:脾区疼痛减轻,肝区仍痛,眼睑轻度浮肿。舌质淡红,根部微黄苔,脉弦滑。处方:熟地 20 克,枸杞子 10 克,五味子 5 克,川楝子 15 克,沙参 15 克,陈皮 15 克,寸冬 15 克,生芍 15 克,广砂仁 10 克,元参 15 克,石斛 15 克,何首乌 15 克,丹参 20 克。7 剂,水煎服。

【案例十九】

姓名:张某,年龄:48 岁,性别:男。初诊:1980 年 5 月 2 日。证治:肝炎,肝区疼痛,脾区不适,胸胁苦满,口苦,咽干,纳谷减少,消化力差。舌质淡红,苔薄白,脉沉弦。处方:柴胡 10 克,川芎 10 克,陈皮 10 克,生芍 10 克,香附 15 克,麦芽 15 克,赤芍 15 克,川楝子 15 克,鸡内金 10 克,枳壳 15 克,板蓝根 15 克,生甘草 10 克,蒲公英 15 克。7 剂,水煎服。

【案例二十】

姓名:朱某,年龄:67 岁,性别:女。初诊:1981 年 6 月 17 日。证治:胆囊炎合并胆结石。舌质绛无苔,脉弦细。处方:茵陈 15 克,川楝子 10 克,柴胡 10.5 克,木香 5.5 克,赤芍 15 克,郁金 15 克,栀子 10 克,金钱草 20 克,延胡索 10 克,龙胆草 10 克,鸡内金 10 克,甘草 10 克,清半夏 10 克,香附 15 克,元芩 15 克。水煎服。

【案例二十一】

姓名:王某,年龄:40 岁,性别:男。初诊:1981 年 7 月 6 日。证治:肝炎,困倦乏力,厌油,中脘满闷。脉弦滑。肝功能,麝香草酚浊度<6 单位,锌浊 18 单位,谷丙转氨酶<35 单位,黄疸指数<6 个单位,血球凝集 AFP4 等电泳<55ug。处方:柴胡 15 克,板蓝根 15 克,赤芍 15 克,香附 15 克,白芍 15 克,川芎 10 克,枳壳 10 克,茯苓 15 克,生甘草 10 克,白术 10 克,蒲公英 15 克,广砂仁 10 克。7 剂,水煎服。

【案例二十二】

姓名:张某,年龄:11 岁,性别:男。初诊:1983 年 11 月 21 日。证治:接触肝炎患者,腹痛,纳呆,脘痛 1 年多,有时肝脾区疼痛,恶心,倦怠乏力,消瘦,面黄。舌质淡黄,苔薄白微黄,脉弦细。化验 HAA 试验(+)1:16。处方:柴胡 5 克,枳壳 5 克,丹参 5 克,蒲公英 5 克,郁金 5 克,白花蛇舌草 10 克,香附 5 克,赤芍 5 克,川芎 5 克,白芍 5 克,川楝子 5 克。7 剂,水煎服。

【案例二十三】

姓名:刘某,年龄:26 岁,性别:女。初诊:1983 年 12 月 28 日。证治:经常发烧 37℃

以上，周身困倦，乏力，肝区疼痛，厌油腻。舌质暗红，无苔，脉弦滑。处方：柴胡15克，甘草10克，丹参15克，清半夏10克，木香5克，生姜5克（切），黄芩15克，郁金10克，大枣3枚（掰），党参10克，白花蛇舌草20克，栀子10克，生芍15克。7剂，水煎服。

【案例二十四】

姓名：陈某，年龄：31岁，性别：女。初诊：1984年3月2日。证治：乙型肝炎，腹胀纳呆，泛恶欲呕，困倦乏力，轻度浮肿，下肢肿甚。舌淡红，脉弦缓。处方：柴胡15克，香附15克，板蓝根15克，赤芍15克，川芎10克，郁金10克，白芍15克，丹参20克，枳壳15克，川楝子15克，生甘草10克，蒲公英15克。7剂，水煎服。

【案例二十五】

姓名：于某，年龄：40岁，性别：女。初诊：1984年6月28日。证治：肝区疼痛，腹胀，纳呆，消化力差。舌淡红，无苔，脉弦缓。处方：柴胡15克，川芎10克，赤芍15克，川楝子15克，白芍15克，郁金10克，枳壳15克，延胡索10克，生甘草10克，丹参20克，香附15克，板蓝根15克。7剂，水煎服。

二诊：1985年2月16日。证治：腹胀减轻，肝区疼减，有时痰多，纳谷不多，消化力差。舌淡红，无苔，脉弦缓。处方：柴胡15克，川芎10克，青皮15克，生芍15克，乌药15克，牡丹皮10克，枳壳15克，丹参20克，茯苓15克，生甘草10克，郁金10克，香附15克，板蓝根15克。7剂，水煎服。

【案例二十六】

姓名：孙某，年龄：29岁，性别：男。初诊：1984年7月23日。证治：困倦乏力，纳呆腹胀，肝区疼。舌淡无苔，脉弦滑。乙肝，转氨酶160u/l。处方：柴胡15克，香附15克，丹参20克，赤芍15克，川芎10克，郁金10克，白芍15克，白花蛇舌草20克，枳壳15克，川楝子15克，甘草10克，板蓝根15克。7剂，水煎服。

【案例二十七】

姓名：邢某，年龄：64岁，性别：女。初诊：1984年9月17日。证治：肝硬化，糖尿病，有时头晕，曾双目失明，经治疗左目恢复，但视力仍模糊，多食，消化不好，腹胀，肝区疼。舌质紫干裂，苔腻，脉沉弦。处方：柴胡15克，丹参20克，茯苓20克，生芍15克，郁金10克，白术10克，赤芍15克，木香5克，甘草10克，白花蛇舌草15克，枳壳15克，鳖甲15克。7剂，水煎服。

【案例二十八】

姓名：吴某，年龄：28岁，性别：男。一诊：1984年12月19日。证治：肝炎，胁痛，困倦乏力，纳呆欠佳，颜面苍白，碘反应（+），转氨酶106u/l。处方：柴胡15克，丹参20克，枳壳15克，郁金10克，生芍15克，焦栀子10克，甘草10克，板蓝根15克，香附15克，川楝子15克，川芎10克，乌药15克。7剂，水煎服。

【案例二十九】

姓名：周某，年龄：15岁，性别：女。初诊：1985年2月5日。证治：肝郁肝热，腹胀，两胁胀痛，耳右侧聋。舌胖大，脉弦滑。处方：当归15克，黄芩15克，枳壳15克，柴胡15克，木香5克，槟片10克，生芍15克，桃仁10克，枳壳15克，莱菔子10克，生甘草10克，青皮15克。7剂，水煎服。

二诊：1985年3月15日。证治：胸闷腹胀，痰盛，咳痰带血，大便燥结。舌淡红，无苔，脉沉结。处方：芒硝2克，黄芩15克，清半夏10克，大黄5克，甘草10克，党参15克，栀子15克，薄荷5克，生地15克，连翘15克，川厚朴10克，元参15克。12剂，水煎服。

三诊：1985 年 3 月 28 日。证治：腹胀减轻，坐时不胀，站立时仍有胀感，每日咯血少量。处方：清半夏 10 克，青皮 15 克，莱菔子 10 克，瓜蒌 20 克，金银花 15 克，枳壳 10 克，桔梗 10 克，川厚朴 10 克，知母 15 克，生地 15 克，黄连 10 克，元参 15 克。7 剂，水煎服。

【案例三十】

姓名：王某，年龄：22 岁，性别：女。初诊：1985 年 3 月 15 日。证治：右季肋部疼痛，心烦躁扰，心悸不宁，月经愆期，食欲不佳，懈惰懒动。舌淡，无苔，脉弦滑。处方：当归 15 克，甘草 10 克，枳壳 15 克，白芍 15 克，炮姜 5 克，陈皮 15 克，柴胡 10 克，薄荷 5 克，焦三仙各 10 克，云苓 15 克，牡丹皮 10 克，白术 10 克，栀子 15 克。7 剂，水煎服。

【案例三十一】

姓名：孙某，年龄：30 岁，性别：男。初诊：1985 年 3 月 17 日。证治：肝区疼，恶心。舌淡红，无苔，脉沉弦。乙型肝炎，脾大，合并胆囊炎，乙型肝炎表面抗原反应阳性。处方：柴胡 15 克，丹参 20 克，川楝子 15 克，生芍 15 克，郁金 10 克，枳壳 10 克，栀子 15 克，生甘草 10 克，板蓝根 15 克，香附 15 克，蒲公英 15 克，川芎 10 克，清半夏 10 克。4 剂，水煎服。

二诊：1985 年 3 月 31 日。证治：右季肋部疼痛，夜间疼痛，恶心。脉弦缓。处方：当归 15 克，炮姜 5 克，丹参 20 克，酒芍 15 克，薄荷 5 克，川楝子 15 克，柴胡 15 克，牡丹皮 10 克，香附 10 克，云苓 15 克，焦栀子 15 克，白术 10 克，板蓝根 15 克，生甘草 10 克，郁金 10 克。7 剂，水煎服。

三诊：1985 年 4 月 18 日。证治：脉弦滑。乙型肝炎，胆囊炎，脾大。处方：木香 10 克，枳壳 15 克，丹参 20 克，郁金 10 克，生甘草 10 克，川楝子 15 克，清半夏 10 克，金钱草 20 克，党参 10 克，金银花 20 克，黄芩 15 克，连翘 15 克，柴胡 15 克，板蓝根 15 克，白芍 15 克。7 剂，水煎服。

【案例三十二】

姓名：徐某，年龄：37 岁，性别：女。初诊：1985 年 4 月 29 日。证治：肝区疼，脘腹胀满，消化不良，易汗出，右侧颈淋巴肿起，如豆粒状。舌淡红，苔薄白，脉弦缓。乙型肝炎表面抗原反应阳性。处方：柴胡 15 克，白花蛇舌草 20 克，海藻 15 克，酒芍 15 克，川楝子 10 克，昆布 15 克，枳壳 15 克，牡蛎 20 克，夏枯草 15 克，香附 15 克，浙贝 15 克，川芎 10 克，黄药子 10 克。7 剂，水煎服。

【案例三十三】

姓名：敖某，年龄：47 岁，性别：女。初诊：1985 年 5 月 1 日。证治：胸腹胀满，噫气不除，肝区时痛，但肝功能无变化。舌质淡无苔，脉弦。处方：清半夏 10 克，柴胡 10 克，香附 15 克，苏梗 15 克，生芍 15 克，青皮 15 克，茯苓 15 克，枳壳 15 克，陈皮 15 克，生姜 5 克，生甘草 10 克，腹皮 15 克，川芎 10 克。7 剂，水煎服。

【案例三十四】

姓名：吴某，年龄：46 岁，性别：男。初诊：1985 年 5 月 10 日。证治：寒热往来，胸胁痛，腹痛，右胁后痛，口苦咽干，头晕，食欲不振。处方：茵陈 20 克，木香 10 克，金钱草 20 克，白芍 15 克，清半夏 10 克，郁金 10 克，枳壳 15 克，金银花 15 克，柴胡 15 克，连翘 15 克，黄芩 15 克，栀子 10 克，延胡索 10 克。7 剂，水煎服。

【案例三十五】

姓名：金某，年龄：54 岁，性别：女。初诊：1985 年 12 月 1 日。证治：脂肪肝，胆囊炎，经常肝胆区疼痛，恶心欲呕，厌油腻，大便燥，小便赤。舌质红苔黄，脉沉弦。处方：柴胡 15 克，枳实 15 克，川楝子 15 克，清半夏 10 克，白芍 15 克，延胡索 10 克，黄芩 15 克，木香 10 克，蒲公英 15 克，党参 10 克，郁金 15 克，地丁 15 克，甘草 10 克，金银花 20 克。7 剂，水煎服。

【案例三十六】

姓名：孔某，年龄：40 岁，性别：女。初诊：1985 年 12 月 20 日。证治：困倦乏力，纳谷减少，腹胀，肝区疼痛，舌淡红，苔薄白，脉弦缓。乙肝表面抗原（+）。处方：当归 15 克，薄荷 5 克，川楝子 15 克，白芍 15 克，牡丹皮 10 克，丹参 20 克，柴胡 15 克，焦栀子 10 克，郁金 10 克，茯苓 15 克，蒲公英 15 克，白术 10 克，板蓝根 15 克，生姜 5 克，白花蛇舌草 15 克。7 剂，水煎服。

【案例三十七】

姓名：王某，年龄：54 岁，性别：男。初诊：1986 年 4 月 25 日。证治：肝区胀闷，有时疼痛，烦躁见少。舌淡红，苔薄白，脉沉弦。处方：柴胡 15 克，川芎 10 克，川楝子 15 克，白芍 15 克，丹参 20 克，板蓝根 10 克，枳壳 15 克，郁金 10 克，茯苓 15 克，甘草 10 克，青皮 15 克，香附 15 克，广陈皮 15 克。7 剂，水煎服。

【案例三十八】

姓名：王某，年龄：48 岁，性别：女。初诊：1986 年 4 月 28 日。证治：慢性胆囊炎。处方：柴胡 15 克，枳壳 15 克，清半夏 10 克，川楝子 15 克，黄芩 15 克，香附 15 克，甘草 10 克，青皮 15 克，木香 10 克，茵陈 15 克，郁金 10 克，白花蛇舌草 20 克。7 剂，水煎服。

【案例三十九】

姓名：刘某，年龄：34 岁，性别：男。初诊：1986 年 10 月 3 日。证治：胸满烦惊，肝区疼痛，体倦乏力，睡眠欠佳。舌淡红，根部白腻苔，脉弦滑。处方：柴胡 15 克，桂枝 5 克，连翘 15 克，清半夏 10 克，茯苓 15 克，蒲公英 15 克，地丁 15 克，甘草 5 克，牡蛎 15 克，党参 10 克，龙骨 15 克，黄芩 15 克，金银花 15 克。7 剂，水煎服。

【案例四十】

姓名：谭某，年龄：30 岁，性别：男。初诊：1986 年 12 月 6 日。证治：口苦咽干，目眩，有时自觉有热，胸胁苦满，不欲食，心烦喜呕，有时左季肋部疼痛，大便燥结。舌淡红无苔，脉弦滑。处方：金银花 20 克，黄芩 15 克，木香 10 克，柴胡 15 克，清半夏 10 克，郁金 12 克，连翘 15 克，白芍 15 克，延胡索 10 克，枳实 15 克，大黄 5 克，川楝子 15 克，生姜 3 片。7 剂，水煎服。

【案例四十一】

姓名：宋某，年龄：59 岁，性别：女。初诊：1987 年 3 月 5 日。证治：急躁则嗳气，心悸，易惊，腹胀，胁肋胀痛，按之亦痛，左侧胸隆起，心烦，口干，耳痒刺痛。舌红无苔有齿痕润泽，脉弦滑。处方：丹参 20 克，降香 15 克，川芎 10 克，赤芍 15 克，五灵脂 10 克，蒲黄 10 克，槐花 15 克，山楂 20 克，红花 12 克，桃仁 10 克（捣），代赭石 15 克，旋覆花 15 克，清半夏 7 克，寸冬 15 克，生地 10 克，三七粉 3 克（冲服）。12 剂，水煎服。

二诊：1987 年 3 月 18 日。证治：服上方 10 剂，自觉诸症减轻，近日因情志不调而复病，腹胀心烦。舌淡红少苔，脉弦。处方：柴胡 10 克，赤芍 15 克，枳壳 15 克，甘草 7 克，丹参 20 克，降香 15 克，桃仁 10 克，红花 15 克，蒲黄 10 克，五灵脂 10 克，川椒 15 克，延胡索 10 克，山楂 15 克，槐花 15 克，郁金 12 克，旋覆花 12 克，代赭石 20 克，香附 10 克。7 剂，水煎服。

【案例四十二】

姓名：高某，年龄：27 岁，性别：女。初诊：1987 年 3 月 26 日。证治：乙肝 1 年，肝区疼，肝大，纳呆，泛恶，胸胁满，口苦，咽干，目眩，往来寒热，月经错后，量少，痛经，睡眠欠佳。舌红无苔，脉弦细。处方：当归15克，生甘草10克，枳壳15克，赤芍15克，薄荷15克，川楝子12克，柴胡12克，牡丹皮10克，白花蛇舌草15克，云苓15克，栀子12克，延胡索10克，白术10克，郁金10克。6剂，水煎服。

二诊：1987年4月2日。证治：乙肝，肝区疼（-），腰背疼，齿龈出血。舌淡无苔，脉弦细。处方：当归15克，炮姜3克，川楝子15克，赤芍15克，薄荷5克，白花蛇舌草20克，柴胡12克，牡丹皮10克，延胡索10克，云苓15克，栀子15克，白术10克，郁金10克，生甘草10克，枳壳15克。6剂，水煎服。

2.黄疸

【案例一】

姓名：陈某，年龄：26岁，性别：男。初诊：1978年1月12日。证治：急性黄疸型肝炎，经治疗结膜尚有黄染，倦怠乏力，食欲尚可，腹胀腰酸。舌质红，苔微黄，脉沉弦。处方：柴胡10克，香附15克，郁金10克，生芍15克，川芎10克，木香5克，赤芍15克，蒲公英20克，丹参20克，枳壳10克，地丁20克，生甘草10克，板蓝根15克。7剂，水煎服。

二诊：1978年1月27日。证治：口苦咽干目眩，脾区疼痛，乏力。舌质淡红，苔薄白，脉弦。处方：当归15克，生甘草10克，蒲公英15克，白芍15克，生姜3片，地丁15克，柴胡10克，薄荷5克，板蓝根15克，云苓15克，丹参20克，陈皮15克，白术10克，茵陈20克。7剂，水煎服。

【案例二】

姓名：高某，年龄：31岁，性别：男。初诊：1987年3月26日。证治：乙型肝炎，黄疸性传染性肝炎，结膜黄染，肝区闷痛，腹胀，下肢轻度浮肿，口干舌燥，往来寒热，胸胁苦满，食欲尚好，尿黄。舌质淡红，脉弦滑。处方：茵陈25克，柴胡12克，香附12克，栀子15克，赤芍15克，川芎10克，黄芩15克，枳壳15克，云苓15克，白花蛇舌草20克，牡丹皮10克，郁金10克，甘草10克。7剂，水煎服。

二诊：1987年4月2日。证治：乙型肝炎，肝区疼痛减轻，食欲好，浮肿见消，尿黄，结膜仍黄，气短见轻。脉弦细。处方：茵陈25克，赤芍15克，川芎10克，栀子15克，枳壳15克，云苓20克，黄芩15克，川楝子15克，牡丹皮10克，白花蛇舌草20克，郁金10克，甘草10克，柴胡12克，香附12克。7剂，水煎服。

3.积聚

【案例一】

姓名：张某，年龄：8岁，性别：男。初诊：1977年3月9日。证治：肝炎，肝脾肿大，肝大3.0cm，脾大2.0cm，转氨酶240u/l，泛恶欲呕，腹胀，腹闷满不适，纳呆。舌质红无苔。处方：蒲公英15克，川芎5克，生甘草10克，地丁15克，香附5克，陈皮5克，板蓝根15克，柴胡5克，清半夏5克，大青叶10克，赤芍10克，木香5克，芦根10克，枳壳10克，郁金5克。7剂，水煎服。

【案例二】

姓名：孔某，年龄：43岁，性别：女。初诊：1977年3月22日。证治：身疼痛，素患肝炎，肝大，纳呆便溏，有时烦热，腹胀不适，结膜充血，口干不欲饮。舌质红，苔黄腻。辨证：肝胆郁热，湿热留滞经络。治法：治宜疏风清热、祛湿兼以舒肝之法。处方：当归10克，粉葛 10 克，黄柏 15 克，麦芽 15 克，党参 15 克，川芎 15 克，知母 10 克，草果仁 10 克，茯苓 15 克，茵陈 15 克，牛膝 10 克，苦参 10 克，泽泻 15 克，苍术 15 克，生黄芪 15 克。7 剂，水煎服。

【案例三】

姓名：尤某，年龄：33 岁，性别：男。初诊：1978 年 11 月 3 日。证治：自觉消化稍差，余无显著变化。舌质淡红，舌尖略赤无苔，脉弦滑。经化验检查，"O"抗阳性，超声波较密微小波，肝深吸气 1.0cm，剑突下 3.0cm。处方：蒲公英 15 克，柴胡 5 克，生甘草 10 克，地丁 15 克，生芍 15 克，香附 15 克，板蓝根 15 克，赤芍 15 克，川芎 5 克，茵陈 15 克，枳壳 15 克，焦三仙各 10 克。7 剂，水煎服。

【案例四】

姓名：任某，年龄：3 岁，性别：男。初诊：1984 年 9 月 18 日。证治：纳呆，瘦消，面色不泽，尿色呈彩色，肝大 3cm，心率 120 次/分，心律齐。舌质淡红无苔，脉弦数。处方：柴胡 5 克，丹参 5 克，当归 5 克，板蓝根 5 克，酒芍 5 克，栀子 7 克，云苓 5 克，川楝子 7 克，白术 5 克，麦芽 5 克，生甘草 5 克，茵陈 5 克。7 剂，水煎服。

二诊：1984 年 9 月 25 日。证治：发烧 38.9℃。脉浮数。处方：金银花 5 克，寸冬 5 克，生甘草 5 克，连翘 5 克，栀子 7 克，木通 4 克，僵蚕 5 克，黄连 3 克，全蜕 5 克，龙胆草 5 克，柴胡 5 克，茯苓 7 克，薄荷 5 克，钩藤 5 克。2 剂，水煎服。

三诊：1984 年 9 月 27 日。证治：服 9 月 25 日药当日热减轻，第二天即完全退烧，较前进食增加，晚呃逆不止。脉弦滑。处方：柴胡 7 克，生芍 5 克，香附 5 克，清半夏 5 克，赤芍 5 克，茯苓 7 克，黄芩 5 克，丹参 5 克，党参 5 克，枳壳 5 克，甘草 5 克，川芎 3 克。3 剂，水煎服。

四诊：1984 年 10 月 2 日。证治：咽部充血，肿痛。处方：射干 5 克，山豆根 5 克，连翘 7.5 克，牛蒡子 5 克，元参 5 克，薄荷 3.5 克，荆芥 3.5 克，元芩 5 克，甘草 5 克，桔梗 3.5 克，僵蚕 3.5 克。2 剂，灯心、竹叶为引，水煎服。

4.头痛

【案例一】

姓名：张某，年龄：41 岁，性别：女。初诊：1974 年 6 月 2 日。证治：头痛，左侧后头痛重，头左右转动时颈部强急。舌质淡红苔薄白，脉弦数。处方：川芎 10 克，僵蚕 10 克，蔓荆子 10 克，川芎 10 克，全蜕 10 克，甘草 10 克，白芷 10 克，全蝎 5 克，粉葛 10 克，生石膏 15 克，菊花 15 克，细辛 3 克。7 剂，水煎服。

【案例二】

姓名：隋某，年龄：39 岁，性别：女。初诊：1974 年 6 月 12 日。证治：精神分裂症，已 6 年，经治疗基本控制，现症：头及眼难受，头痛心烦，大便干燥，3～4 日一行。舌苔黄腻，脉弦数有力。处方：礞石 15 克，沉香 10 克，大黄 10 克，陈皮 15 克，黄芩 15 克，甘草 10 克。7 剂，水煎服。

【案例三】

姓名：李某，年龄：25 岁，性别：女。初诊：1977 年 10 月 20 日。证治：头痛 10 余日，夜间痛重，午后较重，泛恶，欲呕，纳谷欠佳。舌质淡苔白，脉弦滑。辨证：证属痰厥头痛。处方：清半夏 10 克，党参 15 克，陈皮 15 克，天麻 10 克，黄芪 15 克，黄柏 10 克，白术 10 克，炮姜 5 克，泽泻 20 克，六曲 10 克，茯苓 15 克，炒麦芽 15 克。2 剂，水煎服。

二诊：1977 年 10 月 22 日。证治：药后进食佳，尚头疼。处方：桑叶 15 克，白术 10 克，六曲 15 克，菊花 20 克，元柏 10 克，云苓 15 克，钩藤 20 克，黄芩 10 克，清半夏 10 克，党参 10 克，炮姜 5 克，生黄芪 10 克，陈皮 15 克，泽泻 20 克，麦芽 15 克。7 剂，水煎服。

【案例四】

姓名：孟某，年龄：48 岁，性别：女。初诊：1978 年 4 月 12 日。证治：头疼，头晕，项强，脘腹胀满，消化不好，经常便溏，周身酸软疼痛，轻度浮肿。舌质淡红，脉弦有力。血压为 160/130mmHg。处方：清半夏 15 克，泽泻 15 克，秦艽 10 克，云苓 20 克，黄芩 10 克，陈皮 15 克，党参 10 克，黄柏 10 克，川羌 10 克，神曲 10 克，防风 10 克，白术 15 克，天麻 10 克。7 剂，水煎服。

【案例五】

姓名：陆某，年龄：54 岁，性别：男。初诊：1978 年 4 月 17 日。证治：右侧太阳穴部疼痛颇剧，目不欲睁，有时眩晕。舌质略红，无苔，脉弦数。处方：生芍 20 克，全蝎 5 克，龙胆草 15 克，生地 15 克，白芷 10 克，细辛 3 克，地龙 15 克，黄芩 15 克。7 剂，水煎服。

【案例六】

姓名：胡某，年龄：53 岁，性别：女。初诊：1978 年 6 月 10 日。证治：两侧太阳穴及后头疼，眩晕，大便秘结。舌质红，苔微黄，脉弦有力。处方：当归 20 克，龙胆草 15 克，全蝎 5 克，赤芍 15 克，黄芩 15 克，栀子 10 克，防风 10 克，地龙 20 克，川羌 10 克，细辛 5 克，白芷 10 克，生地 20 克。7 剂，水煎服。

【案例七】

姓名：贾某，年龄：53 岁，性别：女。初诊：1978 年 7 月 13 日。证治：头痛眩晕，周身乏力，两腿酸软。舌质淡红无苔，脉细数。血压为：210/110mmHg，心悸亢进，心脏呈普大型，左心室肥厚。处方：当归 15 克，黄芩 15 克，生芍 15 克，泽泻 20 克，赤芍 15 克，龙胆草 10 克，川芎 10 克，牛膝 10 克，防风 10 克，钩藤 15 克，川羌 10 克，坤草 20 克。7 剂，水煎服。

【案例八】

姓名：张某，年龄：49 岁，性别：男。初诊：1978 年 9 月 7 日。证治：右侧额角部阵发性疼痛，刷牙、吃饭、洗面均可引起发作，疼痛颇剧，日夜发作，影响睡眠，口干舌燥，二便正常。舌尖赤，苔白腻，脉沉弦。处方：大生地 20 克，生芍 15 克，细辛 5 克，地龙 15 克，龙胆草 15 克，川芎 10 克，白芷 10 克，栀子 10 克，全蝎 5 克，黄芩 15 克。7 剂，水煎服。

二诊：1978 年 9 月 23 日。证治：右侧颞颥疼痛，较前减轻，发作间隔时间延长，疼痛时间缩短，每于夜间或进食时发作，发时局部有胀痛感。舌尖赤苔薄白，脉弦滑。处方：生地 20 克，龙胆草 15 克，川芎 10 克，川楝子 10 克，地龙 20 克，栀子 10 克，枸杞子 15 克，白芷 10 克，全蝎 5 克，黄芩 15 克，菊花 15 克，生芍 15 克，细辛 5 克，桑叶 15 克。7 剂，水煎服。

【案例九】

姓名：高某，年龄：42 岁，性别：男。初诊：1979 年 3 月 25 日。证治：高血压头疼，右侧腰痛。舌质红，无苔，脉弦劲有力。处方：钩藤 20 克，怀牛膝 10 克，坤草 20 克，熟地 20 克，天麻 10 克，川羌 15 克，枸杞子 15 克，菊花 15 克，防风 15 克，泽泻 20 克，桑寄生 15 克，黄芩 15 克，杜仲 10 克。7 剂，水煎服。

【案例十】

姓名：李某，年龄：40 岁，性别：女。初诊：1979 年 8 月 7 日。证治：头痛，头晕，心烦躁扰，右侧颈部淋巴结肿大，睡眠欠佳，月经错后量少。舌质红绛而暗，脉沉弦。处方：赤芍 15 克，红花 10 克，牛膝 10 克，桃仁 10 克，柴胡 5 克，菊花 10 克，当归 15 克，桔梗 10 克，钩藤 10 克，枳壳 10 克，川芎 10 克，甘草 10 克，生地 15 克。7 剂，水煎服。

【案例十一】

姓名：刘某，年龄：30 岁，性别：男。初诊：1979 年 8 月 16 日。证治：左侧后头偏头痛，目眶疼痛。舌质淡红苔薄白，脉沉弦。处方：枸杞子 15 克，牡丹皮 10 克，菊花 15 克，熟地 20 克，山药 15 克，茯苓 15 克，蒺藜 15 克，石决明 15 克，泽泻 20 克，当归 15 克，山萸肉 10 克，芍药 15 克。7 剂，水煎服。

【案例十二】

姓名：李某，年龄：30 岁，性别：女。初诊：1979 年 11 月 1 日。证治：口苦咽干眩晕，头痛，两太阳及后头胀痛，纳谷尚可，咳痰难出，有时发热（手足及颜面）颈项强。既往肺结核及黄疸性肝炎病史。舌质红无苔，脉弦细。处方：当归 15 克，白术 10 克，栀子 10 克，赤芍 15 克，生甘草 10 克，蒲公英 10 克，生白芍 15 克，生姜 3 片，板蓝根 10 克，柴胡 10 克，薄荷 5 克，香附 15 克，云苓 15 克，牡丹皮 10 克。7 剂，水煎服。

【案例十三】

姓名：张某，年龄：24 岁，性别：女。初诊：1979 年 11 月 6 日。证治：因惊以后，经常头痛，头晕眼花，视物不清，有时抽搐，约 10 分钟即可恢复，已往月经先期，痛经，关节炎。舌质淡红无苔，脉弦细。处方：柴胡 10 克，桂枝 5 克，大枣 5 枚（掰），黄芩 15 克，茯苓 15 克，生龙骨 20 克，清半夏 10 克，生牡蛎 20 克，党参 10 克，生姜 3 片，甘草 10 克。7 剂，水煎服。

【案例十四】

姓名：李某，年龄：24 岁，性别：男。初诊：1980 年 5 月 17 日。证治：头疼头胀，沉困嗜睡，多思虑，饮食正常。舌质淡红无苔，脉弦滑。处方：陈皮 15 克，云苓 15 克，泽泻 15 克，清半夏 10 克，甘草 10 克，菊花 15 克，竹茹 15 克，钩藤 15 克，枳实 10 克，黄芩 15 克。7 剂，水煎服。

二诊：1980 年 5 月 27 日。证治：睡眠较前好些，头胀痛轻。脉沉弦。处方：陈皮 15 克，竹茹 15 克，菊花 15 克，云苓 15 克，枳壳 15 克，钩藤 15 克，清半夏 10 克，龙骨 20 克，甘草 10 克，牡蛎 20 克。7 剂，水煎服。

【案例十五】

姓名：吴某，年龄：61 岁，性别：男。初诊：1980 年 6 月 24 日。证治：偏头痛，左侧头痛麻木，有时波及右侧，颜面潮红，冬季疼痛较重，疼痛发作时不能转侧，疲乏时痛重。舌淡苔白腻，脉沉弦。处方：赤芍 15 克，红花 10 克，牛膝 10 克，桃仁 10 克，柴胡 5 克，菊花 15 克，当归 15 克，桔梗 10 克，钩藤 15 克，枳壳 10 克，川芎 10 克，甘草 10 克，生地 15 克。7 剂，水煎服。

【案例十六】

姓名：姚某，年龄：57 岁，性别：男。初诊：1980 年 9 月 22 日。证治：左侧头顶部疼痛颇剧，难以忍受，夜间较重，泛呕欲吐，纳谷差，血压偏低。舌质淡无苔，大便燥，脉弦。处方：川芎 10 克，细辛 5 克，生地 20 克，白芷 10 克，赤芍 15 克，黄芩 15 克，菊花 15 克，天麻 10 克，龙胆草 15 克，地龙 20 克，全蝎 5 克。7 剂，水煎服。

【案例十七】

姓名：徐某，年龄：41 岁，性别：男。初诊：1980 年 11 月 23 日。证治：头痛，鼻塞流涕。处方：蝉蜕 10 克，细辛 5 克，防风 15 克，川芎 10 克，川羌 10 克，薄荷 5 克，荆芥 10 克，蒲公英 15 克，地丁 15 克，白芷 10 克，黄芩 15 克，天麻 10 克，藁本 10 克，菊花 15 克。7 剂，水煎服。

二诊：1980 年 12 月 21 日。证治：头痛，经常感冒，胃脘胀闷，堵塞感，嗳气不除，纳呆。处方：龙胆草 15 克，生地 15 克，生芍 15 克，细辛 5 克，菊花 15 克，白芷 10 克，地龙 15 克，黄芩 15 克，川芎 10 克，陈皮 10 克，白豆蔻 10 克，麦芽 15 克，神曲 10 克。7 剂，水煎服。

【案例十八】

姓名：潘某，年龄：20 岁，性别：女。初诊：1980 年 11 月 24 日。证治：左侧偏头痛，疼痛颇剧，心悸，睡眠欠佳，月经期拖长，痛经。脉沉弦。处方：生地 20 克，生芍 15 克，全蝎 5 克，白芷 10 克，地龙 20 克，黄芩 15 克，细辛 5 克，菊花 15 克，川芎 10 克，龙胆草 15 克。7 剂，水煎服。

二诊：1980 年 12 月 3 日。证治：服药后疼痛见轻。处方：生地 20 克，生芍 15 克，全蝎 5 克，白芷 10 克，地龙 20 克，黄芩 15 克，细辛 5 克，菊花 15 克，龙胆草 15 克，川芎 10 克，生石膏 20 克。4 剂，水煎服。

三诊：1980 年 12 月 7 日。证治：头痛颇轻，昨日月经来潮，原痛经症状已消失。处方：龙胆草 15 克，地龙 20 克，生芍 15 克，细辛 5 克，生地 20 克，全蝎 5 克，川芎 10 克，生石膏 15 克，黄芩 15 克，坤草 15 克。7 剂，水煎服。

【案例十九】

姓名：姚某，年龄：58 岁，性别：男。初诊：1981 年 1 月 26 日。证治：头痛，头晕，泛恶呕吐，头痛颇剧，持续时间较长，喜困睡。舌质淡红无苔，脉弦缓。辨证：证属痰厥头痛。处方：半夏白术天麻汤加减。天麻 15 克，清半夏 10 克，陈皮 15 克，白术 10 克，茯苓 15 克，黄柏 10 克，炮姜 5 克，六曲 10 克，生黄芪 15 克，党参 10 克，生姜 3 片，大枣 3 枚，细辛 5 克。7 剂，水煎服。

【案例二十】

姓名：关某，年龄：46 岁，性别：女。初诊：1981 年 9 月 30 日。证治：后头及巅顶沉重疼痛，恶心，呕吐。舌质淡红，脉弦数有力。处方：川羌 15 克，菊花 15 克，陈皮 15 克，防风 15 克，钩藤 15 克，枳壳 15 克，当归 15 克，竹茹 10 克，黄芩 15 克，白芷 10 克，清半夏 10 克，生姜 5 克，龙胆草 15 克，茯苓 15 克。7 剂，水煎服。

【案例二十一】

姓名：郑某，年龄：22 岁，性别：女。初诊：1981 年 12 月 4 日。证治：头疼，周身肌肉疼痛，有时发热，无恶寒感。舌质淡红，苔薄白，脉浮数。处方：金银花 15 克，芦根 15 克，连翘 15 克，粉葛 15 克，蒲公英 15 克，大青叶 15 克，地丁 15 克，荆芥 10 克，菊花 15 克，防风 10 克，牛蒡子 15 克。7 剂，水煎服。

二诊：1982 年 1 月 4 日。处方：白术 20 克，川芎 10 克，熟地 20 克，泽泻 10 克，赤石脂 15 克，何首乌 20 克，猪苓 20 克，白鲜皮 20 克，萆薢 20 克，桑椹 15 克，车前子 10 克，生地 20 克。水煎服。

【案例二十二】

姓名：孙某，年龄：55 岁，性别：女。初诊：1982 年 1 月 4 日。证治：右侧偏头疼，头昏，心悸烦乱，心音低钝，有时不整，右手指关节肿痛，小指纺锤状。舌质淡红，苔白腻，脉弦缓。处方：生地 20 克，细辛 3 克，白芍 20 克，全蝎 5 克，黄芩 10 克，白芷 10 克，地龙 20 克，龙胆草 10 克。7 剂，水煎服。

【案例二十三】

姓名：徐某，年龄：25 岁，性别：女。初诊：1982 年 4 月 2 日。证治：头痛，头昏，胸满烦惊，纳呆，多梦纷纭，脉弦。处方：柴胡 15 克，茯苓 15 克，蔓荆子 15 克，清半夏 10 克，甘草 10 克，陈皮 15 克，黄芩 15 克，龙骨 20 克，枳壳 10 克，党参 15 克，牡蛎 20 克，桂枝 5 克半，菊花 15 克。7 剂，水煎服。

【案例二十四】

姓名：陈某，年龄：30 岁，性别：女。初诊：1982 年 5 月 4 日。证治：左侧偏头痛，夜间发作，头昏，左侧颜面有抽动感。舌质淡红，无苔，脉弦数。处方：大生地 20 克，细辛 3 克，生白芍 20 克，地龙 20 克，白芷 10 克，龙胆草 15 克，全蝎 5 克，黄芩 10 克。7 剂，水煎服。

【案例二十五】

姓名：翟某，年龄：57 岁，性别：女。初诊：1982 年 6 月 18 日。证治：痰厥头痛，午前头痛，泛恶欲呕。舌质暗红，舌苔腻。处方：清半夏 15 克，炮姜 7 克，六曲 10 克，天麻 15 克，白术 10 克，党参 15 克，茯苓 15 克，橘红 15 克，泽泻 15 克，知母 10 克，炒麦芽 15 克。7 剂，水煎服。

【案例二十六】

姓名：秦某，年龄：51 岁，性别：女。初诊：1983 年 11 月 14 日。曾有红斑狼疮，并有高血压病史。头疼，眩晕，心前区不适，轻度疼痛，气憋感，肝区疼痛，纳呆。舌质淡红，苔白，脉沉无力。辨证：证属肝肾阴虚，肝阳上亢，心血痹阻。治法：宜滋肾平肝、潜阳化瘀之法。处方：钩藤 20 克，坤草 20 克，石决明 20 克，桑寄生 20 克，鸡血藤 20 克，天麻 10 克，杜仲 10 克，黄芩 15 克，当归 15 克，野菊花 20 克，生芍 15 克，牛膝 10 克。7 剂，水煎服。

【案例二十七】

姓名：董某，年龄：36 岁，性别：女。初诊：1984 年 1 月 8 日。证治：头疼头晕，心悸，心烦，胸满善惊。舌淡红，无苔，脉弦滑。处方：钩藤 20 克，石决明 20 克，菊花 15 克，天麻 12 克，龙骨 15 克，泽泻 20 克，牡蛎 15 克，黄芩 15 克，桑寄生 15 克，坤草 20 克，牛膝 10 克。7 剂，水煎服。

【案例二十八】

姓名：陈某，年龄：42 岁，性别：男。初诊：1984 年 1 月 18 日。证治：两侧太阳疼痛如刀割，疼痛发作时，并作呕吐，颈项强。舌质暗红，脉沉弦。处方：大生地 20 克，龙胆草 15 克，竹茹 10 克，生白芍 20 克，粉葛 15 克，地龙 15 克，野菊花 15 克，全蝎 5 克，白芷 10 克，细辛 3 克，黄芩 15 克。3 剂，水煎服。

二诊：1984 年 1 月 21 日。证治：头疼减轻，项强较前柔和，未发现呕吐。舌质淡红无苔，脉弦滑。处方：大生地 20 克，粉葛 10 克，生白芍 20 克，野菊花 20 克，全蝎 5 克，白芷 10 克，细辛 2 克，黄芩 15 克，地龙 20 克，竹茹 10 克。6 剂，水煎服。

【案例二十九】

姓名：吴某，年龄：64 岁，性别：女。初诊：1984 年 8 月 8 日。证治：头疼，泛恶欲呕，无热，颈项强，因欲跌而引起。处方：清半夏 10 克，枳壳 10 克，白术 10 克，菊花 10 克，泽泻 10 克，钩藤 10 克，陈皮 10 克，苍耳 10 克，竹茹 10 克，黄芩 10 克。2 剂，水煎服。

二诊：1984 年 8 月 11 日。证治：服药 2 剂，吐止，不眩晕，能坐起，夜晚头痛，头沉，能食。处方：菊花 10 克，苍耳 10 克，生芍 10 克，钩藤 10 克，龙胆草 10 克，桑叶 10 克，黄芩 10 克，细辛 5 克，生地 10 克，藁本 10 克，白芷 10 克。4 剂，水煎服。

三诊：1984 年 8 月 14 日。证治：10 年前曾患脑下垂体瘤，经治疗没有发展，于前些日子因跌倒身体突下弯而头痛，泛呃欲呕，经服 8 月 11 日方，呃呃止，仍头痛。舌淡红无苔，脉沉弦。处方：桂枝 5 克，胆南星 10 克，枳壳 10 克，茯苓 10 克，陈皮 10 克，桃仁 10 克，甘草 10 克，天麻 10 克，牡丹皮 10 克，竹茹 10 克，菊花 10 克，泽泻 10 克，粉葛 10 克，赤芍 10 克。2 剂，水煎服。

四诊：1984 年 8 月 17 日。证治：服 8 月 14 日方 2 剂，头痛大减，已能下地活动，仍头沉，前方初服第一次，曾生恶心，以后即未恶心。处方：桂枝 5 克，胆南星 10 克，天麻 10 克，茯苓 10 克，清半夏 10 克，菊花 10 克，桃仁 10 克，甘草 5 克，赤芍 10 克，牡丹皮 10 克，竹茹 10 克，藁本 10 克，泽泻 10 克，枳壳 10 克。4 剂，水煎服。

【案例三十】

姓名：隋某，年龄：33 岁，性别：男。初诊：1984 年 8 月 20 日。证治：头痛胸痛，善太息，困倦乏力，腰酸痛。脉沉弦。处方：柴胡 15 克，川芎 10 克，枳壳 15 克，丹参 15 克，赤芍 15 克，桃仁 10 克，甘草 10 克，红花 10 克，木香 5 克，鸡血藤 15 克，乌药 15 克，降香 10 克。7 剂，水煎服。

二诊：1984 年 9 月 22 日。证治：肝区腹痛，消化不好，腹胀头晕，困倦乏力，有时烦热，舌质红无苔，脉弦细。西医诊断：脂肪肝。处方：柴胡 15 克，云苓 15 克，丹参 20 克，清半夏 10 克，白术 10 克，莪术 7 克，当归 15 克，甘草 10 克，三棱 7 克，生芍 15 克，香附 15 克，白花蛇舌草 15 克，赤芍 15 克，川芎 10 克。7 剂，水煎服。

【案例三十一】

姓名：张某，年龄：30 岁，性别：女。初诊：1984 年 8 月 21 日。证治：头痛，多梦纷纭，睡眠欠佳。舌质淡红无苔，脉沉弦。处方：生地 20 克，地龙 15 克，白芍 15 克，生石膏 20 克，细辛 3 克，全蝎 5 克，白芷 10 克，龙胆草 15 克，粉葛 10 克，黄芩 15 克。7 剂，水煎服。

【案例三十二】

姓名：李某，年龄：32 岁，性别：女。初诊：1985 年 3 月 28 日。证治：偏头痛，疼痛难忍，夜日疼重，颜面潮红，月经先期，量少，有块。舌淡红，无苔，脉弦滑。处方：龙胆草 15 克，地龙 20 克，防风 5 克，白芍 15 克，黄芩 15 克，白芷 10 克，全蝎 5 克，野菊花 20 克，细辛 3 克，生地 15 克，川羌 5 克。7 剂，水煎服。

【案例三十三】

姓名：秦某，年龄：39 岁，性别：男。初诊：1985 年 5 月 9 日。证治：头疼眩晕，首如裹。脉弦滑。血压为 85/55mmHg。处方：熟地 20 克，细辛 5 克，山药 15 克，五味子 7 克，山萸肉 15 克，炮干姜 5 克，泽泻 20 克，枸杞子 15 克，牡丹皮 10 克，菊花 15 克，云苓 15 克。7 剂，水煎服。

【案例三十四】

姓名：孙某，年龄：15 岁，性别：男。初诊：1985 年 7 月 22 日。证治：嗜睡，躁动不安，头痛。舌质暗红无苔，脉弦细。处方：陈皮 15 克，枳实 10 克，丹参 15 克，清半夏 10 克，龙骨 15 克，菊花 15 克，茯苓 15 克，牡蛎 15 克，甘草 10 克，胆南星 10 克，竹茹 10 克，石菖蒲 10 克。7 剂，水煎服。

【案例三十五】

姓名：苍某，年龄：33 岁，性别：女。初诊：1985 年 8 月 18 日。证治：生育后 8 个月，头痛，颜面及头顶部厚重感，肩酸腿疼，足跟痛，自汗，短气乏力，微浮肿。舌质淡红无苔，脉细弱无力。处方：党参 15 克，川芎 10 克，白术 10 克，当归 15 克，茯苓 15 克，蔓荆子 15 克，炙甘草 10 克，天麻 10 克，熟地 15 克，细辛 3 克，酒芍 15 克，地龙 10 克。7 剂，水煎服。

二诊：1985 年 8 月 31 日。证治：有时头晕，自觉颜面及头部厚重感，触之不硬，无痛感，泛口恶欲呕，头疼，足跟疼明显，下肢轻度浮肿，按之有压迹。舌淡红苔薄白，脉沉滑。处方：清半夏 10 克，生黄芪 15 克，麦芽 15 克，苍术 10 克，陈皮 15 克，神曲 10 克，天麻 10 克，泽泻 15 克，炙甘草 10 克，党参 15 克，云苓 15 克，知母 10 克。7 剂，水煎服。

【案例三十六】

姓名：王某，年龄：37 岁，性别：女。初诊：1985 年 12 月 6 日。证治：头胀，心烦躁扰善惊，睡眠欠佳，月经先期，腰腹不痛。舌质淡红无苔，脉弦细。处方：柴胡 15 克，牡蛎 20 克，清半夏 10 克，龙骨 20 克，黄芩 15 克，桂枝 7 克，甘草 10 克，云苓 15 克，党参 15 克，野菊花 20 克，生姜 3 片，大枣 3 枚。7 剂，水煎服。

【案例三十七】

姓名：王某，年龄：40 岁，性别：女。初诊：1985 年 12 月 19 日。证治：左侧偏头痛，头面及足浮肿。舌质红无苔，脉弦细。处方：龙胆草 15 克，栀子 15 克，川芎 10 克，生地 15 克，细辛 3 克，地龙 15 克，黄芩 15 克，生石膏 15 克，全蝎 3 克，菊花 20 克。7 剂，水煎服。

【案例三十八】

姓名：夏某，年龄：10 岁，性别：男。初诊：1986 年 1 月 14 日。证治：头痛，有时发生昏厥，自汗出，人多时头晕。舌淡红无苔，脉弦滑。处方：柴胡 7 克，桂枝 5 克，大枣 3 枚（掰），清半夏 7 克，茯苓 10 克，黄芩 10 克，龙骨 15 克，甘草 5 克，牡蛎 15 克，党参 17 克，生姜 4 克（切）。7 剂，水煎服。

【案例三十九】

姓名：王某，年龄：34 岁，性别：女。初诊：1986 年 1 月 14 日。证治：头痛，目视流泪，善惊。舌质红，无苔，脉细而滑。处方：当归 15 克，炙甘草 10 克，生芍 15 克，木瓜 10 克，川芎 10 克，龙眼肉 20 克，熟地 20 克，山药 10 克，酸枣仁 15 克，五味子 5 克。7 剂，水煎服。

【案例四十】

姓名：夏某，年龄：10 岁，性别：男。初诊：1986 年 1 月 26 日。证治：头疼眩晕。舌肿嫩，色红而鲜，脉弦滑。处方：枸杞子 10 克，当归 10 克，菊花 10 克，白芍 10 克，熟地 10 克，山药 7 克，泽泻 10 克，山萸肉 7 克，茯苓 10 克，石决明 10 克，牡丹皮 5 克，蒺藜 10 克。7 剂，水煎服。

【案例四十一】

姓名：代某，年龄：53 岁，性别：女。初诊：1986 年 3 月 7 日。证治：左侧偏头痛，血压为 180/100mmHg，心烦睡眠不好，泛恶，消化不好，便燥。舌淡苔薄白，脉沉弦。处方：坤草 20 克，钩藤 20 克，麦芽 20 克，降香 15 克，牛膝 10 克，天麻 10 克，元芩 15 克，杜仲 10 克，枸杞子 15 克，桑寄生 20 克，泽泻 20 克，石决明 20 克，野菊花 20 克。7 剂，水煎服。

【案例四十二】

姓名：刘某，年龄：54 岁，性别：女。初诊：1986 年 3 月 9 日。证治：头疼头晕，有热感，心悸怔忡，心前区疼痛，血压为 150/100mmHg。舌淡红无苔，脉弦缓。处方：槐花 15 克，蒲黄 10 克，赤芍 15 克，当归 15 克，坤草 15 克，川芎 10 克，丹参 20 克，泽泻 20 克，降香 10 克，钩藤 15 克，五灵脂 10 克，石决明 15 克。7 剂，水煎服。

【案例四十三】

姓名：周某，年龄：29 岁，性别：女。初诊：1986 年 6 月 6 日。证治：眩晕昏厥，胸闷，午后低热，纳呆，困倦。舌淡红无苔，脉弦滑。辨证：证属痰厥头痛。治法：宜涤痰化湿、清热补中之法。处方：清半夏 10 克，党参 15 克，茯苓 20 克，白术 10 克，生黄芪 15 克，泽泻 20

克，天麻 10 克，黄柏 10 克，甘草 7 克，知母 10 克，陈皮 15 克，麦芽 10 克。7 剂，水煎服。

【案例四十四】

姓名：赵某，年龄：36 岁，性别：男。初诊：1986 年 7 月 25 日。证治：头部眉棱骨痛，左侧耳鸣。舌质淡红无苔，脉弦滑。处方：川羌 7 克，栀子 15 克，川芎 7 克，防风 7 克，野菊花 20 克，龙胆草 15 克，生地 10 克，当归 10 克，全蝎 3 克，黄芩 15 克，木通 5 克。7 剂，水煎服。

【案例四十五】

姓名：王某，年龄：40 岁，性别：女。初诊：1986 年 7 月 25 日。证治：偏头痛，经治疗效果显著，现仍有点感觉，右侧下肢麻木，右侧环跳穴处凹陷，肌肉萎缩。脉滑数。处方：元参 15 克，龙胆草 15 克，全蝎 3 克，金银花 15 克，黄芩 10 克，生地 15 克，连翘 15 克，地龙 15 克，何首乌 15 克，地丁 10 克，细辛 3 克。7 剂，水煎服。

【案例四十六】

姓名：杨某，年龄：25 岁，性别：男。初诊：1986 年 9 月 5 日。证治：头痛，精神焦虑 8 年。头痛，前额麻木感，耳鸣，心烦，吐涎，胸闷泛酸，上腹部胀满，睡眠尚可，阴雨天时手脚发凉，口渴。舌红，苔白稍腻，脉弦细。辨证：肝胆郁热。处方：柴胡 10 克，生白芍 15 克，枳壳 15 克，甘草 10 克，龙胆草 15 克，生地 10 克，细辛 2 克，地龙 15 克，黄芩 15 克，全蝎 3 克，野菊花 15 克，生姜 5 克，半夏 10 克。7 剂，水煎服。

二诊：1986 年 9 月 12 日。证治：服前方 4 剂后，诸症大减，反酸均消，只仍整夜失眠。处方：柴胡 12 克，清半夏 12 克，黄芩 15 克，党参 10 克，甘草 10 克，茯苓 15 克，生龙骨 30 克，生牡蛎 20 克，生姜 4 克（切），大枣 3 枚（掰），合欢皮 10 克，百合 15 克，知母 10 克。7 剂，水煎服。

【案例四十七】

姓名：邹某，年龄：36 岁，性别：男。初诊：1986 年 9 月 7 日。证治：头痛，耳聋，健忘，有堵塞感，睡眠尚好。舌淡苔腻，脉弦滑。处方：龙胆草 15 克，细辛 2 克，陈皮 15 克，黄芩 15 克，野菊花 20 克，生地 15 克，生芍 15 克，地龙 15 克，全蝎 2 克。7 剂，水煎服。

【案例四十八】

姓名：任某，年龄：47 岁，性别：女。初诊：1986 年 9 月 25 日。证治：右侧偏头痛，眩晕，纳呆，泛恶欲呕，腰痛，月经不按月。舌暗红，白苔。辨证：肝郁。处方：当归 15 克，薄荷 5 克，枳壳 10 克，白芍 15 克，丹参 20 克，柴胡 12 克，牡丹皮 10 克，云苓 15 克，焦栀子 10 克，白术 10 克，生姜 5 克，生甘草 10 克，郁金 10 克。7 剂，水煎服。

【案例四十九】

姓名：徐某，年龄：50 岁，性别：女。初诊：1986 年 11 月 6 日。证治：头昏，头痛，手麻，心烦躁扰，周身瘙痒。舌质红，脉弦缓。处方：生黄芪 20 克，生姜 5 克，桂枝 10 克，大枣 5 克，白芍 15 克，瓜蒌 20 克，丹参 20 克，天麻 10 克，甘草 10 克，钩藤 15 克。7 剂，水煎服。

5.眩晕

【案例一】

姓名：白某，年龄：53 岁，性别：女。初诊：1974 年 5 月 12 日。证治：头晕目眩，颈项强极，自汗，周身乏力。舌质淡红，白苔，脉沉缓。处方：清半夏 10 克，神曲 10 克，白术 10 克，麦芽 10 克，天麻 10 克，炮姜 5 克，党参 15 克，泽泻 15 克，茯苓 15 克，元柏 10 克。

7剂，水煎服。

【案例二】

姓名：吴某，年龄：30岁，性别：男。初诊：1977年12月5日。证治：头晕，恶心，心悸，乏力。处方：生地20克，桑叶10克，赤芍15克，竹茹15克，钩藤10克，生芍15克，川楝子10克，山药15克，枸杞子15克，云苓20克，菊花15克，当归15克。7剂，水煎服。

【案例三】

姓名：吴某，年龄：75岁，性别：女。初诊：1978年3月7日。证治：眩晕，如坐舟中，颈项强急，腰腿疼，睡眠欠佳。舌质淡红，苔微黄，脉弦而有力。辨证：证属肝肾阴虚，水不涵木，肝风动扰。处方：菊花15克，泽泻15克，生芍15克，枸杞子15克，山药15克，地龙15克，桑寄生15克，牡丹皮10克，桑叶15克，粉葛10克，远志10克，钩藤15克，黄芩10克，当归15克。7剂，水煎服。

【案例四】

姓名：栾某，年龄：40岁，性别：女。初诊：1978年4月12日。证治：头眩，头晕。舌质淡红，苔白，脉沉弦。处方：桑叶15克，川羌10克，钩藤15克，菊花10克，龙胆草10克，泽泻20克，当归15克，黄芩15克，生芍15克，防风10克，坤草15克。7剂，水煎服。

【案例五】

姓名：华某，年龄：53岁，性别：女。初诊：1978年4月25日。证治：眩晕，头昏目眩，头部不能急剧活动，失眠，轻度耳鸣，自喜按太阳穴。舌质浅红，苔白略腻，脉弦有力。辨证：属肝肾阴虚，肝风动扰。治法：宜补肾滋肝、宣风安神之法。处方：菊花15克，生地20克，牛膝10克，枸杞子15克，牡丹皮10克，车前子10克，石决明20克，山萸肉10克，蒺藜15克，山药15克，泽泻20克，双叶15克，云苓15克，钩藤15克。3剂，水煎服。

【案例六】

姓名：杨某，年龄：58岁，性别：女。初诊：1978年9月13日。证治：高血压为200/120mmHg，现症嗜睡。舌质略红，苔薄白，脉弦劲有力。处方：钩藤15克，泽泻15克，陈皮15克，桑叶15克，枸杞子15克，当归15克，菊花15克，生地15克，香附10克，黄芩15克，茯苓15克，草果10克，陈皮15克，桑寄生15克。7剂，水煎服。

【案例七】

姓名：姚某，年龄：33岁，性别：男。初诊：1979年8月12日。证治：头晕目眩，口苦咽干，心烦喜呕，默默不欲饮食，善太息，胸胁苦满喜悲伤欲哭。舌质淡红，苔薄白，脉弦细。辨证：证属肝胆郁热。治法：宜清肝利胆、潜阳和解之法。处方：柴胡10克，党参15克，黄芩15克，清半夏10克，甘草10克，龙骨20克，生姜3片，牡蛎20克，大枣3枚，麦芽20克。4剂，水煎服。

二诊：1979年8月16日。证治：服柴胡加龙牡合甘麦大枣汤后症状有所好转，仍守前法调理。处方：柴胡10克，大枣5枚，清半夏10克，麦芽15克，党参15克，龙骨20克，黄芩15克，牡蛎20克，甘草10克，生姜3片。5剂，水煎服。

三诊：1979年8月21日。证治：服药后病情明显好转，睡眠好，食欲增，体力有所加强，唯干咳无痰。舌质淡红无苔，脉沉弦。处方：橘红15克，桔梗10克，寸冬15克，前胡10克，远志10克，知母15克，甘草10克，生芍15克，杏仁15克，炙枇杷叶15克，桑皮15克，牛蒡子15克。7剂，水煎服。

【案例八】

姓名：陈某，年龄：22岁，性别：女。初诊：1980年7月6日。证治：头晕头晕，汗自出。脉沉弱。处方：党参15克，陈皮15克，生黄芪15克，知母10克，茯苓15克，泽泻15克，清半夏10克，神曲10克，白术10克，麦芽15克。7剂，水煎服。

【案例九】

姓名：毕某，年龄：50岁，性别：女。初诊：1980年9月8日。证治：高血压，动脉硬化，头晕目眩，心烦喜呕，有时胸痛，口苦咽干，腰痛心窝部及脐周围疼痛，一日大便2~3次。舌质淡红苔薄白，脉象弦细。辨证：证属肝郁肾水不足，肝阳上亢，肝胃不和，肝气犯胃。治法：宜疏肝和胃、滋水潜阳之法。处方：防风10克，泽泻15克，桑叶15克，生牡蛎20克，生芍15克，钩藤20克，青皮10克，川楝子10克，川羌10克，野菊花20克，枳壳10克，黄芩15克，怀牛膝15克，甘草10克。7剂，水煎服。

【案例十】

姓名：关某，年龄：37岁，性别：女。初诊：1980年9月10日。证治：眩晕。处方：清半夏10克，党参15克，钩藤15克，天麻10克，生黄芪15克，白术15克，黄柏10克，陈皮15克，茯苓15克，泽泻20克，炮姜7克，神曲10克，菊花15克，生姜3片，大枣3枚。7剂，水煎服。

【案例十一】

姓名：唐某，年龄：39岁，性别：男。初诊：1982年4月8日。证治：眩晕，乏力，自汗，睡眠不实，脉结缓，时一止，舌质淡，无苔。处方：枸杞子15克，泽泻10克，菊花15克，茯苓15克，熟地20克，山药15克，生石决明20克，山萸肉10克，蒺藜10克，当归15克，牡丹皮10克，白芍15克。7剂，水煎服。

【案例十二】

姓名：王某，年龄：50岁，性别：女。初诊：1982年5月18日。证治：眩晕，胸闷气短，心悸怔忡，血压低。脉沉弱。诊断为冠心病。处方：丹参20克，赤芍15克，瓜蒌20克，降香15克，川芎10克，当归15克，蒲黄10克，红花15克，郁金10克，五灵脂10克，桃仁10克，山楂15克，鸡血藤20克。7剂，水煎服。

【案例十三】

姓名：关某，年龄：71岁，性别：男。初诊：1982年5月24日。证治：眩晕，胸闷气憋，纳呆，抑郁不舒，舌质暗红，脉弦迟有力。处方：川芎10克，蒲黄10克，鸡血藤20克，丹参20克，五灵脂10克，红花15克，瓜蒌20克，郁金10克，赤芍15克，降香15克，山楂15克。7剂，水煎服。

【案例十四】

姓名：李某，年龄：34岁，性别：女。初诊：1982年6月8日。证治：眩晕，四肢困倦乏力，消化不好，便意迫促。舌质红无苔，脉沉弦。处方：黄连5克，桃仁10克，陈皮15克，黄芩15克，莱菔子10克，木香5克，青皮15克，当归15克，枳壳15克，生芍15克，槟榔片10克。7剂，水煎服。

【案例十五】

姓名：钱某，年龄：37岁，性别：男。初诊：1984年3月29日。证治：眩晕较轻，颈椎部不适，卧于枕上，有胀痛感。舌淡红，苔薄白，脉弦涩。X线片示有骨质增生迹象。处方：桂枝10克，桃仁15克，当归15克，没药10克，茯苓15克，赤芍15克，丹参20克，泽泻15克，牡丹皮15克，白芍15克，乳香10克。7剂，水煎服。

【案例十六】

姓名：张某，年龄：24岁，性别：男。初诊：1984年7月22日。证治：眩晕，有时昏不知人，脉弦滑。处方：党参15克，泽泻15克，白术10克，黄柏10克，茯苓15克，天麻10

克，甘草 10 克，清半夏 10 克，炮姜 5 克，陈皮 15 克。7 剂，水煎服。

【案例十七】

姓名：曲某，年龄：28 岁，性别：女。初诊：1984 年 9 月 17 日。证治：头晕目眩，右侧单身麻木，下肢有拘挛感，纳呆，气短促，善太息，右季肋部偶有痛感，困倦乏力。舌质淡红无苔，脉沉弦。处方：半夏 15 克，生黄芪 20 克，神曲 10 克，白术 15 克，云苓 15 克，泽泻 20 克，天麻 10 克，陈皮 15 克，党参 15 克，黄柏 10 克，甘草 10 克，麦芽 10 克。7 剂，水煎服。

【案例十八】

姓名：秦某，年龄：64 岁，性别：男。初诊：1984 年 12 月 22 日。证治：头昏胸闷，困倦乏力，消瘦，咽喉不利。经胸透肺下叶炎症。舌苔腻，脉缓数。辨证：湿热阻滞。处方：杏仁 15 克，滑石 15 克，黄芩 10 克，薏米 15 克，川厚朴 10 克，清半夏 10 克，蔻仁 10 克，竹叶 10 克，甘草 10 克，槟榔片 10 克，柴胡 10 克，生姜 3 片，大枣 3 枚（掰）。7 剂，水煎服。

【案例十九】

姓名：郭某，年龄：61 岁，性别：男。初诊：1985 年 9 月 19 日。证治：头眩头痛，腹痛腹胀，便溏。舌质淡红苔黄腻，脉弦。处方：清半夏 15 克，黄柏 10 克，天麻 10 克，茯苓 15 克，白术 10 克，泽泻 15 克，党参 15 克，大腹皮 15 克，生黄芪 10 克，神曲 10 克，陈皮 15 克，焦山楂 10 克，生姜 3 片，大枣 3 枚（掰）。7 剂，水煎服。

【案例二十】

姓名：富某，年龄：30 岁，性别：男。初诊：1985 年 10 月 1 日。证治：眩晕，心难受，胸满心烦，睡眠尚好。舌质淡红无苔，脉沉弦。处方：清半夏 10 克，黄芪 15 克，天麻 10 克，泽泻 15 克，白术 15 克，知母 10 克，茯苓 15 克，青皮 10 克，陈皮 15 克，川楝子 10 克，党参 15 克，生姜 3 片，大枣 3 枚（掰）。7 剂，水煎服。

二诊：1985 年 10 月 25 日。证治：二尖瓣脱垂，心烦，气短，胸闷，眩晕，乏力。脉弦。处方：赤芍 15 克，红花 10 克，生地 15 克，桃仁 10 克，柴胡 10 克，牛膝 10 克，当归 15 克，桔梗 10 克，琥珀粉 3 克，枳壳 15 克，川芎 10 克，甘草 10 克。7 剂，水煎服。

【案例二十一】

姓名：王某，年龄：62 岁，性别：女。初诊：1985 年 11 月 29 日。证治：头晕乏力，心悸怔忡，胸闷气短，脘胀，血压为 115/105mmHg。舌淡红苔薄黄腻，脉弦劲有力。处方：天麻 10 克，坤草 20 克，牛膝 10 克，钩藤 20 克，石决明 20 克，茯苓 15 克，黄芩 15 克，当归 15 克，桑寄生 20 克，泽泻 20 克，杜仲 10 克，野菊花 20 克。7 剂，水煎服。

【案例二十二】

姓名：杨某，年龄：32 岁，性别：女。初诊：1985 年 12 月 2 日。证治：眩晕，头疼，颈项强，有时呃逆呕吐，烦躁不安，血压为 180/120mmHg。舌淡红无苔，脉沉弦。处方：钩藤 20 克，杜仲 15 克，栀子 10 克，天麻 15 克，桑寄生 15 克，坤草 20 克，黄芩 15 克，怀牛膝 10 克，泽泻 20 克，石决明 20 克，野菊花 20，白芍 15 克。7 剂，水煎服。

二诊：1986 年 7 月 6 日。证治：眩晕，有时冷汗出，呕吐，血压不稳，时高时低。舌质淡红无苔，脉沉弦。处方：生黄芪 15 克　黄柏 10 克，茯苓 15 克，党参 15 克，清半夏 10 克，泽泻 20 克，甘草 10 克，天麻 10 克，陈皮 10 克，白术 10 克。7 剂，水煎服。

【案例二十三】

姓名：李某，年龄：60 岁，性别：女。初诊：1985 年 12 月 13 日。证治：眩晕头痛，头汗出，心烦躁扰，倦怠乏力。舌质淡红白腻苔，脉弦滑。处方：清半夏 10 克，泽泻 20 克，党参 15 克，白术 10 克，陈皮 15 克，黄芪 15 克，天麻 10 克，知母 10 克，茯苓 15 克，六曲 10

克。4 剂，姜枣为引，水煎服。

【案例二十四】

姓名：李某，年龄：50 岁，性别：女。初诊：1986 年 1 月 30 日。证治：头晕眼花，后头痛。处方：枸杞子 15 克，泽泻 20 克，菊花 15 克，山药 10 克，熟地 20 克，石决明 20 克，山萸肉 10 克，白蒺藜 15 克，牡丹皮 10 克，当归 15 克，茯苓 15 克，白芍 15 克。7 剂，水煎服。

【案例二十五】

姓名：王某，年龄：53 岁，性别：女。初诊：1986 年 3 月 5 日。证治：眩晕，项强，目胀，眼睑浮肿，腹胀心烦，颜面潮红，心悸怔忡，失眠，脉左弦劲有力，右沉弦。血压为 120/180mmHg。辨证：证属肝肾不足，肝阴亏，肝阳亢。处方：钩藤 20 克，黄芩 15 克，牛膝 10 克，天麻 10 克，石决明 20 克，降香 15 克，桑寄生 20 克，坤草 20 克，杜仲 10 克，泽泻 20 克，川续断 10 克，野菊花 20 克。7 剂，水煎服。

【案例二十六】

姓名：马某，年龄：80 岁，性别：女。初诊：1986 年 3 月 18 日。证治：眩晕，消化不好，食欲不佳，纳少便溏，肥胖。舌淡红无苔，脉沉缓。处方：清半夏 10 克，神曲 10 克，天麻 10 克，茯苓 20 克，生姜 5 片，白术 15 克，泽泻 20 克，人参 10 克，陈皮 15 克，炙甘草 10 克，广砂仁 7 克。7 剂，水煎服。

【案例二十七】

姓名：张某，年龄：42 岁，性别：男。初诊：1986 年 3 月 20 日。证治：脂肪肝，高血压为 140/100mmHg，头眩，心前区痛，肝疼，尿检有时出现尿糖（+），无酮体。舌质淡无苔，脉弦无力。处方：降香 15 克，杜仲 10 克，生芍 15 克，五灵脂 10 克，坤草 20 克，野菊花 20 克，枳壳 15 克，蒲黄 10 克，桑寄生 20 克，钩藤 15 克，川楝子 15 克，黄芩 15 克，牛膝 10 克，牡蛎 20 克，柴胡 5 克。3 剂，水煎服。

二诊：1986 年 3 月 24 日。糖尿病。处方：人参 5 克，粉葛 10 克，石斛 15 克，寸冬 15 克，乌梅 5 克，五味子 5 克，竹叶 5 克，花粉 15 克，山药 10 克，天冬 15 克，生地 10 克。7 剂，水煎服。

【案例二十八】

姓名：李某，年龄：45 岁，性别：女。初诊：1986 年 3 月 28 日。证治：眩晕。处方：清半夏 10 克，陈皮 15 克，天麻 10 克，神曲 10 克，白术 15 克，麦芽 15 克，泽泻 20 克，生黄芪 15 克，茯苓 20 克，党参 15 克，甘草 10 克，知母 10 克。7 剂，水煎服。

【案例二十九】

姓名：曲某，年龄：32 岁，性别：女。初诊：1986 年 3 月 28 日。证治：头晕头痛，胸满烦惊，心悸。舌淡无苔，脉沉弦。处方：龙胆草 15 克，全蝎 3 克，黄芩 15 克，白芍 15 克，野菊花 20 克，生地 15 克，天麻 10 克，川芎 10 克，地龙 15 克，细辛 3 克。7 剂，水煎服。

【案例三十】

姓名：刘某，年龄：44 岁，性别：女。初诊：1986 年 4 月 7 日。证治：头眩，口苦，咽干，烦躁易怒，胸满腹胀，有时不能平卧，右季肋部疼痛。舌质淡苔薄白，脉沉弦。处方：当归 15 克，生甘草 10 克，生姜 3 片，白芍 15 克，牡丹皮 10 克，赤芍 15 克，焦栀子 10 克，柴胡 15 克，香附 10 克，云苓 15 克，青皮 15 克，白术 10 克，川楝子 15 克。7 剂，水煎服。

【案例三十一】

姓名：罗某，年龄：53 岁，性别：女。初诊：1986 年 6 月 1 日。证治：头眩首如裹，手脚麻木，肩臂痛。舌淡无苔，脉沉滑。处方：清半夏 12 克，陈皮 15 克，天麻 10 克，党参 15

克，白术 10 克，黄芪 15 克，茯苓 20 克，麦芽 15 克，泽泻 15 克，黄柏 10 克。7 剂，水煎服。

【案例三十二】

姓名：李某，年龄：45 岁，性别：女。初诊：1986 年 6 月 19 日。证治：头昏，胸满，烦躁，善惊，口苦，咽干，眩晕，失眠。舌淡红无苔，脉弦滑。辨证：证属肝胆郁热。治法：宜疏肝利胆安神之法。处方：柴胡 15 克，党参 15 克，龙骨 20 克，清半夏 10 克，桂枝 7 克，生姜 4 克，甘草 10 克，茯苓 20 克，大枣 3 枚，黄芩 20 克，牡蛎 20 克。7 剂，水煎服。

【案例三十三】

姓名：连某，年龄：52 岁，性别：男。初诊：1986 年 7 月 6 日。证治：头晕，右手（拇、中、食三指）发麻。舌苔黄，脉弦缓。既往曾患脑血栓，血压为 120/80mmHg。处方：清半夏 10 克，知母 15 克，茯苓 20 克，天麻 10 克，陈皮 15 克，六曲 5 克，白术 10 克，甘草 10 克，麦芽 10 克，党参 15 克，泽泻 20 克，黄柏 7 克。7 剂，水煎服。

【案例三十四】

姓名：褚某，年龄：39 岁，性别：女。初诊：1986 年 8 月 17 日。证治：眩晕，中脘满闷，泛呕，乏力，有时发热。舌苔淡白，脉沉细。处方：清半夏 10 克，甘草 10 克，生姜 5 克（切），天麻 10 克，陈皮 15 克，大枣 3 枚（掰），白术 15 克，麦芽 10 克，泽泻 20 克，党参 15 克，茯苓 20 克，生芪 15 克。7 剂，水煎服。

二诊：1986 年 8 月 28 日。证治：眩晕见轻，但头仍有胀感，不呃逆，消化力增强，精神较前旺盛。脉弦滑，舌淡红无苔。处方：天麻 5 克，陈皮 15 克，生姜 5 克，清半夏 10 克，枳壳 15 克，大枣 3 枚，白术 5 克，竹茹 10 克，黄芩 10 克，茯苓 20 克，泽泻 15 克，甘草 10 克，麦芽 15 克。7 剂，水煎服。

【案例三十五】

姓名：刘某，年龄：29 岁，性别：女。初诊：1986 年 7 月 24 日。证治：头眩头痛，心烦躁扰，睡眠不实，肝区疼痛易怒。舌淡红无苔，脉左弦大，左脉尺脉不及。血压低，脉搏 86~66 次/分。辨证：肝郁脾虚。处方：当归 15 克，生甘草 10 克，枳壳 10 克，白芍 15 克，薄荷 7 克，菊花 10 克，柴胡 15 克，炮姜 3 克，钩藤 10 克，云苓 20 克，牡丹皮 10 克，白术 10 克，焦栀子 10 克。7 剂，水煎服。

【案例三十六】

姓名：王某，年龄：49 岁，性别：女。初诊：1986 年 7 月 30 日。证治：体胖，眩晕，心悸怔忡，三餐不调，尿多，睡眠欠佳。舌淡红无苔，脉促。高血压性心脏病，高血压，心房颤动。处方：钩藤 20 克，黄芩 15 克，天麻 10 克，坤草 20 克，野菊花 15 克，丹参 20 克，石决明 20 克，桑寄生 15 克，杜仲 10 克，牛膝 10 克。7 剂，水煎服。

6.中风

【案例一】

姓名：王某，年龄：57 岁，性别：男。初诊：1979 年 8 月 24 日。证治：脑血栓形成 1 年又 4 个月，现症：行路蹒跚，右手不遂，手发凉，失语。舌质淡红白苔，脉沉弱。处方：生黄芪 25 克，丹参 20 克，乳香 10 克，当归 15 克，桃仁 10 克，没药 10 克，赤芍 15 克，红花 15 克，川芎 10 克，地龙 20 克。7 剂，水煎服。

二诊：1979 年 9 月 28 日。处方：熟地 20 克，桑寄生 15 克，鸡血藤 20 克，何首乌 15 克，怀牛膝 10 克，赤芍 15 克，枸杞子 15 克，肉苁蓉 15 克，远志 10 克，山萸肉 10 克，当归 15 克，杜仲 10 克，生黄芪 30 克。7 剂，水煎服。

【案例二】

姓名：洪某，年龄：67 岁，性别：女。初诊：1980 年 7 月 31 日。证治：脑血栓形成，已3 个月，现症语言不利，多睡，嗜睡，能食，无半身不遂。舌质黯红，无苔，脉弦滑。处方：陈皮 15 克，远志 10 克，肉苁蓉 15 克，清半夏 15 克，石菖蒲 10 克，郁李仁 10 克，云苓 15克，石斛 15 克，甘草 10 克，鸡血藤 20 克，胆南星 10 克，天麻 10 克。7 剂，水煎服。

【案例三】

姓名：孙某，年龄：12 岁，性别：男。初诊：1981 年 1 月 1 日。证治：头晕，口向右歪，左侧上下肢不便，跛行。脉弦缓。处方：生黄芪 15 克，赤芍 15 克，当归 10 克，桃仁 10 克，红花 10 克，丹参 20 克，地龙 15 克，乳香 5 克，没药 5 克，防风 5 克。4 剂，水煎服。

【案例四】

姓名：敖某，年龄：58 岁，性别：男。初诊：1982 年 6 月 4 日。证治：左侧半身不适，有麻木感，头部时冷感而两足觉热，有气喘病史。舌质暗红，脉沉弦。处方：当归 15 克，五灵脂 10 克，蒲黄 10 克，川芎 10 克，没药 10 克，丹参 20 克，赤芍 15 克，降香 15 克，槐花15 克，红花 15 克，鸡血藤 15 克，琥珀粉 5 克（冲服）。7 剂，水煎服。

【案例五】

姓名：耿某，年龄：45 岁，性别：女。初诊：1985 年 10 月 30 日。证治：口眼歪斜，经治疗大见好转，但仍觉左侧麻木不仁，左口角闭不严，左侧面颊肌肉搐动，左眼跳，迎风流泪，已 6 个月。舌淡红无苔，脉弦而有力。既往有胃痛及痛经史。处方：石菖蒲 10 克，远志 10克，胆南星 10 克，僵蚕 10 克，枳实 10 克，竹茹 5 克，当归 10 克，桃仁 10 克，红花 10 克，桑枝 15 克，全蝎粉 1.2 克（冲服）。7 剂，水煎服。

7.疟疾

姓名：张某，年龄：46 岁，性别：女。初诊：1978 年 2 月 12 日。证治：午后四五时恶寒发热，身疼痛，早晨汗自出。舌淡红，苔薄白，脉沉弦而滑。处方：常山 5 克，赤芍 15 克，甘草 10 克，草果仁 10 克，知母 15 克，陈皮 10 克，槟榔片 15 克，黄芩 15 克，蒲公英 15 克，地丁 15 克。7 剂，水煎服。

（五）肾系病证

1.水肿

【案例一】

姓名：曹某，年龄：34 岁，性别：女。初诊：1973 年 11 月 2 日。证治：慢性肾炎，近来浮肿又重，两下肢三度浮肿，按之凹陷，腰疼，左侧腮肿颇甚。舌质红无苔，脉沉弱无力，左脉沉细无力。处方：附子 10 克，车前子 10 克，肉桂 10 克，牛膝 10 克，茯苓 20 克，牡丹皮 10 克，泽泻 15 克，山萸肉 15 克，熟地 40 克，仙茅根 15 克，山药 15 克，破故纸 10 克。3 剂，水煎服。

二诊：1973 年 11 月 11 日。证治：服前方后肿消大半，现轻度浮肿。舌质淡红，根部有苔薄白，脉沉弱。处方：附子 5 克，车前子 10 克，肉桂 10 克，牛膝 10 克，茯苓 15 克，牡丹皮 10 克，泽泻 15 克，山萸肉 15 克，熟地 20 克，破故纸 5 克，山药 15 克。7 剂，水煎服。

三诊：1973 年 11 月 18 日。证治：浮肿消至一度，切脉时尚有压迹，食欲尚好。脉沉细无力。处方：党参 15 克，附子 5 克，黄芪 15 克，肉桂 5 克，白术 10 克，云苓 15 克，熟地30 克，车前子 10 克，山药 15 克，怀牛膝 10 克，牡丹皮 10 克，山萸肉 10 克，泽泻 15 克。7

剂，水煎服。

四诊：1973 年 11 月 25 日。证治：浮肿大消，近日来感冒纳谷减少，呃逆，泛恶欲呕，腹胀便燥，脉沉细无力，舌质淡红无苔。处方：党参 15 克，甘草 10 克，附子 10 克，清半夏 10 克，干姜 5 克，仙茅根 15 克，当归 15 克，淫羊藿 15 克，芒硝 5 克，车前子 15 克，大黄 5 克，牛膝 10 克。3 剂，水煎服。

【案例二】

姓名：司某，年龄：10 岁，性别：男。初诊：1974 年 4 月 23 日。证治：患肾病综合征，现浮肿基本消退，尿中仍有轻度变化。舌质淡红苔薄白，脉沉弦无力。处方：生黄芪 10 克，山萸肉 5 克，肉桂 3 克，党参 10 克，牡丹皮 5 克，附子 3 克，泽泻 5 克，云苓 10 克，熟地 10 克，车前子 5 克，山药 5 克，牛膝 5 克。4 剂，水煎服。

【案例三】

姓名：关某，年龄：22 岁，性别：男。初诊：1974 年 11 月 17 日。证治：颜面及周身浮肿，皮肤微有黄染，纳谷减少，消化不好，有时便溏，微恶寒。舌质淡红苔薄白，脉沉弦。处方：葶苈子 10 克，栀子 10 克，桔梗 10 克，车前子 15 克，元芩 15 克，地肤子 15 克，金银花 20 克，地骨皮 10 克，茵陈 20 克，黄连 5 克，知母 15 克，败酱草 15 克。6 剂，水煎服。

【案例四】

姓名：刘某，年龄：50 岁，性别：男。初诊：1978 年 4 月 6 日。证治：有痒感，轻度浮肿。处方：生黄芪 20 克，牛膝 10 克，泽泻 15 克，赤芍 15 克，秦艽 10 克，连翘 15 克，防风 15 克，苍术 15 克，蒲公英 15 克，苦参 10 克，粉葛 10 克，知母 10 克，川羌 10 克，黄柏 10 克。4 剂，水煎服。

【案例五】

姓名：董某，年龄：46 岁，性别：女。初诊：1978 年 7 月 26 日。证治：浮肿，胃脘痛，卧而悸动不安，周身关节疼痛。舌苔腻，脉弦缓。处方：茯苓 15 克，槟榔片 15 克，草果仁 10 克，桂枝 10 克，大腹皮 15 克，陈皮 10 克，白术 10 克，枳壳 10 克，麦芽 15 克，甘草 10 克，猪苓 15 克，六曲 10 克，木香 5 克，桑皮 15 克。4 剂，水煎服。

【案例六】

姓名：陈某，年龄：26 岁，性别：男。初诊：1978 年 8 月 13 日。证治：腰痛，发烧，恶心呕吐，中满不适，周身酸楚，颜面轻度浮肿，精神萎靡不振，鼻衄，齿衄。舌质淡红，无苔，脉弦有力。肾炎尿毒症。处方：黄连 10 克，甘草 10 克，茯苓 20 克，陈皮 15 克，清半夏 10 克，枳壳 15 克，竹茹 15 克，大黄 5 克。4 剂，水煎服。

【案例七】

姓名：尹某，年龄：70 岁，性别：女。初诊：1978 年 8 月 14 日。证治：腿肿仍不消退。呈现紫色脉沉弦，舌质暗无苔。处方：黄柏 15 克，桃仁 10 克，坤草五钱，苍术 15 克，红花 15 克，泽泻 15 克，胆南星 10 克，川羌 10 克，牛膝 10 克，白芷 5 克，天麻 5 克，川芎 5 克，威灵仙 10 克，六曲 10 克。4 剂，水煎服。

【案例八】

姓名：张某，年龄：50 岁，性别：男。初诊：1979 年 1 月 24 日。证治：全身浮肿，眩晕。处方：生黄芪 30 克，枸杞子 25 克，当归 20 克，陈皮 10 克，党参 15 克，五味子 10 克，白术 15 克，肉桂 5 克，茯苓 25 克，泽泻 20 克，甘草 5 克，大腹皮 20 克。7 剂，水煎服。

【案例九】

姓名：尹某，年龄：45 岁，性别：女。初诊：1979 年 2 月 2 日。证治：慢性肾炎，脾胃不足。处方：党参 15 克，肉桂 5 克，牡丹皮 10 克，寸冬 15 克，附子 5 克，丹参 15 克，五味 10 克，车前子 10 克，山药 20 克，牛膝 10 克，生地 15 克，泽泻 20 克，熟地 15 克，茯苓 20 克。7 剂，水煎服。

【案例十】

姓名：郎某，年龄：2 岁，性别：男。初诊：1979 年 12 月 2 日。证治：急性肾小球性肾炎。尿常规：蛋白（+），红细胞 20～30 个/HP，白细胞 10～20 个/HP，上皮细胞（+），管型（++）。处方：金银花 5 克，车前子 5 克，知母 5 克，连翘 5 克，牛膝 5 克，黄柏 5 克，蒲公英 5 克，山药 5 克，地丁 5 克，山萸肉 5 克，生地 5 克，牡丹皮 5 克，泽泻 5 克，白茅根 5 克，茯苓 5 克，芦根 5 克。3 剂，水煎服。

二诊：1979 年 11 月 28 日。证治：浮肿 2 个月，经治疗效果不显，现症：颜面浮肿，下肢轻度浮肿，精神不振，小便赤涩，舌质红无苔，咽头红，脉搏 140 次/分，脉象弦数。证属风热上壅，肺气郁闭，水道失于通调，治宜清热疏风，宣肺利尿之法。化验检查：白细胞 21.8×10^9/L，淋巴细胞 0.68。尿常规：蛋白（+++），红细胞（+++）白细胞（+）管型（+）。处方：金银花 10 克，射干 5 克，杏仁 5 克，甘草 5 克，连翘 5 克，牵牛子 5 克，板蓝根 10 克，白茅根 5 克，桑叶 5 克，薄荷 5 克，生石膏 15 克，芦根 5 克。3 剂，水煎服。

【案例十一】

姓名：李某，年龄：56 岁，性别：女。初诊：1980 年 1 月 14 日。证治：乙型肝炎，全身无力，右胁疼胀，四肢轻度浮肿，心律不齐。舌质淡红苔薄白，脉结无力。辨证：证属脾虚气弱，肝肾不足，湿热未清。治法：治以健脾益气、调补肝肾，佐以清热除湿。处方：生黄芪 15 克，赤、白芍各 10 克，醋柴胡 10 克，党参 15 克，何首乌 15 克，小蓟 15 克，白术 10 克，丹参 15 克，白茅根 30 克，当归 10 克，川续断 15 克，酒芩 10 克，蚤休 10 克，沉香 5 克。4 剂，水煎服。

【案例十二】

姓名：缪某，年龄：63 岁，性别：女。初诊：1980 年 9 月 23 日。证治：浮肿，腹胀，按之凹陷，膝关节疼痛喜热，气短，血压较高，口干。处方：茯苓 20 克，猪苓 15 克，枳实 10 克，木香 5 克，白术 10 克，木瓜 5 克，泽泻 15 克，桑皮 15 克，槟榔片 15 克，广砂仁 10 克，大腹皮 15 克，苏梗 15 克，陈皮 15 克。7 剂，水煎服。

【案例十三】

姓名：缪某，年龄：45 岁，性别：男。初诊：1981 年 1 月 13 日。证治：浮肿。处方：茯苓 30 克，木香 5 克，木瓜 10 克，槟榔片 15 克，大腹皮 15 克，白术 15 克，泽泻 15 克，猪苓 15 克，桑皮 10 克，广砂仁 10 克，苏梗 15 克，陈皮 15 克，枳壳 15 克，防己 10 克。7 剂，水煎服。

【案例十四】

姓名：孙某，年龄：56 岁，性别：女。初诊：1981 年 9 月 3 日。证治：浮肿，颜面及下肢浮肿，齿龈出血。舌质淡红无苔，脉细弱无力。处方：茯苓 15 克，白术 10 克，防己 10 克，木香 5 克，桑皮 10 克，焦槟榔片 5 克，广砂仁 10 克，大腹皮 15 克，苏梗 10 克，猪苓 15 克，陈皮 15 克，泽泻 15 克，枳壳 5 克。4 剂，水煎服。

二诊：1981 年 9 月 19 日。证治：浮肿消退，纳谷增进，颜面微黄，气短心悸，血压低，贫血。舌质淡红无苔，脉沉细无力。处方：白术 10 克，木香 5 克，生黄芪 15 克，甘草 5 克，茯苓 15 克，当归 15 克，党参 15 克，陈皮 15 克，远志 10 克，广砂仁 10 克。4 剂，水煎服。

【案例十五】

姓名：刘某，年龄：14岁，性别：男。初诊：1985年5月31日。证治：患肾炎两个半月，浮肿，血压达140/80mmHg，现为100/60mmHg，尿蛋白（+），红细胞20~30个/HP。舌质淡红，脉弦缓。处方：猪苓15克，生黄芪10克，云苓20克，防己10克，泽泻20克，白术10克，阿胶10克，琥珀粉3克（另包冲服），滑石15克，通草10克。7剂，水煎服。

【案例十六】

姓名：陈某，年龄：31岁，性别：女。初诊：1984年3月2日。证治：乙型肝炎，腹胀纳呆，泛恶欲呕，困倦乏力，轻度浮肿，下肢肿甚。舌淡红，脉弦缓。处方：柴胡15克，香附15克，板蓝根15克，赤芍15克，川芎10克，郁金10克，白芍15克，丹参20克，枳壳15克，川楝子15克，生甘草10克，蒲公英15克。7剂，水煎服。

【案例十七】

姓名：陈某，年龄：65岁，性别：男。初诊：1984年5月31日。证治：于3年前下肢浮肿，经过夜间休息，早晨有所缓解；半年前即持续浮肿，不见消退，右侧肿胀甚左腿，右下肢膝关节以下皮色暗红，中心色黑，按之凹陷，无痛感，有时微痛，肥胖体质。舌红，无苔，脉弦缓。诊断：血栓性静脉炎。处方：当归尾30克，生地25克，红花15克，琥珀粉3克（冲服），牡丹皮15克，川芎15克，连翘30克，泽泻20克，金银花40克，猪苓15克，赤芍20克，黄芩15克，通草10克。6剂，水煎服。

二诊：1984年6月9日。证治：服5月31日方6剂，右下肢浮肿而胀，略有消退，皮色较前见淡，足背亦见消，头部有时不适。舌黯红，无苔，脉弦缓。处方：当归20克，生地20克，牛膝15克，通草10克，牡丹皮10克，红花15克，琥珀粉3克（冲服），泽泻20克，金银花30克，连翘20克，赤芍15克，黄芩15克，猪苓15克。6剂，水煎服。

【案例十八】

姓名：刘某，年龄：42岁，性别：女。初诊：1984年12月24日。证治：肾炎，尿毒症。处方：钩藤30克，天麻15克，桑寄生30克，坤草30克，黄芩20克，杜仲15克，栀子15克，牛膝10克，生石决明30克，泽泻30，野菊花20克，茯苓15克。6剂，水煎服。

【案例十九】

姓名：尤某，年龄：69岁，性别：女。初诊：1985年2月26日。证治：周身困倦乏力，口苦咽干，目眩，轻度浮肿。舌淡红，苔白腻，脉弦细。结膜炎史。处方：柴胡10克，云苓15克，党参15克，白芍15克，白术10克，炮姜5克，枳壳15克，丹参20克，泽泻15克，生甘草10克，香附5克，当归15克，川芎10克。4剂，水煎服。

【案例二十】

姓名：张某，年龄：53岁，性别：女。初诊：1985年7月22日。证治：浮肿，困倦乏力。舌质红无苔，脉弦缓。处方：桂枝10克，通草15克，茯苓20克，琥珀粉3克（冲服），酒芍15克，当归15克，桃仁10克，丹参15克，泽泻20克。7剂，水煎服。

【案例二十一】

姓名：陈某，年龄：37岁，性别：女。初诊：1985年8月27日。证治：两侧膝关节以下浮肿，经治疗疼痛减轻，皮色暗褐，按之凹陷，恶心。舌质暗红无苔，脉沉缓。经西医诊断为静脉炎。处方：桂枝10克，生姜5克，附子5克，酒白芍15克，白术10克，丹参20克，甘草10克，知母10克，桃仁10克，麻黄5克，防己15克，红花15克。7剂，水煎服。

【案例二十二】

姓名：陈某，年龄：37岁，性别：女。初诊：1985年10月17日。证治：两下肢浮肿，右腿疼痛颇剧，有结节，膝关节及足关节疼剧。舌质淡红苔薄白，脉弦缓。处方：当归15克，甘草10克，苍术15克，茵陈15克，茯苓20克，秦艽10克，川芎10克，泽泻20克，党参15克，防风10克，知母10克，生黄芪15克，粉葛10克，黄柏10克。7剂，水煎服。

【案例二十三】

姓名：崔某，年龄：40岁，性别：男。初诊：1985年11月15日。证治：腹部及下肢浮肿，尿黄，腰痛肩酸，脾略肿大，肝区无痛感。舌淡苔白略腻，脉弦滑。处方：金银花15克，山萸肉10克，黄柏7克，连翘10克，牡丹皮10克，知母7克，山药10克，茅根15克，生地15克，芦根15克，茯苓20克，车前子10克，泽漆20克，牛膝10克。7剂，水煎服。

【案例二十四】

姓名：陈某，年龄：21岁，性别：女。初诊：1986年2月25日。证治：周身浮肿，色红，瘙痒，颜面肿甚。舌淡红无苔，脉浮数。处方：大青叶15克，牡丹皮10克，滑石10克，蒲公英15克，桃仁10克，生石膏15克，地丁15克，红花15克，金银花20克，苦参7克，连翘15克，荆芥10克，薄荷10克，木通7克。7剂，水煎服。

【案例二十五】

姓名：孙某，年龄：54岁，性别：女。初诊：1986年7月14日。证治：右侧半身麻木，两侧下肢浮肿疼痛，结节红斑，左侧偏头疼，平时血压为110/70mmHg，胃不适。舌红苔薄黄，脉弦缓。处方：黄芪15克，黄柏10克，秦艽15克，当归15克，川芎10克，党参15克，茵陈15克，防风10克，苍术10克，甘草10克，泽泻20克，牛膝10克，知母10克，茯苓20克。7剂，水煎服。

【案例二十六】

姓名：刘某，年龄：23岁，性别：女。初诊：1986年10月11日。证治：口眼向左歪斜，颜面轻度浮肿，午后烦热。舌质淡红苔微黄，脉沉弦。处方：蒲公英20克，白芷10克，白附子10克，地丁20克，天麻10克，板蓝根15克，苏叶15克，贯众15克，甘草10克，乌药15克，青皮15克，沉香5克，野菊花20克。水煎服。

【案例二十七】

姓名：汪某，年龄：30岁，性别：男。初诊：1986年11月2日。证治：体稍胖，颜面，下肢浮肿15天，有腹腔积液，腰酸，尿少。舌湿润，脉弦缓。尿蛋白（3+～4+），血压为130/90mmHg，低蛋白血症。处方：熟地20克，山药10克，山萸肉10克，茯苓20克，泽泻20克，牡丹皮10克，肉桂4克，附子2克，车前子10克，牛膝15克，猪苓15克，茅根20克，芦根20克，通草10克，琥珀粉2克（冲服），菟丝子10克，旱莲草15克。4剂，水煎服。

【案例二十八】

姓名：王某，年龄：40岁，性别：女。初诊：1986年11月24日。证治：腰痛腿痛，下肢浮肿，右重左轻，心烦易怒，头有时疼痛。舌淡无苔，脉弦无力。处方：当归15克，牡丹皮10克，杜仲10克，白芍15克，焦栀子12克，牛膝10克，柴胡12克，熟地15克，云苓15克，菟丝子12克，白术10克，桑寄生15克，甘草10克，川续断10克。4剂，水煎服。

【案例二十九】

姓名：隋某，年龄：34岁，性别：女。初诊：1987年3月12日。证治：服上药诸证减轻，唯颜面略见虚浮。舌淡红无苔，脉弦缓而偶见止歇。处方：炙甘草25克，熟地15克，生地25克，寸冬15克，党参15克，龙眼肉10克，阿胶10克，赤芍10克，茯苓20克，石斛15克，泽泻15克，琥珀2克（单包），通草5克。7剂，水煎服。

二诊：1987年3月19日。证治：诸证好转，自觉颜面稍见浮肿。舌淡无苔，脉偶见止歇。

处方：炙甘草 25 克，熟地 15 克，生地 20 克，寸冬 15 克，党参 15 克，龙眼肉 10 克，阿胶 10 克，赤芍 10 克，茯苓 20 克，酸枣仁 7 克，天冬 15 克，石斛 15 克，泽泻 15 克，琥珀 2 克（单包），桂枝 5 克（单包），通草 5 克。4 剂，水煎服。

三诊：1987 年 3 月 26 日。证治：服上方日见好转，偶见头昏，多于劳累后发，睡眠多梦。舌淡红无苔，脉偶见涩象。处方：柏子仁 10 克，五味子 5 克，茯苓 20 克，当归 15 克，生地 15 克，桔梗 10 克，丹参 15 克，党参 15 克，沙参 10 克，天冬 15 克，寸冬 15 克，远志 10 克，枣仁 12 克，元参 10 克。4 剂，水煎服。

【案例三十】

姓名：刘某，年龄：39 岁，性别：女。初诊：1987 年 3 月 16 日。证治：1983 年始患泌尿系感染，曾服呋喃妥因、乌洛托品、青霉素，反复发作，四肢颜面浮肿，低热，尿不适，曾化验尿中有滴虫，口干，消瘦，曾腰痛，月经期加重，性生活加重，疲乏，午前低热，发作时口苦。舌淡少苔，脉弦滑。辨证：肾虚，膀胱湿热。处方：金银花 20 克，连翘 15 克，蒲公英 15 克，地丁 15 克，野菊花 15 克，熟地 20 克，山药 10 克，牡丹皮 10 克，茯苓 20 克，泽泻 15 克，山茱肉 10 克，车前子 10 克，牛膝 10 克，黄柏 7 克，知母 7 克，女贞子 10 克，旱莲草 15 克，芦根 20 克。4 剂，水煎服。

2.淋证

【案例一】

姓名：贾某，年龄：5 岁，性别：男。初诊：1973 年 11 月 12 日。证治：小便频数，淋漓不尽已 2 周，曾服土霉素治疗效果不显，小便约 1 小时一次，夜间影响睡眠，2 周前曾发烧。舌质淡红无苔，脉细数。处方：金银花 10 克，山药 5 克，连翘 5 克，牡丹皮 5 克，蒲公英 10 克，生地 10 克，地丁 10 克，车前子 5 克，茯苓 10 克，牛膝 5 克，泽泻 5 克，芦根 10 克。7 剂，水煎服。

【案例二】

姓名：秦某，年龄：26 岁，性别：女。初诊：1974 年 2 月 15 日。证治：肾盂肾炎，已 1 周，少腹痛腰疼，尿频尿急，尿道刺痛，淋漓不断。舌质微红，无苔，脉滑数。处方：银花五钱，牡丹皮 10 克，连翘 15 克，车前子 10 克，蒲公英 20 克，牛膝 10 克，地丁 20 克，茅根 15 克，生地 15 克，芦根 15 克，泽泻 15 克，知母 10 克，茯苓 15 克，元柏 10 克。7 剂，水煎服。

二诊：1974 年 3 月 5 日。处方：金银花 15 克，滑石 15 克，连翘 10 克，瞿麦 15 克，蒲公英 15 克，萹蓄 15 克，地丁 15 克，车前子 10 克，木通 10 克，竹叶 5 克，栀子 10 克，纹军 5 克，甘草 15 克。7 剂，水煎服。

【案例三】

姓名：贾某，年龄：49 岁，性别：女。初诊：1974 年 6 月 29 日。证治：尿频，尿急，尿痛，少腹胀痛，腰疼。舌质红无苔，脉沉数。处方：金银花 20 克，木通 10 克，连翘 15 克，锦纹军 5 克，蒲公英 20 克，甘草 15 克，地丁 20 克，瞿麦 15 克，芦根 15 克，萹蓄 15 克，茅根 15 克，滑石 15 克。7 剂，水煎服。

【案例四】

姓名：侯某，年龄：37 岁，性别：女。初诊：1974 年 8 月 8 日。证治：泌尿系感染，复发尿频尿急尿痛，腹痛，平时痛经，经来延期，经量少，色黑，坠痛，白带（++），腹部凉，四肢发热。舌质淡红，脉沉细无力。处方：金银花 20 克，石斛 10 克，瞿麦 10 克，连翘 15 克，泽泻 15 克，萹蓄 10 克，蒲公英 15 克，云苓 15 克，地丁 15 克，牡丹皮 10 克，熟地 15

克，茅根 15 克，山药 10 克，芦根 15 克。7 剂，水煎服。

【案例五】

姓名：刘某，年龄：24 岁，性别：女。初诊：1975 年 3 月 30 日。证治：疑似肾盂肾炎，肾结核待排除，腰痛少腹疼，尿痛，尿频，尿急，过去曾尿过血。现有时潮热，两颧发热，身痛。舌质红，苔薄白，脉弦缓。处方：金银花 20 克，山药 10 克，知母 10 克，连翘 15 克，山萸肉 10 克，元柏 10 克，蒲公英 15 克，熟地五钱，牛膝 10 克，地丁 15 克，牡丹皮 10 克，云苓 15 克，白茅根 20 克，泽泻 15 克，芦根 20 克。6 剂，水煎服。

二诊：1975 年 4 月 6 日。证治：服药尿痛尿急尿频好转。左侧腰疼重，腹痛已轻，睡眠欠佳，月经愆期，经行 11 日方止。舌质淡红，苔黄白微腻，脉弦。处方：金银花 20 克，车前子 10 克，败酱草 15 克，连翘 15 克，牛膝 10 克，蒲公英 15 克，泽泻 15 克，地丁 15 克，茯苓 15 克，白茅根 15 克，山药 10 克，芦根 15 克，生地 20 克。6 剂，水煎服。

三诊：1975 年 4 月 19 日。证治：小便频数淋漓已除，月经错后 2 天，经行 2 天半腰腹无痛感，坐骨及环跳处疼痛。处方：金银花 15 克，山药 15 克，牛膝 10 克，连翘 15 克，牡丹皮 10 克，蒲公英 15 克，山萸肉 10 克，地丁 15 克，熟地 20 克，知母 10 克，云苓 15 克，黄柏 10 克，泽泻 15 克，白茅根 20 克，车前子 10 克。6 剂，水煎服。处方二：郁金 20 克，枯矾 20 克，朱砂 2 克。4 剂，共为细末，外用。

四诊：1975 年 5 月 10 日。证治：月经先期，痛经，腰腿肩胛疼痛。舌质淡红，苔薄白，脉沉弦。处方：黄柏 15 克，桃仁 10 克，秦艽 15 克，苍术 10 克，红花 10 克，天南星 10 克，龙胆草 15 克，桂枝 5 克，川羌 15 克，天麻 10 克，白芷 5 克，威灵仙 15 克，川芎 5 克，牛膝 10 克，竹茹 10 克。6 剂，水煎服。

五诊：1975 年 5 月 29 日。证治：纳呆，困倦，乏力，郁闷不舒，头昏。处方：焦山楂 15 克，麦芽 20 克，茯苓 15 克，白术 15 克，清半夏 10 克，鸡内金 15 克，陈皮 15 克，草豆蔻 10 克，莱菔子 10 克，香附 15 克。4 剂，水煎服。

【案例六】

姓名：方某，年龄：35 岁，性别：男。初诊：1976 年 5 月 3 日。证治：小便频数，淋漓涩痛，已半年左右，腰疼，小腹痛，四肢及颜面浮肿，五心烦热。舌质淡红无苔，脉弦滑。处方：蒲公英 20 克，山药 15 克，车前子 10 克，地丁 20 克，生地 15 克，牛膝 15 克，小茴香 20 克，马齿苋 20 克，盐柏 10 克，泽泻 20 克，牡丹皮 10 克，云苓 20 克，茅根 20 克。7 剂，水煎服。

【案例七】

姓名：曾某，年龄：52 岁，性别：女。初诊：1976 年 5 月 6 日。证治：慢性肾盂肾炎急性发作，腰疼少腹疼，小便频数淋漓，肉眼血尿，心悸气短。舌质红，咽头涩赤，舌苔黄腻，脉弦缓。处方：蒲公英 20 克，瞿麦 15 克，滑石 15 克，木通 10 克，地丁 20 克，萹蓄 15 克，鱼腥草 15 克，大青叶 15 克，黄柏 15 克，车前子 10 克，甘草 10 克，茅根 20 克，贯众 15 克，牛膝 10 克，知母 15 克，旱莲草 20 克。7 剂，水煎服。

【案例八】

姓名：陈某，年龄：26 岁，性别：男。初诊：1977 年 11 月 15 日。证治：小便频数，不禁淋漓，夜尿频。处方：茯苓 25 克，玄参 10 克，乌药 15 克，花粉 15 克，熟地 20 克，白术 10 克，党参 15 克，覆盆子 10 克，鸡内金 10 克，蛇床子 15 克，萆薢 20 克，苦参 10 克。7 剂，水煎服。

【案例九】

姓名：刘某，年龄：22 岁，性别：女。初诊：1978 年 4 月 11 日。证治：小便频数，淋漓涩痛，尿失禁，腰疼，少腹疼痛，腹胀，轻度浮肿，下肢按之凹陷，经常头痛，月经一年未动，白带少量。舌质淡红，苔薄白，脉沉弦。转氨酶 100～150 单位，尿检蛋白（-），白细胞 1～2 个/HP，红细胞（-），管型（+）。处方：生地 15 克，茯苓 20 克，牛膝 10 克，双花 15 克，山药 10 克，车前子 10 克，连翘 15 克，牡丹皮 10 克，蒲公英 15 克，山萸肉 10 克，地丁 15 克，黄柏 10 克，泽泻 15 克，知母 10 克。7 剂，水煎服。

【案例十】

姓名：张某，年龄：30 岁，性别：女。初诊：1979 年 12 月 27 日。证治：泌尿系感染，小便频数，淋漓涩痛，尿失禁，腹痛腰酸。舌质红无苔，脉沉细数而有力。处方：金银花 15 克，泽泻 15 克，牛膝 10 克，连翘 15 克，云苓 15 克，蒲公英 15 克，牡丹皮 10 克，地丁 15 克，生地 15 克，茅根 15 克，山药 10 克，芦根 15 克，车前子 10 克。3 剂，水煎服。

【案例十一】

姓名：赵某，年龄：24 岁，性别：男。初诊：1980 年 6 月 16 日。证治：少腹疼痛，小便频数，疼痛不禁淋漓，呃逆心烦。舌质淡红，薄腻苔，脉缓数。处方：金银花 20 克，生地 15 克，车前子 10 克，连翘 15 克，云苓 15 克，元柏 10 克，蒲公英 15 克，牡丹皮 10 克，知母 10 克，地丁 15 克，白茅根 20 克，山药 10 克，芦根 20 克，泽泻 15 克，牛膝 10 克。3 剂，水煎服。

【案例十二】

姓名：王某，年龄：47 岁，性别：男。初诊：1982 年 3 月 1 日。证治：尿急，尿频，夜间尿多，有时尿道有痛感，下腹部不适。舌质淡红，薄腻苔，脉沉缓。处方：熟地 20 克，泽泻 15 克，牛膝 10 克，山药 15 克，茅根 15 克，车前子 10 克，山萸肉 10 克，芦根 15 克，金银花 15 克，牡丹皮 10 克，黄柏 10 克，连翘 15 克，茯苓 15 克，知母 10 克。3 剂，水煎服。

二诊：3 月 18 日。证治：尿频，泛恶，头疼。舌质淡红无苔，脉弦数。处方：金银花 20 克，茯苓 15 克，黄柏 10 克，连翘 15 克，牡丹皮 10 克，车前子 10 克，蒲公英 15 克，山药 15 克，牛膝 10 克，地丁 15 克，茅根 15 克，生地 20 克，芦根 15 克，泽泻 15 克，知母 10 克。6 剂，水煎服。

【案例十三】

姓名：王某，年龄：30 岁，性别：女。初诊：1984 年 2 月 22 日。证治：小便频数，尿失禁，淋漓，尿道刺痛，腹背痛。舌淡红，无苔，脉沉数。处方：熟地 20 克，蒲公英 15 克，知母 10 克，山药 15 克，地丁 15 克，泽泻 15 克，白茅根 15 克，茯苓 15 克，芦根 15 克，牡丹皮 10 克，车前子 10 克，金银花 15 克，牛膝 10 克，连翘 15 克，黄柏 10 克。3 剂，水煎服。

【案例十四】

姓名：连某，年龄：40 岁，性别：女。初诊：1985 年 4 月 28 日。证治：小便频数不禁淋漓，有轻度尿道疼感。舌质淡红苔薄白，脉滑数。处方：熟地 15 克，云苓 15 克，车前子 10 克，茅根 15 克，生地 15 克，金银花 20 克，牛膝 10 克，山药 10 克，连翘 15 克，黄柏 10 克，牡丹皮 10 克，蒲公英 15 克，知母 10 克，泽泻 15 克，地丁 15 克，芦根 15 克。3 剂，水煎服。

二诊：1985 年 5 月 13 日。证治：小便频数，淋漓疼痛，尿失禁，尿培养大肠杆菌 10 万以上。舌苔黄腻，脉沉滑。处方：金银花 20 克，云苓 15 克，牛膝 10 克，连翘 20 克，牡丹皮 10 克，蒲公英 15 克，黄柏 10 克，地丁 15 克，知母 10 克，野菊花 20 克，茅根 20 克，生地 15 克，芦根 15 克，泽泻 20 克，车前子 10 克。3 剂，水煎服。

三诊：1985 年 6 月 19 日。证治：腹痛尿频，不禁淋漓，白带多。舌质淡红无苔，脉弦滑。处方：猪苓 15 克，山药 10 克，黄柏 7 克，泽泻 15 克，牡丹皮 10 克，知母 7 克，阿胶 10 克，茅根 15 克，熟地 15 克，白术 10 克，芦根 15 克，茯苓 20 克，车前子 10 克，滑石 10 克，牛膝 10 克。6 剂，水煎服。

四诊：1985 年 7 月 5 日。证治：小便频数，不禁淋漓，尿道无痛感，白带（++），月经延期。舌淡红无苔，脉弦滑。处方：萆薢 20 克，花粉 15 克，蛇床子 10 克，茯苓 20 克，黄连 5 克，熟地 20 克，玄参 20 克，苦参 5 克，芦巴子 5 克，党参 15 克，鸡内金 10 克，益智仁 5 克。6 剂，水煎服。

【案例十五】

姓名：赵某，年龄：26 岁，性别：女。初诊：1985 年 4 月 29 日。证治：小便不禁，频数淋沥。曾有血尿，尿道疼痛，腰轻度疼痛，少腹胀，月经一个半月未来（已婚）。舌淡红苔薄白，脉弦滑。处方：生地 20 克，金银花 20 克，黄柏 10 克，山药 15 克，连翘 15 克，知母 10 克，牡丹皮 10 克，蒲公英 15 克，泽泻 20 克，地丁 10 克，云苓 15 克，车前子 10 克，白茅根 20 克，牛膝 10 克。3 剂，水煎服。

【案例十六】

姓名：程立波，年龄：8 岁，性别：女。初诊：1985 年 5 月 20 日。证治：流行性脑脊髓膜炎治疗后，小便频数，不禁淋漓，夜间尿床。舌淡红无苔，脉弦滑。处方：熟地 5 克，白茅根 10 克，金银花 5 克，山药 5 克，芦根 10 克，连翘 5 克，山萸肉 5 克，黄柏 5 克，泽泻 5 克，知母 5 克，云苓 5 克，车前子 5 克，牡丹皮 5 克，牛膝 5 克。3 剂，水煎服。

【案例十七】

姓名：王某，年龄：16 岁，性别：女。初诊：1985 年 10 月 25 日。证治：小便频数，不禁淋漓，尿道疼痛。舌质淡红无苔，脉滑数。处方：金银花 10 克，生地 10 克，芦根 7 克，连翘 10 克，牡丹皮 5 克，黄柏 3 克，蒲公英 7 克，茯苓 10 克，知母 4 克，地丁 7 克，牛膝 5 克，泽泻 10 克，车前子 5 克，山药 5 克，茅根 7 克。3 剂，水煎服。

【案例十八】

姓名：刘某，年龄：45 岁，性别：女。初诊：1985 年 10 月 30 日。证治：肾盂肾炎，肾结石，尿道疼痛，小便频数淋漓，子宫糜烂。脉沉弦。处方：金钱草 50 克，车前子 30 克，蒲公英 15 克，海金沙 25 克，木通 10 克，地丁 15 克，石韦 50 克，延胡索 10 克，金银花 25 克，生地 15 克。3 剂，水煎服。

【案例十九】

姓名：刘某，年龄：45 岁，性别：女。初诊：1985 年 11 月 18 日。证治：肾盂肾炎，肾结石，血尿，小便淋漓涩痛，经 B 超示已见不到结石，仍有肾积水，腰痛，腹部压痛，大便燥结。舌苔黄厚，脉沉有力。处方：生地 20 克，猪苓 15 克，牛膝 10 克，山药 10 克，滑石 15 克，车前子 10 克，茯苓 20 克，小蓟 20 克，知母 10 克，牡丹皮 10 克，老节 15 克，黄柏 10 克，泽泻 20 克，蒲黄 7 克，阿胶 10 克，茅根 15 克。3 剂，水煎服。

二诊：11 月 27 日。证治：小便频数减少，昼轻夜重，尿道疼痛，尿黄不清，腰不疼。舌质红无苔，脉弦滑。处方：茯苓 20 克，牡丹皮 10 克，小蓟 15 克，黄柏 10 克，生地 20 克，茅根 20 克，蒲黄 7 克，知母 10 克，泽泻 20 克，芦根 20 克，牛膝 15 克，山药 10 克，老节 15 克，猪苓 15 克，山萸肉 10 克，阿胶 10 克，滑石 15 克。6 剂，水煎服。

【案例二十】

姓名：刘某，年龄：50 岁，性别：女。初诊：1985 年 12 月 27 日。证治：小便频数，不禁淋漓，尿道刺痛，腰疼，恶心，轻度浮肿，纳谷衰少。化验白细胞满视野，红细胞 7～9 个/HP，蛋白（++），体温 37℃。舌质淡红，苔薄白，脉弦缓。处方：金银花 20 克，山药 10 克，知母

10 克，连翘 15 克，泽泻 20 克，芦根 15 克，蒲公英 15 克，茯苓 20 克，白茅根 15 克，地丁 15 克，牛膝 10 克，生地 15 克，车前子 10 克，牡丹皮 10 克，黄柏 10 克。3 剂，水煎服。

二诊：1986 年 1 月 20 日。证治：浮肿基本消退，腰痛减轻，纳谷尚少，尿道微有痛感，尿检蛋白（-），红细胞（-），白细胞 10～15 个/HP。处方：旱莲草 20 克，连翘 15 克，车前子 10 克，女贞子 15 克，泽泻 20 克，牛膝 10 克，菟丝子 15 克，茯苓 20 克，茅根 15 克，熟地 20 克，牡丹皮 10 克，芦根 15 克，桑寄生 15 克，山萸肉 10 克，琥珀粉 3 克（冲服），金银花 15 克，山药 10 克。6 剂，水煎服。

三诊：1986 年 1 月 27 日。证治：浮肿消退，右侧腰痛，饭后稍时即大便，便稀，尿检蛋白（-），白细胞 10～12 个/HP，红细胞 0～1 个/HP。处方：党参 15 克，粉葛 10 克，芦根 15 克，茯苓 20 克，木香 4 克，车前子 10 克，苍术 5 克，金银花 20 克，牛膝 10 克，甘草 10 克，连翘 13 克，琥珀粉 3 克（冲服），藿香 7 克，白茅根 15 克，芦根 15 克。6 剂，水煎服。

【案例二十一】

姓名：王某，年龄：61 岁，性别：女。初诊：1986 年 1 月 7 日。证治：泌尿系感染，经常小便淋漓，少腹胀痛，腰酸痛，泛恶欲呕，纳谷衰少，倦怠乏力。舌淡，中间苔腻，脉弦细。处方：清半夏 10 克，泽泻 20 克，茅根 15 克，茯苓 20 克，山药 10 克，芦根 15 克，生姜 10 克，山萸肉 10 克，黄柏 5 克，金银花 15 克，牡丹皮 10 克，知母 5 克，连翘 15 克，牛膝 10 克，生地 15 克，车前子 10 克。3 剂，水煎服。

二诊：1986 年 1 月 10 日。证治：仍有膀胱及尿道不适感，少腹已不疼痛，腰痛轻，夜尿多，体力有所增加。舌质淡红，略有白苔，脉弦滑。处方：女贞子 15 克，牡丹皮 10 克，车前子 10 克，旱莲草 15 克，熟地 20 克，牛膝 10 克，山萸肉 10 克，金银花 15 克，黄柏 7 克，山药 10 克，连翘 15 克，知母 7 克，泽泻 20 克，茅根 15 克，茯苓 20 克，芦根 15 克。5 剂，水煎服。

三诊：1986 年 1 月 15 日。证治：服药 5 剂，腹痛大减，纳谷不减，少腹较为舒畅，小便淋漓减轻，仍恶心。苔略腻，脉沉缓。处方：清半夏 15 克，泽泻 20 克，牛膝 10 克，黄柏 7 克，茯苓 20 克，牡丹皮 10 克，车前子 10 克，知母 7 克，生姜 10 克，山药 10 克，茅根 15 克，金银花 20 克，山萸肉 10 克，芦根 15 克，连翘 15 克，生地 15 克，桂枝 7 克。7 剂，水煎服。

四诊：1986 年 1 月 22 日。证治：少腹痛，尿痛，尿量少，腰痛，困倦乏力，口干泛恶。舌质略红，无苔，脉弦滑。处方：金银花 20 克，黄柏 10 克，茅根 15 克，连翘 15 克，知母 10 克，芦根 15 克，蒲公英 15 克，生地 15 克，地丁 15 克，山药 10 克，车前子 10 克，茯苓 20 克，牛膝 10 克，泽泻 20 克。7 剂，水煎服。

五诊：1986 年 2 月 25 日。证治：呃逆，泛恶欲呕，头眩，纳少，舌红带绛，无苔，脉沉弱。处方：天麻 10 克，六曲 10 克，清半夏 15 克，麦芽 15 克，党参 15 克，知母 10 克，甘草 10 克，白术 15 克，陈皮 15 克，生姜 5 克，泽泻 20 克，广砂仁 10 克。4 剂，水煎服。

六诊：1986 年 7 月 26 日。证治：腰疼，少腹胀闷不适，尿较频，喜热畏寒。舌淡红无苔，脉沉弱。处方：金银花 20 克，牡丹皮 10 克，山药 15 克，连翘 15 克，知母 10 克，泽泻 15 克，蒲公英 10 克，黄柏 7 克，山萸肉 10 克，地丁 10 克，车前子 7 克，云苓 15 克，熟地 15 克，牛膝 10 克。4 剂，水煎服。

七诊：1986 年 7 月 30 日。证治：腰疼腹痛，喜按，中脘满闷而痛，不喜按，嗳气不除，泛恶，夜尿 3 次。舌淡无苔，脉沉弱。处方：旋覆花 15 克，黄芩 10 克，代赭石 15 克，党参 15 克，生姜 5 克，女贞子 10 克，大枣 3 枚，旱莲草 15 克，清半夏 10 克，菟丝子 15 克，干姜5克，川续断15克。6剂，水煎服。

八诊：1986年9月12日。证治：腹痛腰疼，时发泄泻，黏液便舌质红微黄苔，脉弦滑。辨证：证属胃肠湿热。治法：宜清热化湿。处方；黄连7克，桃仁5克，枳壳15克，木香5克，莱菔子10克，槟榔片5克，当归10克，青皮10克，滑石15克，白芍20克，生甘草7克。3剂，水煎服。

九诊：1986年11月29日。证治：颜面萎黄，腰痛腰酸，夜尿多，睡眠不好，舌质略红，苔薄白，脉细弱。处方：附子3克，茯苓15克，菟丝子12克，肉桂5克，山药10克，桑寄生15克，熟地20克，山萸肉10克，川续断12克，泽泻15克，车前子7克，杜仲10克，牡丹皮10克，牛膝7克，补骨脂7克。3剂，水煎服。

【案例二十二】

姓名：杨某，年龄：36岁，性别：女。初诊：1986年2月27日。证治：小便频数，不禁淋漓，尿道刺痛，腰疼，月经按月，量少，尿检蛋白（++），红、白细胞满视野。舌淡红无苔，脉弦滑。处方：金银花20克，泽泻20克，牛膝10克，连翘15克，牡丹皮10克，白茅根15克，蒲公英15克，茯苓20克，芦根15克，地丁15克，山药10克，黄柏10克，生地15克，车前子10克，知母10克。3剂，水煎服。

3.癃闭

【案例一】

姓名：陈某，年龄：59岁，性别：男。初诊：1983年12月15日。证治：排尿困难，排尿前后腹痛，下肢浮肿，体丰腴，周身困倦乏力，身重。舌淡红，无苔，脉沉弦。有高血压病史，前列腺肥大。处方：萆薢20克，鸡内金10克，黄连5克，覆盆子10克，茯苓20克，苦参10克，元参10克，熟地20克，泽泻15克，石斛15克，花粉15克，白术10克，蛇床子10克。3剂，水煎服。

【案例二】

姓名：杨某，年龄：58岁，性别：男。初诊：1984年5月27日。证治：排尿困难，腹痛。急性前列腺炎，尿潴留。处方：熟地10克，金银花20克，黄柏10克，生地15克，连翘20克，知母10克，牡丹皮10克，茅根15克，泽泻20克，芦根15克，茯苓20克，车前子10克，山药10克，牛膝15克。2剂，水煎服。

4.尿浊

【案例一】

姓名：苍某，年龄：22岁，性别：女。初诊：1984年1月30日。证治：慢性肾炎，腰疼较重，尿液浑浊，尿检蛋白（++）。舌淡红，无苔，脉沉弦。处方：桑寄生20克，白薇15克，杜仲10克，黄芪20克，全蜕10克，川续断15克，坤草20克，熟地20克，牛膝10克，土茯苓15克，枸杞子15克。3剂，水煎服。

二诊：1984年2月15日。证治：慢性肾炎，尿蛋白存在，腰痛，乏力。处方：生山药15克，桑寄生15克，熟地20克，黄芪20克，枸杞子15克，坤草15克，泽泻15克，白薇15克，茯苓15克，土茯苓10克，山萸肉10克，牛膝10克。6剂，水煎服。

【案例二】

姓名：于某，年龄：16岁，性别：男。初诊：1986年1月4日。证治：慢性肾炎，尿蛋白（+++），浮肿，小便短少，腹胀，纳呆。舌质淡无苔，脉弦滑。处方：金银花15克，茯苓

20克，黄柏10克，连翘15克，牡丹皮10克，知母10克，蒲公英10克，山药10克，茅根10克，地丁10克，山萸肉10克，芦根10克，熟地20克，牛膝10克，泽泻20克，车前子10克。3剂，水煎服。

5.遗尿

姓名：王某，年龄：11岁，性别：男。初诊：1982年3月2日。证治：夜尿症，睡中遗尿。处方：茯苓10克，花粉10克，熟地15克，蛇床子5克，黄连5克，益智仁5克，鸡内金5克，乌药5克，党参10克，萆薢15克，白术5克，苦参5克，覆盆子5克。3剂，水煎服。

6.阳痿、早泄

【案例一】

姓名：杨某，年龄：46岁，性别：男。初诊：1973年11月2日。证治：性神经衰弱，阳痿不举，周身困倦乏力，腰酸痛，口干。舌质红无苔，脉沉数细而无力。辨证：证属肾阴虚，不能作强。治法：宜养阴补肾固精之法。处方：熟地30克，山萸肉20克，山药20克，云苓15克，泽泻15克，刺猬皮20克，牡丹皮15克，蛇床15克，阳起石15克。4剂，共为细末，炼蜜为二铢重丸。

【案例二】

姓名：刘某，年龄：34岁，性别：男。初诊：1986年3月4日。证治：阳痿早泄疲乏，腰疼，眩晕。舌淡红微黄苔，脉虚大而无力。处方：蛇床子10克，淫羊藿15克，肉苁蓉15克，狗脊10克，熟地20克，芡实10克，破故纸10克，山药10克，锁阳10克，阳起石15克，枸杞果10克，韭子10克，何首乌15克。3剂，水煎服。

（六）气血津液病证

1.郁证

【案例一】

姓名：王某，年龄：39岁，性别：女。初诊：1976年12月2日。证治：心烦易怒，睡眠欠佳。舌质红，无苔，脉沉弦而数。辨证：证属肝胆郁热。处方：柴胡10克，香附15克，白术10克，黄芩15克，川芎10克，薄荷5克，甘草10克，陈皮15克，龙骨15克，生芍15克，当归15克，牡蛎15克，枳壳15克，云苓15克。7剂，水煎服。

【案例二】

姓名：国某，年龄：24岁，性别：男。初诊：1978年3月8日。证治：精神抑郁，神志沉闷，懒言。舌质淡红无苔，脉弦有力。处方：柴胡10克，龙骨20克，枳壳15克，清半夏10克，牡蛎20克，石菖蒲10克，元芩15克，生姜10克，远志15克，党参15克，大枣3枚，甘草10克，赤芍15克。7剂，水煎服。

二诊：1978年3月16日。证治：精神呆滞较前见轻，能逗小孩玩耍，较前对事物增加了一些分析力，食欲增加，睡眠较前好。舌质淡红，舌尖赤，脉沉弦。处方：柴胡10克，龙骨20克，陈皮15克，清半夏10克，生牡蛎20克，茯苓15克，黄芩15克，党参10克，远志10克，甘草10克，赤芍15克，石菖蒲10克。7剂，水煎服。

【案例三】

姓名：刘某，年龄：28岁，性别：女。初诊：1978年3月12日。证治：梅核气，胸闷气短，心烦，头晕，目眩，口苦，咽干，喜呕，纳呆，吞酸，睡眠欠佳，腰痛，直立困难。舌质淡红，无苔，有齿压痕，脉沉弦。处方：清半夏10克，生姜5克，生芍15克，炙甘草10克，川厚朴15克，青皮10克，赤芍15克，川芎10克，苏梗15克，陈皮15克，枳壳15克，麦芽15克，茯苓15克，柴胡10克，香附15克。7剂，水煎服。

【案例四】

姓名：邸某，年龄：41岁，性别：女。初诊：1978年6月10日。证治：咽中堵塞感，心烦躁易怒，大便秘结，嗳气不除，甲状腺略大。舌质淡红，苔薄白，脉沉弦。处方：茯苓15克，肉苁蓉15克，三棱10克，代赭石25克，当归15克，川厚朴10克，生姜3片，桃仁10克，香附15克，清半夏10克，郁李仁10克，苏梗15克，莪术10克。7剂，水煎服。

【案例五】

姓名：迟某，年龄：48岁，性别：女。初诊：1979年9月10日。证治：咽中如炙脔，心烦，胸满，恶心，右季肋下疼痛，睡眠欠佳，有肝炎，溃疡，肺结核史。舌质淡红，有齿压痕，脉沉弦。处方：清半夏10克，生姜3片，枳壳10克，川厚朴10克，柴胡5克，生甘草10克，苏梗15克，生芍15克，香附10克，茯苓15克，赤芍15克，川芎10克。7剂，水煎服。

【案例六】

姓名：肖某，年龄：55岁，性别：女。初诊：1980年4月17日。证治：梅核气，咽中如炙脔，吐之不出，吞之不下，咽中紧迫感，已1个月有余，有冠心病史。舌质淡红，无苔，脉弦有力。处方：清半夏15克，香附10克，金果榄15克，川厚朴10克，生姜3片，苏梗15克，射干10克，茯苓15克，豆根10克。7剂，水煎服。

【案例七】

姓名：杨某，年龄：31岁，性别：女。初诊：1980年4月23日。证治：梅核气，咽中如炙脔，吐之不出，吞之不下，心悸，气短。舌质淡红无苔，脉沉弦。处方：清半夏10克，生姜3片，乌药10克，川厚朴15克，青皮10克，茯苓15克，苏梗15克，陈皮10克，香附10克。6剂，水煎服。

二诊：1980年4月29日。证治：梅核气较前大减，仍较胸背胀闷，心悸心烦，心率100次/分。舌质淡红无苔，脉沉弦。处方：清半夏10克，香附10克，赤芍15克，川厚朴5克，香橼15克，生甘草5克，紫苏15克，乌药10克，川芎10克，生姜3片，枳实10克，茯苓15克，柴胡5克。10剂，水煎服。

三诊：1980年5月12日。证治：胸闷气短，咽干，头晕。舌质淡红，无苔，脉弦细。处方：当归15克，生甘草10克，青皮15克，赤芍15克，薄荷5克，柴胡10克，牡丹皮10克，云苓15克，栀子10克，白术10克，香附15克，生姜3片，大枣3枚。10剂，水煎服。

四诊：1980年5月23日。证治：咽中有时堵塞不适感，气短，心悸怔忡，多梦纷纭。脉弦细。处方：当归15克，远志10克，龙骨15克，白术10克，木香5克，牡蛎15克，生黄芪15克，炙甘草5克，石菖蒲10克，茯苓15克，枣仁15克，合欢皮15克，党参15克，龙眼肉10克。10剂，水煎服。

五诊：1980年6月4日。证治：心悸气短减轻，尚觉咽中如炙脔，口唇麻感。舌质淡，脉沉弦。处方：清半夏10克，茯苓15克，广砂仁10克，川厚朴10克，陈皮15克，苏梗15克，青皮15克，香附15克，木香5克。7剂，水煎服。

【案例八】

姓名：张某，年龄：32岁，性别：女。初诊：1985年1月25日。证治：消瘦，胸满心烦，郁闷不舒。舌淡红无苔，脉弦细（证属肝郁气滞，肝气犯胃，故消化较差）。处方：当归15

克，生姜5克，白芍15克，薄荷5克，柴胡15克，牡丹皮10克，云苓15克，焦栀子15克，白术10克，生甘草10克。7剂，水煎服。

【案例九】

姓名：孙某，年龄：55岁，性别：女。初诊：1986年3月6日。证治：肝胆郁热，胸满烦惊，喜悲伤欲哭，睡眠不好。舌淡红苔薄白，脉沉弦。处方：柴胡15克，桂枝5克，麦芽20克，清半夏10克，茯苓20克，陈皮15克，党参15克，牡蛎20克，黄芩15克，龙骨20克，甘草10克，大枣5枚。7剂，水煎服。

【案例十】

姓名：刘某，年龄：36岁，性别：女。初诊：1986年4月11日。证治：梅核气，噫气。处方：清半夏10克，旋覆花15克，川厚朴10克，代赭石20克，苏梗15克，茯苓15克，甘草10克，党参15克，生姜5克，大枣3枚。7剂，水煎服。

【案例十一】

姓名：刘某，年龄：25岁，性别：男。初诊：1986年7月2日。证治：胃脘胀闷不适，咽中如有物梗阻。脉弦数。处方：清半夏10克，生姜5克，香附15克，川厚朴15克，当归15克，草果仁10克，苏梗15克　桃仁10克，枳壳10克，茯苓20克，川楝子15克。7剂，水煎服。

【案例十二】

姓名：张某，年龄：53岁，性别：女。初诊：1986年8月2日。证治：头昏，胸满烦躁，心悸，中脘闷痛，无故悲伤，哭笑失常，有时昏倒，睡眠不好。舌暗红无苔，脉弦细。过敏体质，血压颇高。处方：柴胡15克，云苓20克，大枣10枚（掰），清半夏10克，桂枝5克，生姜5克（切），甘草15克，牡蛎20克，党参15克，龙骨20克，黄芩15克，麦芽15克。7剂，水煎服。

【案例十三】

姓名：曹某，年龄：31岁，性别：女。初诊：1986年12月11日。证治：1984年因精神刺激而发病，始见多惊恐。现见默默不欲语，多恐惧，手足常汗出，自以为无病。舌淡苔薄，脉滑。处方：陈皮15克，半夏10克，茯苓15克，甘草7克，郁金10克，石菖蒲10克，竹茹10克，枳实10克，胆南星10克，生龙骨20克，生牡蛎20克，川楝子12克。7剂，水煎服。

2.血证

（1）齿衄

姓名：焦某，年龄：26岁，性别：男。初诊：1987年4月1日。证治：齿衄半年，洗脸及食硬物时则齿龈出血，以前有发热上肢发胀史，时汗出，颜面苍白。舌淡红无苔，脉弦细。处方：生地20克，藕节15克，地榆10克，白芍15克，黄连5克，牡丹皮10克，当归10克，白茅根20克，黄芩15克。7剂，水煎服。

（2）鼻衄

姓名：孙某，年龄：35岁，性别：女。初诊：1986年3月12日。证治：周身困倦乏力，胸胁痛，腰酸疼，月经正常，微热，有时鼻衄，口唇出血，舌质淡无苔，脉沉弱。此证血虚阴亏而有邪热之故。红细胞减少约3×10^{12}/L，白细胞有时增高至20×10^9/L。处方：当归15克，龙眼肉20克，枳壳10克，生黄芪15克，山药10克，川楝子10克，白芍20克，枣仁10克，生地15克，五味子5克，熟地15克，柴胡15克。7剂，水煎服。

（3）尿血

【案例一】

姓名：赵某，年龄：19 岁，性别：女。初诊：1973 年 11 月 9 日。证治：血尿，右侧腰痛，尿道有针刺感，尿频，淋漓不尽，颜面㿠白，两颧红，夜间潮热，无盗汗，唇白，纳谷衰少，周身困倦乏力。舌质淡红，脉细数。处方：小蓟 15 克，旱莲草 15 克，牡丹皮 10 克，阿胶 10 克，熟地 15 克，金银花 15 克，云苓 15 克，连翘 15 克，泽泻 10 克，仙鹤草 15 克，山药 15 克。6 剂，水煎服。

【案例二】

姓名：曲某，年龄：58 岁，性别：女。初诊：1978 年 9 月 15 日。证治：腹痛，尿血频甚，肉眼血尿，有块，小便淋漓涩痛，腰痛。舌质淡红，白腻苔，脉弦缓。处方：小蓟 15 克，黑蒲黄 10 克，牡丹皮 10 克，蒲公英 15 克，白茅根 15 克，黄柏 10 克，地丁 15 克，三七粉 5 克（冲服），金银花 20 克，侧柏叶 10 克，芦根 15 克，连翘 15 克，茯苓 15 克，旱莲草 15 克，泽泻 15 克。3 剂，水煎服。

二诊：1978 年 9 月 17 日。证治：血尿量略减，腹无疼痛。处方：生地 15 克，竹叶 10 克，泽泻 15 克，小蓟 20 克，藕节 15 克，茯苓 15 克，滑石 10 克，金银花 15 克，通草 10 克，当归 15 克，牛膝 10 克，黑蒲黄 10 克，甘草 10 克，茅根 20 克，连翘 15 克。7 剂，水煎服。

【案例三】

姓名：陆某，年龄：13 岁，性别：男。初诊：1984 年 3 月 8 日。证治：尿血 10 年，时好时犯，犯病时腰疼，乏力，易汗出。舌质淡无苔，脉弦细。经医院检查未确诊。处方：熟地 15 克，泽泻 10 克，丹参 10 克，山药 10 克，茅根 15 克，琥珀粉 3 克（冲服），牡丹皮 8 克，阿胶 10 克，生地 10 克，侧柏炭 10 克，茯苓 15 克，当归 10 克。7 剂，水煎服。

【案例四】

姓名：张某，年龄：40 岁，性别：女。初诊：1985 年 12 月 9 日。证治：尿血，腰疼，尿频，经常发作，近日有所好转。舌淡红无苔，脉弦缓。处方：熟地 20 克，云苓 15 克，侧柏炭 10 克，山萸肉 10 克，茅根 15 克，藕节 15 克，山药 10 克，牛膝 10 克，牡丹皮 10 克，车前子 10 克，泽泻 20 克，阿胶 10 克。水煎服。

二诊：1986 年 1 月 4 日。证治：经治疗尿检已出现阴性，于昨日咽痛身疼，腰痛轻。舌质红无苔，脉沉弱。今日又出现蛋白（3＋），红细胞（3＋）。处方：金银花 20 克，猪苓 10 克，芦根 15 克，连翘 15 克，泽泻 15 克，车前子 10 克，蒲公英 15 克，生地 15 克，牛膝 10 克，地丁 15 克，牡丹皮 10 克，阿胶 10 克，山药 10 克，滑石 15 克，白茅根 15 克。水煎服。

三诊：1986 年 2 月 20 日。证治：腰疼腰酸。舌嫩无苔，脉滑细。尿检已正常。处方：女贞子 10 克，山药 10 克，菟丝子 10 克，旱莲草 15 克，牡丹皮 10 克，杜仲炭 10 克，枸杞子 15 克，泽泻 15 克，当归 15 克，云苓 15 克，生芍 15 克，山萸肉 10 克，熟地 20 克，何首乌 10 克。水煎服。

（4）便血

【案例一】

姓名：吴某，年龄：47 岁，性别：男。初诊：1978 年 3 月 24 日。证治：头疼腰疼，便血，先便后血色鲜红。处方：防风 15 克，苦参 10 克，枳壳 10 克，黄芩 15 克，荆芥穗 10 克，旱莲草 15 克，地榆 15 克，酒白芍 15 克，槐角 15 克，当归 10 克，椿皮 10 克，川续断 15 克。5 剂，水煎服。

二诊：1978 年 3 月 29 日。证治：服药后便血止，仍右侧太阳穴疼痛，腰酸痛。处方：桑寄生 20 克，白术 10 克，川续断 15 克，大活 10 克，菟丝子 15 克，茯苓 15 克，牛膝 10 克，防风 10 克，当归 15 克，坤草 25 克，黄芩 10 克，泽泻 15 克。5 剂，水煎服。

【案例二】

姓名：赵某，年龄：22 岁，性别：男。初诊：1978 年 5 月 6 日。证治：便血，先便后血，量多，色鲜红，腹不疼，心悸。舌质淡红，无苔，脉弦缓。处方：生地 15 克，牡丹皮 10 克，槐角 15 克，酒芍 15 克，椿皮 15 克，当归 15 克，防风 10 克，棕榈炭 10 克，黑荆芥 10 克，旱莲草 15 克。5 剂，水煎服。

二诊：1978 年 5 月 16 日。证治：便血大量减少，仅便后可揩到血迹，无不适感。舌质淡红，舌尖赤，苔白腻，脉弦缓。处方：生地 20 克，牡丹皮 10 克，生地榆 15 克，酒芍 15 克，榆角 15 克，当归 15 克，生椿皮 15 克，棕榈炭 10 克，苦参 10 克，旱莲草 15 克。7 剂，水煎服。

3.消渴

【案例一】

姓名：唐某，年龄：14 岁，性别：男。初诊：1974 年 3 月 28 日。证治：口渴引饮，舌裂纹，疼痛，舌质红无苔，脉细数。处方：生地 15 克，茵陈 10 克，熟地 15 克，元芩 15 克，寸冬 15 克，炙甘草 10 克，天冬 15 克，枇杷叶 10 克，栀子 10 克，石斛 15 克。7 剂，水煎服。

二诊：1974 年 4 月 11 日。证治：服药 1 剂，舌裂见轻，继服前剂加减以治之。处方：寸冬 15 克，石斛 15 克，生地 15 克，茵陈 15 克，熟地 15 克，炙甘草 15 克，枇杷叶 10 克，元参 15 克，黄芩 15 克。7 剂，水煎服。

【案例二】

姓名：李某，年龄：51 岁，性别：男。初诊：1978 年 6 月 10 日。证治：有时有渴、饥的感觉。舌质淡红，苔微黄。糖尿病，尿糖（＋）。处方：花粉 15 克，五味子 5 克，山萸肉 10 克，知母 15 克，茯苓 10 克，石斛 10 克，粉葛 15 克，山药 15 克，寸冬 15 克，熟地 15 克，生石膏 15 克，牡丹皮 10 克。7 剂，水煎服。

【案例三】

姓名：赵某，年龄：52 岁，性别：女。初诊：1984 年 2 月 27 日。证治：消渴病，体重有所增加，饭量不大。血糖 243.3，尿糖（＋＋＋＋）。处方：熟地 20 克，人参 10 克，山药 15 克，黄芪 15 克，牡丹皮 10 克，天冬 15 克，泽泻 15 克，寸冬 15 克，山萸肉 10 克，石斛 15 克，云苓 15 克，枳壳 10 克。7 剂，水煎服。

【案例四】

姓名：孙某，年龄：67 岁，性别：女。初诊：1986 年 6 月 5 日。证治：口渴，口干燥，饮水较多，子宫糜烂，脉滑数。处方：寸冬 15 克，粉葛 10 克，薏米 15 克，天冬 15 克，五味子 5 克，生地 15 克，党参 15 克，花粉 15 克，金银花 15 克，知母 15 克，连翘 15 克。7 剂，水煎服。

【案例五】

姓名：高某，年龄：46 岁，性别：男。初诊：1986 年 6 月 21 日。证治：5 月 15 日始觉口渴多饮多食，尿量增加，身体消瘦，体重减轻。苔白腻，脉滑数无力。经化验，尿糖（＋＋＋＋），酮体（＋＋），血糖 202。处方：金银花 15 克，生地 15 克，泽泻 20 克，知母 10 克，寸冬 15 克，元参 15 克，山药 10 克，生石膏 20 克，葛根 10 克，山萸肉 10 克，花粉 15 克，茯苓 20 克，牡丹皮 10 克。7 剂，水煎服。

二诊：1986 年 7 月 2 日。证治：服前方 9 剂，渴饮减轻，睡眠好，排尿减少，血糖 226，尿糖（+++）。舌苔白腻，脉滑数无力。处方：金银花 20 克，生地 15 克，泽泻 15 克，知母 10 克，寸冬 15 克，元参 15 克，山药 10 克，五味子 5 克，生石膏 20 克，葛根 10 克，山萸肉 10 克，花粉 15 克，茯苓 20 克，牡丹皮 10 克。7 剂，水煎服。

4.汗证

【案例一】

姓名：陈某，年龄：62 岁，性别：女。初诊：1978 年 5 月 12 日。证治：时自汗出，量多，汗黏衣，余无他症，心烦躁扰，烦热汗出。舌质淡红无苔，脉弦缓。处方：桂枝 10 克，大枣 3 枚（掰），生芍 15 克，牡蛎 20 克，甘草 10 克，麻黄根 15 克，生姜 5 克，双叶 15 克。7 剂，水煎服。

【案例二】

姓名：刘某，年龄：7 岁，性别：女。初诊：1978 年 5 月 22 日。证治：盗汗，低热，纳呆，泛恶，尿频，有时失禁。舌质淡红，苔薄白，脉细数。肺门淋巴结核。处方：丹参 10 克，茯苓 10 克，芦巴子 5 克，黄芩 5 克，山药 5 克，鸡内金 5 克，黄精 10 克，淫羊藿 5 克，寸冬 5 克，白及 5 克，泽泻 5 克，蒲公英 10 克，枸杞子 5 克。7 剂，水煎服。

【案例三】

姓名：韩某，年龄：46 岁，性别：女。初诊：1980 年 5 月 27 日。证治：自汗盗汗，夜间发热，右下肢大腿疼痛，无硬结，左足跟痛，纳谷少，口渴喜饮，大便燥。舌质淡红无苔，脉寸关缓数，尺沉弦。处方：寸冬 15 克，熟地 15 克，生芍 15 克，天冬 15 克，黄芩 10 克，牡蛎 20 克，粉葛 10 克，石斛 15 克，桑叶 15 克，花粉 15 克，茵陈 15 克，浮小麦 15 克，生地 15 克，炙甘草 10 克。7 剂，水煎服。

二诊：1980 年 6 月 4 日。证治：夜间盗汗见轻，仍右腿疼。舌质淡红无苔，脉沉弦。处方：生黄芪 20 克，防己 10 克，川羌 10 克，茵陈 20 克，苦参 10 克，泽泻 10 克，当归 15 克，知母 10 克，云苓 15 克，秦艽 15 克，黄柏 10 克，牛膝 10 克，防风 10 克，苍术 15 克。7 剂，水煎服。

【案例四】

姓名：吴某，年龄：56 岁，性别：男。初诊：1984 年 3 月 14 日。证治：醒时汗出，泛恶欲呕。处方：党参 15 克，炙甘草 10 克，当归 15 克，生黄芪 15 克，生芍 15 克，茯苓 20 克，赤芍 15 克，白术 10 克，桂枝 10 克，陈皮 15 克，大枣 3 枚（掰）。7 剂，水煎服。

5.痰饮

姓名：李某，年龄：15 岁，性别：女。初诊：1978 年 6 月 16 日。证治：胸痛，双侧积液，纳呆，轻度发烧，月经停止。诊断：结核性胸膜炎。处方：黄芩 15 克，柴胡 10 克，地骨皮 10 克，黄精 15 克，清半夏 10 克，牡丹皮 10 克，百部 15 克，党参 15 克，青蒿 15 克，丹参 20 克，寸冬 15 克，旱莲草 15 克。7 剂，水煎服。

6.厥证

姓名：宁某，年龄：40 岁，性别：女。初诊：1973 年 11 月 9 日。证治：2 年前，在劳动中突然摔倒昏迷，约 2 分钟苏醒，醒后头痛，轻度恶心，同样摔倒至现在有 6~7 次之多，小发作次数较多些，既往患诊神经症，呕吐，曾吐血。现症，善惊，如人将捕之状，以前颜面发红，病后颜面不红，血压偏低，食欲及睡眠尚好，但健忘颇甚。舌质红，无苔，脉沉弦。辨证：证属肝肾阴虚，虚风动扰。治法：宜补肝息风之法。处方：当归 15 克，大枣 3 枚 白蒺藜 10 克，石决明 15 克，川芎 5 克，炙甘草 10 克，泽泻 15 克，龙眼肉 15 克，熟地 15 克，木瓜 10 克，山萸肉 15 克，枣仁 10 克，没药 10 克，枸杞子 15 克，菊花 10 克，山药 15 克。7 剂，水煎服。

7.虚劳

【案例一】

姓名：吴某，年龄：56，性别：男。初诊：1976 年 4 月 29 日。证治：头晕，心悸，脱力，气短，口干，夜卧尤甚，夜间烦热，睡眠不好，有汗，耳鸣。处方：生黄芪 25 克，女贞子 15 克，鸡血藤 30 克，生地 15 克，旱莲草 20 克，牡丹皮 10 克，寸冬 15 克，党参 15 克，云苓 15 克，五味子 10 克，红花 15 克，泽泻 15 克。7 剂，水煎服。

【案例二】

姓名：任某，年龄：21 岁，性别：男。初诊：1979 年 2 月 23 日。证治：困倦乏力，嗜睡纳呆，肌肉瘦削，面色晦暗无华，大便干燥。舌质红，无苔，脉细而数。辨证：证属于肝肾阴虚，脾气不足。治法：宜补肝益肾、补脾益气之法。处方：生黄芪 20 克，枸杞子 15 克，元参 15 克，山萸肉 10 克，熟地 20 克，旱莲草 15 克，何首乌 15 克，茯苓 15 克，寸冬 15 克，肉苁蓉 15 克，陈皮 15 克，天冬 15 克，生芍 15 克。7 剂，水煎服。

【案例三】

姓名：兰某，年龄：22 岁，性别：女。初诊：1982 年 8 月 19 日。证治：消瘦，心悸，乏力，气短，脘闷，纳呆，低热，五心烦热，头晕，脉结。肺结核，肝炎史。处方：当归 20 克，蒲黄 10 克，红花 10 克，丹参 20 克，山楂 20 克，檀香 10 克，赤芍 15 克，鸡血藤 15 克，川芎 10 克，郁金 10 克，五灵脂 10 克，槐花 15 克。7 剂，水煎服。

【案例四】

姓名：宗某，年龄：40 岁，性别：女。初诊：1984 年 3 月 8 日。证治：消瘦，纳减，便秘，月经按期，量多，色鲜红，经期胸胁胀痛。舌淡红，脉弦滑。处方：当归 15 克，生甘草 10 克，香附 15 克，酒芍 15 克，生姜 5 克，川芎 10 克，柴胡 15 克，薄荷 5 克，枳壳 15 克，云苓 15 克，牡丹皮 10 克，白术 10 克，焦栀子 15 克。7 剂，水煎服。

【案例五】

姓名：于某，年龄：31 岁，性别：女。初诊：1984 年 8 月 20 日。证治：1976 年患乙状结肠炎，后排便困难，有胃脘痛病史，现症：四肢乏力，有时抽搐，心难受，汗出震颤，神志不清，纳呆消瘦。舌质淡红干燥，苔薄白，脉率不整。处方：柴胡 15 克，桂枝 5 克，赤芍 15 克，清半夏 10 克，茯苓 15 克，防风 10 克，元苓 15 克，龙骨 20 克，生姜 3 片，党参 15 克，牡蛎 20 克，大枣 3 枚（掰），甘草 10 克，大黄 5 克。7 剂，水煎服。

二诊：1984 年 8 月 31 日。证治：噫气不除，中脘满闷而胀，左右季肋部均有痛感。处方：茯苓 15 克，甘草 10 克，陈皮 15 克，赤代赭石 20 克，党参 15 克，生姜 3 克，黄连 10 克，大枣 3 枚，黄芩 15 克，清半夏 10 克，干姜 5 克。7 剂，水煎服。

三诊：1984 年 9 月 8 日。证治：便溏薄，排便频繁，里急，腹胀，消化不好。脉沉缓。处方：苍术 10 克，川羌 10 克，茯苓 15 克，炮姜 10 克，大活 10 克，泽泻 15 克，黄连 10 克，枳壳 15 克，柴胡 10 克，槟榔片 10 克，前胡 10 克，车前子 10 克。7 剂，水煎服。

四诊：1984 年 9 月 22 日。证治：突然寒战，口噤，昏倒抽搐，移时得苏。辨证：痫证。处方：生黄芪 35 克，龙骨 20 克，赤芍 15 克，牡蛎 20 克，防风 15 克。4 剂，水煎服。

【案例六】

姓名：任某，年龄：6 岁，性别：男。初诊：1986 年 1 月 22 日。证治：厌食，消瘦，无热，睡眠差。脉弦细。处方：党参 5 克，清半夏 3 克，枳壳 3 克，茯苓 5 克，陈皮 5 克，甘草 3 克，白术 3 克，白豆蔻 4 克，山楂 5 克，炮姜 1 克，广砂仁 4 克。7 剂，水煎服。

【案例七】

姓名：徐某，年龄：39 岁，性别：女。初诊：1986 年 1 月 29 日。证治：纳减，消化不好，恶心，腰背痛，困倦乏力。舌质淡红，无苔。胆囊炎，慢性肾炎，风湿病，子宫肌瘤，附件炎。处方：柴胡 15 克，茵陈 20 克，枳壳 15 克，清半夏 10 克，栀子 15 克，甘草 10 克，木香 10 克，党参 15 克，郁金 10 克，黄芩 15 克，白花蛇舌草 15 克，金银花 15 克，川楝子 15 克。7 剂，水煎服。

【案例八】

姓名：沙某，年龄：34 岁，性别：女。初诊：1987 年 4 月 4 日。证治：消瘦，眩晕，低热，手足关节部环形红斑 7 年，易怒，五心烦热，皮肤干燥，气短，乏力，食少，恶心，溲黄，时寒时热，手足麻木，心悸，口干。舌质淡苔白，脉沉细。处方：柴胡 12 克，黄芩 15 克，清半夏 7 克，党参 15 克，甘草 10 克，生姜 5 克（切），大枣 3 枚（掰），龙骨 20 克，牡蛎 20 克，龙眼肉 15 克，山药 10 克，当归 10 克，酸枣仁 7 克。7 剂，水煎服。

8.内伤发热

【案例一】

姓名：路某，年龄：21 岁，性别：男。初诊：1974 年 3 月 29 日。证治：经常身有微热已 3 年，现仍身热，低热每日下午达 37.2~37.3℃，烦躁纳呆，乏力。舌质淡红苔薄白，脉弦大略数。辨证：肝郁乘脾，肝脾不和。治法：治宜和肝理脾之法。处方：当归 15 克，生甘草 10 克，生芍 15 克，薄荷 5 克，柴胡 10 克，牡丹皮 10 克，茯苓 15 克，栀子 15 克，白术 10 克，黄芩 10 克。7 剂，水煎服。

二诊：1974 年 4 月 20 日。证治：服前方后自觉发热减轻，食欲增进，但每动脑后头昏发烧。舌质红，脉弦数。处方：当归 15 克，白术 10 克，焦三仙各 10 克，酒芍 15 克，生甘草 10 克，川厚朴 10 克，丹参 20 克，薄荷 5 克，元芩 10 克，柴胡 10 克，栀子 10 克，云苓 15 克，香附 10 克。7 剂，水煎服。

【案例二】

姓名：孙某，年龄：56 岁，性别：男。初诊：1974 年 8 月 27 日。证治：经常午后潮热，周身困倦乏力，纳谷尚好，但消瘦，饮食不为肌肤。舌质淡红无苔，脉细数。处方：党参 15 克，当归 15 克，黄芪 15 克，女贞子 10 克，熟地 20 克，怀山药 10 克，茯苓 15 克，五味子 5 克，寸冬 15 克，炙甘草 10 克。7 剂，水煎服。

【案例三】

姓名：郭某，年龄：45 岁，性别：女。初诊：1974 年 11 月 22 日。证治：心烦热，夜间口渴，手心热，夜间尿频。舌淡红无苔，脉细数。处方：熟地 15 克，茯苓 15 克，山药 15 克，泽泻 15 克，花粉 15 克，石斛 15 克，寸冬 15 克，焦栀子 10 克，牡丹皮 10 克，生地 15 克。7 剂，水煎服。

【案例四】

姓名：刘某，年龄：36 岁，性别：男。初诊：1977 年 3 月 22 日。证治：经常低热，周身困倦乏力，原患腰椎轻度骨质增生，睡眠不实，健忘头昏，纳呆略有盗汗。舌质淡红，苔薄白，脉沉弦。辨证：证属肝肾阴虚。治则：治宜补肾滋肝之法。处方：枸杞子 15 克，山药 15 克，当归 15 克，覆盆子 10 克，生地 15 克，生白芍 15 克，车前子 10 克，泽泻 15 克，牡蛎 20 克，桑椹子 15 克，茯苓 15 克，菊花 15 克。7 剂，水煎服。

【案例五】

姓名：刘某，年龄：26 岁，性别：女。初诊：1983 年 12 月 28 日。证治：经常发烧 37℃以上，周身困倦，乏力，肝区疼痛，厌油腻。舌质暗红，无苔，脉弦滑。处方：柴胡 15 克，甘草 10 克，丹参 15 克，清半夏 10 克，木香 5 克，生姜 5 克（切），黄芩 15 克，郁金 10 克，大枣 3 枚（掰），党参 10 克，白花蛇舌草 20 克，栀子 10 克，生芍 15 克。7 剂，水煎服。

（七）肢体筋脉病证

1.痹证

【案例一】

姓名：肖某，年龄：16 岁，性别：女。初诊：1973 年 10 月 30 日。证治：风湿病，周身关节疼痛，有时肿，痛经。舌质淡红无苔，脉沉弦。处方：黄柏 15 克，红花 5 克，没药 10 克，苍术 15 克，龙胆草 10 克，天南星 10 克，川羌 10 克，桂枝 10 克，白芷 10 克，威灵仙 10 克，牛膝 10 克，桃仁 10 克，乳香 10 克。4 剂，水煎服。

二诊：1973 年 11 月 8 日。证治：服药后周身关节疼痛浮肿均减轻，唯颈部疼痛颇重，颜面轻度浮肿 3 次，继之自然消退。脉沉弦。处方：麻黄 10 克，黄柏 15 克，没药 10 克，桂枝 5 克，苍术 10 克，秦艽 10 克，酒芍 10 克，威灵仙 10 克，木通 10 克，甘草 10 克，龙胆草 15 克，生姜 5 克，牛膝 10 克，大枣 3 枚 乳香 10 克。4 剂，水煎服。

三诊：1973 年 11 月 12 日。证治：经行腹痛，手足发凉，腹痛拒按，胸脘满闷堵塞感，白带多。舌质淡红苔薄白，脉沉弦。处方：三棱 10 克，刘寄奴 15 克，莪术 10 克，当归 15 克，牡丹皮 10 克，赤芍 15 克，官桂 15 克，熟地 15 克，延胡索 10 克，乌药 15 克。6 剂，水煎服。

【案例二】

姓名：肖某，年龄：10 岁，性别：女。初诊：1973 年 10 月 30 日。证治：左腿膝关节疼痛，两手指关节有摩擦音，小便频数，尿道无疼痛感，腰疼。舌质淡苔白腻。辨证：证属湿留关节，下焦湿结。治法：宜逐风祛湿清热之法。处方：粉葛 5 克，知母 10 克，泽泻 10 克，川羌 5 克，元柏 10 克，茵陈 10 克，苍术 10 克，当归 10 克，秦艽 10 克，茯苓 10 克，党参 10 克，苦参 10 克，黄芪 10 克。4 剂，水煎服。

二诊：1973 年 11 月 8 日。证治：服药后左腿关节疼痛消失，小便频数，腰痛皆见好转，再服数剂以稳固疗效。处方：粉葛 5 克，元柏 10 克，川羌 5 克，苍术 10 克，茵陈 10 克，党参 10 克，当归 10 克，黄芪 10 克，茯苓 15 克，泽泻 10 克，知母 10 克。4 剂，水煎服。

【案例三】

姓名：刘某，性别：女，初诊：1974 年 2 月 12 日。证治：风湿证，神志病，月经失调，周身酸困疼痛，手胀，腰疼腹痛，心悸气短，多梦纷纭，健忘头昏。舌苔白腻质微红，脉沉滑。处方：黄柏 15 克，红花 10 克，大活 10 克，苍术 10 克，龙胆草 15 克，薏米 15 克，胆南星 10 克，川羌 15 克，桂枝 10 克，白芷 5 克，威灵仙 10 克，川芎 5 克，桃仁 10 克，六曲 15 克。4 剂，水煎服。

【案例四】

姓名：尹某，年龄：56 岁，性别：男。初诊：1974 年 2 月 19 日。证治：两下肢麻木酸疼，服地黄饮子较前稍轻，大便干燥。处方：生地黄 20 克，寸冬 15 克，巴戟天 10 克，石菖蒲 10 克，山萸肉 10 克，远志 10 克，石斛 15 克，丹参 15 克，肉苁蓉 15 克，生姜 3 片，肉桂 5 克，大枣 3 枚，茯苓 15 克，薄荷 5 克。4 剂，水煎服。

二诊：1974 年 2 月 24 日。证治：服地黄饮子 4 剂，饮食增进，自汗减轻，但下肢麻木不见轻。处方：仍用地黄饮子加天麻 10 克，牡蛎 20 克，龙骨 20 克。 4 剂，水煎服。

【案例五】

姓名：临某，年龄：47 岁，性别：男。初诊：1976 年 5 月 18 日。证治：右上肢麻木疼痛。舌质淡红无苔，脉弦。血压为 170/110mmHg。处方：生黄芪 20 克，生龙骨 20 克，豨莶草 30 克，赤芍 15 克，生牡蛎 20 克，鸡血藤 20 克，防风 15 克，珍珠母 20 克。6 剂，水煎服。

【案例六】

姓名：杨某，年龄：56 岁，性别：男。初诊：1977 年 1 月 14 日。证治：右上肢红肿、胀，屈伸不利。处方：当归 15 克，黄柏 15 克，蒲公英 15 克，川芎 10 克，苍术 10 克，地丁 15 克，防风 10 克，生黄芪 15 克，天葵子 10 克，粉葛 10 克，秦艽 10 克，野菊花 10 克，茯苓 10 克，泽泻 15 克，连翘 15 克。4 剂，水煎服。

二诊：1977 年 1 月 25 日。证治：滑囊炎（左肢）。处方：生黄芪 15 克，粉葛 10 克，苍术 10 克，党参 15 克，川芎 10 克，地丁 15 克，茵陈 15 克，防风 10 克，蒲公英 15 克，当归 15 克，秦艽 10 克，野菊花 15 克，泽泻 15 克，苦参 10 克，冬葵子 10 克，茯苓 15 克，知母 15 克。4 剂，水煎服。

【案例七】

姓名：桂某，年龄：40 岁，性别：女。初诊：1977 年 4 月 20 日。证治：热痹，膝足关结肿痛，结节性红斑。处方：当归 15 克，苦参 15 克，猪苓 15 克，生黄芪 15 克，知母 10 克，泽泻 15 克，党参 15 克，黄柏 15 克，川芎 10 克，粉葛 10 克，牛膝 10 克，茵陈 15 克，苍术 15 克。4 剂，水煎服。

二诊：1977 年 5 月 27 日。证治：热痹，膝关节疼肿，结节性红斑，经服当归拈痛汤，斑消退，肿痛基本消失，但在下蹲时膝关节酸胀微疼，后背肩胛部不适。舌质淡红，苔微黄，脉沉弦。处方：当归 15 克，生黄芪 15 克，防己 10 克，茵陈 15 克，泽泻 15 克，苍术 10 克，粉葛 10 克，茯苓 15 克，黄柏 10 克，川芎 15 克，大艽 10 克，牛膝 15 克，党参 15 克，防风 10 克。6 剂，水煎服。

【案例八】

姓名：任某，年龄：48 岁，性别：女。初诊：1977 年 4 月 20 日。证治：肩疼，右肩关节疼痛，不能上举。右脉沉涩。处方：生黄芪 25 克，桃仁 10 克，鸡血藤 20 克，赤芍 15 克，红花 10 克，赤木 10 克，川芎 10 克，乳香 10 克，桂枝 5 克，当归 15 克， 没药 10 克。4 剂，水煎服。

【案例九】

姓名：吴某，年龄：49 岁，性别：女。初诊：1977 年 6 月 9 日。证治：右侧腰腿疼痛，上肢肘关节疼痛，并有麻木感，两足夜间发烧。舌质淡红无苔，脉沉弦。处方：生黄芪 20 克，川芎 10 克，牛膝 10 克，茵陈 20 克，大活 10 克，赤芍 10 克，当归 15 克，秦艽 10 克，粉葛 15 克，苍术 15 克，茯苓 15 克，知母 10 克，泽泻 15 克，黄柏 10 克。6 剂，水煎服。

【案例十】

姓名：吴某，年龄：50 岁，性别：男。初诊：1978 年 2 月 12 日。证治：类风湿。处方：甲珠 10 克，青风藤 10 克，海风藤 10 克，千年健 10 克，白酒 3 斤，酒浸 1 周，每日服 2~3

次，每次 5 铢。

【案例十一】

姓名：秦某，年龄：30 岁，性别：女。初诊：1978 年 9 月 11 日。证治：妊娠 3 个月，发热 3 天，关节疼痛浮肿，两下肢红斑，白细胞 4×10^9/L，体温 38.2℃。舌质淡红无苔，脉弦数，脉搏 108 次/分。辨证：证属热痹。处方：生黄芪 15 克，川芎 10 克，黄柏 10 克，泽泻 10 克，当归 15 克，茵陈 15 克，秦艽 10 克，粉葛 10 克，苦参 10 克，苍术 10 克，防风 10 克，知母 10 克，茯苓 15 克。2 剂，水煎服。

二诊：1978 年 9 月 13 日。证治：服药后下肢浮肿见消，结节红斑消退，体温下降，昨晚体温 37.8℃，疼痛见轻。脉弦数。处方：生黄芪 15 克，川芎 10 克，黄柏 10 克，泽泻 10 克，当归 15 克，茵陈 15 克，秦艽 10 克，黄芩 10 克，粉葛 10 克，苦参 10 克，苍术 10 克，白术 5 克，防风 10 克，知母 10 克，茯苓 15 克。2 剂，水煎服。

【案例十二】

姓名：赵某，年龄：65 岁，性别：男。初诊：1979 年 10 月 18 日。证治：既往高血压，动脉硬化，血压为 190/140mmHg。现症，腰痛牵连左下肢疼痛，行动受限，经哈尔滨医科大学附属第一医院诊断为腰增生性脊椎炎，腰 2、腰 3、腰 4 退变。舌质淡红，薄黄苔，脉弦有力。辨证：证属肝肾阴虚，湿热阻络。治法：宜滋补肝肾，疏风清热除湿。处方一：当归 15 克，粉葛 10 克，防风 10 克，苦参 10 克，黄柏 10 克，苍术 10 克，茵陈 15 克，川芎 10 克，秦艽 15 克，知母 10 克，牛膝 10 克，生黄芪 15 克，茯苓 15 克，泽泻 15 克。4 剂，水煎服。处方二：熟地 20 克，杜仲 10 克，赤芍 15 克，泽泻 15 克，枸杞子 20 克，牛膝 10 克，菊花 15 克，女贞子 15 克，钩藤 15 克，当归 15 克，蒺藜 10 克，旱莲草 20 克。4 剂，水煎服。

【案例十三】

姓名：姜某，年龄：20 岁，性别：女。初诊：1979 年 12 月 23 日。证治：既往患风湿热，现症，左下肢膝关节上出现风湿结节红硬疼痛，夜间发热恶寒，咽干口燥，咽头色赤，微咳，常有便秘。舌质红苔薄白，脉沉弦而数。处方：黄芪 15 克，川芎 10 克，苍术 10 克，茵陈 15 克，秦艽 15 克，防风 10 克，当归 15 克，知母 15 克，牛膝 10 克，甘草 10 克，黄柏 15 克，豆根 10 克，粉葛 10 克，苦参 10 克，泽泻 10 克。4 剂，水煎服。

【案例十四】

姓名：唐某，年龄：28 岁，性别：女。初诊：1980 年 5 月 4 日。证治：重度身痛，周身关节肌肉酸疼无汗，头晕。舌淡红无苔，脉弦滑。处方：当归 15 克，大活 15 克，生黄芪 20 克，薤白 10 克，白术 10 克，桂枝 10 克，牛膝 10 克，秦艽 15 克，甘草 10 克。4 剂，水煎服。

二诊：1980 年 5 月 21 日。证治：下肢痛，轻度浮肿，结节性红斑发热。舌质红，尖赤，苔薄白，脉弦滑。处方：生黄芪 20 克，黄柏 10 克，粉葛 10 克，当归 20 克，苍术 15 克，川芎 10 克，茵陈 15 克，泽泻 15 克，防风 10 克，苦参 15 克，云苓 15 克，秦艽 15 克，知母 10 克，党参 10 克。4 剂，水煎服。

【案例十五】

姓名：吴某，年龄：15 岁，性别：女。初诊：1980 年 6 月 24 日。证治：两腿膝关节疼痛，行动受限，轻度浮肿，下楼时疼痛加剧。舌质淡红，苔薄白，脉沉缓。处方：茵陈 15 克，黄柏 10 克，猪苓 10 克，生黄芪 10 克，苍术 10 克，防风 10 克，粉葛 10 克，秦艽 10 克，苦参 10 克，川芎 10 克，泽泻 10 克，牛膝 10 克，当归 15 克，云苓 10 克。4 剂，水煎服。

【案例十六】

姓名：张某，年龄：48 岁，性别：女。初诊：1981 年 1 月 26 日。证治：两手厥冷麻木。

脉沉弦。处方：当归20克，鸡血藤20克，干姜10克，川芎10克，黄芪20克，炙甘草10克，赤芍15克，党参15克，红花10克，桂枝15克，丹参20克，附子10克。4剂，水煎服。

二诊：1981年2月1日。证治：雷诺病，两手厥冷有所缓和。脉沉细无力。处方：当归20克，鸡血藤20克，干姜10克，川芎10克，黄芪25克，炙甘草10克，赤芍15克，党参15克，红花10克，桂枝15克，丹参20克，附子10克。4剂，水煎服。

三诊：1981年2月10日。证治：两手温暖，麻木减轻。舌淡苔白，脉沉缓。

处方：当归20克，丹参20克，炙甘草10克，木通5克，鸡血藤20克，细辛5克，党参15克，吴茱萸5克，桂枝10克，赤芍15克，附子10克，红花15克，干姜10克。4剂，水煎服。

四诊：1981年3月11日。证治：两手温暖，基本不麻木，仅两手无名指端有麻木感。处方：当归20克，红花15克，桂枝10克，木通5克，鸡血藤20克，炙甘草10克，细辛3克，党参15克，吴茱萸5克，附子5克，赤芍15克，干姜5克。6剂，水煎服。

五诊：1981年3月24日。处方：当归20克，赤芍15克，干姜5克，木通5克，鸡血藤20克，桂枝10克，细辛3克，党参15克，炙甘草10克，吴茱萸5克，红花15克，生姜5克，附子5克。6剂，水煎服。

六诊：1981年4月15日。证治：手凉手麻。脉沉细。处方：当归20克，附子10克，木通10克，干姜10克，细辛5克，桂枝10克，吴茱萸5克，生姜10克。6剂，水煎服。

【案例十七】

姓名：朴某，年龄：50岁，性别：女。初诊：1981年6月4日。证治：周身关节疼痛，恶寒，脚凉。舌质淡无苔，脉沉细。处方：当归20克，桂枝10克，防风10克，黄芪20克，薤白10克，白术10克，粉葛10克，牛膝10克，川续断15克，甘草10克，杜仲10克，独活15克，秦艽15克。3剂，水煎服。

【案例十八】

姓名：韩某，年龄：47岁，性别：女。初诊：1981年9月11日。证治：右下肢膝盖以上麻木不仁，腰酸沉而痛。脉沉缓。处方：薏苡仁20克，黄芪20克，木瓜10克，杜仲10克，威灵仙10克，川芎10克，牛膝10克，防风10克，升麻5克，川续断10克。6剂，水煎服。

【案例十九】

姓名：申某，年龄：32岁，性别：男。初诊：1982年7月1日。证治：消瘦，坐骨神经痛（右侧），疼痛颇剧难忍，夜间重，喜温畏凉，精神迟滞。舌质淡，苔薄白，脉沉缓，脉搏70次/分。处方：麻黄5克，肉桂5克，杜仲15克，鹿胶10克，白芥子5克，地骨皮10克，熟地30克，生甘草5克，生黄芪15克，浙贝10克，炮姜5克。10剂，水煎服。

二诊：1982年7月11日。证治：坐骨神经痛（右侧），动转困难，夜间痛甚。舌质淡红，苔薄白，脉弦数。处方：生黄芪15克，知母10克，泽泻10克，当归15克，黄柏10克，茯苓10克，茵陈15克，秦艽15克，川芎10克，牛膝10克，防风10克，苦参10克，苍术10克，粉葛10克。10剂，水煎服。

【案例二十】

姓名：孙某，年龄：27岁，性别：男。初诊：1983年11月22日。证治：两侧肩关节疼痛，感寒加重，痛难忍受。舌质淡红，无苔，脉沉弦。处方：姜黄15克，当归15克，生姜5片，炙甘草10克，赤芍15克，羌活10克，海桐皮10克，白术10克。4剂，水煎服。

【案例二十一】

姓名：张某，年龄：31岁，性别：男。初诊：1983年12月11日。证治：腰背酸疼2年，兼有寒冷潮湿侵袭的过程，手关节疼痛，右手食指轻度变形，如纺锤状，每逢降雨辄病情加重，有寒热。舌质淡红，无苔，脉弦滑。处方：当归15克，生黄芪15克，大活10克，秦艽10克，茵陈15克，党参15克，防风15克，牛膝10克，泽泻15克，粉葛10克，苍术15克，茯苓15克，川羌10克，黄柏10克。4剂，水煎服。

【案例二十二】

姓名：黄某，年龄：37岁，性别：女。初诊：1983年12月20日。证治：左侧半身疼痛，冷麻，足趾手指关节疼痛，轻度纺锤指，无热畏寒。舌质淡红无苔，脉弦滑。辨证：证属类风湿，湿留关节。处方：桂枝15克，知母15克，生姜5克（切），生芍15克，白术15克，赤芍15克，麻黄10克，防风15克，附子5克。6剂，水煎服。

【案例二十三】

姓名：于某，年龄：31岁，性别：女。初诊：1984年1月30日。证治：7年前，产后发现小关节肿胀疼痛，以后延及全身关节疼痛，逐渐加重，发热，身肿疼，怕冷，夏季轻，冬季重，现已呈纺锤样指。舌淡红，无苔，脉沉缓。处方：生黄芪20克，秦艽15克，茯苓15克，太子参15克，泽泻15克，苦参10克，粉葛10克，防己5克，知母10克，川羌10克，猪苓10克，黄柏10克，防风10克，桂枝10克，苍术15克。6剂，水煎服。

二诊：1984年2月15日。证治：关节肿痛见消退，肿消痛止。处方：黄芪15克，苦参10克，牛膝10克，茵陈15克，知母15克，桂枝10克，当归15克，黄柏10克，太子参10克，秦艽15克，川羌10克，苍术15克，防风10克，猪苓10克，生姜3片。6剂，水煎服。

【案例二十四】

姓名：李某，年龄：60岁，性别：男。初诊：1984年2月15日。证治：右侧下肢行动不便，功能障碍，右侧上肢功能略减，喜热畏寒。脉象见三五不调。血压偏高，为160/100mmHg。处方：当归15克，红花15克，地龙20克，川芎10克，槐花15克，乳香10克，丹参20克，赤芍15克，没药10克，降香15克，川续断15克，桃仁10克，杜仲10克。6剂，水煎服。

【案例二十五】

姓名：王某，年龄：32岁，性别：女。初诊：1984年7月13日。证治：右手四指血脉不充，疼痛，冬天气严寒则病加重。舌质淡红无苔右，脉沉缓，左沉弦。处方：当归15克，附子5克，木通10克，鸡血藤20克，细辛3克，生姜5克，吴茱萸10克，干姜5克。6剂，水煎服。

二诊：1984年10月21日。证治：右手发凉，疼痛，手指不充盈，畏寒。舌质淡红无苔，脉沉细。处方：当归15克，生黄芪20克，大枣3枚（掰），木通10克，赤芍15克，细辛5克，桂枝10克，吴茱萸5克，生姜10克。6剂，水煎服。

【案例二十六】

姓名：辛某，年龄：25岁，性别：男。初诊：1984年7月13日。证治：右手中指、无名指、小指尖肿痛，中指、无名指红肿，指端变形，手心热感。舌质红，脉弦数。处方：五味消毒饮加减。金银花20克，生黄芪15克，连翘15克，甘草10克，蒲公英15克，天葵子10克，地丁15克，当归15克，野菊花20克，生地15克。4剂，水煎服。

二诊：1984年8月1日。证治：右手无名指及小指肉芽新生，粉红细嫩，肿消，有时有轻度痛感。舌质淡红无苔，脉滑数。处方：金银花20克，生黄芪20克，赤芍10克，连翘15克，甘草10克，蒲公英15克，天葵子10克，地丁15克，当归15克，野菊花20克，生地15克。4剂，水煎服。

三诊：1984年9月17日。证治：右手无名指已无创面，皮肤新生粉红色嫩肉，时有轻度痛痒感。舌质红苔薄白，脉沉而微数。处方：金银花20克，生黄芪20克，赤芍10克，连翘

15 克，甘草 10 克，蒲公英 15 克，天葵子 10 克，地丁 15 克，当归 15 克，野菊花 20 克，生地 15 克。4 剂，水煎服。

四诊：1984 年 10 月 21 日。证治：右手无名指肉新生，皮肤包裹外露指骨无痛感，中指端有创面，稍呈黑色，痛甚畏寒，轻度浮肿。舌质淡红无苔，脉沉迟。处方：麻黄七分，熟地 25 克，生黄芪 15 克，大贝 15 克，白芥子 10 克，鹿角胶 10 克，鸡血藤 20 克，桂枝 10 克，当归 15 克。4 剂，水煎服。

【案例二十七】
姓名：吴某，年龄：29 岁，性别：男。初诊：1985 年 1 月 20 日。证治：两臂肌肉酸疼，沉困。脉沉细。处方：川羌 10 克，千年健 15 克，防风 10 克，当归 15 克，海桐皮 10 克，甲珠 10 克，青风藤 10 克，丹参 20 克，海风藤 10 克，郁金 10 克。6 剂，水煎服。

【案例二十八】
姓名：张某，年龄：51 岁，性别：女。初诊：1985 年 2 月 8 日。证治：周身关节疼痛，轻度浮肿，疼痛不止。舌红，苔薄黄，脉弦滑。处方：当归 15 克，泽泻 15 克，苦参 7 克，茵陈 20 克，茯苓 15 克，草果仁 10 克，粉葛 10 克，秦艽 10 克，甘草 10 克，知母 10 克，川羌 17 克，黄柏 10 克，防风 7 克，生地 15 克，牛膝 10 克。4 剂，水煎服。

二诊：1985 年 3 月 9 日。证治：身疼减轻，仍浮肿，手脚发烧。舌淡红，苔薄黄，脉弦滑。处方：当归 15 克，泽泻 20 克，苦参 7 克，茵陈 20 克，茯苓 20 克，草果 10 克，川羌 10 克，猪苓 15 克，防风 10 克，知母 10 克，粉葛 10 克，黄柏 10 克，苍术 12 克，秦艽 15 克。4 剂，水煎服。

三诊：1985 年 3 月 15 日。证治：浮肿身痛，心烦，善太息，手足心热，口腔糜烂，颜面手足浮肿。脉沉缓。处方：桂枝 10 克，薏苡仁 20 克，牛膝 10 克，生芍 15 克，甘草 10 克，通草 10 克，知母 15 克，茯苓 15 克，白术 10 克，泽泻 15 克，麻黄 5 克，秦艽 15 克，杏仁 15 克，坤草 20 克。4 剂，水煎服。

【案例二十九】
姓名：罗某，年龄：55 岁，性别：女。初诊：1985 年 7 月 7 日。证治：下肢疼痛，两足着地时则痛甚、麻木，睡眠不好，畏寒。舌质淡红无苔，左脉沉细，右脉弦缓。处方：薏米 20 克，升麻 10 克，破故纸 10 克，木瓜 10 克，五加皮 15 克，天麻 10 克，威灵仙 10 克，杜仲 15 克，川羌 10 克，牛膝 10 克，防己 15 克，防风 10 克，川粉 15 克。4 剂，水煎服。

【案例三十】
姓名：袁某，年龄：32 岁，性别：女。初诊：1985 年 9 月 12 日。证治：周身疼痛，困倦乏力。舌淡红无苔，脉弦缓。处方：当归 15 克，独活 10 克，生黄芪 15 克，薤白 10 克，苍术 10 克，桂枝 10 克，牛膝 10 克，川续断 15 克，甘草 10 克，桑寄生 15 克。6 剂，水煎服。

【案例三十一】
姓名：阮某，年龄：45 岁，性别：女。1985 年 11 月 11 日。证治：体胖身重，腿疼，膝关节疼重，肩背痛甚，畏寒，喜温。舌淡红苔薄白，脉沉缓。处方：麻黄 5 克，薏米 20 克，破故纸 10 克，川羌 10 克，木瓜 10 克，防风 10 克，独活 10 克，威灵仙 10 克，川续断 15 克，桑寄生 15 克，牛膝 10 克，秦艽 15 克，五加皮 15 克。水煎服。

【案例三十二】
姓名：历某，年龄：30 岁，性别：女。初诊：1985 年 12 月 26 日。证治：手足小关节肿痛难忍，不发烧，但手足俱冷。舌淡红，无苔，脉沉细。处方：桂枝 15 克，生姜 10 克，附子 5 克，芍药 15 克，白术 20 克，甘草 10 克，知母 15 克，麻黄 10 克，防风 15 克。4 剂，水煎服。

二诊：1986 年 1 月 11 日。证治：疼痛减轻。处方：前方继服。

【案例三十三】

姓名：姜某，年龄：36 岁，性别：男。初诊：1986 年 1 月 5 日。证治：腰腿疼痛麻木，右腿疼重，左腿亦重，周身时有烦热，腰腿疼。舌淡红无苔，脉沉滑。处方：生黄芪 15 克，茯苓 15 克，苍术 10 克，当归 15 克，泽泻 15 克，黄柏 10 克，茵陈 15 克，秦艽 15 克，牛膝 10 克，川羌 10 克，党参 15 克，防风 10 克，知母 10 克，葛根 10 克，川续断 10 克。3 剂，水煎服。

【案例三十四】

姓名：刘某，年龄：52 岁，性别：女。初诊：1986 年 1 月 11 日。证治：类风湿关节炎，手指关节疼痛变形，如纺锤形，后背热，睡眠欠佳，夜不安寝，心烦闷躁，纳谷少，腹胀，消化不好。舌淡苔薄白，脉弦细。处方：柴胡 15 克，茯苓 20 克，大枣 3 枚（掰），元芩 15 克，桂枝 7 克，琥珀粉 3 克（冲服），甘草 10 克，龙骨 20 克，党参 15 克，牡蛎 20 克，清半夏 10 克，生姜 5 克。4 剂，水煎服。

【案例三十五】

姓名：田某，年龄：41 岁，性别：女。初诊：1986 年 1 月 23 日。证治：腰腿背疼痛已 2 年多，发作时两腿红肿，行动困难，步履蹒跚。舌质红苔薄白，脉沉滑。处方：茵陈 15 克，苍术 15 克，生黄芪 15 克，当归 15 克，黄柏 10 克，川羌 10 克，苦参 5 克，粉葛 10 克，知母 10 克，泽泻 15 克，秦艽 15 克，茯苓 15 克，党参 15 克。3 剂，水煎服。

【案例三十六】

姓名：刘某，年龄：54 岁，性别：女。初诊：1986 年 3 月 7 日。证治：因跌倒摔后右肩关节疼痛，血压为 180/85mmHg。处方：当归 15 克，红花 15 克，赤木 10 克，桂枝 10 克，泽泻 30 克，乳香 5 克，牡丹皮 15 克，桃仁 10 克，酒为引。4 剂，水煎服。

【案例三十七】

姓名：王某，年龄：24 岁，性别：女。初诊：1986 年 6 月 9 日。证治：3 月前突然发作，双腿关节疼痛，逐渐发展至全身关节，肩、肘关节疼痛，痛处灼热，伴恶心呕吐，经治疗疼痛减轻。抗"O"正常，血沉稍快。查体：关节肿胀不明显，扪之灼热，面色黄，舌质淡红，脉弦缓。处方：生黄芪 20 克，当归 15 克，茵陈 20 克，川羌 10 克，防风 10 克，葛根 10 克，茯苓 20 克，泽泻 20 克，秦艽 15 克，苦参 7 克，知母 10 克，黄柏 10 克，苍术 15 克，牛膝 10 克，党参 10 克。4 剂，水煎服。

【案例三十八】

姓名：宋某，年龄：52 岁，性别：女。初诊：1986 年 7 月 6 日。证治：左腿膝关节酸疼，活动不便，当站立或坐时，即自觉困难，登楼时亦然。舌淡红无苔，脉沉弱。处方：菟丝子 15 克，杜仲 10 克，五加皮 15 克，熟地 20 克，川牛膝 10 克，桑寄生 15 克，薏米 15 克，川续断 15 克，木瓜 10 克，小茴香 10 克，威灵仙 7 克。4 剂，水煎服。

【案例三十九】

姓名：孙某，年龄：56 岁，性别：女。初诊：1987 年 4 月 13 日。证治：肩、肘、指关节疼痛，浮肿，易汗出。舌淡红苔薄白，脉弦细。辨证：风湿病。处方：防己 20 克，桂枝 10 克，炙甘草 10 克，生姜 5 克，黄芪 20 克，大枣 3 枚，白术 15 克。4 剂，水煎服。

2.痿证

【案例一】

姓名：吕某，年龄：26 岁，性别：女。初诊：1974 年 6 月 12 日。证治：四肢痿而不用，麻木不仁，指端不知痛痒，大便燥涩，5~6日一行，吞咽困难，舌蹇语言障碍，唾吐动作吃力，纳呆，两足厥冷。心率为140次/分。舌苔黄腻，脉弦数。处方：川芎10克，郁李仁15克，红花5克，大黄10克，桃仁5克，芒硝5克，川厚朴10克，当归15克，牛膝10克，枳实10克，蔓荆子10克。4剂，水煎服。

【案例二】

姓名：郭某，年龄：47岁，性别：男。初诊：1975年1月2日。证治：于1971年患结核性脑膜炎，治疗后于1972年7月间逐渐两腿行动不便，以致行路蹒跚。现在下肢几至不用，痿躄不能行走，两腿痿软，轻度麻木感，尾骨部冒凉风感，上肢及躯干部无不适，大便10日一行。舌质淡红，苔白，脉数100次/分，脉沉缓而数。处方一：生黄芪25克，陈皮15克，白术5克，泽泻10克，苍术5克，升麻七分，人参10克，寸冬20克，云苓15克，当归20克，黄柏10克，生地20克，炙甘草10克，五味子5克。3剂，水煎服。处方二：川芎15克，郁李仁15克，大黄10克，桃仁15克，川厚朴10克，当归20克，枳实15克，牛膝10克，甘草10克，蔓荆子10克，芒硝10克。3剂，水煎服。

【案例三】

姓名：于某，年龄：51岁，性别：男。初诊：1978年5月27日。证治：肥大性脊椎炎，腰髋疼，两下肢疼痛，不能外展，右腿肌肉萎缩。舌质淡红，黄而黑腻苔，脉弦滑。处方：生黄芪15克，知母15克，茵陈15克，当归15克，黄柏15克，牛膝10克，茯苓15克，苍术10克，泽泻10克，川芎10克，苦参15克，防风10克。4剂，水煎服。

【案例四】

姓名：齐某，年龄：74岁，性别：女。初诊：初诊：1980年11月29日。证治：左上肢肿胀疼痛，下肢不用，不能下床，饮食、二便如常。处方：生黄芪25克，赤芍15克，桃仁10克，红花15克，地龙15克，苦参15克，苍术10克，泽泻15克，茯苓15克，川芎10克，防风10克，当归15克，丹参20克，鸡血藤20克。4剂，水煎服。

【案例五】

姓名：苏某，年龄：45岁，性别：女。初诊：1986年8月18日。证治：体质肥胖，1985年因路滑摔伤，以后臀麻木，疼痛，屈伸困难，行路不便。现右腿肌肉略松弛，皮肤温度低于左腿。舌淡红苔薄白，脉沉细。处方：麻黄5克，肉桂5克，川杜仲10克，熟地20克，白芥子7克，川续断10克，炮姜3克，鹿角胶7克，浙贝10克，牛膝10克。7剂，水煎服。

【案例六】

姓名：刘某，年龄：54岁，性别：男。初诊：1986年8月29日。证治：两下肢痿软不用，左上肢痿废不举，颈椎及腰椎骨质增生，纳呆，语言乏力，步履维艰，大便燥结。舌暗红苔薄白，脉弦数有力。高血压迈150~180mmHg。处方：黄柏20克，干姜1克，白芍10克，陈皮10克，知母10克，锁阳12克，龟板10克，熟地15克，虎骨2克。4剂，水煎服。

3.痉证

姓名：王某，年龄：31岁，性别：女。初诊：1984年3月29日。证治：抽搐，手足冷，两手抽搐，发作时恶寒。舌淡红，无苔，脉沉弱。既往有贫血史。处方：生黄芪20克，牡蛎20克，钩藤15克，赤芍20克，当归15克，桑寄生15克，防风20克，木瓜10克，龙骨20克，熟地15克，桂枝10克。水煎服。

4.颤证

【案例一】

姓名：刘某，年龄：47 岁，性别：男。初诊：1974 年 12 月 6 日。证治：右侧半身麻木不仁，前臂及头部震颤，舌强，眩晕，纳呆，睡眠欠佳，有时胸胁痛，气短。舌质淡红，苔薄白，脉沉弦。处方：熟地 20 克，山萸肉 10 克，石斛 15 克，寸冬 15 克，远志 10 克，五味子 5 克，石菖蒲 10 克，云苓 15 克，巴戟天 10 克，附子 5 克，肉桂 5 克，牡蛎 20 克。4 剂，水煎服。

【案例二】

姓名：程某，年龄：11 岁，性别：女。初诊：1986 年 8 月 28 日。证治：舞蹈病，头及上肢不时动摇，不能控制，睡眠及饮食正常，便燥。舌鲜而淡红无苔，脉弦滑。处方：甘草 15 克，大枣 7 枚（掰），黄芩 10 克，麦芽 10 克，黄连 5 克，大黄 2 克，干姜 3 克，清半夏 7 克。4 剂，水煎服。

【案例三】

姓名：李某，年龄：58 岁，性别：女。初诊：1983 年 11 月 20 日。证治：从去年 7 月起右下肢震颤，继之麻木疼痛，已一年五个月，肌肉消瘦，恶寒加重，头沉，时浮肿，胸背及髋肘膝关节疼痛。舌质胖大淡红，无苔，脉左脉沉细，右脉弦而有力。辨证：属气血两虚，阴阳气血不和。治法：补气养血、调和阴阳之法。处方：生黄芪 25 克，牡蛎 20 克，大枣 3 枚（掰），赤芍 15 克，附子 5 克，甘草 5 克，防风 15 克，桂枝 10 克，龙骨 20 克，生姜 5 克（切）。7 剂，水煎服。

二诊：1983 年 12 月 2 日。证治：11 月 20 日方服 7 剂后，证候平稳，睡眠好，食欲佳，余证同步。处方：桂枝芍药知母汤。桂枝 10 克，白术 15 克，生姜 10 克（切），生芍 20 克，知母 15 克，五加皮 15 克，甘草 10 克，防风 15 克，牛膝 10 克，麻黄 10 克，炮附子 10 克。7 剂，水煎服。

三诊：1983 年 12 月 11 日。证治：睡眠不好，头疼，食欲尚可，疼痛有所缓解，震颤仍无好转。舌淡红，无苔，脉弦滑。处方：黄芪 20 克，桂枝 10 克，赤芍 15 克，甘草 10 克，防风 15 克，生芍 15 克，龙骨 20 克，白术 10 克，牡蛎 20 克，附子 10 克。7 剂，水煎服。

四诊：1984 年 1 月 18 日。证治：问方，痛止，还颤。处方：党参 15 克，远志 10 克，牡蛎 20 克，黄芪 15 克，木香 5 克，龙骨 20 克，当归 15 克，甘草 10 克，白术 10 克，酸枣仁 15 克，茯苓 15 克，龙眼肉 15 克。7 剂，姜枣引，水煎服。

【案例四】

姓名：宋某，年龄：40 岁，性别：女。初诊：1986 年 12 月 10 日。证治：阵发性身体震颤，心悸，怔忡，气短，入寐难，右胁下痛，腹痛，月经期提前，色黑而少。舌淡红苔薄白，脉弦滑，左盛于右。辨证：肝郁心脾虚。治则：疏肝理脾，养心安神。处方：当归 15 克，白芍 15 克，柴胡 12 克，云苓 15 克，白术 10 克，甘草 10 克，炮姜 3 克，龙骨 20 克，牡蛎 20 克，远志 10 克，酸枣仁 10 克，龙眼肉 15 克，丹参 20 克。2 剂，水煎服。

5.腰痛

【案例一】

姓名：尹某，年龄：74 岁，性别：女。初诊：1974 年 5 月 23 日。证治：腰髋部扭伤，已 20 余日，刺痛，不肿。治法：开瘀活血之剂。处方：当归 20 克，杜仲 5 克，泽泻 20 克，苏木 10 克，牡丹皮 15 克，乳香 10 克，桃仁 10 克，没药 10 克，红花 10 克。7 剂，水煎服。

二诊： 1974 年 6 月 6 日。处方：牛膝 10 克，川芎 5 克，杜仲 10 克，地龙 15 克，苍术 10 克，川羌 15 克，黄柏 10 克，大芄 10 克，五灵脂 10 克，香附 15 克，桃仁 10 克，甘草 10 克，没药 10 克，当归 15 克，红花 10 克。7 剂，水煎服。

三诊： 1974 年 9 月 3 日。处方：制川乌 10 克，紫草 15 克，制草乌 10 克，草豆蔻 10 克，金银花 15 克，乌梅 5 克，千年健 15 克，地风 15 克，白酒 2 斤，糖 30 克。酒浸 10 天，先去渣。每服半两，一日 1~2 次。

【案例二】

姓名：刘某，年龄：32 岁，性别：男。初诊：1976 年 9 月 25 日。证治：右侧腰疼，活动受限，纳差，困倦嗜睡。处方：金银花 20 克，泽泻 15 克，旱莲草 20 克，连翘 15 克，山萸肉 10 克，女贞子 15 克，蒲公英 20 克，茯苓 15 克， 地丁 15 克，车前子 10 克，生地 15 克，牛膝 10 克，山药 15 克，黄柏 10 克，牡丹皮 10 克，知母 10 克。4 剂，水煎服。

二诊：1976 年 10 月 19 日。证治：化验尿蛋白（+），红细胞 5~10 个/HP，白细胞 1~2 个/HP，上皮细胞 3~6 个/HP，管型（-）。处方：继服前方 10 剂。

三诊：1976 年 10 月 21 日。证治：右侧腰部活动受限，有痛感，纳谷较前好，体倦乏力，嗜睡，化验尿检较前进步。处方：白薇 15 克，茅根 15 克，牛膝 10 克，金银花 20 克，芦根 15 克，淫羊藿 10 克，连翘 15 克，泽泻 15 克，旱莲草 15 克，生地 15 克，茯苓 15 克，女贞子 10 克，熟地 15 克，车前子 10 克。7 剂，水煎服。

四诊：1976 年 11 月 10 日。证治：腰酸痛，饮食一般，目干涩，唇干，睾丸觉凉。复查尿蛋白（±），红细胞 5~7 个/HP，白细胞 0~1 个/HP，上皮 3~5 个/HP，管型（-）。处方：桑寄生 20 克，白薇 15 克，生地 15 克，枸杞子 15 克，黄芪 20 克，旱莲草 20 克，熟地 15 克，山萸肉 10 克，坤草 15 克，茅根 15 克，女贞 15 克，山药 15 克，茯苓 20 克，牡丹皮 10 克。4 剂，水煎服。

五诊：1976 年 11 月 15 日。证治：3 天前感冒后，发现浮肿，颜面眼见及下肢浮肿，经化验 1976 年 9 月 24 日，尿蛋白(++)，红细胞满视野，白细胞 2~3 个/HP，上皮细胞 1~2 个/HP，管型 0~1 个/HP（细颗粒）。处方：拟加味银翘地黄汤。10 剂，水煎服。

【案例三】

姓名：王某，性别：女。初诊：1977 年 4 月 20 日。证治：左侧腰疼，时间较长，近来有上肢疼痛。脉沉缓。处方：大活 15 克，茯苓 15 克，黄芪 15 克，桑寄生 15 克，熟地 15 克，菟丝子 15 克，川羌 10 克，杭芍 15 克，川续断 15 克，苍术 15 克，党参 15 克，牛膝 10 克。4 剂，水煎服。

【案例四】

姓名：王某，年龄：16 岁，性别：女。初诊：1978 年 3 月 26 日。证治：腰酸痛，排尿时尿道刺痛。舌质淡红，苔薄白，脉滑数。尿中红细胞满视野。处方：熟地 20 克，女贞子 15 克，牛膝 10 克，山药 15 克，旱莲草 15 克，黄柏 10 克，牡丹皮 10 克，茅根 15 克，知母 10 克，山萸肉 10 克，芦根 15 克，云苓 15 克，泽泻 15 克，车前子 10 克。4 剂，水煎服。

【案例五】

姓名：张某。初诊：1978 年 8 月 18 日。证治：腰疼，自汗，心烦，乏力。舌质淡，苔薄白，脉沉弱。处方：淫羊藿 15 克，枸杞子 15 克，覆盆子 15 克，白术 10 克，菟丝子 10 克，茯苓 15 克，桑寄生 15 克，党参 15 克，川续断 15 克，牛膝 10 克，酒芍 15 克。7 剂，水煎服。

二诊：1978 年 8 月 30 日。证治：服前方腰痛已止，体力增加，尚觉背痛。

处方：淫羊藿 15 克，枸杞子 15 克，党参 15 克，桑寄生 15 克，茯苓 15 克，生黄芪 15

克，白术 10 克，防风 10 克，酒芍 15 克，赤芍 10 克。7 剂，水煎服。

【案例六】

姓名：张某，年龄：32 岁，性别：女。初诊：1980 年 12 月 16 日。证治：腰痛，肝区痛，眩晕，纳谷尚好，月经过期，量少。脉沉弱无力。处方：枸杞子 15 克，菊花 15 克，泽泻 10 克，云苓 10 克，山药 10 克，熟地 20 克，山萸肉 10 克，牡丹皮 10 克，菟丝子 15 克，何首乌 15 克，杜仲 10 克，川续断 15 克，旱莲草 15 克，女贞子 15 克。7 剂，水煎服。

二诊：1980 年 12 月 29 日。证治：两下肢恶风，疼痛无力，沉重。脉沉弱。

处方：生黄芪 20 克，党参 15 克，桑寄生 15 克，白术 10 克，茯苓 15 克，独活 10 克，川羌 10 克，川续断 15 克，菟丝子 10 克，杜仲炭 10 克，木瓜 10 克，威灵仙 10 克，五加皮 15 克。7 剂，水煎服。

【案例七】

姓名：于某，年龄：38 岁，性别：男。初诊：1984 年 7 月 22 日。证治：睾丸潮湿，腰痛腰酸，乏力，颜面轻度浮肿。舌有瘀斑，脉细而微滑。血小板 $70×10^9/L∼80×10^9/L$。处方：茯苓 15 克，巴戟天 15 克，鸡血藤 15 克，萆薢 15 克，花粉 10 克，党参 15 克，蛇床 10 克，元参 15 克，鸡内金 10 克，鳖甲 10 克，熟地 20 克，升麻 5 克。7 剂，水煎服。

【案例八】

姓名：李某，年龄：31 岁，性别：女。初诊：1985 年 1 月 20 日。证治：腰背酸疼。脉沉细而数。处方：菟丝子 15 克，山药 10 克，旱莲草 15 克，熟地 20 克，枸杞 15 克，女贞子 10 克，寄生 15 克，何首乌 15 克，川续断 15 克，肉苁蓉 15 克，杜仲 10 克，当归 15 克，牛膝 10 克，生芍 15 克。7 剂，水煎服。

【案例九】

姓名：张某，年龄：59 岁，性别：男。初诊：1985 年 3 月 9 日。证治：腰痛，尿后带有黏液。舌淡红，苔薄白，脉沉弦。辨证：证属肾虚膀胱热。治法：宜补肾固精清热之法。处方：白茯苓 20 克，鸡内金 10 克，芦巴子 10 克，萆薢 20 克，山药 10 克，蛇床 15 克，熟地 20 克，苦参 5 克，玄参 10 克，党参 15 克，花粉 15 克，黄连 5 克。3 剂，水煎服。

【案例十】

姓名：张某，年龄：57 岁，性别：男。初诊：1985 年 7 月 22 日。证治：腰痛肾虚多汗，夜间尿频，阴囊潮湿，体倦乏力。舌质淡红无苔，脉沉弱。处方：萆薢 15 克，花粉 15 克，枸杞子 15 克，茯苓 15 克，鸡内金 10 克，熟地 20 克，玄参 10 克，党参 15 克，覆盆子 10 克，山药 15 克，蛇床子 10 克。7 剂，水煎服。

【案例十一】

姓名：黄某，年龄：15 岁，性别：女。初诊：1985 年 9 月 22 日。证治：肾炎腰痛，尿频，睡眠欠佳，困倦乏力，浮肿不明显。舌质淡红无苔。处方：熟地 20 克，牛膝 10 克，茅根 15 克，山药 10 克，车前子 10 克，芦根 15 克，山萸肉 10 克，金银花 15 克，泽泻 15 克，连翘 10 克，茯苓 20 克，黄柏 10 克，牡丹皮 10 克，知母 10 克。7 剂，水煎服。

【案例十二】

姓名：张某，年龄：40 岁，性别：女。初诊：1985 年 12 月 30 日。证治：睡觉腰痛沉重无力，久坐或弯腰时疼痛加重。舌质淡红无苔，脉沉弱。处方：女贞子 15 克，肉苁蓉 10 克，阿胶 10 克，旱莲草 15 克，泽泻 20 克，茅根 15 克，怀山药 10 克，茯苓 20 克，菟丝子 10 克，熟地 20 克，牡丹皮 10 克，枸杞子 15 克，山萸肉 10 克。7 剂，水煎服。

二诊：1986 年 1 月 17 日。证治：腰痛，排尿尿道有感觉，经化验蛋白（±），并有少量红细胞，脉沉缓，舌淡红无苔。处方：金银花 20 克，茯苓 20 克，黄柏 10 克，连翘 15 克，山药 10 克，知母 10 克，生地 15 克，山萸肉 10 克，车前子 10 克，牡丹皮 10 克，茅根 15 克，牛膝 10 克，泽泻 20 克，芦根 15 克。7 剂，水煎服。

【案例十三】

姓名：袁某，年龄：42 岁，性别：男。初诊：1986 年 1 月 28 日。证治：腰疼腿凉，易汗出。舌质淡红无苔，脉沉弦。处方：菟丝子 15 克，川牛膝 10 克，熟地 20 克，补骨脂 17 克，桑寄生 15 克，芦巴子 10 克，川续断 15 克，桂心 5 克，小茴香 10 克，杜仲 10 克。7 剂，水煎服。

二诊：1986 年 2 月 16 日。证治：腰腿痛。舌淡无苔，脉沉缓。处方：薏米 15 克，杜仲 10 克，熟地 20 克，木瓜 10 克，防己 15 克，威灵仙 10 克，补骨脂 10 克，牛膝 15 克，川羌 10 克，升麻 4 克，防风 10 克，五加皮 15 克，川续断 15 克。7 剂，水煎服。

三诊：1986 年 2 月 25 日。证治：腰腿疼。舌淡红无苔，脉沉弱。处方：桂枝 15 克，白术 20 克，白芍 15 克，知母 15 克，甘草 10 克，防风 15 克，麻黄 10 克，附子 5 克，生姜 5 片。7 剂，水煎服。

四诊：1986 年 3 月 5 日。证治：腰疼恶寒。脉沉缓。处方：茯苓 20 克，知母 10 克，吴茱萸 3 克，干姜 7 克，附子 5 克，生姜 5 克，白术 10 克，当归 15 克，甘草 10 克，木通 5 克，白芍 15 克，细辛 3 克。7 剂，水煎服。

五诊：1986 年 3 月 20 日。证治：下肢冷痛，阴囊潮凉。舌淡红无苔，脉沉缓。处方：附子 5 克，茯苓 20 克，花粉 15 克，干姜 5 克，草薢 15 克，覆盆子 10 克，吴茱萸 5 克，芦巴子 10 克，通草 10 克，生姜 5 片，元参 15 克，当归 15 克，大枣 3 枚（掰），鸡内金 10 克。7 剂，水煎服。

六诊：1986 年 3 月 29 日。证治：服药见轻，两腿较温暖。处方：附子 7 克，鸡内金 10 克，当归 15 克，干姜 5 克，茯苓 20 克，花粉 15 克，吴茱萸 5 克，草薢 15 克，覆盆子 10 克，元参 15 克，通草 10 克，生姜 5 克，大枣 3 枚。7 剂，水煎服。

七诊：1986 年 4 月 13 日。证治：腿及腰部畏寒，自觉牵引睾丸作痛，睾丸凉，阴囊潮。舌淡红，苔薄白，脉沉缓。处方：草薢 15 克，花粉 15 克，蛇床子 10 克，茯苓 15 克，磁石 10 克，元参 15 克，鸡内金 10 克，熟地 20 克，黄连 5 克，覆盆子 10 克，党参 15 克，石斛 15 克。7 剂，水煎服。

【案例十四】

姓名：张某，年龄：45 岁，性别：女。初诊：1986 年 3 月 12 日。证治：腰酸腰痛，困倦乏力。处方：熟地 30 克，茯苓 20 克，女贞子 10 克，山药 10 克，山茱萸 10 克，旱莲草 15 克，枸杞子 15 克，牛膝 10 克，炙甘草 10 克，菟丝子 15 克。7 剂，水煎服。

二诊：1986 年 3 月 30 日。证治：腰疼减轻，尿检正常。舌质略红无苔，脉沉弦。处方：旱莲草 15 克，茯苓 20 克，女贞子 10 克，泽泻 15 克，山药 10 克，山萸肉 15 克，熟地 20 克，杜仲 15 克，枸杞子 20 克，川续断 15 克。7 剂，水煎服。

（八）其他内科病证

1.杂症

【案例一】

姓名：李某，年龄：50 岁，性别：男。初诊：1975 年 1 月 13 日。证治：两手与腹部以下及下肢一低头即如过电样麻木，血压为 140/110mmHg，睡眠即饮食无异常，平时嗜酒。舌质淡红，脉沉弦。处方：川羌 10 克，红花 10 克，独活 10 克，桃仁 10 克，防风 10 克，地龙 15 克，川芎 10 克，生黄芪 20 克，当归 15 克，赤芍 15 克，秦艽 15 克，鸡血藤 20 克。7 剂，水煎服。

【案例二】

姓名：吴某，年龄：56 岁，性别：男。证治：乙型肝炎，脾虚型。初诊：1976 年 4 月 19 日。处方：茵陈 15 克，党参 15 克，清半夏 5 克，栀子 10 克，白术 10 克，香附 10 克，茅根 20 克，云苓 15 克，草蔻仁 10 克，败酱草 15 克，甘草 10 克，板蓝根 15 克，陈皮 15 克。4 剂，水煎服。

二诊：1976 年 5 月 18 日。证治：泛恶，纳呆，乏力。处方：茅根 15 克，生芍 15 克，川芎 10 克，酒军 5 克，赤芍 15 克，白术 15 克，败酱草 15 克，香附 15 克，清半夏 15 克，茵陈 15 克，生甘草 10 克，陈皮 15 克，草蔻仁 10 克。7 剂，水煎服。

三诊：1977 年 1 月 12 日。证治：肝区疼，呃逆，腹不胀，纳呆，头晕。舌苔薄腻，脉弦数。处方：柴胡 10 克，香附 15 克，竹茹 10 克，生芍 15 克，川芎 10 克，麦芽 15 克，赤芍 15 克，蒲公英 15 克，茵陈 15 克，香附 15 克，地丁 15 克，茅根 15 克，枳壳 10 克，板蓝根 15 克。7 剂，水煎服。

【案例三】

姓名：于某，年龄：30 岁，性别：男。初诊：1977 年 3 月 19 日。证治：慢性粒细胞白血病，1976 年 11 月发病，发热畏寒，经检查白细胞 320×10^9/L，后经哈尔滨医科大学附属第二医院确诊为本病，经用二溴甘露醇白细胞下降为正常范围，停药后又复上升，因来要求中医治疗，自觉乏力，体倦，无身痛感。颜貌无贫血面容，尚有红晕。舌质红，有压迹，脉虚无力。处方：青蒿 15 克，杭芍 15 克，槐花 15 克，鳖甲 15 克，当归 10 克，大蓟 20 克，生地 15 克，牡丹皮 10 克，元参 15 克，知母 15 克，黄药子 10 克，白花蛇舌草 20 克。7 剂，水煎服。

【案例四】

姓名：侯某，年龄：10 岁，性别：女。初诊：1978 年 5 月 21 日。证治：卡介苗接种（+），周身乏力，纳呆，懒言。舌质淡，苔薄白，脉沉细，略数。处方：黄精 10 克，夏枯草 10 克，焦楂 5 克，白及 5 克，蒲公英 10 克，陈皮 5 克，百部 10 克，麦芽 5 克，莱菔子 5 克，黄芩 10 克，神曲 5 克。7 剂，水煎服。

【案例五】

姓名：侯某，年龄：25 岁，性别：女。初诊：1979 年 8 月 15 日。证治：纳谷欠佳，精神困倦。舌质淡红无苔，脉沉弦。处方：党参 15 克，香附 10 克，白术 10 克，广砂仁 10 克，茯苓 15 克，清半夏 10 克，炙甘草 10 克，鸡内金 10 克，陈皮 10 克，炒麦芽 20 克。7 剂，水煎服。

【案例六】

姓名：陈某，年龄：51 岁，性别：女。初诊：1980 年 4 月 29 日。证治：脂肪肝，肾盂肾炎，肥胖，转氨酶 150，超声波初波衰减 2 度。舌质淡红苔薄白。处方：金银花 20 克，泽泻 15 克，车前子 10 克，连翘 15 克，云苓 15 克，茅根 15 克，蒲公英 15 克，牡丹皮 10 克，芦根 15 克，地丁 15 克，黄柏 10 克，生地 20 克，知母 10 克，山药 15 克，牛膝 10 克。6 剂，水煎服。

【案例七】

姓名：赵某，年龄：22 岁，性别：男。初诊：1980 年 6 月 28 日。证治：困倦乏力，纳差，精神欠佳。舌质淡红无苔，脉沉弦。处方：柴胡 10 克，香附 15 克，黄芩 10 克，赤芍 15 克，川芎 10 克，五味子 10 克，生芍 15 克，板蓝根 15 克，枳壳 15 克，蒲公英 20 克，生甘草 10 克，丹参 20 克。7 剂，水煎服。

【案例八】

姓名：郭某，年龄：57 岁，性别：男。初诊：1980 年 8 月 21 日。证治：右侧臀注射后复参劳动，疼痛剧烈，不能入睡。舌苔白腻微黄，脉沉数。处方：生黄芪 25 克，蒲公英 20 克，野菊花 30 克，天葵子 10 克，金银花 20 克，滑石 15 克，地丁 20 克，甘草 10 克，连翘 20 克。7 剂，水煎服。

【案例九】

姓名：张某，年龄：31 岁，性别：女。初诊：1980 年 8 月 24 日。证治：颈项强，头后仰，项痛，发凉有汗。舌质淡红无苔，脉弦缓。处方：炙麻黄 10 克，生姜 3 片，粉葛根 15 克，大枣 3 枚（掰），桂枝 10 克，钩藤 15 克，生芍 15 克，僵蚕 10 克，甘草 10 克，全蝎 10 克。4 剂，水煎服。

【案例十】

姓名：张某，年龄：48 岁，性别：女。初诊：1980 年 10 月 22 日。证治：两手夜间麻木发胀，昼夜无麻木感觉。但两手发凉。舌质淡红，脉弦缓。处方：川羌 10 克，桂枝 10 克，泽泻 15 克，当归 15 克，苦参 15 克，茯苓 15 克，秦艽 10 克，知母 10 克，生黄芪 15 克，天麻 10 克，黄柏 10 克，胆南星 10 克，当归 15 克，粉葛 10 克，党参 15 克。5 剂，水煎服。

二诊：1980 年 10 月 27 日。证治：左手麻木减轻，脉弦缓无力，左尺脉沉弱。处方：川羌 10 克，桂枝 10 克，生黄芪 15 克，当归 15 克，苦参 10 克，茯苓 15 克，秦艽 10 克，黄柏 10 克，泽泻 15 克，胆南星 10 克，当归 15 克，苍术 10 克，粉葛 10 克，党参 15 克。7 剂，水煎服。

三诊：1980 年 11 月 4 日。证治：左手指已不麻木，右手指仍麻木，食指中指麻木较甚。处方：生黄芪 20 克，桂枝 10 克，生芍 15 克，当归 15 克，生姜 5 片，大枣 3 枚，胆南星 5 克，甘草 10 克。7 剂，水煎服。

四诊：1980 年 11 月 11 日。处方：生黄芪 25 克，桂枝 5 克，赤芍 15 克，当归 15 克，川芎 10 克，红花 15 克，鸡血藤 20 克，乳香 10 克，没药 10 克，地龙 15 克。7 剂，水煎服。

五诊：1980 年 11 月 18 日。证治：服药麻木见轻，早晨颜面有浮肿感，手发胀。处方：生黄芪 25 克，赤芍 15 克，当归 15 克，川芎 10 克，红花 15 克，桂枝 5 克，鸡血藤 20 克，乳香 10 克，没药 10 克，地龙 15 克，泽泻 15 克，猪苓 10 克，茯苓 15 克。7 剂，水煎服。

六诊：1981 年 1 月 14 日。证治：两手麻木发胀，两臂下垂则麻胀减轻。处方：生黄芪 25 克，赤芍 15 克，防风 15 克，龙骨 20 克，牡蛎 20 克，桂枝 10 克，生芍 15 克，生姜 3 片，大枣 3 枚。7 剂，水煎服。

【案例十一】

姓名：臧某，年龄：31 岁，性别：女。初诊：1980 年 11 月 24 日。证治：右侧锁骨下疼痛，怒后加重或疼痛立时发作，腰痛，时作时止。脉沉弱。处方：当归 15 克，白芍 15 克，柴胡 10 克，云苓 15 克，白术 10 克，生甘草 10 克，生姜 3 片，薄荷 5 克，丹参 20 克，枳壳 10 克，龙骨 20 克，牡蛎 20 克。7 剂，水煎服。

【案例十二】

姓名：吴某，年龄：30 岁，性别：女。初诊：1982 年 6 月 19 日。证治：周身乏力。脉微细。处方：黄芪 20 克，当归 10 克，赤参 10 克，生地 15 克，白术 15 克，桂枝 10 克，茯苓

20 克，木香 5 克，甘草 15 克。7 剂，水煎服。

二诊：1982 年 5 月 16 日。证治：纳呆，乏力，眩晕。处方：当归 15 克，枣仁 10 克，党参 15 克，生芍 15 克，木瓜 10 克，陈皮 15 克，川芎 10 克，枸杞子 15 克，麦冬 15 克，熟地 20 克，川楝子 10 克，麦芽 15 克，炙甘草 10 克，生黄芪 20 克。7 剂，水煎服。

三诊：1982 年 6 月 10 日。证治：泛恶欲呕，困倦乏力。处方：滑石 15 克，连翘 15 克，茵陈 15 克，薄荷 5 克，黄芩 15 克，白蔻仁 10 克，石菖蒲 10 克，藿香 5 克，杏仁 10 克，通草 10 克，薏米 15 克。7 剂，水煎服。

四诊：1982 年 6 月 30 日。处方：当归 15 克，生姜 3 片，蒲公英 10 克，酒芍 15 克，牡丹皮 10 克，竹茹 10 克，柴胡 10 克，板蓝根 15 克，茯苓 15 克，白术 15 克，茵陈 15 克，生甘草 10 克。7 剂，水煎服。

【案例十三】

姓名：李某。年龄：60 岁，性别：男。初诊：1984 年 2 月 15 日。证治：右侧下肢行动不便，功能障碍，右侧上肢功能略减，喜热畏寒。脉象见三五不调。血压偏高，达 160/100mmHg。处方：当归 15 克，红花 15 克，地龙 20 克，川芎 10 克，槐花 15 克，乳香 10 克，丹参 20 克，赤芍 15 克，没药 10 克，降香 15 克，川续断 15 克，桃仁 10 克，杜仲 10 克。7 剂，水煎服。

【案例十四】

姓名：郑某，年龄：32 岁，性别：男。初诊：1985 年 5 月 13 日。证治：腰腿痛，盗汗。脉弦缓。处方：薏米 20 克，防己 15 克，桑寄生 15 克，木瓜 10 克，破故纸 10 克，山萸肉 10 克，威灵仙 10 克，川羌 10 克，牛膝 10 克，防风 10 克，升麻 5 克，川续断 15 克，五加皮 15 克，菟丝子 10 克，杜仲 15 克，熟地 15 克。7 剂，水煎服。

【案例十五】

姓名：郭某，年龄：5 岁，性别：男。初诊：1987 年 3 月 26 日。证治：贫血，颜面㿠白，唇舌及肌肤均呈淡白，精神萎靡不振，颜面有出血斑。舌质淡，脉细数。血检：血红蛋白 5.5g/L，白细胞 4.2，中性粒细胞 0.31。处方：鸡血藤 10 克，熟地 7 克，阿胶 7 克，生黄芪 5 克，当归 6 克，人参 4 克，川芎 3 克，茯苓 7 克，白芍 3.5 克，白术 4 克，生姜 3 片，炙甘草 4 克，大枣 3 枚。7 剂，水煎服。

【案例十六】

姓名：高某，年龄：55 岁，性别：男。初诊：1987 年 4 月 2 日。证治：口苦，咽干，胸胁苦满，纳呆，腹胀。舌质暗紫无苔，脉沉弦。建议系统检查进一步确诊。处方：柴胡 15 克，川芎 10 克，青皮 15 克，赤芍 15 克，乌药 12 克，黄芩 15 克，枳壳 15 克，川楝子 15 克，丹参 20 克，生甘草 7 克，板蓝根 15 克，香附 15 克，蒲公英 15 克。7 剂，水煎服。

2.面痛

【案例一】

姓名：张某，年龄：70 岁，性别：女。初诊：1978 年 5 月 14 日。证治：颜面疼痛，一日 4~5 发，疼痛颇剧，睡眠欠佳，心烦躁扰。脉弦有力，舌质淡无苔。处方：生地 20 克，龙胆草 15 克，细辛 5 克，白芷 10 克，地龙 15 克，黄芩 15 克，生芍 20 克，天麻 10 克。4 剂，水煎服。

【案例二】

姓名：张某，年龄：48 岁，性别：男。初诊：1978 年 10 月 23 日。证治：患三叉神经痛已 10 年，最初较轻，近来发作较频繁，右侧三叉神经第二支部位出现刺痛，有时如电击样，近而自觉有跳动感，大便干燥，头昏。舌质红薄黄苔，脉沉弦。处方：白芷 10 克，生地 20 克，黄芩 15 克，全蝎 5 克，生芍 15 克，酒军 5 克，龙胆草 15 克，川芎 10 克，栀子 15 克，细辛 5 克。2 剂，水煎服。

二诊：1978 年 10 月 25 日。证治：发作无休止，抽动，揉按后略缓解，移时复发作。舌质暗红，舌尖赤，脉弦滑。处方：地龙 20 克，细辛 5 克，钩藤 10 克，白芷 10 克，川芎 5 克，天麻 15 克，栀子 15 克，黄芩 15 克，生地 20 克，龙胆草 15 克，生芍 15 克，全蝎 5 克。3 剂，水煎服。

三诊：1978 年 10 月 28 日。证治：发作略间断，疼痛减轻。舌尖不赤，舌质淡红，无苔，脉沉弦。处方：地龙 20 克，黄芩 15 克，天麻 15 克，白芷 10 克，龙胆草 10 克，生地 20 克，全蝎 5 克，生芍 15 克，僵蚕 5 克，细辛 5 克，钩藤 15 克。3 剂，水煎服。

【案例三】

姓名：刘某，年龄：59 岁，性别：男。初诊：1979 年 12 月 23 日。证治：3 周前因工作繁忙，突然于三叉神经第二支疼痛，开始以为牙痛病后经哈尔滨市第四医院确诊为三叉神经痛。经服荷包牡丹碱症状有所缓解。舌淡红无苔，脉沉弦。处方：大生地 10 克，龙胆草 10 克，细辛 5 克，黄芩 10 克，全蝎 5 克，生芍 10 克，白芷 10 克，地龙 15 克。4 剂，水煎服。

【案例四】

姓名：潘某，年龄：50 岁，性别：男。初诊：1980 年 1 月 28 日。证治：左侧三叉神经痛，经服药疼痛有所缓和，近日又复剧发，疼痛颇剧，肿胀疼痛，大便不燥。处方：当归 10 克，龙胆草 10 克，钩藤 10 克，防风 10 克，泽泻 10 克，菊花 10 克，川羌 10 克，赤芍 15 克，栀子 10 克，生地 10 克，黄芩 10 克，川芎 10 克。4 剂，水煎服。

【案例五】

姓名：迟某，年龄：55 岁，性别：男。初诊：1982 年 4 月 19 日。证治：右侧三叉神经痛，第二、第三两支疼痛，牵扯右后头及颞部疼痛。脉沉涩。处方：生地 20 克，细辛 5 克，全蝎 5 克，白芷 10 克，龙胆草 15 克，川芎 10 克，生芍 20 克，地龙 20 克，黄芩 15 克。3 剂，水煎服。

【案例六】

姓名：孟某，年龄：45 岁，性别：男。初诊：1982 年 4 月 25 日。证治：三叉神经痛，中心视网膜脉络膜炎，服药后三叉神经痛仅有欲发作的感觉，而未发生剧痛，颜面色泽较有光泽而红润，仍觉眼干涩，视痒，视物有远小感（左）。舌质暗而干燥，微有黄苔，脉细数无力。处方：大生地 20 克，生山药 15 克，生石决明 20 克，白芍 15 克，泽泻 15 克，藁本 10 克，知母 15 克，细辛 5 克，黄柏 15 克，菟丝子 10 克，蒺藜 15 克，枸杞子 15 克。6 剂，水煎服。

二诊：1982 年 5 月 16 日。证治：三叉神经痛，小发作仍有感觉，视力较前有所改善。处方：大生地 20 克，泽泻 15 克，藁本 10 克，生白芍 15 克，生石决明 20 克，细辛 5 克，枸杞子 15 克，菟丝子 10 克，茯苓 15 克，牡丹皮 10 克，生山药 15 克，蒺藜 15 克。6 剂，水煎服。

三诊：1982 年 6 月 9 日。处方：大生地 20 克，生石决明 20 克，菊花 15 克，生白芍 15 克，菟丝子 10 克，枸杞子 15 克，牡丹皮 10 克，茯苓 15 克，蒺藜 15 克，山药 15 克，藁本 10 克，泽泻 15 克，细辛 5 克。6 剂，水煎服。

【案例七】

姓名：于某，年龄：47 岁，性别：女。初诊：1986 年 9 月 16 日。证治：三叉神经痛。处方：龙胆草 15 克，全蝎 2 克，川芎 10 克，细辛 3 克，黄芩 15 克，生地 15 克，地龙 15 克，白芍 15 克，白芷 10 克。6 剂，水煎服。

【案例八】

姓名：周某，年龄：28 岁，性别：男。初诊：1987 年 4 月 4 日。证治：右侧面部疼痛呈阵发性，触之尤甚，口中乏味。舌尖红，脉弦滑。处方：生石膏 20 克，龙胆草 15 克，黄芩 15 克，野菊花 20 克，川芎 10 克，白芷 10 克，细辛 3 克，大生地 15 克，生白芍 15 克，地龙 20 克，全蝎 3 克。4 剂，水煎服。

3.面瘫

【案例】

姓名：高某，年龄：49 岁，性别：男。初诊：1979 年 1 月 18 日。证治：右侧颜面神经麻痹，口眼向左歪斜，流涎，头顶痛，有高血压病史。脉弦有力。处方：苏叶 15 克，天麻 10 克，泽泻 15 克，乌药 15 克，僵蚕 10 克，白附子 5 克，陈皮 15 克，全蝎 10 克，白术 10 克，钩藤 15 克，白芷 10 克，黄芩 15 克。6 剂，水煎服。

二、外 科

（一）疮疡

1.疖

【案例一】

姓名：刘某，年龄：50 岁，性别：男。初诊：1974 年 7 月 24 日。证治：多发性疖肿，腰腿及臀部经常发生疖肿。处方：金银花 10 克，野菊花 10 克，连翘 10 克，天葵子 10 克，蒲公英 10 克，板蓝根 10 克，地丁 10 克，大青叶 10 克，黄芪 10 克，粉甘草 10 克。4 剂，水煎服。

【案例二】

姓名：朴某，年龄：46 岁，性别：男。初诊：1979 年 3 月 7 日。证治：多发性疖肿。处方：生黄芪 20 克，野菊花 20 克，金银花 20 克，地丁 15 克，天葵子 10 克。4 剂，水煎服。

【案例三】

姓名：王某，年龄：10 岁，性别：男。初诊：1980 年 9 月 24 日。证治：多发性疖肿，初起在胸骨部发疖肿，消退后在颈部发生疖肿，肿痛。脉滑数。处方：生黄芪 15 克，地丁 10 克，野菊花 15 克，金银花 10 克，冬葵子 5 克，蒲公英 10 克，连翘 10 克，白花蛇舌草 10 克。7 剂，水煎服。

二诊：1980 年 10 月 7 日。处方：金银花 10 克，生甘草 5 克，桔梗 5.5 克，连翘 10 克，杏仁 10 克，蒲公英 10 克，桑皮 10 克，地丁 10 克，黄芩 10 克，橘红 10 克，川贝 5 克，前胡 10 克，瓜蒌皮 10 克。7 剂，水煎服。

【案例四】

姓名：王某，年龄：56 岁，性别：男。初诊：1977 年 12 月 13 日。证治：颈部生疮，溃后不收口，周围硬结，色紫。舌质红无苔，脉弦数。处方：黄芪 30 克，野菊花 30 克，金银花 20 克，天葵子 10 克，连翘 20 克，地丁 20 克。3 剂，水煎服。

2.痈

【案例一】

姓名：李某，年龄：40 岁，性别：女。初诊：1979 年 8 月 7 日。证治：头痛头晕，心烦躁扰，右侧颈部淋巴结肿大，睡眠欠佳，月经后期，量少。舌质红绛而暗，脉沉弦。处方：赤芍 10 克，红花 10 克，牛膝 10 克，桃仁 10 克，柴胡 5 克，菊花 10 克，当归 10 克，桔梗 10 克，钩藤 10 克，枳壳 10 克，川芎 10 克，甘草 10 克，生地 10 克。3 剂，水煎服。

【案例二】

姓名：赵某，年龄：32 岁，性别：男。初诊：1982 年 1 月 21 日。证治：淋巴结核。处方：大贝 10 克，钩藤 10 克，海藻 10 克，石决明 10 克，煅牡蛎 10 克，昆布 10 克，夏枯草 5 克，草河车 10 克。3 剂，水煎服。

【案例三】

姓名：衣某，年龄：35 岁，性别：女。初诊：1984 年 9 月 1 日。证治：颈部右侧旁喉结处有肿物，4 月前发现，低热，肿硬如鸡卵大，经治疗肿物见消，平软按之不痛，头晕，有时泛恶欲呕，低血压。舌质淡红无苔，脉沉弦无力。处方：海藻 15 克，浙贝 10 克，生黄芪 15 克，昆布 15 克，瓜蒌 25 克，白花蛇舌草 15 克，夏枯草 15 克，陈皮 15 克，黄药子 10 克，清半夏 10 克。3 剂，水煎服。

3.丹毒

姓名：孙某，年龄：28 岁，性别：男。初诊：1980 年 1 月 27 日。证治：面部右颧延及左侧红肿，发烧 5~6 天，于 6 天前开始发冷发烧，右颧延及鼻左、右眼睑上，鼻梁部均肿胀，色暗红发紫，中央有水泡，有少量渗出液，不欲饮食，大便溏薄，小便短赤。舌质微红，无苔，脉滑数。脉率 108 次/分。诊断：颜面丹毒。辨证：热毒炽盛，阴虚血热。治法：清热解毒，凉血护阴。处方：金银花 30 克，板蓝根 15 克，桔梗 5 克，蒲公英 20 克，赤芍 10 克，黄芩 10 克，地丁 10 克，白茅根 30 克，竹茹 10 克，大青叶 10 克，焦栀子 10 克，滑石 10 克。1 剂，水煎服。

二诊：1980 年 1 月 28 日。证治：颜面丹毒。颜面浮肿，紫赤部分颜色变浅，右眼能睁开，大便溏。处方：金银花 30 克，茅根一两，蒲公英 20 克，焦栀子 10 克，地丁 20 克，桔梗 5 克，大青叶 15 克，黄芩 10 克，板蓝根 20 克，竹茹 10 克，赤芍 10 克，滑石 10 克。3 剂，水煎服。

（二）乳房疾病

1.乳痈

【案例一】

姓名：程某，年龄：21 岁。性别：女。初诊：1980 年 5 月 20 日。证治：产后 3 个月，乳房肿痛，发热恶寒，现右乳房内侧肿红，疼痛，胸乳交替。舌质红无苔，脉弦数。处方：川芎 10 克，花粉 10 克，当归 10 克，金银花 20 克，白芷 10 克，蒲公英 20 克，大贝 10 克，鹿角霜 15 克，僵蚕 10 克，连翘 15 克。7 剂，水煎服。

【案例二】

姓名：王某，年龄：31 岁，性别：女。初诊：1980 年 11 月 2 日。证治：乳痈，左侧乳房肿硬疼痛，发寒热。处方：川芎 10 克，金银花 20 克，浦公英 10 克，白芷 10 克，乳香 10 克，通草 10 克，当归 10 克，没药 10 克，荆芥 10 克，柴胡 10 克，青皮 10 克，防风 10 克，浙贝 10 克，板蓝根 10 克。7 剂，水煎服。

2.乳核

姓名：张某，年龄：39 岁，性别：女。初诊：1979 年 3 月 9 日。证治：左侧乳房右下方有拇指大纤维瘤，按之有痛感，移动，表面光滑，心悸气短，时有热感，多梦纷纭。舌质淡红，舌尖赤，无苔，脉弦滑。处方：柏子仁 10 克，桔梗 10 克，陈皮 10 克，五味子 10 克，党参 10 克，枳壳 10 克，云苓 10 克，天冬 10 克，当归 10 克，寸冬 10 克，生地 10 克，清半夏 10 克。7 剂，水煎服。

3.乳癖

姓名：温某，年龄：34 岁，性别：女。初诊：1986 年 2 月 20 日。证治：两侧乳腺增生，左侧重，3cm×3cm，有痛感，但时大时小，月经按月，带下亮度多，有臭味，头眩腰酸。舌淡苔白，脉弦细。处方：当归 10 克，薄荷 5 克，白芍 10 克，牡丹皮 10 克，泽泻 15 克，柴胡 10 克，焦栀子 10 克，白术 10 克，茯苓 15 克，丹参 10 克，炮姜 5 克，远志 10 克，青皮 10 克，川贝 10 克。7 剂，水煎服。

（三）瘿

【案例一】

姓名：邱某，年龄：52 岁，性别：女。初诊：1979 年 3 月 22 日。证治：服龙胆泻肝汤后阴道疼痛及滞涩感较轻，甲状腺肿大，心悸较前见轻。舌苔厚腻，舌质红绛，脉弦滑。处方：防风 10 克，海藻 10 克，木通 10 克，川羌 10 克，昆布 10 克，知母 10 克，龙胆草 10 克，茵陈 20 克，黄柏 10 克，当归 10 克，泽泻 10 克，苍术 10 克，赤芍 10 克，苦参 10 克，香附 10 克。7 剂，水煎服。

二诊：1979 年 4 月 15 日。处方：白花蛇舌草 20 克，当归 10 克，山豆根 10 克，通草 10 克，茵陈 10 克，滑石 10 克，龙胆草 10 克，甘草 10 克，香附 10 克，生白芍 10 克，黄芩 10 克。7 剂，水煎服。

【案例二】

姓名：高某，年龄：28 岁，性别：女。初诊：1982 年 5 月 3 日。证治：消瘦，甲状腺亢进，眼突，头晕眼花，烦躁易怒，情绪易于激动，口干，口渴引饮，心悸，甲状腺肿大，夜间腹痛，大便燥。舌质红，脉弦数（证属胃热，肝郁气滞痰结）。处方：海藻 10 克，浙贝 10 克，黄芩 10 克，海蛤壳 10 克，香附 10 克，玉竹 10 克，昆布 20 克，陈皮 10 克，花粉 15 克，生牡蛎 15 克，黄柏 10 克，夏枯草 15 克，黄药子 20 克，大黄 5 克，甘草 10 克。7 剂，水煎服。

（四）皮肤病

1.癣

姓名：金某，年龄：43 岁，性别：男。初诊：1976 年 11 月 15 日。证治：牛皮癣，右手掌干裂，有时瘙痒。处方：当归 10 克，桂枝 10 克，杏仁 10 克，桃仁 10 克，丹参 15 克，胡麻仁 10 克，红花 10 克，牡丹皮 10 克，生地 10 克，桑叶 10 克，赤芍 10 克，寸冬 10 克。7 剂，水煎服。

2.带状疱疹

姓名：齐某，年龄：54 岁，性别：男。初诊：1986 年 7 月 31 日。证治：带状疱疹已半月，多数已溃破糜烂，仍痛甚，仅发生于右侧。舌质淡红，白苔略腻，左脉弦迟，右脉弦细无力。处方：黄芩 10 克，茯苓 15 克，泽泻 15 克，薏米 20 克，当归 10 克，瓜蒌 15 克，陈皮 15 克，苍术 10 克，黄柏 10 克，枳壳 15 克，滑石 15 克，甘草 10 克，川厚朴 10 克，白术 10 克。3 剂，水煎服。

二诊：1986 年 8 月 2 日。证治：疱疹面积较前扩大，髋部发木，髋腰部瘙痒，腹部疼痛，有白色疮面。舌淡红无苔，脉弦滑。处方：连翘 15 克，黄芩 10 克，生地 10 克，金银花 20 克，焦栀子 10 克，桑叶 15 克，野菊花 15 克，地丁 10 克，龙胆草 10 克，竹叶 10 克，大青叶 10 克，赤芍 15 克。3 剂，水煎服。

3.风疹

【案例一】

姓名：关某，年龄：45 岁，性别：男。初诊：1974 年 3 月 4 日。证治：周身风疹块瘙痒，大便秘结。舌质红无苔，脉弦数。处方：胡麻仁 10 克，僵蚕 10 克，何首乌 10 克，金银花 10 克，全蜕 10 克，纹军 5 克半，荆芥 10 克，桃仁 5 克，蒺藜 10 克，红花 5 克，当归 10 克，赤芍 10 克，牡丹皮 10 克，蛇床 10 克，防风 10 克，木通 10 克。7 剂，水煎服。

二诊：1974 年 3 月 13 日。处方：何首乌 10 克，蛇床子 10 克，荆芥 10 克，胡麻仁 10 克，赤芍 10 克，生地 10 克，蒺藜 10 克，全蜕 10 克，木通 10 克，苦参 10 克。7 剂，水煎服。

三诊：1974 年 3 月 25 日。证治：周身瘙痒基本消退，断出风疹块已寥寥无几，但停药后又有发作的倾向，再服下方以巩固之。处方：当归 10 克，红花 10 克，川羌 10 克，川芎 5.5 克，连翘 10 克，生芍 5 克半，双花 10 克，生地 10 克，荆芥 10 克，桃仁 10 克，防风 10 克。7 剂，水煎服。

【案例二】

姓名：侯某，年龄：5 岁，性别：男。初诊：1977 年 3 月 25 日。证治：荨麻疹。处方：胡麻仁 10 克，苦参 5 克，蛇床子 10 克，荆芥 5 克，蒺藜 10 克，何首乌 5.5 克，生地 10 克，当归 10 克，木通 5 克，红花 5 克，川羌 5 克，赤芍 5 克，防风 5 克。3 剂，水煎服。

二诊：1980 年 9 月 22 日。证治：发热恶寒无汗，周身出现风疹块瘙痒。脉浮数。处方：川羌 10 克，胡麻仁 10 克，地丁 10 克，荆芥 10 克，全蜕 10 克，金银花 10 克，防风 10 克，赤芍 10 克，连翘 10 克，蒺藜 10 克，木通 5.5 克，豆根 10 克，苦参 10 克，蒲公英 10 克。3 剂，水煎服。

【案例三】

姓名：冯某，年龄：27 岁，性别：男。初诊：1978 年 4 月 4 日。证治：荨麻疹，遍身起疙瘩，瘙痒难忍，傍晚时则发作较重。舌质淡红，舌尖红，苔薄白，脉弦有力。处方：防风 10 克，苦参 10 克，黄芩 10 克，川羌 10 克，木通 10 克，白鲜皮 10 克，荆芥 10 克，赤芍 10 克，蒺藜 10 克，何首乌 10 克，红花 10 克，蛇床子 10 克。3 剂，水煎服。

【案例四】

姓名：尤某，年龄：23 岁，性别：男。初诊：1978 年 9 月 15 日。证治：风疹瘙痒颇甚，色红丘状隆起，腹部及下肢较多。舌质淡红苔薄白，脉浮数。处方：胡麻仁 10 克，当归 10 克，木通 10 克，荆芥 10 克，桃仁 10 克，蒺藜 10 克，何首乌 10 克，红花 10 克，生石膏 15 克，苦参 10 克，川羌 10 克，赤芍 10 克，蛇床子 10 克。4 剂，水煎服。

【案例五】

姓名：刘某，年龄：57 岁，性别：女。初诊：1979 年 8 月 29 日。证治：荨麻疹遍身风疹块色红，瘙痒。舌质红无苔，脉弦数。处方：胡麻仁 10 克，荆芥 10 克，蒺藜 10 克，何首乌 10 克，防风 10 克，全蜕 10 克，桃仁 10 克，生地 10 克，红花 10 克，生石膏 10 克，木通 10 克，赤芍 10 克，川芎 10 克。3 剂，水煎服。

【案例六】

姓名：孙某，年龄：60 岁，性别：男。初诊：1980 年 8 月 31 日。证治：荨麻疹，治以清热解毒，疏风活血之法。处方：胡麻仁 10 克，生石膏 15 克，桃仁 10 克，何首乌 10 克，木通 10 克，防风 10 克，连翘 10 克，赤芍 10 克，当归 10 克，金银花 10 克，全蜕 10 克，荆芥 10 克，蒺藜 10 克，苦参 10 克，红花 10 克。3 剂，水煎服。

4.瘙痒症

【案例一】

姓名：关某，年龄：22岁，性别：女。初诊：1974年3月18日。证治：瘙痒证。处方：连翘10克，川芎10克，金银花10克，当归10克，桃仁10克，川羌10克，红花10克，荆芥10克，防风10克。7剂，水煎服。

二诊：1980年1月5日。证治：湿疹1个月有余，病肢较重，皮肤瘙痒，搔破即流水结痂。处方：龙胆草10克，茵陈10克，白鲜皮10克，黄芩10克，紫草15克，栀子10克，地肤子15克，生地10克，茅根15克，赤芍10克，生甘草10克。4剂，水煎服。

三诊：1980年5月21日。证治：颜面及臀部，下肢瘙痒，搔抓出血，面部较重，无分昼夜。舌质淡红，无苔，脉弦数。处方：当归10克，桃仁10克，川羌10克，木通10克，赤芍10克，红花10克，防风10克，川芎10克，苏木10克，苦参10克，生地10克，丹参10克，蒺藜10克。4剂，水煎服。

四诊：1980年5月26日。证治：躯干及下肢瘙痒见轻，颜面瘙痒颇重，晚间尤甚。舌质淡红无苔，脉洪缓。处方：龙胆草10克，茵陈15克，黄芩10克，紫草根15克，栀子10克，地肤子15克，生地20克，茅根20克，赤芍15克，生甘草10克。7剂，水煎服。

五诊：1980年6月8日。处方：龙胆草10克，生地15克，金银花10克，栀子10克，泽泻10克，黄连5克，黄芩10克，车前子10克，竹叶10克，白鲜皮10克，麦芽10克，苦参5克。7剂，水煎服。

六诊：1980年8月10日。证治：躯干及四肢皮肤，呈圆形皮疹，色红浸润瘙痒。辨证：证系血热，外受风毒湿邪。治法：宜清热凉血，解毒除湿。处方：白茅根30克，枯黄芩10克，车前子10克，生地黄20克，紫丹参10克，大青叶10克，白鲜皮30克，粉丹皮10克，猪苓10克，黄连须10克，泽泻10克。4剂，水煎服。

七诊：1980年8月20日。处方：大黄5克，生地10克，黄芩10克，侧柏叶10克，野菊花15克，土茯苓20克，蒲公英15克，萆薢15克，白花蛇舌草10克，茵陈10克，天花粉10克，龙胆草10克。4剂，水煎服。

八诊：1981年11月24日。证治：敏感性皮炎。处方：白茅根20克，川军5克，大青叶10克，白鲜皮10克，青黛10克，生地15克，龙胆草10克，牡丹皮10克，黄芩10克，赤芍10克，黄柏10克，蒺藜10克。4剂，水煎服。

【案例二】

姓名：李某，年龄：43岁，性别：女。初诊：1974年3月29日。证治：周身瘙痒，低热，纳呆，困倦乏力，睡眠欠佳。舌微绛，脉浮数。处方：当归10克，金银花10克，川芎10克，连翘10克，桃仁10克，荆芥10克，红花10克，防风10克，川羌10克，生地10克。4剂，水煎服。

【案例三】

姓名：姜某，年龄：64岁，性别：女。初诊：1974年9月10日。证治：周身瘙痒，两手及上肢颇甚，左腿疼，嘈杂，消化不好。处方：当归10克，川羌10克，川芎10克，荆芥10克，赤芍10克，丹参10克，生地10克，防风10克，桃仁10克，红花10克。4剂，水煎服。

【案例四】

姓名：查某，年龄：45岁，性别：男。初诊：1978年7月26日。证治：皮肤瘙痒症。处方：当归10克，红花10克，胡麻仁10克，赤芍10克，桃仁10克，木通10克，防风10克，生地 10 克，蒺藜 10 克，川羌 10 克，苦参 10 克，赤苓 5 克半，荆芥 10 克，蛇床子 10 克。4
剂，水煎服。

【案例五】

姓名：刘某，年龄：40 岁，性别：女。初诊：1981 年 11 月 27 日。证治：周身瘙痒，遇
风加重，消化不好，腹胀腰痛，尿频便溏。舌质淡红无苔，脉弦滑。胆囊炎史。处方：当归
15 克，川羌 10 克，何首乌 10 克，川芎 10 克，防风 10 克，甘草 10 克，赤芍 15 克，荆芥 10
克，白鲜皮 15 克，生地 15 克，蝉蜕 10 克，桃仁 10 克，僵蚕 10 克，红花 15 克，蒺藜 15 克。
4 剂，水煎服。

【案例六】

姓名：张某，年龄：23 岁，性别：女。初诊：1983 年 2 月 25 日。证治：周身见风则瘙痒，
成连片丘疹，色红。脉弦滑。处方：蛇床子 10 克，苦参 7 克，桃仁 10 克，胡麻仁 10 克，木
通 7 克，红花 15 克，荆芥 10 克，当归 15 克，蒺藜 15 克，赤芍 15 克，甘草 10 克，黄芩 15
克，蝉蜕 15 克，野菊花 15 克。3 剂，水煎服。

【案例七】

姓名：赵某，年龄：52 岁，性别：女。初诊：1986 年 2 月 13 日。证治：皮肤瘙痒症。早、
夜皮肤瘙痒，无丘疹，经搔抓后皮肤红肿。舌质淡红，无苔，脉弦滑。处方：川羌 10 克，生
地 15 克，牡丹皮 10 克，防风 10 克，红花 10 克，当归 15 克，桃仁 10 克，川芎 10 克，金银
花 20 克，白芍 15 克，蒺藜 15 克。4 剂，水煎服。

二诊：1986 年 2 月 17 日。证治：昨晚四肢瘙痒又发作，影响睡眠。处方：金银花 20 克，
木通 10 克，连翘 20 克，白鲜皮 30 克，蒲公英 15 克，地丁 15 克，荆芥 15 克，防风 15 克。2
剂，水煎服。

三诊：1986 年 2 月 19 日。证治：皮肤瘙痒症。处方：连翘 15 克，胡麻仁 10 克，苦参 7
克，荆芥 10 克，红花 15 克，蛇床子 10 克，防风 10 克，桃仁 10 克，生石膏 15 克，金银花
20 克，生地 15 克，蒺藜 15 克，何首乌 15 克，赤芍 15 克。4 剂，水煎服。

四诊：1986 年 2 月 26 日。证治：皮肤瘙痒症，昨晚四肢瘙痒又犯，影响睡眠，搔后皮肤
发红，有明显抓痕血痂。辨证：证属风湿内侵，结为湿毒。治法：宜除湿解毒，熄风止痒。处
方：全蝎 7.5 克，槐花 20 克，蝉蜕 7.5 克，皂刺 15 克，枳壳 10 克，威灵仙 15 克，皂角 7.5
克，苦参 7.5 克，白鲜皮 35 克，蒺藜 15 克，荆芥 7.5 克，紫草 10 克。6 剂，水煎服。

五诊：1986 年 3 月 5 日。证治：皮肤瘙痒症，药后瘙痒停止，但 3 天后又复发作。处方：
全蝎 7.5 克，槐花 20 克，蝉蜕 7.5 克，皂刺 15 克，枳壳 10 克，威灵仙 15 克，皂角 7.5 克，
苦参 7.5 克，白鲜皮 35 克，蒺藜 15 克，荆芥 7.5 克，紫草 15 克。4 剂，水煎服。

六诊：1986 年 3 月 9 日。处方：生槐花 35 克，茅根 35 克，白鲜皮 30 克，生地 35 克，
露蜂房 30 克，紫草根 35 克，蒺藜 15 克，土茯苓 45 克。4 剂，水煎服。

【案例八】

姓名：杨某，年龄：30 岁，性别：女。初诊：1986 年 7 月 15 日。证治：额部起丘疹，无
任何感觉，不发热，有时微有痒感。处方：连翘 10 克，菊花 10 克，赤芍 10 克，蒲公英 10
克，茅根 10 克，地丁 10 克，竹叶 5 克，生地 10 克，甘草 10 克，牡丹皮 10 克，天葵子 10
克。4 剂，水煎服。

【案例九】

姓名：吴某，年龄：45 岁，性别：男。初诊：1986 年 7 月 20 日。证治：前胸后背腹部臀
部及上下肢均起丘疹，高于皮肤，可触及，颜色不变，异常瘙痒，夜重昼轻，胃脘不适，不发

热，恶寒。脉弦滑。处方：金银花 15 克，胡麻仁 10 克，红花 10 克，连翘 15 克，蛇床子 10 克，苦参 10 克，防风 10 克，荆芥 10 克，木通 10 克，川羌 10 克，蒺藜 15 克，赤芍 15 克，生地 15 克，全蝎 10 克，何首乌 15 克，当归 15 克，桃仁 10 克。4 剂，水煎服。

【案例十】

姓名：刘某，年龄：35 岁，性别：女。初诊：1986 年 10 月 15 日。证治：四肢起皮疹，周围有红晕，冬月发，夏日愈，奇痒，已数年。舌淡红无苔，脉微数。病机：乃血虚风热，发为血热型白疕。处方：槐花 35 克，紫草根 35 克，茅根 50 克，白鲜皮 35 克，生地 35 克，露蜂房 20 克，蒺藜 20 克，土茯苓 40 克。4 剂，水煎服。

【案例十一】

姓名：王某，年龄：14 岁，性别：男。初诊：1986 年 11 月 1 日。证治：上下肢及胸腹均有丘疹，瘙痒流脓水，结痂，已 3、4 年，夏天好，冬日重。舌质淡红，苔薄白，脉弦滑。处方：苍术 10 克，白鲜皮 30 克，云苓 15 克，白术 10 克，车前子 10 克，蒺藜 10 克，泽泻 10 克，生地 30 克，猪苓 10 克，川厚朴 10 克，苦参 10 克，陈皮 10 克。4 剂，水煎服。

【案例十二】

姓名：白某，年龄：56 岁，性别：女。初诊：1986 年 11 月 22 日。证治：右肩及上肢外侧肌肉皮肤疼痛，并有红色丘疹如拇指甲大，有 6、7 枚。现丘疹已渐消退，留有痕迹，皮肤仍疼痛，已病 20 余日。舌质淡红，舌尖赤，苔薄白，脉弦滑。辨证：证属风热之毒瘀于少阳之经。治法：宜清热解毒之法，兼以疏风养血。处方：金银花 20 克，陈皮 10 克，防风 10 克，连翘 20 克，升麻 10 克，野菊花 15 克，蒲公英 20 克，生地 15 克，地丁 20 克，当归 15 克。4 剂，水煎服。

【案例十三】

姓名：于某，年龄：35 岁，性别：女。初诊：1986 年 11 月 27 日。证治：玫瑰糠疹。处方：白茅根 30 克，紫丹参 15 克，大生地 30 克，白鲜皮 50 克，大青叶 15 克，猪苓 10 克，粉丹皮 10 克，泽泻 10 克，马尾连 10 克，车前子 10 克，黄芩 10 克。4 剂，水煎服。

5.痤疮

【案例一】

姓名：徐某，年龄：23 岁，性别：女。初诊：1977 年 1 月 14 日。证治：痤疮，痛经，手脚发凉。处方：柴胡 10 克，香附 10 克，蒲公英 10 克，赤芍 10 克，川芎 10 克，地丁 10 克，枳壳 10 克，野菊花 15 克，天葵子 10 克，生甘草 10 克，金银花 10 克。7 剂，水煎服。

【案例二】

姓名：王某，年龄：27 岁，性别：女。初诊：1982 年 5 月 16 日。证治：面生痤疮，红色，疼痛，有时鼻衄，大便后下血，月经按月。舌质红无苔，脉弦数。处方：金银花 15 克，野菊花 10 克，连翘 10 克，甘草 10 克，天葵子 10 克，蒲公英 10 克，地丁 10 克，生黄芪 15 克。7 剂，水煎服。

【案例三】

姓名：王某，年龄：28 岁，性别：女。初诊：1982 年 5 月 19 日。证治：痤疮，颜面红赤，瘙痒，其他无不适。处方：生黄芪 15 克，野菊花 15 克，金银花 10 克，甘草 10 克，连翘 10 克，蒺藜 10 克，地丁 10 克，苦参 10 克，冬葵子 10 克，苦鲜皮 10 克，生地 10 克。7 剂，水煎服。

【案例四】

姓名：杨某，年龄：13 岁，性别：女。初诊：1985 年 6 月 25 日。证治：颜面生痤疮，瘙痒，有脓点，色淡红。脉弦滑。处方：连翘 15 克，白鲜皮 15 克，金银花 15 克，生地 15 克，蒲公英 15 克，地骨皮 10 克，木通 5 克，赤芍 15 克，防风 10 克。4 剂，水煎服。

6.硬皮病

【案例】

姓名：田某，年龄：40 岁，性别：男。初诊：1986 年 12 月 7 日。证治：左腿小腿有 5cm×4cm 面积的皮肤发硬，色褐，范围逐渐扩大，经医院诊断为硬皮病，左大腿内侧亦皮肤变硬，表皮有蜡光样，触之坚实，皮肤毳毛脱落，皮肤周围可见毛细血管扩张，早晨有微热，夜寐不安，失眠，多梦，全身乏力，便溏泄。舌淡红苔薄白，脉沉滑。病机：脾肾阳虚，气血两亏，风寒外袭，经血闭塞不通。治法：宜补肾养血，益气健脾，温经通络。处方：当归 15 克，川芎 10 克，龙眼肉 20 克，党参 20 克，白术 15 克，远志 10 克，黄芪 30 克，茯神 15 克，桂枝 12 克。4 剂，水煎服。

7.红斑狼疮

【案例】

姓名：刘某，年龄：23 岁，性别：男。初诊：1977 年 3 月 18 日。证治：颜面播散型粟粒狼疮。处方：百部 15 克，生地 10 克，女贞子 10 克，丹参 20 克，元参 10 克，旱莲草 10 克，黄芩 10 克，寸冬 10 克，茯苓 10 克，黄精 15 克，黄柏 10 克，地骨皮 10 克，杭芍 10 克。7 剂，水煎服。

二诊：1977 年 4 月 7 日。证治：面部粟粒状丘疹有所减少。处方：百部 15 克，生地 10 克，女贞子 10 克，丹参 20 克，元参 10 克，旱莲草 15 克，黄芩 10 克，寸冬 10 克，茯苓 10 克，黄精 15 克，黄柏 10 克，枇杷叶 10 克，地骨皮 10 克，杭芍 10 克，竹茹 10 克。7 剂，水煎服。

三诊：1977 年 5 月 14。证治：颜面粟粒性狼疮，服前方 23 剂，症状有所改善，狼疮有缩小之势。处方：党参 10 克，鸡血藤 10 克，玉竹 10 克，黄芪 10 克，乌梢蛇 5 克，当归 10 克，秦艽 10 克，沙参 10 克，赤、白芍各 10 克，黄芩 10 克，石斛 10 克，漏芦 10 克，丹参 15 克。7 剂，水煎服。

8.湿疹

【案例】

姓名：夏某，年龄：13 个月，性别：女。初诊：1985 年 9 月 12 日。证治：颜面及耳部生湿疹，头发稀疏。处方：金银花 5 克，野菊花 5 克，竹叶 5 克，连翘 5 克，苦参 3 克，炒麦芽 5 克，龙胆草 5 克，防风 5 克，茯苓皮 5 克，黄芩 5 克，赤芍 5 克。4 剂，水煎服。

9.紫癜

【案例一】

姓名：徐某，年龄：13 岁，性别：男。初诊：1980 年 9 月 7 日。证治：于 1980 年 6 月份患过敏性紫癜，至 8 月 19 日尿检异常，以后做数项尿检始终未改善。9 月 1 日结果如下：蛋白（++），白细胞（++），红细胞（+），上皮细胞少，管型少，现证咽头略胖，咽中有痰，轻度浮肿。舌质淡红，苔薄白，脉弦细。处方：熟地 10 克，泽泻 10 克，黄柏 10 克，山药 10

克，云苓 10 克，知母 10 克，山萸肉 10 克，车前子 5 克，女贞子 10 克，牡丹皮 10 克，牛膝 5 克，旱莲草 10 克。6 剂，水煎服。

二诊：1980 年 9 月 14 日。证治：腹微满，食欲好，睡眠差，咽中有痰。舌质淡红无苔，脉弦数，100 次/分。处方：生黄芪 10 克，茯苓 10 克，牡丹皮 10 克，党参 10 克，牛膝 10 克，熟地 10 克，山萸肉 10 克，车前子 10 克，陈皮 10 克，山药 10 克，枳壳 10 克，泽泻 10 克，大腹皮 10 克。7 剂，水煎服。

三诊：1980 年 9 月 20 日。证治：仍有轻度浮肿，咽头有痰，堵塞感，尿检蛋白（+），白细胞 3~8 个/HP，细颗粒 0~1 个/HP。处方：熟地 20 克，泽泻 10 克，知母 10 克，山药 10 克，云苓 10 克，女贞子 10 克，山萸肉 10 克，车前子 10 克，旱莲草 15 克，牡丹皮 10 克，牛膝 10 克，鱼腥草七钱，石韦 15 克，黄柏 10 克。7 剂，水煎服。

四诊：1980 年 10 月 15 日。证治：10 月 14 日尿检：白细胞 5~7 个/HP，红细胞 0~1 个/HP，扁平上皮细胞 3~5 个/HP，尿蛋白（+）。咽中有痰，有时腹痛。舌质淡红无苔，脉沉细。处方：山豆根 10 克，黄柏 10 克，山萸肉 10 克，牛蒡子 10 克，知母 10 克，熟地 15 克，鱼腥草 20 克，云苓 10 克，车前子 10 克，茅根 10 克，泽泻 10 克，牛膝 10 克，芦根 10 克，山药 10 克。7 剂，水煎服。

【案例二】

姓名：吴某，年龄：46 岁，性别：女。初诊：1980 年 11 月 3 日。证治：药物过敏，颜面浮肿，咽喉肿痛，躯干及四肢出现小疹，色红，隆起，瘙痒，大片相连。舌质红，无苔，脉弦数。处方：金银花 10 克，荆芥 10 克，蒺藜 10 克，连翘 10 克，防风 10 克，甘草 10 克，桔梗 10 克，何首乌 10 克，豆根 10 克，苦参 10 克，生石膏 15 克，射干 10 克，木通 10 克，蛇床子 10 克。7 剂，水煎服。

【案例三】

姓名：朴某，年龄：34 岁，性别：男。初诊：1982 年 5 月 21 日。证治：过敏性紫癜，周身及四肢皮下散在出血点，大小不等。处方：旱莲草 10 克，水牛角 5 克，玄参 5 克，生地 20 克，大青叶 10 克，麦冬 5.5 克，赤芍 10 克，金银花 10 克，甘草 5 克，牡丹皮 10 克，连翘 10 克，大枣 10 枚。6 剂，水煎服。

二诊：1982 年 5 月 27 日。证治：下肢浮肿，疼痛，颜色暗褐，皮肤粗糙，原出血点及紫癜减少，至消退。处方：生黄芪 10 克，苦参 10 克，川羌 10 克，地丁 10 克，当归 10 克，知母 10 克，粉葛 10 克，生地 10 克，泽泻 10 克，黄柏 10 克，金银花 10 克，茯苓 10 克，牛膝 10 克，连翘 10 克，猪苓 10 克，苍术 10 克，蒲公英 10 克。1 剂，水煎服。

三诊：1982 年 5 月 28 日。处方：川羌 10 克，秦艽 10 克，当归 10 克，茵陈 10 克，黄柏 10 克，野菊花 15 克，防风 10 克，苍术 10 克，泽泻 10 克，牛膝 10 克，茯苓 10 克，粉葛 10 克，苦参 10 克，蒲公英 10 克，知母 10 克，地丁 10 克。1 剂，水煎服。

四诊：1982 年 5 月 29 日。处方：柴胡 10 克，蒲公英 10 克，麦芽 15 克，清半夏 10 克，地丁 10 克，陈皮 10 克，黄芩 10 克，菊花 10 克，赤芍 10 克，党参 10 克，薄荷 5.5 克，枳实 10 克，甘草 10 克，栀子 10 克。4 剂，水煎服。

【案例四】

姓名：马某，年龄：22 岁，性别：女。初诊：1982 年 6 月 12 日。证治：血小板减少性紫癜，头晕，自觉发热，皮肤，口腔黏膜，齿龈均出血。舌质红，无苔，脉弦数。处方：生地 15 克，寸冬 10 克，升麻 5 克，酒芍 15 克，天冬 10 克，鳖甲 10 克，牡丹皮 10 克，地榆 10 克，槐花 10 克，丹参 10 克，玄参 10 克，地骨皮 10 克。4 剂，水煎服。

【案例五】

姓名：任某，年龄：8岁，性别：男。初诊：1987年3月25日。证治：过敏性紫癜经治疗，时退时起，现皮肤有暗褐色瘀斑，表面粗糙，瘙痒疼痛，颜面及肢体发胖。舌淡红无苔，脉滑数。处方：生地15克，藕节10克，大枣10枚（掰），生芍10克，阿胶5克，牡丹皮5克，生柏叶7克，白茅根10克，当归7克。4剂，水煎服。

二诊：1987年3月30日。证治：过敏性紫癜，下肢较多，服药之后，下肢暗红，有褐色瘀斑，少量新的出血点，因用激素治疗，异常肥胖。舌质红无苔，脉滑数。处方：生地15克，阿胶5克，大枣10枚（掰），牡丹皮5克，茜草7克，赤芍10克，生柏叶10克，茅根10克，生荷叶7克，藕节10克，当归10克。4剂，水煎服。

三诊：1987年4月5日。证治：过敏性紫癜，肌衄减轻，周身胖肿，尚有少量（2~3个）出血点。脉沉滑。处方：生地12克，茅根10克，大枣10枚（掰），赤芍10克，生柏叶7克，牡丹皮5克，荷叶5克，当归7克，藕节10克，元参7克，阿胶5克，鳖甲5克，茜草5克。6剂，水煎服。

四诊：1987年4月11日。证治：有3~4日未见新的出血点，以后每天吃猪肉，喝奶粉后又出现出血点。舌淡红无苔，脉滑数。尿蛋白（+）。处方：白芍10克，茅根10克，大枣10枚（掰），牡丹皮5克，藕节10克，生地15克，阿胶5克，地骨皮5克，元参5克，鳖甲5克，升麻3克，茜草5克，生柏叶7克。6剂，水煎服。

10.脱发

【案例一】

姓名：邹某，年龄：23岁，性别：女。初诊：1973年10月24日。证治：脱发，脱眉，头面部瘙痒，眩晕，月经延期，有3个月一至，每次经行5天。舌质红无苔，脉弦数。处方：当归10克，何首乌10克，生地15克，菟丝子10克，牡丹皮10克，丹参10克，酒芍10克，蒺藜10克，侧柏叶10克，荆芥穗5克。7剂，水煎服。

【案例二】

姓名：王某，年龄：23岁，性别：男。初诊：1977年7月31日。证治：脱发。处方：生地20克，川芎10克，桑椹15克，熟地20克，白芍15克，木瓜10克，鸡血藤20克，天麻10克，何首乌15克，冬虫夏草10克，生黄芪35克，旱莲草10克。7剂，水煎服。

【案例三】

姓名：王某，年龄：33岁，性别：女。初诊：1978年10月11日。证治：脱发证，突然脱发无痛痒，既往患产褥热。舌质淡红，苔白，脉沉弱。辨证：证属血虚肝肾不足。处方：桑椹子10克，肉苁蓉10克，鸡血藤10克，当归10克，生黄芪10克，川芎10克，枸杞子10克，蒲公英10克，白芍10克，熟地15克，地丁10克，旱莲草10克，何首乌10克，菊花10克，冬虫夏草10克，水煎服。另冬虫夏草20克，白酒2两，擦酒头浸。

【案例四】

姓名：郑某，年龄：21岁，性别：女。初诊：1980年5月16日。证治：脱发，毛发稀疏，头疼，舌质淡红，尖赤，脉缓弱无力。证属肝肾不足，血虚脱发。治宜滋补肝肾，养血生发。处方：生地15克，川芎10克，桑椹20克，熟地20克，白芍15克，木瓜5.5克，鸡血藤15克，天麻10克，何首乌15克，冬虫夏草10克，生黄芪35克，旱莲草10克，水煎服。

二诊：1981年1月8日。证治：脱发。处方：巨胜子10克，黑芝麻10克，桑椹20克，川芎10克，菟丝子10克，何首乌10克，当归15克，白术10克，木瓜10克，白芍10克，甘草 10 克，熟地 15 克，川羌 5 克，水煎服。

【案例五】

姓名：李某，年龄：26 岁，性别：男。初诊：1982 年 9 月 7 日。证治：脱发，头痒，头部皮脂多，较清瘦，尿有余淋，尿后出白浊。脉沉缓。处方：熟地 15 克，菟丝子 10 克，当归 10 克，山药 10 克，桑椹子 15 克，酒芍 10 克，泽泻 10 克，女贞子 10 克，茯苓 10 克，何首乌 10 克，枸杞子 10 克，萆薢 10 克。7 剂，水煎服。

【案例六】

姓名：郑某，年龄：23 岁，性别：女。初诊：1984 年 1 月 26 日。证治：脱发。处方：生地 20 克，川芎 10 克，桑椹 20 克，熟地 20 克，白芍 15 克，木瓜 10 克，鸡血藤 20 克，天麻 10 克，何首乌 20 克，冬虫夏草 10 克，生黄芪 35 克，旱莲草 10 克。7 剂，水煎服。

二诊：1984 年 3 月 25 日。处方：当归 10 克，桂枝 10 克，牡蛎 10 克，川芎 10 克，钩藤 10 克，熟地 15 克，防风 10 克，酒芍 10 克，黄芪 20 克，木瓜 10 克，赤芍 10 克，柴胡 10 克，龙骨 10 克。7 剂，水煎服。

【案例七】

姓名：姜某，年龄：35 岁，性别：女。初诊：1984 年 7 月 14 日。证治：脂溢性脱发。处方：利水生发汤。白术 10 克，川芎 10 克，熟地 10 克，泽泻 10 克，赤石脂 10 克，何首乌藤 10 克，猪苓 10 克，白鲜皮 10 克，萆薢 10 克，桑椹 10 克，车前子 10 克，生地 10 克，水煎服。吴老注：血虚证多瘙痒，头皮多，应与此证鉴别，治宜七宝美髯丹加补血药，4 个月长齐。

【案例八】

姓名：姜某，年龄：28 岁，性别：男。初诊：1984 年 9 月 3 日。证治：脱发，头痒，经治疗有所改善，但停药多日，又脱落。脉沉数。处方：生地 20 克，生黄芪 20 克，旱莲草 10 克，熟地 20 克，川芎 10 克，桑椹 15 克，鸡血藤 15 克，白芍 15 克，木瓜 10 克，何首乌 10 克，天麻 10 克，泽泻 10 克。7 剂，水煎服。

【案例九】

姓名：祝某，年龄：40 岁，性别：男。初诊：1985 年 1 月 15 日。证治：脱发，五心烦热，消化力差。脉沉弦而滑。处方：当归 10 克，何首乌 10 克，寸冬 10 克，生芍 10 克，生地 10 克，女贞子 10 克，熟地 10 克，枸杞子 10 克，菟丝子 10 克，桑椹 10 克，天冬 10 克。7 剂，水煎服。

（五）肛直肠疾病

1.痔

【案例】

姓名：孟某，年龄：45 岁，性别：女。初诊：1986 年 2 月 26 日。证治：大便带血，大便时痔核脱出肛外，较大，形似红枣，色暗红，便后能自行还纳。舌红，苔黄，脉数。处方：治内外痔方。蔓荆子 20 克，当归 15 克，枸杞子 10 克，生地 15 克，蒺藜 10 克，川芎 15 克，甘菊花 10 克，赤芍 15 克，荆芥穗 10 克，防风 15 克。4 剂，水煎服。

2.肛痛

【案例】

姓名：吴某，年龄：42 岁，性别：男。初诊：1977 年 4 月 28 日。证治：肛门右侧肿如黄豆粒大肿块，疼痛。处方：蒲公英 30 克，蚤休 10 克，牡丹皮 10 克，野菊花 30 克，花粉

20克，大青叶20克，赤芍10克，地丁20克，生地20克。4剂，水煎服。

3.直肠癌术后

【案例】

姓名：杨某，年龄：65岁，性别：女。初诊：1986年2月26日。证治：直肠癌术后27天，不能自行排尿，乏力，腹阵痛，尿混浊，此开合失司。治法：宜强肾利尿法。处方：山药10克，茯苓20克，滑石15克，山萸肉10克，车前子10克，猪苓15克，牡丹皮10克，牛膝15克，熟地20克，白茅根10克，泽泻20克，芦根15克。7剂，水煎服。

二诊：1986年12月15日。证治：直肠癌术后复发，转移扩散至阴道后壁，会阴部5cm×5cm，骶前有鸡卵大。现症乏力头晕，脘闷发烧，阴道灼热，肛门坠，自觉干燥，妇科检查，外阴充血（放疗后），阴道通畅。处方：白花蛇舌草20克，党参15克，旱莲草15克，黄柏10克，马兜铃15克，黄芪15克，木香3克，白芍15克，山药10克，陈皮15克，茯苓15克，升麻5克。7剂，水煎服。

三诊：1987年3月21日。证治：直肠癌术后经镭照射两次，现症乏力，尿不禁，肛门肿物干痛。处方：金银花20克，半枝莲20克，山芋10克，白花蛇舌草20克，山药10克，金樱子10克，熟地20克，桑螵蛸7克，旱莲草15克，茯苓10克，女贞子10克，泽泻10克。7剂，水煎服。

4.阑尾炎

【案例一】

姓名：杨某，年龄：24岁，性别：女。初诊：1974年8月8日。证治：阑尾炎，右下腹疼痛。处方：金银花30克，桃仁10克，连翘20克，枳壳10克，冬瓜子15克，橘核10克，败酱草20克，荔枝核10克，生薏苡仁15克，大黄5克，川楝子10克，白芍10克，甘草5克。6剂，水煎服。

二诊：1974年9月12日。证治：服汤药6剂，疼痛减轻，白细胞从$17.6×10^9$/L降至$13×10^9$/L。舌质红，脉数。处方：金银花30克，蒲公英30克，丹参20克，连翘20克，败酱草15克，冬瓜子10克，生薏米15克，大黄5克，红藤15克，生芍10克，甘草5克。3剂，水煎服。

【案例二】

姓名：孙某，年龄：23岁，性别：男。初诊：1979年9月7日。证治：急性阑尾炎，右侧少腹疼痛，拒按，腹胀。舌质淡红，苔薄白。处方：川楝子10克，蒲公英30克，牡丹皮10克，大黄5克，木香10克，金银花30克。3剂，水煎服。

【案例三】

姓名：王某，年龄：27岁，性别：男。初诊：1986年1月7日。证治：慢性阑尾炎。处方：党参10克，连翘15克，茵陈15克，柴胡15克，木香10克，白芍15克，清半夏10克，郁金10克，川楝子15克，黄芩15克，栀子15克，甘草10克，延胡索10克，金银花20克，青皮15克。7剂，水煎服。

（六）男科疾病

1.男性前阴病

【案例一】

姓名：雷某，年龄：27岁，性别：男。初诊：1977年6月9日。证治：阴囊湿疹。处方一：生地 20 克，蒺藜 15 克，熟地 10 克，牡丹皮 10 克，何首乌 15 克，红花 5 克，玄参 10 克，僵蚕 10 克，当归 10 克，生甘草 10 克。3 剂，水煎服。处方二：当归 20 克，苦参 20 克，蛇床子 20 克，老葱头 7 个，威灵仙 20 克，土大黄 20 克，百部 20 克。3 剂，水煎，用毛巾濯洗。

【案例二】

姓名：吴某，年龄：27 岁，性别：男。初诊：1977 年 7 月 1 日。证治：睾丸疼痛，少腹痛，胸闷痛气短，喜暖畏冷。处方：川楝子 10 克，乌药 10 克，肉桂 5 克，橘核 10 克，吴茱萸 5 克，青皮 10 克，荔枝核 10 克，炒小茴香 10 克，酒芍 15 克。7 剂，水煎服。

二诊：1977 年 4 月 15 日。处方：茯苓 30 克，生地 10 克，花粉 10 克，覆盆子 10 克，黄芩 10 克，石斛 10 克，萆薢 20 克，蛇床子 10 克，元参 10 克，党参 10 克。7 剂，水煎服。

【案例三】

姓名：孙某，年龄：22 岁，性别：男。初诊：1984 年 2 月 26 日。证治：腹痛尿频，睾丸作痛，尿后排出黏液。舌淡红，无苔，脉弦缓。处方：生地 15 克，白茅根 15 克，牛膝 10 克，泽泻 20 克，金银花 15 克，黄柏 10 克，茯苓 20 克，连翘 15 克，知母 10 克，牡丹皮 10 克，蒲公英 15 克，山药 10 克，地丁 15 克，芦根 15 克，车前子 10 克。3 剂，水煎服。

二诊：1984 年 3 月 9 日。证治：尿频，排便时、腹压增时，即从尿道排出黏滑液体，睾丸左侧疼痛。前列腺炎。处方：茯苓 20 克，熟地 15 克，石斛 15 克，黄连 7 克，覆盆子 10 克，蛇床子 10 克，花粉 15 克，人参 5 克，鸡内金 10 克，萆薢 25 克，玄参 15 克，磁石 10 克。6 剂，水煎服。

【案例四】

姓名：李某，年龄：30 岁，性别：男。初诊：1984 年 3 月 16 日。证治：前列腺炎。处方：黄连 10 克，覆盆子 10 克，党参 15 克，花粉 15 克，萆薢 25 克，磁石 10 克，熟地 15 克，元参 15 克，茯苓 20 克，蛇床子 10 克，鸡内金 10 克，石斛 15 克。3 剂，水煎服。

二诊：1984 年 4 月 3 日。证治：左侧下腹疼痛有所缓解。处方：桂枝 10 克，川楝子 15 克，茯苓 20 克，延胡索 10 克，桃仁 10 克，当归 15 克，牡丹皮 10 克，萆薢 20 克，赤芍 15 克，丹参 15 克，白芍 15 克，苦参 10 克。6 剂，水煎服。

【案例五】

姓名：范某，年龄：47 岁，性别：男。初诊：1986 年 4 月 15 日。证治：少腹凉，睾丸不适，喜温水浸浴，经黑龙江省医院诊断为右侧附睾丸囊肿，双侧精索动脉曲张，前列腺炎。舌淡红无苔，脉弦滑。处方：萆薢 15 克，熟地 20 克，茯苓 20 克，覆盆子 10 克，花粉 15 克，蛇床子 10 克，元参 15 克，鸡内金 10 克，党参 10 克，苦参 3 克。7 剂，水煎服。

【案例六】

姓名：杨某，年龄：45 岁，性别：男。初诊：1986 年 3 月 31 日。证治：慢性前列腺炎，尿频，无尿道刺激症状。舌淡红无苔，脉沉弦。辨证：证属肾虚下焦湿热蕴结。治法：治宜补肾利水法。处方：熟地 20 克，茯苓 20 克，车前子 10 克，山药 10 克，黄柏 10 克，牛膝 10 克，山萸肉 10 克，知母 10 克，金银花 15 克，牡丹皮 10 克，茅根 15 克，连翘 15 克，泽泻 20 克，芦根 15 克。7 剂，水煎服。

二诊：1986 年 4 月 10 日。证治：慢性前列腺炎，晚尿量较多，余无显著变化，腿乏力。脉沉缓。处方：熟地 20 克，山萸肉 10 克，茅根 10 克，山药 10 克，枸杞子 15 克，芦根 10 克，泽泻 15 克，牛膝 5 克，车前子 5 克，茯苓 15 克，旱莲草 15 克，牡丹皮 10 克，女贞子 15 克。7 剂，水煎服。

2.不育

【案例一】

姓名：孙某，年龄：28 岁，性别：男。初诊：1985 年 3 月 21 日。证治：结婚 2 年，爱人未生育，经检查精子少，不活跃，发育荣养均好，无不适感。舌淡红，无苔，脉右沉细，左沉弱。处方：鹿茸 5 克，山萸肉 10 克，旱莲草 10 克，枸杞子 10 克，杜仲 10 克，人参 10 克，山药 10 克，当归 10 克，熟地 20 克，酒芍 10 克，蛇床子 10 克，女贞子 10 克。7 剂，水煎服。

【案例二】

姓名：孙某，年龄：31 岁，性别：男。初诊：1985 年 11 月 24 日。证治：结婚 3 年未育，腰疼乏力，睡眠欠佳，多梦纷纭，精神不振。舌淡红无苔，脉沉滑。处方：菟丝子 15 克，杜仲 10 克，女贞子 15 克，熟地 20 克，牛膝 10 克，旱莲草 15 克，桑寄生 15 克，破故纸 5 克，川续断 15 克，芦巴子 10 克，小茴香 5 克，枸杞子 20 克。7 剂，水煎服。

3.疝气

【案例一】

姓名：李某，年龄：29 岁，性别：男。初诊：1973 年 10 月 30 日。证治：疝气，少腹疼，脱肛。处方：当归 10 克，茯苓 10 克，官桂 5 克，酒芍 10 克，枳实 10 克，青皮 10 克，川楝子 10 克，木香 5 克，延胡索 10 克，小茴香 10 克，乳香 10 克，丝瓜络 10 克，没药 10 克。7 剂，水煎服。

【案例二】

姓名：朴某，年龄：33 岁，性别：男。初诊：1973 年 11 月 2 日。证治：疝气，右侧下腹部时疼痛下坠，有时脱肛，咳嗽则肠脱下。舌质发紫无苔，脉沉弦。处方：当归 10 克，香附 10 克，五灵脂 10 克，丝瓜络 10 克，川厚朴 10 克，白芍 10 克，枳实 10 克，川楝子 10 克，荔枝核 10 克，延胡索 10 克，橘核 10 克，木香 5 克，乳香 10 克，木通 10 克，没药 10 克。7 剂，水煎服。

二诊：1973 年 11 月 26 日。证治：疝气，服 11 月 2 日方腹痛大减，脱肠消失，停药 20 天左右，现又腹痛下坠脱肠。脉沉弦。处方：当归 10 克，木通 10 克，乳香 10 克，丝瓜络 10 克，香附 10 克，没药 10 克，白芍 10 克，川厚朴 10 克，五灵脂 10 克，川楝子 10 克，枳实 10 克，延胡索 10 克，荔枝核 10 克，木香 5 克，橘核 10 克。7 剂，水煎服。

三诊：1973 年 12 月 11 日。证治：经服药已不疼痛，但脱伤仍常出现，有冒凉风的感觉。处方：青皮 10 克，香附 10 克，陈皮 10 克，川附子 5 克，益智仁 10 克，川楝子 10 克，黄柏 10 克，延胡索 10 克，山楂 10 克，桃仁 10 克，苍术 10 克，炙甘草 10 克。7 剂，水煎服。

【案例三】

姓名：张某，年龄：13 个月，性别：男。初诊：1985 年 12 月 26 日。证治：小肠疝气，少腹左侧小鸡卵大肿物，可移动，腹痛。处方：苍术 5 克，甘草 3 克，陈皮 5 克，苏叶 4 克，川楝子肉 4 克，香附 4 克。3 剂，连须葱白为引，水煎服。

（七）周围血管病

【案例一】

姓名：刘某，年龄：50 岁，性别：男。初诊：1978 年 3 月 12 日。证治：1978 年 3 月 9 日经哈尔滨医科大学附属第一医院杨戴严诊断为两下肢静脉炎合并静脉周围炎，两小腿广泛色素沉着，静脉怒张。现症见两下肢胫部静脉炎，静脉周围炎，肿痛，皮色黧黑，皮肤干燥，大便燥，有时带血。舌质淡红，根部白腻苔。辨证：证属湿热下注，瘀血痹阻。处方：当归 15 克，知母 10 克，川羌 10 克，生黄芪 15 克，黄柏 10 克，防风 10 克，猪苓 10 克，泽泻 10 克，牛膝 10 克，苦参 10 克，秦艽 10 克，连翘 10 克，苍术 10 克，粉葛 10 克，蒲公英 10 克。4剂，水煎服。

【案例二】

姓名：林某，年龄：49 岁，性别：男。初诊：1978 年 5 月 25 日。证治：间歇性跛行，行路蹒跚，易跌倒，双下肢乏力，平素高血压，口干，时有微热。经检查提示脊髓贫血、椎管狭窄。舌质红，苔薄白，脉弦有力。处方：熟地 10 克，赤芍 10 克，旱莲草 10 克，茯苓 10 克，丹参 15 克，桑椹 10 克，枸杞子 10 克，川续断 10 克，红花 10 克，何首乌 10 克，鸡血藤 15 克，桃仁 10 克，肉苁蓉 10 克，寸冬 10 克。7 剂，水煎服。

【案例三】

姓名：满某，年龄：42 岁，性别：男。初诊：1981 年 5 月 28 日。证治：左下肢膝以下静脉炎，肿胀疼痛，按之凹陷，活动后发热潮红，安静时两腿温度相等。处方：生黄芪 10 克，防风 10 克，知母 10 克，茵陈 10 克，泽泻 10 克，黄柏 10 克，当归 10 克，茯苓 10 克，秦艽 10 克，粉葛 10 克，猪苓 10 克，牛膝 10 克，川羌 10 克，苦参 10 克，苍术 10 克，水煎服。

【案例四】

姓名：孙某，年龄：27 岁，性别：女。初诊：1986 年 1 月 14 日。证治：行路时，突然不能自主，随即卧于路，止移时复能行动。舌淡红无苔，脉沉弱。处方：生地 20 克，五味子 5 克，淫羊藿 10 克，巴戟天 10 克，肉桂 5 克，附子 3 克，山萸肉 10 克，茯苓 15 克，石菖蒲 10 克，石斛 15 克，寸冬 15 克，远志 10 克，肉苁蓉 10 克。7 剂，水煎服。

【案例五】

姓名：刘某，年龄：48 岁，性别：女。初诊：1987 年 3 月 22 日。证治：静脉曲张，右腿自觉膝部延及小腿曲张明显，有的呈黑色，左腿较右为轻，有时疼痛。弦细而滑。辨证：痰瘀互阻。治法：行气活血，化瘀导痰。处方：当归 15 克，泽泻 20 克，牛膝 10 克，赤芍 15 克，白术 10 克，通草 7 克，桂枝 7 克，桃仁 10 克，琥珀粉 2 克（冲服），茯苓 20 克，川芎 7 克，苡米 15 克。4 剂，水煎服。

二诊：1987 年 3 月 28 日。证治：服前方 4 剂，服 2 剂后觉两腿轻松，第 3 剂后觉腿发沉，但曲张度松动，黑色皮肤黑色减少，肤色红活，证趋好转。舌质淡红无苔，脉弦滑。处方：当归 12 克，白术 10 克，通草 5 克，赤芍 15 克，桃仁 7 克，琥珀粉 2 克（冲服），桂枝 7 克，红花 10 克，苡米 15 克，茯苓 20 克，川芎 7 克，泽泻 20 克，地龙 12 克。7 剂，水煎服。

三诊：1987 年 4 月 4 日。证治：服药 8 剂，两腿轻松，但停药后又觉腿沉重，静脉曲张度由黑变浅，左上下肢麻木消失。舌淡红无苔，脉弦滑。处方：当归 15 克，白术 10 克，通草 10 克，赤芍 15 克，桃仁 10 克，丹参 15 克，桂枝 7 克，红花 10 克，琥珀粉 2 克（冲服），茯苓 20 克，川芎 7 克，苡米 15 克，泽泻 20 克，地龙 15 克。7 剂，水煎服。

四诊：1987 年 4 月 11 日。证治：静脉曲张疼痛麻木消除，曲张的静脉经一夜休息已不明显暴露，呈平坦状，但一天活动后复突起，但是曲张程度亦颇松动柔和，右侧肢腘外侧如鸡卵大的曲张现亦略见收敛。舌淡红无苔，脉沉弦。处方：桂枝 10 克，白术 10 克，地龙 15 克，茯苓 20 克，赤芍 15 克，通草 10 克，桃仁 10 克，丹参 20 克，琥珀粉 2.5 克（冲服），红花 12 克，当归 15 克，苡米 15 克，泽泻 20 克，乳香 5 克。7 剂，水煎服。

三、妇　科

（一）月经病

1.月经先期

【案例一】

姓名：卢某，性别：女，年龄：32岁。初诊：1977年12月26日。证治：月经先期，淋漓不断，腹不痛，腰酸，经量不多，烦躁易怒，既往肝炎。舌质红，根部微黄苔，脉沉弦。处方：当归15克，白术10克，丹参15克，赤芍15克，生姜5克，香附10克，柴胡10克，薄荷5克，坤草20克，云苓15克，牡丹皮10克，枳壳10克。7剂，水煎服。

【案例二】

姓名：王某，年龄：28岁，性别：女。初诊：1978年8月12日。证治：结婚4年未育，月经先期，经行开始量少，一次4～5天。舌质略红，无苔，脉沉弦。处方：当归15克，白术10克，五灵脂10克，赤芍15克，延胡索10克，丹参15克，白芍15克，红花10克，甘草10克，香附10克，木香5克，麦芽15克，淡黄芩10克，川芎10克。7剂，水煎服。

【案例三】

姓名：周某，性别：女，年龄：42岁。初诊：1979年3月23日。证治：月经先期，每次经行7~8天，色暗，有条状块，经前腹痛而闷，心烦，有低热，白带不多，腿疼，四肢麻木，纳呆。舌质红苔薄白，脉沉弦。处方：桃仁10克，泽泻15克，红花10克，茯苓15克，当归15克，桂枝5克，川芎5克，赤芍15克，丹参15克，坤草15克，炮姜5克，香附15克。7剂，水煎服。

【案例四】

姓名：展某，性别：女，年龄：26岁。初诊：1980年5月4日。证治：月经先期，量较多，色正红，腹痛，白带（++）。舌质淡红无苔，脉沉滑。处方：当归15克，白术10克，陈皮15克，生芍15克，黄芩15克，焦三仙各10克，川芎10克，阿胶10克，炒香附10克，熟地15克，黑艾叶10克。7剂，水煎服。

【案例五】

姓名：杨某，性别：女，年龄：43岁，初诊：1984年6月28日。证治：月经先期，经行淋漓不断，至20余日始断，周身困倦乏力，眩晕，烦热，头昏，胃胀。舌淡红，无苔，脉沉弱。处方：当归15克，薄荷5克，生芍15克，丹参15克，柴胡15克，牡丹皮10克，云苓15克，焦栀子10克，白术10克，木香5克，甘草10克。6剂，水煎服。

【案例六】

姓名：杨某，性别：女，年龄：30岁。初诊：1986年6月2日。证治：结婚2年未育，月经先期，经色暗，痛经，每行10天左右。舌质淡，中心略暗，无苔，脉沉弦。处方：三棱10克，乌药15克，莪术10克，刘寄奴20克，牡丹皮10克，当归15克，桂枝7克，赤芍15克，延胡索10克，熟地15克。6剂，水煎服。

2.月经后期

【案例一】

姓名：谢某，年龄：43 岁，性别：女。初诊：1978 年 9 月 13 日。证治：月经延期，痛经，有水有块，浮肿，心悸亢进，周身酸软无力。舌质暗紫，有腻苔，脉涩，三五不调。处方：赤芍 15 克，红花 10 克，川芎 10 克，桃仁 10 克，茯苓 15 克，牛膝 10 克，当归 15 克，泽泻 15 克，枳壳 15 克，丹参 15 克，甘草 10 克，坤草 20 克。7 剂，水煎服。

【案例二】

姓名：李某，年龄：25 岁，性别：女。初诊：1978 年 7 月 9 日。证治：月经经常错后 1.5~3 个月不等，但多数在 2 个月以上，每次经行 5 天，血量正常有块状，白带多。腹痛腰酸，已婚未育。舌质淡苔薄白，脉沉弦。辨证：证属冲任寒湿，气血闭阻。处方：小茴香 10 克，没药 10 克，川芎 5 克，炮姜 5 克，蒲黄 10 克，香附 15 克，延胡索 10 克，官桂 10 克，泽兰 15 克，五灵脂 10 克，赤芍 15 克，坤草 15 克。7 剂，水煎服。

【案例三】

姓名：香某，年龄：26 岁，性别：女。初诊：1978 年 11 月 5 日。证治：月经 50 天未动，前些日子泛恶欲呕，近日尿频尿急，曾流产一次。舌质淡，无苔，脉弦滑。处方：栀子 15 克，甘草 15 克，连翘 10 克，云苓 15 克，生地 15 克，芦根 15 克，当归 15 克，蒲公英 15 克，白术 10 克，生芍 15 克，地丁 15 克，川续断 15 克，黄芩 15 克，金银花 15 克，杜仲炭 15 克。4 剂，水煎服。

【案例四】

姓名：王某，年龄：16 岁，性别：女。初诊：1979 年 8 月 20 日。证治：月经延期，有时血性分泌物，色如酱油色，11 岁时月经初潮，头晕，睡眠欠佳，纳呆，白带呈黄色。舌质淡红，苔薄白，脉沉缓。处方：当归 15 克，白术 10 克，栀子 10 克，生芍 10 克，生甘草 10 克，香附 10 克，赤芍 10 克，生姜 3 片，益母草 15 克，柴胡 5 克，薄荷 5 克，黄芩 15 克，云苓 15 克，牡丹皮 10 克。7 剂，水煎服。

【案例五】

姓名：侯某，年龄：47 岁，性别：女。初诊：1982 年 6 月 6 日。证治：月经过期，痛经，纳呆，腹痛，月经量多，白带多。处方：三棱 5 克，乌药 15 克，焦三仙各 10 克，莪术 5 克，刘寄奴 15 克，青皮 10 克，牡丹皮 10 克，当归 15 克，莱菔子 10 克，官桂 10 克，赤芍 15 克，鸡内金 10 克，延胡索 10 克，熟地 15 克。6 剂，水煎服。

二诊：1982 年 6 月 12 日。证治：月经 40 日未动，头晕，呃逆，心烦。脉滑数。处方：川羌 5 克，白术 10 克，广砂仁 10 克，荆芥 5 克，黄芩 15 克，竹茹 15 克，当归 15 克，陈皮 15 克，枇杷叶 15 克，白芍 15 克，枳壳 15 克，川续断 10 克，茯苓 15 克。6 剂，水煎服。

三诊：1982 年 6 月 20 日。证治：不思饮食，厌油腻，乏力，嗜睡。处方：柴胡 15 克，香附 15 克，黄芩 15 克，生芍 15 克，川芎 10 克，清半夏 10 克，赤芍 15 克，龙胆草 15 克，青皮 15 克，枳实 10 克，茵陈 15 克，麦芽 15 克，生甘草 10 克，大黄 5 克。8 剂，水煎服。

四诊：1982 年 7 月 7 日。证治：前方服 8 剂。饮食增加，腹胀胸闷减。现经期，痛经大减，惟困倦乏力。处方：当归 15 克，生姜 3 片，丹参 20 克，赤芍 15 克，薄荷 5 克，麦芽 15 克，柴胡 10 克，牡丹皮 10 克，云苓 15 克，焦栀子 15 克，白术 10 克，香附 15 克，生甘草 10 克，川芎 10 克。4 剂，水煎服。

【案例六】

姓名：王某，年龄：27 岁，性别：女。初诊：1982 年 6 月 9 日。证治：经期错后 10 天，腰酸不适，月经量少，色深黑。舌质暗红，脉沉弦。处方：柴胡 10 克，白术 10 克，牡丹皮 10 克，寄生 15 克，茯苓 15 克，生甘草 10 克，香附 10 克，当归 15 克，生姜 5 克，焦栀子 10 克，川芎 10 克，赤芍 10 克，薄荷 5 克，川续断 15 克。7 剂，水煎服。

【案例七】

姓名：王某，年龄：28 岁，性别：女。初诊：1982 年 7 月 8 日。证治：结婚 2 年未孕，月经按月，轻度经期腹痛，现经行错后 5~6 日，其他无不适。舌质淡红无苔，两尺脉沉弱。处方：熟地 15 克，山萸肉 10 克，菟丝子 10 克，茯苓 15 克，牡丹皮 10 克，杜仲 10 克，泽泻 10 克，枸杞子 15 克，川续断 10 克，山药 15 克，何首乌 15 克，桑寄生 15 克。7 剂，水煎服。

【案例八】

姓名：王某，年龄：31，性别：女。初诊：1984 年 2 月 13 日。证治：结婚 3 年未孕。现症见月经愆期，不调，1 个月再至，淋漓不断，腹痛腰疼，白带不多。舌淡红，无苔，脉弦缓。处方：柴胡 15 克，白术 10 克，栀子 10 克，当归 15 克，甘草 10 克，赤芍 15 克，炮姜 5 克，白芍 15 克，薄荷 5 克，云苓 15 克，牡丹皮 10 克。7 剂，水煎服。

二诊：1984 年 3 月 2 日。证治：心悸气短，睡眠欠佳，月经 1 个月再至，淋漓不断。处方：白术 10 克，木香 5 克，龙骨 15 克，生黄芪 15 克，甘草 5 克，牡蛎 15 克，茯苓 15 克，炒枣仁 15 克，党参 15 克，龙眼肉 15 克，远志 10 克，当归 15 克。7 剂，水煎服。

【案例九】

姓名：金某，年龄：32 岁，性别：女。初诊：1984 年 7 月 6 日。证治：月经 40 天未动，现症见腹痛腰酸，两腿乏力。舌淡红，舌尖赤，脉沉细。治法：益气养血调荣之法。处方：益母草 15 克，补骨脂 5 克，川续断 5 克，白术 10 克，当归 5 克，杜仲 5 克，陈皮 5 克，黄芩 5 克，茯苓 5 克，炙甘草 20 克，苏梗 5 克，砂仁 5 克，川芎 5 克，香附 15 克，寸冬 5 克。7 剂，水煎服。

【案例十】

姓名：郭某，年龄：29 岁，性别：女。初诊：1985 年 6 月 8 日。证治：月经愆期，腹胀，淋漓不断，经行至 8 月未停，心烦躁扰，消化欠佳，白带（++）。舌质淡红无苔，脉弦滑。处方：当归 15 克，甘草 10 克，牡丹皮 10 克，生芍 15 克，生姜 5 克，阿胶 10 克，柴胡 15 克，薄荷 5 克，黑艾叶 10 克，云苓 15 克，丹参 15 克，泽泻 10 克，白术 10 克，焦栀子 15 克。7 剂，水煎服。

【案例十一】

姓名：杨某，年龄：24 岁，性别：女。初诊：1986 年 4 月 3 日。证治：两侧下腹部疼痛，左侧季肋部疼痛，喜按，月经错后，1~3 个月一行，痛经，经色暗红，白带多，眩晕，消瘦，纳谷欠佳，困倦乏力，脉沉弱。处方：当归 15 克，茯苓 20 克，白芍 15 克，白术 10 克，赤芍 15 克，泽泻 20 克，川芎 10 克。7 剂，水煎服。

【案例十二】

姓名：张某，年龄：43 岁，性别：女。初诊：1986 年 8 月 18 日。证治：双侧输卵管堵塞，自觉少腹两侧胀闷感，白带量少，月经后期，量少，1~3 个月行经 1 次。舌淡红无苔，脉沉弱。处方：当归 15 克，官桂 7 克，三七 3 克，牛膝 10 克，川芎 10 克，牡丹皮 10 克，茯苓 20 克，赤芍 15 克，吴茱萸 5 克，桃仁 10 克，生甘草 7 克，寸冬 10 克，泽泻 15 克。7 剂，水煎服。

二诊：1986 年 9 月 4 日。证治：少腹胀闷减轻，自觉轻度身痛。舌淡无苔，脉沉弦。处方：当归 15 克，炮姜 3 克，丹参 20 克，坤草 15 克，川芎 10 克，通草 10 克，桃仁 10 克，琥珀粉 2.5 克（冲服），红花 10 克。7 剂，水煎服。

【案例十三】

姓名：车某，年龄：27 岁，性别：女。初诊：1986 年 9 月 4 日。证治：结婚 3 年未孕，月经过期，4 月未动，腹胀。舌淡红，无苔，脉弦滑。处方：当归 15 克，红花 10 克，木香 5 克，赤芍 15 克，乌药 15 克，香附 15 克，川芎 10 克，广砂仁 7 克，焦槟榔片 10 克，生地 15 克，延胡索 10 克，桃仁 10 克，甘草 5 克。7 剂，水煎服。

二诊：1986 年 9 月 17 日。证治：月经 4 个月未动，腹胀心烦躁，四肢烦热。舌淡红无苔，脉弦滑。处方：当归 15 克，甘草 7 克，枳壳 15 克，赤芍 15 克，炮姜 3 克，大腹皮 15 克，柴胡 10 克，薄荷 3 克，香附 10 克，云苓 15 克，牡丹皮 10 克，白术 10 克，焦栀子 15 克。7 剂，水煎服。

3.月经先后不定期

【案例一】

姓名：隋某，年龄：38 岁，性别：女。初诊：1974 年 12 月 6 日。证治：月经先后不定期，痛经，血量少，有块，白带，平时腰痛，经期浮肿。脉弦数。处方：三棱 10 克，刘寄奴 15 克，莪术 10 克，当归 15 克，牡丹皮 10 克，生地 15 克，延胡索 10 克，赤芍 15 克，乌药 15 克，坤草 15 克。7 剂，水煎服。

【案例二】

姓名：李某，年龄：37 岁，性别：女。初诊：1975 年 5 月 22 日。证治：月经愆期，经前白带，略带青带，平时有黄带，头眩心烦纳呆，身困倦，身重，舌质暗红，苔薄白，脉弦缓。处方：陈皮 15 克，茯苓 15 克，薏米 15 克，清半夏 10 克，甘草 10 克，滑石 10 克，竹茹 10 克，龙骨 15 克，代赭石 15 克，枳壳 15 克，牡蛎 15 克，麦芽 15 克。7 剂，水煎服。

【案例三】

姓名：张某，年龄：35 岁，性别：女。初诊：1978 年 11 月 13 日。证治：血压偏高，月经愆期，淋漓不断，纳呆，消化力弱，胃脘胀闷阻塞，健忘，睡眠欠佳，头昏，腿酸困倦乏力，盗汗，不发烧。舌质红胖嫩，无苔，左脉弦大，右脉弦细。处方：陈皮 15 克，香附 10 克，知母 15 克，党参 10 克，广砂仁 10 克，寸冬 15 克，白术 5 克，鸡内金 10 克，茯苓 10 克，焦三仙各 15 克，甘草 10 克，石斛 15 克。7 剂，水煎服。

【案例四】

姓名：马某，性别：女，年龄：32 岁。初诊：1980 年 11 月 5 日。证治：月经愆期，腹痛腰疼，白带，口苦咽干目眩，胸憋，寒热往来。处方：当归 15 克，薄荷 5 克，白芍 15 克，牡丹皮 10 克，柴胡 10 克，焦栀子 10 克，云苓 15 克，香附 15 克，白术 10 克，炮姜 5 克，生甘草 10 克。7 剂，水煎服。

4.月经量多

【案例一】

姓名：刘某，年龄：49 岁，性别：女。初诊：1976 年 8 月 29 日。证治：贫血，月经量多，肌衄，轻度贫血貌，结膜贫血。舌质淡红无苔，脉沉细弱无力。处方：龙眼肉 30 克，鸡血藤 20 克，当归 15 克，黄芪 20 克，山药 15 克，党参 15 克，炒枣仁 15 克，坤草 15 克，五味子 15 克，鸡冠花 15 克。7 剂，水煎服。

【案例二】

姓名：史某，年龄：34 岁，性别：女。初诊：1986 年 6 月 24 日。证治：人工流产后，月经淋漓不断，色紫黑有块，量多。现避孕环已摘去，头眩，睡眠不好，午后低热，尿频，心前区疼痛，左侧乳房胀痛，有乳核。舌暗红，脉弦。处方：当归 15 克，红花 10 克，泽泻 20 克，川芎 10 克，炮姜 4 克，白术 7 克，丹参 20 克，通草 10 克，桃仁 10 克，琥珀粉 3 克（冲服）。7 剂，水煎服。

【案例三】

姓名：蔡某，年龄：38 岁，性别：女。初诊：1986 年 6 月 28 日。证治：经行量多，色紫有块，血压为 170/110mmHg，头晕。舌淡红无苔，脉弦有力。处方：天麻 10 克，当归 15 克，钩藤 15 克，栀子 10 克，通草 10 克，桑寄生 20 克，石决明 20 克，坤草 20 克，黄芩 15 克，川续断 15 克，野菊花 20 克，琥珀粉 3 克（冲服）。7 剂，水煎服。

5.月经量少

【案例一】

姓名：杨某，年龄：24 岁，性别：女。初诊：1974 年 3 月 10 日。证治：月经一向正常，本次月经来颇少，头昏，胸闷，纳呆，身重，两手发凉，尿赤。白带（+）。舌质淡红无苔，脉沉缓。处方：白蔻仁 10 克，陈皮 15 克，枳壳 10 克，杏仁 15 克，竹叶 5 克，竹茹 10 克，薏苡仁 15 克，茯苓 15 克，滑石 10 克，清半夏 10 克，槟榔片 10 克，甘草 10 克。7 剂，水煎服。

【案例二】

姓名：张某，年龄：27 岁，性别：女。初诊：1974 年 6 月 23 日。证治：经期月经量少，色浅，心悸不宁。处方：小茴香 5 克，川芎 5 克，炮姜 5 克，蒲黄 5 克，延胡索 10 克，官桂 5 克，五灵脂 10 克，赤芍 10 克，没药 10 克。7 剂，水煎服。

【案例三】

姓名：李某，性别：女，年龄：31 岁。初诊：1985 年 11 月 18 日。证治：经常感冒，月经量少，乏力，腰酸。舌淡红无苔，脉弦缓。处方：当归 15 克，生甘草 10 克，生芍 15 克，薄荷 5 克，柴胡 15 克，牡丹皮 10 克，云苓 15 克，焦栀子 10 克，白术 10 克。7 剂，水煎服。

6.经期延长

【案例一】

姓名：李某，年龄：39 岁，性别：女。初诊：1980 年 4 月 19 日。证治：经行 9 个月未过，腹痛，经量多色深红，四肢乏力，恶寒感。脉沉弦。处方：当归 15 克，红花 10 克，川芎 10 克，炮姜 5 克，丹参 15 克，桃仁 10 克，通草 15 克，琥珀粉 3 克（单包，冲服）。3 剂，水煎服。

二诊：1980 年 4 月 22 日。证治：咽干咽痛，腰部酸痛，两腿沉困，咽头红染。舌质淡红，脉滑数。处方：射干 15 克，薄荷 5 克，豆根 10 克，荆芥 5 克，连翘 15 克，甘草 10 克，牛蒡子 15 克，桔梗 15 克，元参 15 克，寸冬 15 克。7 剂，水煎服。

三诊：1980 年 5 月 16 日。证治：月经按期，经行 4 日，量多，腹痛，头疼，耳鸣，下肢沉重，乏力。舌质淡红，脉沉弦。处方：当归 15 克，生甘草 5 克，菊花 15 克，酒芍 15 克，薄荷 5 克，钩藤 15 克，柴胡 10 克，牡丹皮 10 克，云苓 15 克，栀子 10 克，白术 10 克。7 剂，水煎服。

【案例二】

姓名：杨某，年龄：23 岁，性别：女。初诊：1985 年 12 月 13 日。证治：经行日期较长，每至 10 日不断，腰痛，经色鲜红，经量多。舌质淡红无苔，脉弦细。处方：白术 10 克，炙甘草 7 克，五味子 10 克，茯苓 15 克，酸枣仁 15 克，生芪 15 克，龙眼肉 25 克，党参 15 克，当归 15 克，远志 7 克，山药 15 克。7 剂，水煎服。

7.闭经

【案例一】

姓名：王某，年龄：43 岁，性别：女。初诊：1977 年 3 月 22 日。初诊：经闭 4 个月余有时潮热，面赤汗出腰酸痛，周身不适，腹无胀痛，善惊易恐且干涩，胃纳尚好，头昏头晕，睡眠欠佳，轻度浮肿。舌质淡胖嫩无苔，脉弦细。辨证：证属肝肾阴虚。治法：滋补肝肾法。处方：枸杞子 15 克，泽泻 15 克，生地 20 克，旱莲草 15 克，菊花 15 克，茯苓 15 克，牛膝 10 克，女贞子 15 克，当归 15 克，山药 15 克，车前子 10 克，白芍 15 克，牡丹皮 10 克，淫羊藿 15 克。7 剂，水煎服。

【案例二】

姓名：齐某，年龄：15 岁，性别：女。初诊：1977 年 7 月 3 日。证治：月经停 4 月余，鼻衄，心悸，易汗出，烦躁易怒，有时上肢疼痛，白带（+），尿频，颜面潮红，手足热，食欲亢进。舌质胖嫩，微红，无苔，脉弦细。处方：犀角 5 克，黄芩 15 克，地骨皮 15 克，生地 20 克，当归 15 克，丹参 15 克，生芍 15 克，白茅根 20 克，地榆 10 克，牡丹皮 10 克，旱莲草 20 克。7 剂，水煎服。

二诊：1977 年 12 月 25 日。证治：经闭将近 1 年，头晕目眩，口苦咽干，心烦躁扰，易怒，心悸亢进，纳谷尚好，睡眠欠佳。舌质红，尖赤，无苔，脉弦略数。辨证：证属肝胆郁热。处方：当归 15 克，白术 5 克，丹参 20 克，龙胆草 15 克，赤芍 15 克，生甘草 10 克，枳壳 15 克，柴胡 5 克，薄荷 5 克，栀子 10 克，云苓 15 克，香附 15 克，黄芩 15 克。7 剂，水煎服。

【案例三】

姓名：张某，年龄：19 岁，性别：女。初诊：1978 年 7 月 13 日。证治：月经闭止，经过人工周期治疗，月经略见，肥胖，面如圆月，两下肢浮肿，纳谷不多，腹胀，大便干燥，3~4 日一行，手发胀，五心烦热。舌略红，无苔，脉沉滑。辨证：痰饮脂膜病于胞宫。治法：理气化痰，清热化瘀。处方：黄芩 15 克，赤芍 15 克，木香 5 克，枳壳 15 克，香附 15 克，陈皮 15 克，槟榔片 15 克，坤草 20 克，卷柏 15 克，大腹皮 15 克，泽兰 15 克，茯苓 20 克，猪苓 15 克。7 剂，水煎服。

【案例四】

姓名：韩某，年龄：42 岁，性别：女。初诊：1979 年 3 月 6 日。证治：4 年前绝经，一直未动，经断后患左侧输卵管囊肿，如手拳大，痛感。现症见发胖，乏力，心悸，烦躁，纳谷尚好。辨证：证属肝肾不足，冲任失调。治法：宜调理冲任，滋肾益肝。处方：当归 15 克，牡丹皮 10 克，桃仁 5 克，泽泻 15 克，川芎 10 克，寸冬 15 克，苏木 5 克，生白芍 15 克，阿胶 10 克，莪术 5.5 克，生甘草 10 克，三七粉 5 克，郁金 10 克。7 剂，水煎服。

8.经行身痛

【案例一】

姓名：齐某，年龄：26 岁，性别：女。初诊：1980 年 4 月 12 日。证治：流产 2 次，在妊娠 2 个月左右，现月经按期，腰酸痛。脉沉细无力。治法：温经活血化瘀。处方：炒茴香 10 克，没药 10 克，赤芍 15 克，炮姜 5 克，川芎 10 克，延胡索 10 克，蒲黄 10 克，五灵脂 10 克，熟地 15 克。7 剂，水煎服。

【案例二】

姓名：杨某，性别：女，年龄：36 岁。初诊：1980 年 12 月 26 日。证治：经期前后排出血液条状物，经有块状，腹无痛感，经常腰痛，有肾盂肾炎史。舌质暗红，无苔，脉沉涩。处方：当归 15 克，红花 10 克，川芎 10 克，炮姜 5 克，丹参 15 克，桃仁 10 克，通草 15 克，琥珀粉 3 克（冲服）。7 剂，水煎服。

9.经行发热

姓名：谭某，年龄：50 岁，性别：女。初诊：1980 年 8 月 8 日。证治：经期身热，心烦欲呕，善惊易怒，口苦咽干目眩，腹痛拒按大便干燥。舌质淡红无苔，脉沉弦。处方：柴胡 10 克，桂枝 5 克，牡蛎 15 克，清半夏 10 克，云苓 15 克，甘草 10 克，黄芩 15 克，生姜 3 片，党参 15 克，龙骨 15 克，大枣 3 枚，纹军 10 克。7 剂，水煎服。

10.经行乳房胀痛

【案例一】

姓名：孙某。年龄：28 岁，性别：女。初诊：1984 年 8 月 19 日。证治：流产 2 次，月经按月，乳房有胀感。舌淡红无苔，脉沉滑。处方：当归 15 克，生甘草 5 克，青皮 10 克，白芍 15 克，生姜 5 克，川楝子 10 克，柴胡 7 克，薄荷 5 克，云苓 15 克，牡丹皮 7 克，白术 7 克，焦栀子 7 克。7 剂，水煎服。

【案例二】

姓名：宗某，性别：女，年龄：40 岁。初诊：1986 年 3 月 8 日。证治：消瘦，纳减，便秘，月经按期，量多，色鲜红，经期乳房、胸胁胀痛。舌淡红，脉弦滑。处方：当归 15 克，生甘草 10 克，香附 15 克，酒芍 15 克，生姜 5 克，川芎 10 克，柴胡 15 克，薄荷 5 克，枳壳 15 克，云苓 15 克，牡丹皮 10 克，白术 10 克，焦栀子 15 克。7 剂，水煎服。

11.崩漏

【案例一】

姓名：张某，年龄：48 岁，性别：女。初诊：1974 年 3 月 20 日。证治：近于 3 月 6 日行经，至现在月经淋漓不断，少腹胀痛，经色红，肝炎 10 年多，肝略大，有时肝区疼痛，肾炎，尿中有改变。舌质红苔薄白，脉沉弦而涩。处方：当归 15 克，炮姜 5 克，川芎 10 克，通草 15 克，丹参 15 克，琥珀 5g，桃仁 5 克，红花 5 克。7 剂，水煎服。

二诊：1974 年 3 月 27 日。证治：肾炎，轻度浮肿，尿中红白细胞及少量脓球，少腹胀，膝关节疼，消化不好，睡眠欠佳。舌质淡红，根部有黄腻苔，脉右沉缓，左沉而有力。处方：金银花 15 克，山药 10 克，白茅根 15 克，连翘 15 克，牡丹皮 10 克，蒲公英 15 克，泽泻 15 克，地丁 15 克，茯苓 15 克，石斛 10 克，牛膝 10 克，熟地 15 克，车前子 10 克。5 剂，水煎服。

三诊：1974 年 4 月 3 日。证治：服前方尿频轻，尿中红、白细胞从 20~30 个/HP 减为红细胞 3~5 个/HP，白细胞 7~9 个/HP，症状明显减轻。于昨日少腹疼较重，食欲较前好转，体力有所增强，浮肿不明显。舌质淡红，舌尖及中部无苔，舌根部有白腻苔，脉沉弦而缓。处方：金银花 15 克，山萸肉 10 克，连翘 15 克，山药 15 克，生地 15 克，木通 10 克，泽泻 15 克，车前子 10 克，茯苓 15 克，牛膝 10 克，牡丹皮 10 克，茅根 15 克。5 剂，水煎服。

【案例二】

姓名：苗某，年龄：30 岁，性别：女。初诊：1986 年 3 月 4 日。证治：月经淋漓不断，漏下不止，一月间数次，腰腹疼痛，经期血里有块，平时血色鲜红，量多，眩晕，泛恶，纳呆，乏力，失血颜容。舌淡红干燥，脉沉涩。处方：当归 15 克，炮姜 5 克，通草 10 克，川芎 10 克，赤芍 15 克，丹参 20 克，泽泻 20 克，桃仁 10 克，茯苓 15 克，红花 10 克，琥珀粉 3 克（冲服）。7 剂，水煎服。

【案例三】

姓名：刘某，年龄：32 岁，性别：女。初诊：1986 年 4 月 13 日。证治：月经淋漓不断，现已 1 个月未断，血色鲜红，有时出现少量血块，腹不疼，腰酸，舌淡红无苔，脉弦。处方：当归 15 克，酸枣仁 20 克，五味子 15 克，龙眼肉 40 克，山药 15 克。7 剂，水煎服。

12.痛经

【案例一】

姓名：付某，年龄：30 岁，性别：女。初诊：1978 年 5 月 11 日。证治：患结核并痛经，经期腹痛，经量多，有块色黑，5~6 日，白带（+），泛恶欲呕，肩酸痛，经期手足热。舌质淡红苔白，脉渐弦。处方：当归 15 克，延胡索 10 克，熟地 15 克，丹参 15 克，乌药 15 克，川芎 10 克，牡丹皮 10 克，刘寄奴 15 克，蒲黄 10 克，官桂 10 克，赤芍 15 克，五灵脂 10 克。7 剂，水煎服。

【案例二】

姓名：杨某，年龄：26 岁，性别：女。初诊：1980 年 5 月 27 日。证治：经停 6 个月，经治疗来了少量月经。1 个月后，经行腹痛，腹胀量多。舌质淡红无苔，脉沉弦。处方：三棱 10 克，乌药 15 克，莪术 10 克，刘寄奴 15 克，牡丹皮 10 克，当归 15 克，官桂 10 克，赤芍 15 克，延胡索 10 克，熟地 15 克。7 剂，水煎服。

【案例三】

姓名：滕某，年龄：27 岁，性别：女。初诊：1984 年 2 月 26 日。证治：经行腹胀腹痛，月经愆期，时前时后，经色鲜红，手脚发冷，有时呃逆，呕吐。舌淡，无苔，脉弦缓。处方：乌药 15 克，炙甘草 10 克，柴胡 15 克，当归 15 克，香附 15 克，白芍 15 克，草蔻仁 10 克，槟榔片 15 克，枳壳 15 克，延胡索 10 克，赤芍 15 克。7 剂，水煎服。

二诊：1984 年 3 月 22 日。证治：经行腹胀，微痛。舌淡红，无苔，脉弦缓。处方：乌药 15 克，木香 5 克，草果 10 克，香附 15 克，草豆蔻 10 克，槟榔片 10 克，延胡索 10 克，青皮 10 克，甘草 10 克，陈皮 15 克。7 剂，姜、枣为引，水煎服。

【案例四】

姓名：刘某，年龄：33 岁，性别：女。初诊：1984 年 3 月 25 日。证治：经期腹痛喜按，月经无常。舌淡，无苔，脉沉细。处方：生芍 15 克，云苓 15 克，赤芍 15 克，干姜 5 克，甘草 10 克，草豆蔻 10 克，陈皮 15 克，木香 5 克，川厚朴 10 克。7 剂，水煎服。

【案例五】

姓名：付某，年龄：32 岁，性别：女。初诊：1985 年 5 月 13 日。证治：结婚 6 年未孕，月经过期，经期腹痛，量少色黑。舌质淡无苔，脉沉细无力。处方：当归 15 克，牡丹皮 10 克，川芎 10 克，清半夏 10 克，赤芍 15 克，寸冬 10 克，生甘草 10 克，延胡索 10 克，人参 10 克，乌药 15 克，官桂 10 克，刘寄奴 15 克，吴茱萸 5 克，熟地 15 克。7 剂，水煎服。

【案例六】

姓名：陈某，年龄：25 岁，性别：女。初诊：1978 年 11 月 27 日。证治：痛经，月经错后，淋漓不断，腹痛，经前先见带下。舌质淡，无苔，脉弦涩。处方：三棱 10 克，乌药 15

克，熟地 15 克，莪术 10 克，刘寄奴 15 克，琥珀粉 3 克（两次冲服），牡丹皮 10 克，当归 15 克，官桂 10 克，赤芍 15 克，延胡索 10 克。7 剂，水煎服。

【案例七】

姓名：李某，年龄：26 岁，性别：女。初诊：1979 年 12 月 3 日。证治：睡眠不好，烦热，经服用柴胡加龙牡汤已好。现症见腰痛，痛经，少腹及下肢发凉，白带（++）。舌苔薄白。脉弦滑。辨证：证属血凝碍气。治法：宜疏瘀调经温阳之法。处方：三棱 10 克，延胡索 10 克，赤芍 15 克，莪术 10 克，乌药 15 克，熟地 15 克，牡丹皮 10 克，刘寄奴 20 克，官桂 10 克，当归 15 克。7 剂，水煎服。

【案例八】

姓名：杨某，年龄：39 岁，性别：女。初诊：1980 年 4 月 17 日。证治：月经前期，经量多，每经期 6~7 天，痛经，经前腹腰痛。处方：琥珀粉 3 克（冲服），延胡索 10 克，熟地 20 克，三棱 10 克，乌药 15 克，莪术 10 克，刘寄奴 15 克，牡丹皮 10 克，当归 15 克，官桂 10 克，赤芍 15 克。7 剂，水煎服。

【案例九】

姓名：滕某，年龄：27 岁，性别：女。初诊：1984 年 2 月 26 日。证治：痛经，经行腹胀腹痛，月经愆期，时前时后，经色鲜红，手脚发冷，有时呃逆，呕吐。舌淡，无苔，脉弦缓。处方：乌药 15 克，炙甘草 10 克，柴胡 15 克，当归 15 克，香附 15 克，白芍 15 克，草蔻仁 10 克，槟榔片 15 克，枳壳 15 克，延胡索 10 克，赤芍 15 克。7 剂，水煎服。

二诊：1984 年 3 月 22 日。证治：经行腹胀，微痛。舌淡红，无苔，脉弦缓。处方：乌药 15 克，木香 5 克，草果 10 克，香附 15 克，草豆蔻 10 克，槟榔片 10 克，延胡索 10 克，青皮 10 克，甘草 10 克，陈皮 15 克。7 剂，姜枣为引，水煎服。

【案例十】

姓名：赵某，年龄：23 岁，性别：女。初诊：1985 年 5 月 1 日。证治：月经愆期，痛经，经水量少，色深紫，头疼，多梦纷纭。脉弦滑。处方：三棱 10 克，刘寄奴 15 克，莪术 10 克，当归 15 克，牡丹皮 10 克，熟地 15 克，延胡索 10 克，丹参 15 克，乌药 15 克，茯苓 15 克。7 剂，水煎服。

【案例十一】

姓名：李某，年龄：25 岁，性别：女。初诊：1986 年 8 月 30 日。证治：面黄体瘦，痛经，月经前 10 余天开始，伴有泄泻，腰酸，腹胀，经期准，经色红，心烦急躁。舌淡红无苔，脉弦细。辨证：肝郁脾虚，调理肝脾。处方：当归 10 克，白芍 15 克，柴胡 15 克，云苓 15 克，白术 10 克，甘草 10 克，薄荷 5 克，乌药 15 克，砂仁 10 克，延胡索 10 克，香附 10 克，木香 5 克。7 剂，水煎服。

（二）带下病

【案例一】

姓名：郭某，年龄：49 岁，性别：女。初诊：1974 年 6 月 28 日。证治：白带（++），量多色黄，有臭味，发烧，手足心热，夜间烦热，不能盖被，自汗较差，咳嗽痰多。舌苔裂，脉沉无力。处方：茵陈 15 克，苍术 15 克，苦参 5 克，黄柏 10 克，生地 15 克，甘草 10 克，知母 10 克，金银花 15 克，泽泻 15 克，蒲公英 10 克，茯苓 15 克，地丁 10 克。4 剂，水煎服。

【案例二】

姓名：滕某，年龄：28 岁，性别：女。初诊：1981 年 6 月 22 日。证治：黄带分泌较多，有臭味，肌肉消瘦，纳谷衰少。脉沉弦。处方：龙胆草 10 克，栀子 10 克，当归 10 克，防风 10 克，泽泻 15 克，柴胡 10 克，茯苓 15 克，苦参 5 克，甘草 10 克，黄芩 10 克，茵陈 15 克，木通 5 克。7 剂，水煎服。

【案例三】

姓名：周某，年龄：29 岁，性别：女。初诊：1985 年 6 月 26 日。证治：白带量多，色白，有异味，伴少腹满闷，胸满心烦。舌质淡红苔薄白，舌尖赤，脉弦细。经西医诊断：子宫三度糜烂。处方：当归 15 克，白术 10 克，赤芍 15 克，生甘草 10 克，柴胡 15 克，薄荷 5 克，云苓 20 克，牡丹皮 10 克，焦栀子 15 克，炮姜 5 克。7 剂，水煎服。外洗：龙胆草 50 克，苦参 50 克。水煎洗。

（三）妊娠病

1.妊娠腹痛

【案例一】

姓名：曹某，性别：女，年龄：30 岁。初诊：1982 年 6 月 8 日。证治：妊娠 3 月，腹痛腰疼，既往宫外孕及流产史。舌质红无苔，脉滑数（有流产的先兆，治宜安胎之法）。处方：党参 15 克，川续断 10 克，当归 10 克，茯苓 15 克，川芎 5 克，酒芍 15 克，白术 10 克，菟丝子 10 克，黄芩 15 克，陈皮 15 克，杜仲 10 克，广砂仁 10 克。7 剂，水煎服。

【案例二】

姓名：李某，性别：女，年龄：28 岁。初诊：1985 年 5 月 29 日。证治：妊娠 6 个半月，患结肠炎 2 年余，妊娠后病情加重，经治疗减轻，但不能巩固。现症见腹泻，腹痛腹胀，水样便，便时腰痛。舌质淡苔白，脉沉滑。处方：黄连 5 克　川芎 10 克，苍术 5 克，独活 10 克，炮姜 5 克，云苓 15 克，柴胡 10 克　泽泻 10 克，前胡 10 克，黄芩 10 克。7 剂，水煎服。

【案例三】

姓名：戚某，年龄：26 岁，性别：女。初诊：1974 年 5 月 22 日。证治：妊娠 4 个月，腹部胀满，手脚发烧，呼吸不利，白带（+）。舌质淡红，脉弦滑。处方：紫苏梗 15 克，甘草 5 克，广砂仁 10 克，当归 15 克，党参 10 克，白芍 10 克，元芩 15 克，陈皮 10 克，白术 10 克，大腹皮 10 克，枳壳 15 克。3 剂，水煎服。

2.胎漏、胎动不安

【案例一】

姓名：唐某，年龄：26 岁，性别：女。初诊：1979 年 8 月 24 日。证治：已婚，月经 50 天未动，头痛心烦泛恶呕吐，腰酸，少腹痛，纳呆，血压偏低，面色无华，消瘦。舌质淡红无苔，脉沉弱无力。辨证：属宫内妊娠，冲任不足，需防胎堕。治法：宜安冲任固脱之法。处方：川芎 5 克，广砂仁 10 克，桑寄生 15 克，荆芥 5 克，陈皮 15 克，党参 15 克，当归 10 克，菟丝子 15 克，熟地 10 克，川芎 10 克，川续断 15 克，枸杞子 10 克，白术 10 克，杜仲炭 10 克，菊花 10 克。6 剂，水煎服。

二诊：1979 年 8 月 30 日。证治：服前方后腰痛、头痛减轻，仍头昏，体力有所增强，腹泻肠鸣，一日泄 4~5 次。舌质淡红尖赤，苔薄白，脉沉弦。处方：藿香 5 克，白术 15 克，陈皮 15 克，粉葛 10 克，茯苓 15 克，木香 5 克，甘草 5 克，党参 15 克，蔓荆子 10 克。7 剂，水煎服。

【案例二】

姓名：徐某，年龄：26 岁，性别：女。初诊：1981 年 9 月 25 日。证治：月经 3 个月未动，腹痛腰酸，动血量不多，为先兆流产。处方：川羌 5 克，党参 10 克，广砂仁 10 克，菟丝子 10 克，黄芩 15 克，杜仲炭 10 克，白芍 10 克，川续断 10 克，阿胶 10 克，荆芥穗 5 克，白术 10 克，当归 10 克，陈皮 15 克。6 剂，水煎服。

【案例三】

姓名：徐某，年龄：30 岁，性别：女。初诊：1982 年 4 月 22 日。证治：月经 2 个月未动，疑妊娠，腹痛腰疼，预防堕胎。处方：安胎清热饮。川羌 5 克，酒芩 15 克，陈皮 15 克，川续断 15 克，桑寄生 15 克，菟丝子 10 克，杜仲炭 15 克，荆芥穗 5 克，大腹皮 10 克，当归 15 克，广砂仁 10 克，熟地 15 克，黄芩 10 克。4 剂，水煎服。

【案例四】

姓名：李某，年龄：28 岁，性别：女。初诊：1985 年 11 月 2 日。证治：经后 58 天，疑似妊娠，见血 14 天，腹无痛感，右侧腰酸，无妊娠恶阻，畏寒，小便频数。右脉滑，左脉滑而无力。处方：川羌 5 克，枳壳 10 克，杜仲炭 10 克，荆芥 5 克，阿胶 15 克，黑艾叶 10 克，当归 10 克，黄芩 5 克，熟地 15 克，酒芍 15 克，桑寄生 10 克，砂仁 10 克，白术 10 克，菟丝子 15 克，川续断 15 克。7 剂，水煎服。

【案例五】

姓名：刘某，年龄：27 日，性别：女。初诊：1986 年 6 月 29 日。证治：妊娠 3 个月恶阻，经治疗已不呕吐。现症：腹痛腰疼，午前低热，午后达 38℃以上，白细胞 2.7×10⁹/L，脉滑而无力。证属：肝肾不足，冲任虚损，脾胃热甚。治法：宜清热安胎、滋补肝肾之法，以防胎堕。处方：菟丝子 15 克，黄芩 15 克，陈皮 15 克，砂仁 3 克，桑寄生 15 克，白术 10 克，茯苓 15 克，川续断 15 克，当归 10 克，人参 7 克，川羌 3 克，白芍 10 克，黄芪 10 克。7 剂，水煎服。

3.堕胎、小产

姓名：展某，年龄：28 岁，性别：女。初诊：1982 年 9 月 5 日。证治：消瘦，妊娠 40 余日，血忽大下，流下胎包。现症见腹痛，肠鸣，恶露少量，纳呆。脉沉涩。处方：当归 15 克，红花 10 克，陈皮 15 克，川芎 10 克，炮姜 5 克，焦山楂 10 克，丹参 15 克，通草 10 克，莱菔子 10 克，桃仁 10 克，琥珀粉 3 克（冲服）。2 剂，水煎服。

二诊：1982 年 9 月 7 日。证治：血已止，身疼，消化不好，纳呆。处方：当归 15 克，独活 10 克，陈皮 15 克，生黄芪 15 克，薤白 10 克，白豆蔻 10 克，苍术 10 克，鸡内金 10 克，牛膝 10 克，桂心 5 克，甘草 10 克，炒麦芽 15 克。5 剂，水煎服。

三诊：1982 年 9 月 12 日。处方：当归 15 克，薤白 10 克，木香 5 克，生黄芪 15 克，桂心 5 克，杏仁 10 克，苍术 10 克，炒麦芽 15 克，桑皮 15 克，牛膝 10 克，陈皮 15 克，甘草 10 克，鸡内金 10 克，独活 10 克，白豆蔻 10 克。5 剂，水煎服。

4.滑胎

【案例一】

姓名：周某，年龄：28 岁，性别：女。初诊：1981 年 3 月 22 日。证治：习惯性流产 2 次，月经按期，有块色深紫，每妊娠后则出现腰痛，痛 6~7 日则流产。舌质暗红，无苔脉沉弦。处方：炒茴香 10 克，没药 10 克，炒蒲黄 10 克，炮姜 5 克，川芎 10 克，官桂 10 克，延胡索 10 克，当归 15 克，赤芍 15 克，五灵脂 10 克，生蒲黄 10 克。7 剂，水煎服。

【案例二】

姓名：于某，性别：女，年龄：32 岁。初诊：1984 年 2 月 27 日。证治：结婚 5 年半未育，前流产 4 次，月经按月，量多有块，痛经，饮食尚好，多梦纷纭，经前白带（+）。舌质淡红无苔，脉弦细。病机：此肝肾不足，冲任虚损。治法：宜补肝肾，益冲任之法。处方：熟地 20 克，枸杞子 15 克，当归 10 克，山药 10 克，何首乌 10 克，川芎 5 克，杜仲炭 10 克，白术 10 克，炒枣仁 15 克，川续断 15 克，酒芍 15 克，炙甘草 10 克。7 剂，水煎服

二诊：1984 年 3 月 24 日。证治：习惯性流产。处方：小茴香 10 克，川芎 10 克，炮姜 5 克，当归 15 克，延胡索 10 克，蒲黄 10 克，五灵脂 10 克，官桂 10 克，没药 10 克，赤芍 15 克。7 剂，水煎服。

【案例三】

姓名：李某，年龄：31 岁，性别：女。初诊：1985 年 9 月 1 日。证治：结婚 4 年半，流产 3 次，月经先期 2 天，痛经量少，色红，白带（+），手脚凉，腰酸痛，体倦乏力，纳呆，多梦纷纭。舌质淡苔薄白，脉沉细。病机：此脾肾不足、任带虚损之故。处方：大熟地 15 克，当归 15 克，小茴香 10 克，山药 10 克，酒芍 15 克，旱莲草 15 克，山萸肉 10 克，生黄芪 15 克，女贞子 10 克，枸杞果 15 克，川续断 15 克，杜仲炭 10 克，菟丝子 15 克，肉苁蓉 10 克，桑寄生 15 克。7 剂，水煎服。

二诊：1985 年 9 月 27 日。证治：习惯性流产，腰痛，月经量较前略多，经行无不适感。舌质淡无苔，脉沉细较前略有力。处方：菟丝子 15 克，杜仲 10 克，枸杞子 15 克，熟地 15 克，川牛膝 10 克，肉苁蓉 15 克，桑寄生 15 克，破故纸 10 克，川续断 15 克，芦巴子 10 克，小茴香 10 克，旱莲草 15 克，胡桃仁 15 克。7 剂，水煎服。

【案例四】

姓名：柯某，年龄：31 岁，性别：女。初诊：1985 年 12 月 18 日。证治：结婚 3 年，流产 3 次，现妊娠 3 个月，腰酸痛。舌质淡无苔，脉沉细无力。辨证：属肝肾虚损，冲任不固。治法：宜补肝肾，固冲任之法。处方：生黄芪 15 克，广砂仁 10 克，陈皮 15 克，当归 15 克，桑寄生 15 克，党参 15 克，菟丝子 10 克，杜仲 10 克，黄芩 10 克，川续断 10 克，白术 10 克。7 剂，水煎服。

【案例五】

姓名：孙某，年龄：28 岁，性别：女。初诊：1986 年 6 月 2 日。证治：曾流产 2 次，月经按期，无不适感，脉见沉滑之脉。处方：陈皮 15 克，胆南星 7 克，白术 10 克，清半夏 10 克，竹茹 10 克，薏米 15 克，茯苓 15 克，枳壳 15 克，甘草 10 克，黄芩 15 克。7 剂，水煎服。

5.子肿

姓名：张某，年龄：29 岁，性别：女。初诊：1980 年 6 月 10 日。证治：妊娠 6 个半月，下肢浮肿，气短，呼吸不利。舌质淡红，脉弦缓。处方：茯苓 15 克，白术 10 克，紫苏梗 10 克，木香 5 克，猪苓 15 克，陈皮 15 克，木瓜 10 克，泽泻 15 克，枳壳 10 克，槟榔片 10 克，桑皮 15 克，大腹皮 15 克，草果仁 10 克。3 剂，水煎服。

6.子嗽

姓名：孙某，年龄：28 岁，性别：女。初诊：1985 年 3 月 18 日。证治：妊娠 4 个月余，咳嗽，咯痰、血，泡沫样痰，腹腰疼痛，预防胎堕。舌红，无苔，脉滑。处方：陈皮 15 克，黄连 10 克，侧柏炭 15 克，前胡 15 克，瓜蒌 20 克，藕节 20 克，甘草 10 克，桔梗 10 克，杏

仁 15 克，川贝 10 克，桑皮 15 克，阿胶 10 克。3 剂，水煎服。

二诊：1985 年 3 月 22 日。证治：咯血止，咳嗽减轻。脉弦滑。处方：紫苏 15 克，甘草 10 克，桔梗 10 克，瓜蒌 20 克，炙桑皮 15 克，川贝 10 克，杏仁 15 克，黄连 10 克，陈皮 15 克，生姜 3 片，前胡 10 克，大枣 3 枚掰。5 剂，水煎服。

三诊：1985 年 3 月 31 日。证治：咳嗽大减，尚有轻度咳嗽，咳痰。脉弦滑。处方：紫苏 15 克，天冬 15 克，桔梗 10 克，川贝 10 克，蜜麻黄 5.5 克，前胡 15 克，桑皮 15 克，杏仁 15 克，茯苓 15 克。5 剂，水煎服。

四诊：1985 年 4 月 6 日。证治：仍咳痰，较前见少。舌嫩、淡红，无苔，脉弦滑。处方：寸冬 15 克，泽泻 10 克，竹茹 10 克，五味子 5 克，山萸肉 10 克，熟地 15 克，川贝 10 克，山药 10 克，天冬 15 克，牡丹皮 10 克，桑皮 15 克，茯苓 15 克，杏仁 10 克。5 剂，水煎服。

（四）产后病

1.产后少乳

【案例一】

姓名：周某，年龄：29 岁，性别：女。初诊：1974 年 6 月 29 日。证治：产后 12 日，奶汁缺乏，平素身体健康。处方：王不留行 15 克，丹参 20 克，生黄芪 10 克，花粉 15 克，知母 10 克，漏芦 15 克，元参 10 克，僵蚕 10 克，当归 15 克，路路通 15 克，通草 10 克。7 剂，水煎服。

【案例二】

姓名：何某，年龄：29 岁，性别：女。初诊：1978 年 2 月 18 日。证治：乳汁缺少。处方：王不留行 15 克，当归 15 克，党参 15 克，花粉 15 克，元参 15 克，猪蹄 1 个，漏芦 15 克，生黄芪 20 克，僵蚕 5 克，冬虫夏草 15 克，甲珠 10 克，路路通 7 个。7 剂，水煎服。

【案例三】

姓名：关某，年龄：31 岁，性别：女。初诊：1980 年 5 月 15 日。证治：产后 33 天，曾患乳腺炎发烧，现症见乳汁分泌较少，不能满足乳儿要求。舌质淡红，苔薄白，脉细弱无力。辨证：证属气血不足。治法：宜补养气血。处方：生黄芪 30 克，玄参 15 克，王不留行 15 克，当归 15 克，花粉 15 克，漏芦 15 克，党参 15 克，熟地 15 克，路路通 15 克，丹参 15 克，冬虫夏草 10 克，丝瓜络 15 克。7 剂，水煎服。

【案例四】

姓名：项某，年龄：24 岁，性别：女。初诊：1980 年 8 月 28 日。证治：产后 40 天，乳汁不足，乳不胀痛。舌质淡红无苔，脉沉缓无力。处方：生黄芪 20 克，王不留行 10 克，白人参 15 克，漏芦 15 克，党参 15 克，天花粉 15 克，玄参 10 克，路路通 15 克，丹参 15 克，当归 15 克，冬虫夏草 15 克，熟地 15 克。7 剂，水煎服。

【案例五】

姓名：吕某，年龄：26 岁，性别：女。初诊：1986 年 8 月 6 日。证治：产后缺乳。处方：王不留行 15 克，生黄芪 10 克，花粉 15 克，党参 10 克，漏芦 15 克，元参 15 克，僵蚕 10 克，丹参 20 克，路路通 10 克，猪蹄 3 个（另煮汤服），甲珠 10 克。7 剂，水煎服。

2.产后身痛

【案例一】

姓名：谭某，年龄：27 岁，性别：女。初诊：1980 年 5 月 9 日。证治：产后身痛，服药见轻，仍头眩，脉沉弦。舌质淡红，苔薄白。处方：清半夏10克，茯苓15克，天麻10克，焦三仙各10克，白术15克，黄柏5克，泽泻15克，炮姜5克，党参15克，陈皮10克，生黄芪15克，秦艽10克。7剂，水煎服。

【案例二】

姓名：展某，年龄：27岁，性别：女。初诊：1981年5月22日。证治：产后14天，周身关节疼痛，右手胀麻，纳呆，大便干燥。处方：当归20克，大活10克，炒麦芽20克，生黄芪20克，薤白15克，神曲10克，白术10克，桂枝10克，牛膝10克，五加皮15克，甘草10克，川续断15克。4剂，水煎服。

3.产后恶露不绝

【案例一】

姓名：刘某，年龄：27岁，性别：女。初诊：1980年4月22日。证治：产后2个月，恶露未断，淋漓不止，血色有时深紫，左下肢浮肿，肤色深褐，按之凹陷。舌质暗红，无苔，脉沉弦而涩。处方：当归15克，桃仁10克，通草15克，川芎10克，红花10克，琥珀粉四分（冲服），丹参20克，炮姜5克，坤草15克。7剂，水煎服。

二诊：1982年5月1日。证治：恶露已断，浮肿渐消，头晕，腿沉，轻度疼痛。脉沉缓。处方：当归15克，炮姜5克，坤草20克，川芎10克，琥珀五分，薏米10克，丹参15克，通草15克，五加皮15克，桃仁10克，牛膝10克，防己10克，红花15克。14剂，水煎服。

三诊：1982年5月16日。证治：左腿浮肿几乎完全消退，有拘急感。舌暗无苔，脉沉涩。处方：当归15克，炮姜七分，琥珀粉五分，川芎10克，地龙15克，牛膝10克，丹参15克，五加皮15克，薏米15克，桃仁10克，防己15克，红花15克，通草10克。14剂，水煎服。

四诊：1982年5月30日。处方：当归15克，黄柏15克，秦艽10克，茵陈15克，牛膝10克，茯苓15克，苍术15克，泽泻15克，川芎10克，苦参15克，防己15克，知母10克，生黄芪15克。5剂，水煎服。

五诊：1982年6月5日。证治：服当归拈痛汤，腹泻，左下肢浮肿略减，腿胀。舌质淡无苔，脉沉缓。处方：木香5克，泽泻15克，防己10克，木瓜10克，桑皮10克，大腹皮15克，广砂仁10克，猪苓15克，紫苏梗10克，泽泻15克，陈皮15克，白术10克，枳壳10克。5剂，水煎服。

【案例二】

姓名：梁某，年龄：28岁，性别：女。初诊：1982年11月6日。证治：产后8天，恶露未净，周身皮肤有荨麻疹，瘙痒，乳汁缺少。处方：王不留行15克，生黄芪15克，寸冬15克，漏芦15克，玄参10克，花粉15克，冬虫夏草15克，僵蚕10克，通草10克，路路通15克，当归15克。7剂，水煎服。

4.产后发热

【案例】

姓名：蒋某，性别：女，年龄：29岁。初诊：1983年12月20日。证治：产后13天，从昨天下午恶寒发热，头疼，关节疼，经服用索米痛，汗出不止，仍有热，身发木。处方：当归15克，大活10克，人参10克，生黄芪15克，薤白10克，荆芥穗5克，白术15克，桂心5克，干姜5克，牛膝10克，熟地15克，炙甘草5克，川芎10克。7剂，水煎服。

（五）妇科杂病

1.癥瘕

【案例一】

姓名：李某，年龄：45 岁，性别：女。初诊：子宫肌瘤，4cm×6cm，经常不规律出血，有时量多，腹不痛，但在出血之后腹不适，周身热感，贫血颜貌。舌质淡无苔，脉细数。处方：当归15 克，酸枣仁15 克，山药15 克，龙眼肉20 克，五味子10 克。7 剂，水煎服。

【案例二】

姓名：胡某，年龄：48 岁，性别：女。初诊：1986 年 7 月 14 日。证治：动脉硬化，冠心病，两腿麻木，月经量多，经期错后，经色发黑有块。B 超结果：子宫后位，在子宫的后壁可探及大小约 26mm×22mm 的子瘤结节。处方：当归15 克，桂枝10 克，红花10 克，丹参15 克，茯苓20 克，炮姜5 克，乳香5 克，桃仁10 克，川芎10 克，没药5 克，牡丹皮10 克。7 剂，水煎服。

二诊：1986 年 7 月 25 日。证治：冠心病，动脉硬化。处方：丹参20 克，川芎10 克，降香15 克，槐花15 克，五灵脂10 克，红花10 克，蒲黄10 克，桃仁10 克，赤芍15 克，苏木10 克。7 剂，水煎服。

2.盆腔结核

姓名：安某，年龄：27 岁，性别：女。初诊：1980 年 12 月 23 日。证治：原发性不孕，子宫发育不全，右侧卵巢切除，盆腔结核，月经先期1~6 天。处方：小茴香10 克，川芎5 克，炮姜5 克，当归15 克，延胡索10 克，蒲黄10 克，五灵脂10 克，官桂5 克，没药10 克，赤芍15 克，丹参20 克，黄芩15 克，白及15 克，黄精20 克。7 剂，水煎服。

3.求子

姓名：赵某，年龄：26 岁，性别：女。证治：求子。处方：肉苁蓉20 克，白芍20 克，艾叶15 克，覆盆子20 克，防风10 克，蛇床子10 克，五味子15 克，菟丝子20 克，黄芩20 克，川芎10 克，牡蛎20 克，当归10 克，乌贼骨15 克。蜜大为丸，淡盐汤下，早晚每服 1 丸。

四、儿 科

（一）肺脏病证

1.感冒

【案例一】

姓名：代某，年龄：11岁，性别：女。初诊：1980年4月30日。证治：感冒咳嗽，黄痰。舌质淡红，苔薄白，脉细数。处方：金银花10克，桔梗5克，瓜蒌15克，连翘10克，杏仁10克，蒲公英5克，桑皮10克，地丁10克，黄连须5克，橘红5.5克，黄芩10克，前胡10克，川贝10克。2剂，水煎服。

【案例二】

姓名：吴某，年龄：16个月，性别：男。初诊：1981年12月26日。证治：感冒，微热，无汗，咳嗽，气憋。处方：金银花5克，薄荷5克，甘草5克，连翘5克，寸冬5克，木通3克，公英5克，栀子5克，地丁5克，黄芩5克，僵蚕5克，龙胆草5克，蝉蜕5克，茯苓5克，柴胡10克，钩藤5克。3剂，水煎服。

二诊：1982年3月2日。证治：感冒，发热，咽痛，声音嘶哑，鼻塞。处方：金银花5.5克，桔梗七分，连翘5克，牛蒡子5克，蒲公英5克，大青叶5克，地丁5克，芦根5克，菊花5克，荆芥穗5克，薄荷5克。3剂，水煎服。

【案例三】

姓名：孙娜，年龄：2岁，性别：女。初诊：1982年1月17日。证治：感冒，发热，咳嗽，微喘。处方：金银花5克，荆芥6克，连翘5克，防风6克，蒲公英5克，芦根5克，地丁5克，柴胡5克，桔梗6克，薄荷6克，牛蒡子5克，钩藤6克。2剂，水煎服。

【案例四】

姓名：申某，年龄：15岁，性别：男。初诊：1984年8月6日。证治：发热恶寒，头昏，汗出热甚，热达39.8℃，咽头红染，肿痛。舌质红苔薄白，脉滑数。处方：金银花15克，牛蒡子10克，桔梗10克，连翘15克，元参10克，僵蚕10克，蒲公英15克，薄荷5.5克，地丁15克，荆芥10克，野菊花15克，黄芩10克，豆根15克，甘草10克。3剂，水煎服。

【案例五】

姓名：任某，年龄：3岁，性别：男。初诊：1985年5月12日。证治：发热咳嗽，恶寒，恶心。脉浮数。处方：金银花5克，芦根5克，竹茹七分，连翘5克，荆芥7克，野菊花5克，蒲公英5克，防风7克，地丁5克，桔梗7克，牛蒡子5克，大青叶5克。2剂，水煎服。

【案例六】

姓名：王某，年龄：40天，性别：女。初诊：1985年5月26日。证治：发热，汗出，鼻塞声重，哭闹，消化不好，曾出现过抽搐。处方：柴胡5克，龙胆草3克，金银花5克，薄荷3克，茯神5克，连翘3克，寸冬5克，钩藤20克，僵蚕3克，栀子3克，甘草2克，黄连3克，木通2克。2剂，水煎服。

【案例七】

姓名：王某，年龄：3个月，性别：女。初诊：1985年7月7日。证治：发热38℃，咳嗽，有汗。处方：金银花5克，龙胆草3克，杏仁3克，连翘5克，茯苓3克，柴胡4克，钩藤3克，薄荷2克，生甘草2克，寸冬3克，木通2克，栀子2克，桑皮3克，黄连2克，桔梗二分。2剂，水煎服。

【案例八】

姓名：曹某，年龄：4岁，性别：男。初诊：1985年12月13日。证治：发热，鼻塞，咳嗽，痰难咳出。舌质红无苔，脉滑数。处方：柴胡5克，龙胆草5克，陈皮5克，薄荷4克，茯苓5克，前胡5克，寸冬7克，钩藤5克，杏仁5克，栀子5克，甘草3克，金银花5克，黄连3克，木通2克。3剂，水煎服。

【案例九】

姓名：张某，年龄：13个月，性别：男。初诊：1985年12月26日。证治：感冒发热，咳嗽微喘。处方：金银花5克，寸冬4克，生甘草2克，连翘5克，栀子3克，木通2克，僵蚕3克，黄连2克，全蜕3克，龙胆草3克，柴胡5克，茯神5克，薄荷2克，钩藤4克。2剂，水煎服。

【案例十】

姓名：吴某，年龄：11岁，性别：男。初诊：1986年2月1日。证治：发热恶寒，头疼身痛，咽干口燥。脉浮数。处方：金银花10克，豆根5克，黄芩5克，连翘5克，牛蒡子5克，甘草3克，蒲公英7克，元参5克，桔梗4克，地丁7克，薄荷3克，芦根5克，荆芥5克。3剂，水煎服。

2.咳嗽

【案例一】

姓名：王某，年龄：10个月，性别：女。初诊：1979年2月11日。证治：咳嗽，喘促，呼吸不利，纳谷欠佳，微热。脉滑数。处方：柴胡5克，龙胆草3克，金银花5克，薄荷3克，茯苓5克，连翘5克，寸冬5克，钩藤4克，僵蚕3克，栀子4克，生甘草3克，全蜕3克，黄连3克，木通2克。3剂，水煎服。

【案例二】

姓名：万某，年龄：1个半月，性别：男。初诊：1979年4月14日。证治：咳嗽，喉中痰声辘辘，痰难咳出。处方：金银花5克，黄连3克，桔梗5克，清半夏3克，知母5克，青皮3克，瓜蒌5克。3剂，水煎服。每服一小酒杯。

【案例三】

姓名：吕某，初诊：1979年4月16日。证治：咳嗽喘促略有减轻，喉中有痰声辘辘。处方：前胡3克，杏仁3克，寸冬3克，桔梗10克，黄芩3克，清半夏2克，瓜蒌5克，黄连2克，知母2克，连翘7克，元参3克，桑皮4克，甘草2克。3剂，水煎服。

【案例四】

姓名：肖某，年龄：16个月，性别：男。初诊：1979年9月23日。证治：咳嗽频发，痰盛。脉纹淡。处方：橘红7克，川连4克，大枣1枚（掰），前胡5克，瓜蒌5克，生甘草5克，桔梗5克，杏仁5克，川贝4克，桑皮5克，生姜2片。3剂，水煎服。

【案例五】

姓名：刘某，年龄：10个月，性别：男。初诊：1981年9月10日。证治：顿咳，呕吐。

处方：白术 5 克，苦参 5 克，茯苓 7 克，桂枝 5 克，泽泻 7 克，猪苓 7 克。3 剂，水煎服。

【案例六】

姓名：张蕾，年龄：6 岁，性别：女。初诊：1982 年 4 月 2 日。证治：咳嗽频发，痰盛，腹痛，消化不好，纳呆。处方：橘红 5 克，元芩 5 克，白前 5 克，前胡 5 克，瓜蒌 5.5 克，甘草 7 克，桔梗 5 克，杏仁 5 克，川贝 7 克，桑皮 5 克，荆芥 5 克。3 剂，水煎服。

【案例七】

姓名：王某，年龄：8 岁，性别：男。初诊：1982 年 9 月 8 日。证治：干咳无痰，咳嗽频发，咽喉燥痒。舌质淡红，无苔，脉弦数。处方：桔梗 5 克，枇杷叶 5 克，桑叶 5 克，远志 5 克，生芍 5 克，橘红 5 克，寸冬 10 克，射干 5 克，瓜蒌 5 克，天冬 10 克，元参 5 克，黄芩 5 克。3 剂，水煎服。

【案例八】

姓名：窦某，年龄：5 岁，性别：男。诊断：1983 年 12 月 17 日。证治：咳嗽，喉中痰声辘辘，睡眠不好，睡露睛，体肥胖。处方：橘红 5 克，桑皮 3 克，川贝 3 克，前胡 5 克，黄芩 4 克，生姜 1 片，甘草 2 克，瓜蒌 7 克，大枣 1 枚（掰），杏仁 3 克，桔梗 3 克。7 剂，水煎服。

【案例九】

姓名：金某，年龄：14 岁，性别：男。初诊：1985 年 3 月 3 日。证治：胸痛咳嗽，痰盛。脉弦细。处方：柴胡 10 克，陈皮 15 克，青皮 15 克，黄芩 15 克，前胡 15 克，清半夏 10 克，杏仁 15 克，党参 10 克，桑皮 15 克，甘草 10 克，黄连 5 克，瓜蒌 20 克，桔梗 10 克。7 剂，水煎服。

二诊：1985 年 3 月 23 日。证治：胸痛止，嗽轻，仍有痰。脉弦细。处方：陈皮 15 克，瓜蒌 20 克，前胡 15 克，桔梗 10 克，甘草 10 克，川贝 10 克，杏仁 15 克，金银花 15 克，桑皮 15 克，连翘 15 克，黄连 5 克。7 剂，水煎服。

【案例十】

姓名：任某，年龄：3 岁，性别：男。初诊：1985 年 10 月 4 日。证治：咳嗽不发烧，流清涕。处方：橘红 5 克，瓜蒌 5.5 克，地丁 5 克，前胡 5 克，桔梗 5 克，甘草 5 克，川贝 5 克，杏仁 5 克，银花 5.5 克，桑皮 5 克，连翘 5 克，黄连 7 克，蒲公英 5 克。3 剂，水煎服。

【案例十一】

姓名：宋某，年龄：8 岁，性别：男。初诊：1985 年 11 月 7 日。证治：咳嗽痰盛，痰声辘辘，有时周身瘙痒，经搔抓后皮肤潮红。舌淡红无苔，脉弦滑。处方：橘红 7 克，黄连 3 克，知母 5 克，前胡 7 克，川贝 5 克，青皮 5 克，甘草 5 克，桔梗 5 克，金银花 7 克，杏仁 7 克，瓜蒌 10 克，桑皮 7 克，清半夏 5 克。7 剂，水煎服。

【案例十二】

姓名：张某，年龄：5 岁，性别：女。初诊：1986 年 11 月 21 日。证治：咳嗽喘促，泡沫痰，不发烧，已病 2 个月。舌淡红无苔。处方：瓜蒌 10 克，清半夏 6 克，杏仁 5 克，金银花 10 克，青皮 8 克，黄芩 7 克，桔梗 5 克，前胡 7 克，元参 5 克，知母 7 克，连翘 7 克，寸冬 7 克，黄连 2 克，桑皮 5 克。7 剂，水煎服。

3.肺炎喘咳

【案例一】

姓名：侯某，年龄：6 岁，性别：男。初诊：1977 年 12 月 26 日。证治：壮热恶寒，咳嗽喘促，神志呆滞，不思饮食，大便干燥。舌质红无苔，脉浮数。体温为 38.9℃，脉搏 130 次/分。处方：芒硝 5 克，蒲公英 15 克，瓜蒌 20 克，大黄 5 克，地丁 15 克，前胡 10 克，黄芩 5 克，连翘

10 克，桑皮 5 克，薄荷 5 克，金银花 10 克，杏仁 5 克，甘草 5 克，桔梗 10 克。4 剂，水煎服。

二诊：1977 年 12 月 29 日。证治：发热，咳嗽，喘促，鼻翼煽动。处方：金银花 10 克，桔梗 5 克，杏仁 5 克，蒲公英 15 克，青皮 5 克，元参 10 克，地丁 15 克，瓜蒌 15 克，寸冬 10 克，清半夏 5 克，前胡 5 克，黄芩 10 克，桑皮 10 克。7 剂，水煎服。

三诊：1978 年 1 月 8 日。处方：金银花 10 克，黄芩 5 克，杏仁 5 克，桔梗 5 克，清半夏 5 克，桑皮 5 克，知母 5 克，青皮 5 克，瓜蒌 10 克，前胡 5 克，橘红 5 克，生甘草 5 克。7 剂，水煎服。

四诊：1978 年 1 月 24 日。处方：紫菀 10 克，桔梗 10 克，荆芥 5 克，陈皮 10 克，白前 10 克，甘草 5 克，百部 5 克，寸冬 10 克。7 剂，水煎服。

五诊：1980 年 6 月 16 日。证治：肺炎，经服清热镇惊汤两剂，湿啰音消失，热退，仍有干啰音。舌质暗红，无苔，脉滑数。处方：金银花 20 克，黄连 5 克，桔梗 10 克，瓜蒌 15 克，清半夏 5 克，青皮 10 克，知母 15 克。7 剂，水煎服。

【案例二】

姓名：王某，年龄：3 岁，性别：男。初诊：1980 年 4 月 17 日。证治：服加味清热镇惊汤，饮食增进，颜面有红润，咳喘均见轻。处方：金银花 5 克，桔梗七分，黄连须 5 克，连翘 5 克，瓜蒌 10 克，元参 5 克，蒲公英 5 克，桑皮 5 克，甘草七分，地丁 5 克，杏仁 5 克，寸冬 5 克，前胡 2.5 克，黄芩 5 克。3 剂，水煎服。

【案例三】

姓名：吕某，年龄：2 岁，性别：女。初诊：1981 年 5 月 27 日。证治：肺炎，经治疗 2 天后热退，已不喘。现症见咳嗽，早晚重。脉滑数。处方：橘红 5 克，黄芩 5 克，地丁 5 克，前胡 5 克，瓜蒌 5 克，大青叶 7 克，甘草 5 克，桔梗 7 克，杏仁 5 克，川贝 5 克，桑皮 5 克，蒲公英 5 克。3 剂，水煎服。

【案例四】

姓名：金某，年龄：16 岁，性别：男。初诊：1985 年 2 月 9 日。证治：喘息气促，痰壅，肝疼，头眩，手足发凉，小便频数。舌淡红，苔薄白，脉弦缓。肝炎与肺结核史。处方：茯苓 15 克，麦芽 15 克，焦山楂 15 克，白术 10 克，延胡索 10 克，甘草 10 克，青皮 15 克，香附 10 克，桔梗 10 克，陈皮 15 克，草果仁 10 克，神曲 10 克，海浮石 15 克。7 剂，水煎服。

二诊：1985 年 3 月 3 日。证治：胸骨痛，后背发麻，胸闷轻，痰少，不头晕，鼻塞。脉弦缓。处方：当归 15 克，生姜 5 克，枳壳 15 克，白芍 15 克，薄荷 5 克，甘草 10 克，柴胡 10 克，青皮 15 克，郁金 10 克，茯苓 15 克，丹参 20 克，白术 10 克，板蓝根 15 克。7 剂，水煎服。

【案例五】

姓名：王某，年龄：4 岁，性别：男。初诊：1985 年 8 月 8 日。证治：脓胸，已 2 个月，仍发热，无咳喘。脉滑数。经 B 超查为肺不张。处方：金银花 10 克，甘草 5 克，连翘 5 克，蒲公英 5 克，芦苇根 15 克，地丁 5 克，薏米 10 克，牡丹皮 7 克，桔梗 5 克。7 剂，水煎服。

二诊：1985 年 8 月 15 日。证治：热退，呼吸均匀。脉滑数。透视见左肺野致密阴影，一二前肋间见一圆形透光区，胸廓凹陷。处方：金银花 10 克，甘草 5 克，连翘 5 克，蒲公英 5 克，芦根 15 克，地丁 5 克，薏米 10 克，牡丹皮 5 克，桔梗 5 克。7 剂，水煎服。

（二）脾胃病证

【案例一】

姓名：腾某，年龄：6 个月，性别：男。初诊：1978 年 7 月 29 日。证治：泄泻消化不良。

处方：黄芩7克，猪苓5克，枳壳2克，苍术7克，川羌3克，陈皮2克，炮姜5克，大活3克，泽泻5克，柴胡3克，茯苓5克，前胡3克。7剂，水煎服。

【案例二】

姓名：孙某，年龄：7个月，性别：女。初诊：1980年9月9日。证治：泄泻，消化不好，一日6~7次。处方：陈皮7克，茯苓7克，焦三仙各7克，苍术25克，炒莱菔子7克，炮姜5克，厚朴5克，大腹皮7克，黄连3克，生薏米5克。3剂，水煎服。

【案例三】

姓名：孙某，年龄：11个月，性别：女。初诊：1982年4月20日。证治：咳嗽，泄泻，消化不良，腹胀，呕吐。处方：藿香3克，桔梗2克，粉葛3克，白芷3克，苍术5克，黄芩5克，陈皮5克，茯苓7克，炮姜3克，苏叶20克，枳壳4克，甘草3克，大腹皮4克。7剂，水煎服。

（三）心肝病证

1.惊风

姓名：黄某，年龄：1周岁，性别：女。初诊：1986年7月8日。证治：发热不退，下午体温达39.5℃，有时肢体出现强直状态，又似欠伸状。脉滑数。处方：柴胡3克，黄连1克，生甘草1克，僵蚕2克，薄荷2克，龙胆草2克，木通1克，蝉蜕2克，寸冬3克，茯苓4克，金银花5克，栀子3克，钩藤4克，连翘4克，水煎服。

2.夜啼

姓名：张某，年龄：6个月，性别：男。初诊：1985年10月22日。证治：口干唇燥，大便秘结，夜卧啼哭不安。脉沉数。处方：寸冬5克，栀子7克，陈皮5克，天冬5克，石斛5克，生地5克，黄芩7克，熟地5克，麦芽10克，枇杷叶5克，鸡内金5克。3剂，水煎服。

3.儿童多动综合征

姓名：吴某，年龄：14岁，性别：男。初诊：1984年9月25日。证治：不由自主地好动，不能控制，注意力不集中，健忘，早睡早起则精神好，如早睡晚起反而精神不好，情绪不稳，烦躁，睡时多吃语。舌质淡无苔，脉弦滑。处方：甘草20克，干姜8克，大黄5克，清半夏10克，黄芩10克，大枣3枚（掰），黄连5克。7剂，水煎服。

（四）肾脏病证

【案例】

姓名：梁某，年龄：9岁，性别：女。初诊：1986年6月5日。证治：发育欠佳，体重轻，身高短，下肢弯曲。证属五迟，厌食颇甚，睡眠欠好。处方：黄芪7克，牡蛎10克，山茱萸5克，广砂仁4克，赤芍3克，熟地10克，云苓7克，防风3克，牡丹皮4克，枸杞子10克，龙骨10克，山药7克，麦芽10克。7剂，水煎服。

（五）传染病

【案例一】

姓名：陶某，年龄：3岁，性别：女。初诊：1978年1月23日。证治：腮腺炎。处方：

蒲公英 15 克，牛蒡子 5 克，大青叶 15 克，元参 10 克，板蓝根 10 克，连翘 10 克，黄芩 5 克，马勃 5 克，金银花 10 克，薄荷 5 克。3 剂，水煎服。

【案例二】

姓名：丁某，年龄：2 岁，性别：男。初诊：1981 年 5 月 29 日。证治：腮腺炎，左侧腮腺肿胀疼痛。处方：大青叶 5 克，蒲公英 5 克，野菊花 5 克，地丁 5 克，板蓝根 5 克，金银花 5.5 克，连翘 5 克。3 剂，水煎服。

五、五 官 科

（一）口腔疾病

【案例一】

姓名：刘某，年龄：58岁，性别：男。初诊：1987年4月13日。证治：口腔炎，舌尖及齿龈经常烂疼痛色赤，口干喜饮，出气自觉发热，大便不燥。舌尖红，脉弦数。处方：寸冬15克，石斛15克，天冬15克，茵陈15克，生地15克，炙甘草7克，熟地15克，生石膏15克，枇杷叶12克，花粉15克，栀子15克，葛根15克。3剂，水煎服。

【案例二】

姓名：孙某，年龄：55岁，性别：男。初诊：1986年11月6日。证治：口腔炎，口腔及舌糜烂，有慢性胆囊炎及脂肪肝史。处方一：寸冬15克，栀子15克，天冬15克，黄芩12克，熟地15克，石斛15克，生地15克，茵陈15克，枇杷叶15克，炙甘草10克。3剂，水煎服。处方二：肠类散1盒，外敷。

【案例三】

姓名：刘某，年龄：45岁，性别：男。初诊：1986年8月11日。证治：舌尖起红点，继之溃烂，齿龈糜烂，手足烦热，自觉呼气发热。处方：寸冬15克，枇杷叶15克，茵陈12克，天冬15克，栀子12克，炙甘草10克，生地15克，元芩12克，熟地15克，石斛15克。3剂，水煎服。

【案例四】

姓名：宋某，年龄：14岁，性别：女。初诊：1982年6月3日。证治：舌面碎乱，凸凹不平，舌中间有较深裂痕。舌质较红，色红润，进食时有刺激感，心悸亢进，脉弦滑。处方：柏子仁10克，党参10克，枣仁10克，五味子10克，丹参15克，石菖蒲10克，茯苓15克，天冬10克，沙参15克，当归5克，寸冬10克，生地5克，远志5克。4剂，水煎服。

【案例五】

姓名：吴某，年龄：6个半月，性别：女。初诊：1984年2月15日。证治：弄舌，舌糜烂。处方：木通2克，栀子4克，生地8克，生石膏5克，黄连2克，防风3克，甘草2克，藿香2克，灯心少许。3剂，水煎服。

二诊：1986年8月25日。证治：口角糜烂。处方：寸冬5克，栀子3克，天冬5克，黄芩3克，生地5克，石斛5克，熟地5克，茵陈4克，枇杷叶3克，炙甘草2克。3剂，水煎服。

【案例六】

姓名：周某，年龄：13岁，性别：男。初诊：1984年5月22日。证治：今年春节后经常舌痛，4月10日发现舌右侧下面肿胀如鸡卵黄大，即来哈尔滨市诊治。医院决定入院手术治疗，患者不同意手术，转中医治疗。现症见右舌下肿大如鸡卵黄，头晕，目痛，有时恶心。舌质红。处方：陈皮10克，昆布10克，赤芍10克，清半夏10克，浙贝10克，丹参10克，茯苓20克，海藻10克，甘草5克，瓜蒌15克，夏枯草10克，白花蛇舌草15克。14剂，水煎服。

二诊：1984年6月7日。证治：服药14剂，肿缩小，如葡萄粒大，服至12剂时，肿物收敛成尖，溃破出黄脓少许。处方：黄芪 15 克，菊花 15 克，甘草 10 克，花粉 10 克，双花 20 克，大贝 10 克。14 剂，水煎服。

三诊：1984 年 6 月 22 日。证治：服第二方 14 剂，肿消至山葡萄粒大，现在右舌下仍有肿胀，早晨头晕，目痛，有时恶心，夜间自觉身热，睡时盗汗。舌淡红无苔，脉弦缓。处方：野菊花 15 克，丹参 15 克，金银花 20 克，生地 10 克，赤芍 10 克，天葵子 10 克，寸冬 10 克，瓜蒌 15 克，元参 10 克，陈皮 10 克，大贝 10 克，茯苓 15 克。14 剂，水煎服。

四诊：1984 年 7 月 18 日。证治：头昏目胀，恶心，舌右下方肿物大如豆粒。舌淡红无苔，脉沉缓。处方：陈皮 10 克，天麻 10 克，生黄芪 10 克，清半夏 10 克，泽泻 10 克，云苓 10 克，炮姜 5 克，甘草 10 克，黄柏 5 克，胆南星 10 克，党参 10 克。2 剂，水煎服。

五诊：1984 年 7 月 31 日。证治：服前方 2 剂，右舌下仍有芥蒂，早晨头晕。处方：桂枝 5 克，泽泻 10 克，茯苓 10 克，当归 10 克，桃仁 10 克，川芎 5 克，牡丹皮 5 克，枳壳 10 克，赤芍 10 克，瓜蒌 10 克。10 剂，水煎服。

六诊：1984 年 8 月 20 日。证治：服 7 月 31 日方 10 剂，眩晕大减。处方：桂枝 5 克，泽泻 10 克，茯苓 10 克，当归 10 克，桃仁 5 克，川芎 5 克，牡丹皮 5 克，枳壳 5 克，赤芍 10 克，瓜蒌 10 克，夏枯草 10 克，大贝 10 克。7 剂，水煎服。

七诊：1984 年 8 月 31 日。证治：服前方 7 剂间，肿物曾一度肿大如葡萄粒大，经一宿乃消退，现右舌下有一条肿硬。处方：夏枯草 10 克，大贝 10 克，僵蚕 5 克，当归 10 克，枳实 10 克，银柴胡 10 克，木香 5 克，焦槟榔片 10 克，云苓 10 克，大活 10 克，香附 10 克，桔梗 5 克，清半夏 10 克，荆芥穗 5 克。7 剂，水煎服。

八诊：1984 年 9 月 10 日。证治：右侧舌下微有肿胀，触之稍硬，颜色如常，证现轻度头眩，泛恶欲呕，纳呆，鼻塞。舌质无苔，脉弦细。处方：连翘 10 克，黄连 5 克，灯心 3 克，枳壳 5 克，荆芥穗 5 克，野菊花 10 克，甘草 5 克，花粉 10 克，牛蒡子 10 克，薄荷 5 克，柴胡 5 克，黑栀子 10 克。7 剂，水煎服。

【案例七】

姓名：李某，年龄：38 岁，性别：男。初诊：1986 年 7 月 13 日。证治：口腔溃疡及咽炎，两下肢酸软无力，腰酸，易汗出，身重，头昏。舌质淡红，苔薄白，脉弦滑。处方：薏米 20 克，车前子 10 克，黄柏 10 克，杏仁 15 克，射干 12 克，通草 10 克，蔻仁 5 克，豆根 12 克，滑石 10 克，茵陈 15 克，牛膝 10 克，栀子 10 克，水煎服。

【案例八】

姓名：周某，年龄：62 岁，性别：女。初诊：1984 年 2 月 13 日。证治：因食蟹颜面潮红浮肿，口腔发麻，足部发泡，瘙痒。脉弦数。处方：金银花 15 克，猪苓 10 克，牛膝 10 克，连翘 10 克，泽泻 10 克，蒲公英 15 克，茯苓 10 克，地丁 10 克，木通 10 克，大青叶 10 克，苦参 10 克，甘草 10 克，车前子 10 克。4 剂，水煎服。

（二）耳科疾病

【案例一】

姓名：王某，年龄：5 岁，性别：男。初诊：1982 年 4 月 25 日。证治：患流行性脑脊髓膜炎后耳聋。处方：全蝎 5 克，磁石 5 克，石菖蒲 5 克，通草 5 克，木通 5 克，丹参 10 克，路路通 5 克，骨碎补 5 克，乳香 5 克。7 剂，水煎服。

二诊：1982 年 5 月 2 日。处方：全蝎 5 克，磁石 5 克，石菖蒲 5 克，通草 5 克，木通 5 克，丹参 10 克，骨碎补 5 克，乳香 5 克，路路通 5 克。7 剂，水煎服。

【案例二】

姓名：关某，年龄：40 岁，性别：女。初诊：1986 年 3 月 13 日。证治：耳鸣，目眩，口苦，咽干，项强，指甲粗糙。舌淡红无苔，脉弦。证属肝阴不足，肝火旺，治宜泻青为先，继之以滋补肝肾。处方：龙胆草 15 克，茵陈 15 克，全蝎 3 克，川羌 10 克，栀子 15 克，石菖蒲 10 克，防风 10 克，泽泻 20 克，野菊花 15 克，黄芩 15 克，云苓 15 克，生芍 15 克。7 剂，水煎服。

二诊：1986 年 3 月 20 日。证治：耳鸣大减，头部清爽，尚有轻度口苦，咽干，脉弦滑。处方：当归 15 克，龙胆草 10 克，全蝎 4 克，生地 15 克，黄芩 15 克，石菖蒲 10 克，茵陈 20 克，泽泻 15 克，栀子 10 克，川羌 10 克，云苓 15 克，防风 10 克，野菊花 15 克。7 剂，水煎服。

（三）鼻科疾病

1.鼻炎

【案例一】

姓名：王某，年龄：16 岁，性别：女。初诊：1974 年 5 月 5 日。证治：慢性鼻炎，经常流黄脓涕，鼻塞不通，睡时口中有血溢出，口干，大便干燥。舌质红苔薄白，脉弦数。处方：生地 20 克，生石膏 20 克，甘草 10 克，黄连 5 克，灯心 5 克，苍耳 15 克，当归 15 克，桑皮 10 克，辛夷 10 克，牡丹皮 10 克，地骨皮 15 克，薄荷 5 克，升麻 5 克，知母 15 克。4 剂，水煎服。

【案例二】

姓名：张某，年龄：女，性别：35 岁。初诊：1986 年 9 月 29 日。证治：慢性鼻炎，兼感冒。处方：辛夷 10 克，升麻 5 克，白芷 10 克，藁本 5 克，甘草 7.5 克，细辛 3 克，防风 10 克，苏叶 15 克，石菖蒲 10 克。3 剂，水煎服。

2.鼻窦炎

【案例一】

姓名：许某，年龄：42 岁，性别：女。初诊：1978 年 7 月 11 日。证治：头疼，鼻流涕，有干酪状分泌物，月经过期，腹疼胀，腰酸痛，有时浮肿，纳呆，腹泻。舌质淡红，无苔，脉沉弦无力。诊断：鼻窦炎，慢性中耳炎，肝炎。处方：蔓荆子 15 克，远志 10 克，天葵子 10 克，升麻 5 克，陈皮 10 克，金银花 15 克，粉葛 10 克，蒲公英 15 克，黄芪 15 克，地丁 15 克，黄柏 10 克，野菊花 10 克。3 剂，水煎服。

【案例二】

姓名：吴某，年龄：36 岁，性别：女。初诊：1985 年 12 月 20 日。证治：头胀痛，目痛，从鼻腔流出黄色脓样液体，经医院诊断为左侧颌窦炎，双侧鼻窦炎。舌质红苔薄白，脉弦数。处方：防风 10 克，连翘 20 克，薄荷 5 克，荆芥 10 克，甘草 10 克，黄芩 10 克，麻黄 7 克，桔梗 10 克，白术 7 克，枳壳 10 克，川芎 10 克，金银花 20 克，生芍 10 克，生石膏 15 克，辛夷 10 克。4 剂，水煎服。

【案例三】

姓名：于某，年龄：36 岁，性别：女。初诊：1986 年 6 月 5 日。证治：慢性鼻窦炎，鼻塞不通，流浊涕。处方：石菖蒲 10 克，连翘 15 克，细辛 3 克，荷叶 15 克，元参 15 克，薄荷 7 克，辛夷 15 克，牛蒡子 10 克，生石膏 20 克，桔梗 10 克。4 剂，水煎服。

（四）咽喉科疾病

1.扁桃体炎

姓名：任某，年龄：4 岁，性别：男。初诊：1985 年 12 月 2 日。证治：扁桃体炎，咽痛，红肿，身热。脉数。处方：射干 5 克，薄荷 3 克，金银花 5 克，板蓝根 5 克，荆芥 5 克，连翘 5 克，黄芩 7 克，牛蒡子 5 克，甘草 4 克，元参 5 克，桔梗 4 克。3 剂，竹叶、灯心少许为引。水煎服。

2.咽炎

【案例一】

姓名：温某，年龄：46 岁，性别：男。初诊：1977 年 2 月 2 日。证治：咽痛，发热。处方：柴胡 10 克，寸冬 15 克，桔梗 15 克，黄芩 15 克，莱菔子 10 克，射干 15 克，清半夏 10 克，旋覆花 15 克，桑皮 15 克，甘草 10 克，瓜蒌 20 克，党参 10 克，杏仁 15 克。3 剂，水煎服。

二诊：1977 年 3 月 6 日。咽疼，音哑，声嘶。处方：玄参 15 克，金银花 15 克，生地 15 克，桔梗 10 克，寸冬 15 克，连翘 15 克，山豆根 15 克，诃子 5 克，薄荷 5 克，黄芩 15 克，金果榄 10 克，栀子 10 克，射干 15 克，甘草 10 克。3 剂，水煎服。

【案例二】

姓名：李某，年龄：45 岁，性别：女。初诊：1977 年 4 月 22 日。证治：急性咽炎，咽疼，声哑。处方：玄参 15 克，金银花 15 克，生地 15 克，桔梗 10 克，寸冬 15 克，连翘 15 克，山豆根 15 克，黄芩 15 克，薄荷 5 克，诃子 5 克，金果榄 10 克，栀子 10 克，射干 15 克，甘草 10 克。3 剂，水煎服。

【案例三】

姓名：于某，年龄：42 岁，性别：男。初诊：1980 年 6 月 13 日。证治：慢性咽炎，声哑，干哕呃逆，咽头轻度红染。舌质淡红无苔，脉沉数。处方：射干 15 克，薄荷 5 克，金果榄 10 克，豆根 15 克，黄芩 15 克，寸冬 15 克，连翘 15 克，甘草 10 克，牛蒡子 10 克，桔梗 10 克，元参 10 克，生地 15 克。7 剂，水煎服。

【案例四】

姓名：慕某，年龄：男，性别：33 岁。初诊：1982 年 5 月 12 日。证治：咽喉红肿疼痛，轻度咽喉喑哑，声嘶。脉弦数。处方：射干 15 克，薄荷 5 克，桔梗 10 克，豆根 15 克，荆芥 5.5 克，僵蚕 5 克，连翘 15 克，黄连 5 克，灯心 5 克，牛蒡子 10 克，黄芩 15 克，竹叶 5 克，元参 10 克，甘草 10 克。3 剂，水煎服。

二诊：1982 年 5 月 23 日。证治：服药见轻，咽头尚红疼痛。脉浮数。处方：生地 20 克，连翘 15 克，寸冬 15 克，蒲公英 15 克，牛蒡子 10 克，甘草 10 克，地丁 15 克，元参 10 克，桔梗 10 克，野菊花 15 克，薄荷 5 克，僵蚕 10 克，射干 15 克，荆芥 5 克，豆根 10 克，黄芩 15 克。3 剂，水煎服。

三诊：1982 年 6 月 3 日。证治：咽喉肿胀见消退，声音已不嘶哑，但仍觉咽中障碍，喉头左外可摸到淋巴肿胀，如豆粒大。舌质红，无苔，脉滑数。处方：射干 10 克，黄芩 15 克，寸冬 15 克，豆根 10 克，甘草 10 克，天冬 15 克，连翘 10 克，桔梗 10 克，粉葛 15 克，牛蒡子 10 克，僵蚕 10 克，灯心 5 克，元参 10 克，石斛 15 克。4 剂，水煎服。

【案例五】

姓名：温某，年龄：34 岁，性别：男。初诊：1986 年 2 月 1 日。证治：咽干咽痛，口干，痰黏，难咳出，鼻塞流涕。舌苔白，脉沉数。处方：射干 15 克，薄荷 5 克，生地 15 克，豆根 15 克，荆芥 7 克，寸冬 15 克，连翘 15 克，黄芩 15 克，牛蒡子 15 克，甘草 10 克，元参 15 克，桔梗 10 克。3 剂，水煎服。

【案例六】

姓名：秦某，年龄：66 岁。性别：男。初诊：1986 年 2 月 12 日。证治：咽喉疼痛声哑，咽干，周身困倦乏力，腰酸腿疼。舌苔厚腻，脉沉滑。处方：射干 15 克，甘草 10 克，豆根 10 克，桔梗 10 克，牛蒡子 15 克，寸冬 15 克，元参 10 克，滑石 15 克，黄芩 15 克，通草 10 克。3 剂，水煎服。

二诊：1986 年 2 月 23 日。证治：慢性咽炎，咽疼，声哑。处方：元参 15 克，射干 10 克，寸冬 15 克，熟地 15 克，豆根 10 克，生地 10 克，桔梗 10 克，牡丹皮 10 克，生甘草 10 克，黄柏 10 克。7 剂，水煎服。

【案例七】

姓名：秦某，年龄：66 岁，性别：男。初诊：1986 年 3 月 8 日。证治：慢性咽炎，声音嘶哑，胃脘痛，吞酸嗳气，消化不好。舌淡红，苔腻。处方：黄芩 15 克，莱菔子 10 克，薤白 10 克，木香 5 克，青皮 15 克，当归 15 克，甘草 10 克，白芍 15 克，枳壳 15 克，桃仁 10 克，槟榔片 10 克。7 剂，水煎服。

二诊：1986 年 3 月 16 日。证治：慢性咽炎。处方：生地 20 克，沙参 15 克，元参 20 克，平贝母 10 克，胖大海 15 克，海浮石 10 克，麦冬 15 克，薄荷 7 克。7 剂，水煎服。

【案例八】

姓名：孙某，年龄：22 岁，性别：男。初诊：1978 年 5 月 31 日。证治：咽疼，左侧太阳穴部疼痛，左腮肿痛。舌质淡红无苔，脉弦数。处方：豆根 15 克，黄芩 15 克，蒲公英 15 克，牛蒡子 15 克，甘草 10 克，地丁 15 克，元参 15 克，桔梗 10 克，薄荷 5.5 克，大青叶 20 克，荆芥 10 克，板蓝根 15 克。3 剂，水煎服。

【案例九】

姓名：孙某，年龄：29 岁，性别：男。初诊：1986 年 6 月 5 日。证治：咽干口燥，咽头不充血，现胸闷。处方：柴胡 10 克，桔梗 10 克，白菊花 15 克，清半夏 7 克，射干 15 克，金银花 15 克，黄芩 15 克，豆根 10 克，甘草 10 克，生地 15 克，党参 10 克，元参 10 克。3 剂，水煎服。

【案例十】

姓名：杨某，年龄：28 岁，性别：女。初诊：1986 年 6 月 10 日。证治：声音嘶哑，咽部及颈部发胀，声门水肿，头晕，语言困难。舌淡无苔，脉弦滑。处方：桔梗 15 克，牛蒡子 15 克，黄连 10 克　甘草 10 克，元参 15 克，通草 10 克，射干 15 克，薄荷 7 克，车前子 10 克，豆根 15 克，荆芥 10 克，滑石 15 克，连翘 15 克，黄芩 15 克。2 剂，水煎服。

（五）眼科疾病

【案例一】

姓名：杨某，年龄：51 岁，性别：女。初诊：1978 年 11 月 28 日。证治：目痛，左眼突出，眼周围有黑晕，眩晕。舌质淡无苔，脉沉弦。处方：明目地黄丸。

【案例二】

姓名：贾某，年龄：55 岁，性别：女。初诊：1980 年 6 月 7 日。证治：左目今晨视物不清，平时高血压，达 220/110mmHg，头昏，便秘。舌质红，苔薄白，脉沉弦。处方：生地 15 克，茜草炭 9 克，黄芩 10 克，小蓟炭 9 克，蒲黄炭 10 克，丹参 10 克，牡丹皮 6 克，制大黄 6 克，黑栀 9 克。3 剂，水煎服。

二诊：1980 年 6 月 12 日。证治：左眼突然视深 4 天，血压 200/110mmHg，左眼视神经乳头境界不清，乳头上方有浅层片状出血，网膜动脉细，静脉怒张，节段状黄斑区网膜乳白色，黄斑区樱桃红。诊断：左眼视网膜动脉栓塞。处方：钩藤 20 克，川续断 5 克，当归 15 克，天麻 10 克，杜仲 10 克，生芍 15 克，泽泻 20 克，牛膝 10 克，野菊花 15 克，黄芩 20 克，桑寄生 15 克，栀子 10 克，生地 15 克。6 剂，水煎服。

三诊：1980 年 6 月 23 日。证治：前方服 6 剂，左目稍透光亮，能辨五指，左静脉有瘀血情况，动脉同等，黄斑区樱红斑，中心区反光（＋）。处方：钩藤 20 克，杜仲 10 克，当归 15 克，天麻 10 克，牛膝 10 克，生芍 15 克，泽泻 20 克，桑寄生 15 克，野菊花 15 克，黄芩 10 克，生地 15 克，栀子 10 克，牡蛎 20 克。6 剂，水煎服。